SÉRIE
OS 100 *TRIALS* QUE MUDARAM A HISTÓRIA

OS 100 *TRIALS* QUE MUDARAM A HISTÓRIA DA MEDICINA DE EMERGÊNCIA

São Paulo

2024

©TODOS OS DIREITOS RESERVADOS À EDITORA DOS EDITORES LTDA.
©2024 - São Paulo
Produção editorial e capa: *Villa/MKX Editorial*
Revisão: *Paula Craveiro*
Imagens de capa e aberturas de capítulos: *Shutterstock*

Dados Internacionais de Catalogação na Publicação (CIP)
(Câmara Brasileira do Livro, SP, Brasil)

Os 100 trials que mudaram a história da medicina de emergência. -- São Paulo : Editora dos Editores, 2024. -- (Série os 100 trials que mudaram a história / editores Brenno Rizeiro Gomes, Vagner Madrini Junior, Thiago Luis Scudeler)

Vários editores.
Vários colaboradores.
Bibliografia
ISBN 978-65-6103-047-2

1. Atendimento médico 2. Emergências médicas 3. Ensaios 4. Medicina e saúde 5. Saúde pública 6. Sistema Único de Saúde (Brasil) 7. Pronto-socorro 8. Urgências médicas I. Gomes, Brenno Rizerio. II. Madrini Junior, Vagner. III. Scudeler, Thiago Luis. IV. Série.

24-223317

CDD-616.025
NLM-WB-100

Índices para catálogo sistemático:
1. Emergências médicas   616.025

Eliane de Freitas Leite - Bibliotecária - CRB 8/8415

RESERVADOS TODOS OS DIREITOS DE CONTEÚDO DESTA PRODUÇÃO. NENHUMA PARTE DESTA OBRA PODERÁ SER REPRODUZIDA ATRAVÉS DE QUALQUER MÉTODO, NEM SER DISTRIBUÍDA E/OU ARMAZENADA EM SEU TODO OU EM PARTES POR MEIOS ELETRÔNICOS SEM PERMISSÃO EXPRESSA DA EDITORA DOS EDITORES LTDA, DE ACORDO COM A LEI Nº 9610, DE 19/02/1998.

> Este livro foi criteriosamente selecionado e aprovado por um Editor científico da área em que se inclui. A **Editora dos Editores** assume o compromisso de delegar a decisão da publicação de seus livros a professores e formadores de opinião com notório saber em suas respectivas áreas de atuação profissional e acadêmica, sem a interferência de seus controladores e gestores, cujo objetivo é lhe entregar o melhor conteúdo para sua formação e atualização profissional.
>
> *Desejamos-lhe uma boa leitura!*

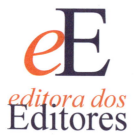

EDITORA DOS EDITORES
Rua Marquês de Itu, 408 — sala 104 — São Paulo/SP
CEP 01223-000
Rua Visconde de Pirajá, 547 — sala 1.121 — Rio de Janeiro/RJ
CEP 22410-900

+55 11 2538-3117
contato@editoradoseditores.com.br
www.editoradoseditores.com.br

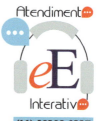

EDITORES DA SÉRIE

Brenno Rizerio Gomes
Vagner Madrini Junior
Thiago Luis Scudeler

SÉRIE
OS 100 *TRIALS* QUE MUDARAM A HISTÓRIA

OS 100 *TRIALS* QUE MUDARAM A HISTÓRIA DA MEDICINA DE EMERGÊNCIA

EDITORES DO VOLUME

Eduardo Messias Hirano Padrão
Lucas Lentini Herling de Oliveira
Vinicius Zofoli de Oliveira
Vinicius Machado Correia
Fernando Salvetti Valente
Thiago Lipari Vicente Pereira
Victor Paro da Cunha
Vitor Marcondes Ramos
Rodrigo Antonio Brandão Neto
Ludhmila Abrahão Hajjar

São Paulo
2024

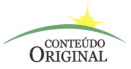

Agradecimentos

Este livro é dedicado a todos os pacientes que procuram por assistência médica de emergência, seja em prontos-socorros, unidades de pronto atendimentos ou Unidades Básicas de Saúde.

O pronto-socorro, muitas vezes, é o primeiro contato da população com o sistema de saúde brasileiro. Por conta disso, acreditamos que o cuidado desses pacientes na unidade de emergência é essencial. Dessa forma, agradecemos e dedicamos o livro também a todos os médicos que atuam na emergência, sendo parte vital do sistema de saúde.

Sendo o complexo Hospital das Clínicas da Faculdade de Medicina da Universidade de São Paulo uma das grandes referências do atendimento em emergência no Brasil, também dedicamos parte do nosso trabalho ao que chamamos de nossa segunda casa.

Por fim, dedicamos e agradecemos às nossas famílias e aos nossos entes amados, pela compreensão e pelo apoio diante da nossa profissão que exige tanta dedicação e muitas vezes nos priva de passarmos noites, finais de semana e férias com eles.

Os autores

Prefácio

Quando escreveu uma série de artigos no início da década de 1980, David Sackett talvez não tivesse ideia de que estaria mudando a história da Medicina. Em sua essência, eram conceitos bastante simples. Para a tomada de decisões sobre o cuidado de pacientes individuais, não basta advogar determinado tratamento fundamentado na palavra de um especialista ou na descrição de uma série de casos; é necessário obedecer às melhores evidências disponíveis. E as melhores evidências são aquelas propiciadas por pesquisas clínicas de alta qualidade.

Entraram, então, para o léxico diário do médico, conceitos como randomização e duplo cegamento. Ao procurar tratamento para seu paciente, o médico passou a buscar o conhecimento em artigos que apresentassem um grupo controle adequado e onde as análises estatísticas tivessem sido executadas com instrumentos pertinentes.

A partir daí, surgiu, um mecanismo de retroalimentação, com a demanda incentivando publicações com metodologia cuidadosa e uma preocupação, cada vez maior, dos pesquisadores em manterem padrões de qualidade cada vez mais elevados.

Os autores deste livro, todos com larga experiência em Medicina de Emergência, propõem-se a uma tarefa muito interessante: reavaliar os ensaios clínicos mais relevantes publicados nos últimos anos, aqueles que realmente mudaram a maneira de se abordar um paciente grave em um Departamento de Emergência. Esta é uma tarefa importante por vários motivos.

O primeiro é demonstrar que boa parte das condutas hoje utilizadas rotineiramente pelos médicos, mundo afora, devem ser baseadas em ensaios clínicos de qualidade. O segundo, é que, ao desvendar essa origem, os autores nos permitem questionar sua validade e atualidade, abrindo caminho para propor novas pesquisas e, consequentemente, novos conhecimentos. Por último, este livro é uma demonstração de como o conhecimento médico evolui, com suas falhas e acertos, mas sempre se baseando em metodologias adequadas e nunca se afastando dos princípios éticos.

A Medicina de Emergência é uma especialidade médica recente, dedicada ao diagnóstico e tratamento de doenças ou lesões imprevistas. A prática da Medicina de Emergência inclui avaliação inicial, diagnóstico, tratamento, coordenação de cuidados entre vários provedores e encaminhamento de qualquer paciente que necessite de assistência médica, cirúrgica ou psiquiátrica imediata.

Realizar pesquisas, principalmente ensaios clínicos bem desenhados, em um ambiente no qual a abordagem do paciente grave na sala de emergência deve ser feita de maneira sistemática e rápida, é uma tarefa bastante complexa. No entanto, cabe aos emergencistas determinar qual é a melhor evidência disponível para o atendimento ao paciente grave e, também, identificar onde estão as falhas nessas evidências para que o conhecimento mais completo possa ser obtido.

Um dos maiores méritos deste livro é exatamente apontar para os interessados em Medicina de Emergência, onde encontrar as melhores evidências e estimular a sua utilização na prática clínica. Quarenta anos depois, as palavras de David Sackett são mais relevantes e atuais do que nunca!

Prof. Dr. Heraldo Possolo

Docente da Disciplina de Emergências Clínicas da
Faculdade de Medicina da Universidade de São Paulo

Sobre os Editores da série

Thiago Luis Scudeler

Cardiologista pelo Instituto do Coração do Hospital das Clínicas da Faculdade de Medicina da Universidade de São Paulo (InCor – HCFMUSP). Doutor em Ciências – Cardiologia pela Faculdade de Medicina da USP. Médico Assistente do Departamento de Emergência do InCor – HCFMUSP. Professor Colaborador da Faculdade de Medicina da USP. Editor do aplicativo CardioTrials.

Brenno Rizerio Gomes

Cardiologista pelo Instituto do Coração do Hospital das Clínicas da Faculdade de Medicina da Universidade de São Paulo (InCor – HCFMUSP). Médico Assistente do Núcleo de Insuficiência Cardíaca do InCor – HCFMUSP. Editor do aplicativo CardioTrials.

Vagner Madrini Junior

Cardiologista pelo Instituto do Coração do Hospital das Clínicas da Faculdade de Medicina da Universidade de São Paulo (InCor – HCFMUSP). Médico Assistente da Unidade de Miocardiopatias e Doenças da Aorta do InCor – HCFMUSP. Editor do aplicativo CardioTrials.

Sobre os Editores do Volume

Eduardo Messias Hirano Padrão

Formado em Medicina pela Universidade de São Paulo (USP). Residência de Clínica Médica pelo Hospital das Clínicas da Faculdade de Medicina da Universidade de São Paulo (HCFMUSP). Preceptoria da Disciplina de Emergências Clínicas pelo HCFMUSP. Ex-médico assistente do Pronto-Socorro do HCFMUSP. Residência em Primary Care and Internal Medicine pela University of Connecticut. Residente em Pulmonary and Critical Care Medicine, Massachusetts General Hospital - Harvard University. Fundador da Emergência SIMM.

Lucas Lentini Herling de Oliveira

Formado em Medicina pela Universidade Federal de Ciências da Saúde de Porto Alegre (UFCSPA). Residência de Clínica Médica pelo Hospital das Clínicas da Faculdade de Medicina da Universidade de São Paulo (HCFMUSP). Preceptoria da Disciplina de Emergências Clínicas pelo HCFMUSP. Residência de Cardiologia e fellowship em Emergências Cardiovasculares pelo Instituto do Coração da Universidade de São Paulo (InCor). Fundador da Emergência SIMM.

Vinicius Zofoli de Oliveira

Formado em Medicina pela Universidade Federal do Rio de Janeiro (UFRJ). Residência de Clínica Médica pelo Hospital das Clínicas da Faculdade de Medicina da Universidade de São Paulo (HCFMUSP). Preceptoria da Disciplina de Emergências Clínicas pelo HCFMUSP. Ex-médico assistente do pronto-socorro do Hospital Universitário da Universidade de São Paulo (HU-USP). Residência de Medicina Intensiva no HCFMUSP. Editor-chefe de Clínica Médica e Terapia Intensiva do portal PEBMED. Fellowship de Cardiointensivismo pelo Hospital Samaritano. Médico assistente da UTI de pneumologia do Instituto do Coração – InCor (SP). Médico diarista da UTI do Hospital Samaritano Paulista (SP). Fundador da Emergência SIMM.

Vinicius Machado Correia

Médico assistente da Unidade de Miocardiopatias e doenças da Aorta do InCor – USP. Médico assistente da UTI cardiológica do Hospital Sírio Libanês - SP. Cardiologia e *fellowship* em emergências cardiovasculares no InCor. Preceptor da disciplina de Emergências Clínicas do HC-FMUSP 2019-2020. Clínica médica no HC-FMUSP. Medicina pela UNICAMP. Instrutor do ACLS e ATLS

Fernando Salvetti Valente

Formado em Medicina pela Universidade Estadual de Campinas (Unicamp). Residência de Clínica Médica pelo Hospital das Clínicas da Faculdade de Ciências Médicas da Unicamp. Residência de Clínica Médica (Ano Adicional) pelo Hospital das Clínicas da Faculdade de Medicina da Universidade de São Paulo (HC-FMUSP). Preceptoria da Disciplina de Clínica Geral e Propedêutica pelo HCFMUSP. Médico assistente do pronto-socorro de Clínica Médica e da enfermaria de Clínica Médica Geral do HCFMUSP. Médico do time de hospitalistas do Hospital Sírio-Libanês (HSL).

Thiago Lipari Vicente Pereira

Formado em Medicina pela Universidade de São Paulo (USP). Residência em Clínica Médica pelo Hospital das Clínicas da Faculdade de Medicina da Universidade de São Paulo (HCFMUSP). Preceptoria da Disciplina de Emergências Clínicas da Faculdade de Medicina da Universidade de São Paulo (FMUSP). Residência e Preceptoria em Cardiologia pelo Instituto do Coração da Universidade de São Paulo (InCor). Atualmente médico do pronto-socorro do Hospital Israelita Albert Einstein.

Victor Paro da Cunha

Formado em Medicina pela Universidade Estadual do Piauí (UESPI). Residência de Medicina de Emergência pelo Hospital das Clínicas da Faculdade de Medicina da Universidade de São Paulo (HCFMUSP). Preceptoria da Disciplina de Emergências Clínicas pelo HCFMUSP. Médico assistente da Unidade de Emergência Referenciada do HCFMUSP. Equipe de Supervisão Didática da Residência em Medicina de Emergência do HCFMUSP.

Vitor Marcondes Ramos

Residência em Cirurgia Geral Avançada pelo Hospital das Clínicas da Faculdade de Medicina da Universidade de São Paulo (HCFMUSP). Preceptor da Disciplina de Cirurgia Geral e do Trauma do HCFMUSP. Residência em Cirurgia Geral pelo HCFMUSP. Médico formado pela Faculdade de Medicina da Universidade de São Paulo (FMUSP). Membro da Sociedade Brasileira de Atendimento Integrado ao Traumatizado (SBAIT). Membro adjunto do Colégio Brasileiro de Cirurgiões (CBC). *Resident fellow* do American College of Surgeons (ACS).

Rodrigo Antonio Brandão Neto

Graduação em Medicina pela Pontifícia Universidade Católica de Campinas (PUC-Campinas). Residência em Clínica Médica no Hospital das Clínicas da Faculdade de Medicina da Universidade de São Paulo (HCFMUSP). Residência de Clínica Médica (Ano Adicional) pelo HCFMUSP. Médico colaborador da Endocrinologia. Ex-diretor científico da Associação Brasileira de Emergências (ABRAMEDE). Primeiro tesoureiro desde 2013. Médico supervisor da Unidade de Emergência do HCFMUSP. Médico supervisor da Residência de Medicina de Emergência do HCFMUSP. Doutorado em Ciências Médicas.

Ludhmila Abrahão Hajjar

Professora Titular de Emergências da Faculdade de Medicina da Universidade de São Paulo (FMUSP). Diretora das Emergências e das Unidades Clínicas de Terapia Intensiva do Hospital das Clínicas da Faculdade de Medicina da Universidade de São Paulo (HCFMUSP). Coordenadora da Pós-graduação da Cardiologia da FMUSP. Especialista em Cardiologia, Emergências e Terapia Intensiva.

Abreviaturas

AAS	–	Aspirina
ACLS	–	*Advanced Cardiac Life Support*
AHA	–	*American Heart Association*
AIT	–	Acidente isquêmico transitório
APH	–	Atendimento pré-hospitalar
ASLO	–	Antiestreptolisina O
ATLS	–	*Advanced Trauma Life Support*
ATS	–	*American Thoracic Society*
AVC	–	Acidente vascular cerebral
AVCh	–	Acidente vascular cerebral hemorrágico
AVCi	–	Acidente vascular cerebral isquêmica
BB	–	Betabloqueador
BCC	–	Bloqueador de canal de cálcio
BiPAP	–	*Bilevel Positive Airway Pressure*
BMJ	–	*British Medical Journal*
BNM	–	Bloqueio neuromuscular
BVM	–	Bolsa válvula-máscara
CATE	–	Cateterismo cardíaco
CH	–	Concentrados de hemácias
CNAF	–	Cateter nasal de alto fluxo
COVID-19	–	*(Co)rona (vi)rus (d)isease*, doença do coronavírus
CPAP	–	*Continuous Positive Airway Pressure*
CV	–	Cardiovascular
DAC	–	Doença arterial coronariana
DAPT	–	*Dual Antiplatelet Therapy*
DEA	–	Desfibrilador externo automático

DM	–	Diabetes *mellitus*
DOACs	–	*Direct Oral Anticoagulation*
DPOC	–	Doença pulmonar obstrutiva crônica
DRC	–	Doença renal crônica
DSG	–	Dispositivo supraglótico
EAP	–	Edema agudo de pulmão
ECG	–	Eletrocardiograma
EDA	–	Endoscopia digestiva alta
EGDT	–	*Early-Goal Directed Therapy*
EH	–	Encefalopatia hepática
ESC	–	*European Cardiology Society*
EV	–	Endovenoso
FA	–	Fibrilação atrial
FC	–	Frequência cardíaca
FiO_2	–	Fração inspirada de oxigênio
FR	–	Frequência respiratória
FV	–	Fibrilação ventricular
GINA	–	*Global Initiative for Asthma*
GSC	–	*Glasgow Coma Scale*
HAS	–	Hipertensão arterial
Hb	–	Hemoglobina
HBPM	–	Enoxaparina
HDA	–	Hemorragia digestiva alta
HDB	–	Hemorragia digestiva baixa
HIT	–	*Heparin Induced Thrombocytopenia*
HNF	–	Heparina não fracionada
HSA	–	Hemorragia subaracnóidea

IAM	–	Infarto agudo do miocárdio	**RCP**	–	Ressuscitação cardiopulmonar
IBP	–	Inibidor de bomba de prótons	**RCT**	–	Ensaio clínico randomizado
IC	–	Insuficiência Cardíaca ou Intervalo de Confiança	**RNM**	–	Ressonância magnética
ICP	–	Intervenção coronariana percutânea	**ROC**	–	*Receiver Operating Curve*
			RCE	–	*Return of Spontaneous Circulation*
IOT	–	Intubação orotraqueal	**RR**	–	Risco relativo
IQR	–	*Interquartile Range*	**SatO$_2$**	–	Saturação de oxigênio
IRA	–	Injúria renal aguda	**SBC**	–	Sociedade Brasileira de Cardiologia
ISR ou SRI	–	Intubação em sequência rápida	**SCACSST**	–	Síndrome coronariana aguda com supra de ST
JAMA	–	*Journal of the American Medical Association*	**SCASSST**	–	Síndrome coronariana aguda sem supra de ST
NEJM	–	*The New England Journal of Medicine*	**SDRA ou SARA**	–	Síndrome do desconforto respiratório do adulto
NNH	–	*Number Needed to Harm*	**SIDA**	–	Síndrome da imunodeficiência adquirida
NNT	–	*Number Needed to Treat*			
O$_2$	–	Oxigênio	**SIRS**	–	*Systemic Inflammatory Response Syndrome*
OR	–	*Odds Ratio*	**SOFA**	–	*Systematic Organ Failure Score*
PAD	–	Pressão arterial diastólica	**TARV**	–	Terapia anti-retroviral
PAM	–	Pressão arterial média	**TC**	–	Tomografia computadorizada
PAS	–	Pressão arterial sistólica	**TCE**	–	Traumatismo cranioencefálico
PBE	–	Peritonite bacteriana espontânea	**TEC**	–	Tempo de enchimento capilar
PCR	–	Parada cardiorrespiratória OU proteína C reativa OU *Polymerase Chain Reaction*	**TEP**	–	Tromboembolismo pulmonar
			TNK	–	Tenecteplase
PCREH	–	Parada cardiorrespiratória extra-hospitalar	**TOT**	–	Tubo orotraqueal
			TRM	–	Trauma raquimedular
PEEP	–	*Positive End-Expiratory Pressure*	**TSR**	–	Terapia substitutiva renal
POCUS	–	*Point-of-Care Ultrasound*	**TV**	–	Taquicardia ventricular
PS	–	Pronto-socorro	**TVP**	–	Trombose venosa profunda
PTI	–	Púrpura trombocitopênica imune	**USG**	–	Ultrassonografia
PVC	–	Pressão venosa central	**UTI**	–	Unidade de terapia intensiva
RCE	–	Retorno da circulação espontânea	**VNI**	–	Ventilação não invasiva

Acrônimos

Acrônimo	Estudo
3 Sites	*Intravascular Complications of Central Venous Catheterization by Insertion Site*
3CPO Trial	*Noninvasive Ventilation in Acute Cardiogenic Pulmonary Edema*
65 Trial	*Effect of Reduced Exposure to Vasopressors on 90-Day Mortality in Older Critically Ill Patients with Vasodilatory Hypotension*
6S Trial	*Hydroxyethyl Starch (HES) 130/0.42 versus Ringer's Acetate in Severe Sepsis*
ADJUST PE	*Age-Adjusted D-Dimer Cutoff Levels to Rule Out Pulmonary Embolism*
ADRENAL	*Adjunctive Glucocorticoid Therapy in Patients with Septic Shock*
AKIKI	*Initiation strategies for renal-replacement therapy in the intensive care unit*
ALBIOS	*Albumin Replacement in Patients with Severe Sepsis or Septic Shock*
ALIVE	*Amiodarone as Compared with Lidocaine for Shock-Resistant Ventricular Fibrillation*
ALPS	*Amiodarone, Lidocaine and Placebo in Out-of-Hospital Cardiac Arrest*
AMACING	*Prophylactic hydration to protect renal function from intravascular iodinated contrast material in patients at high risk of contrast-induced nephropathy: a prospective, randomized, phase 3, controlled, open-label, non-inferiority trial*
AMPLIFY	*Oral Apixaban for the Treatment of Acute Venous Thromboembolism*
ANDROMEDA	*Effect of a Resuscitation Strategy Targeting Peripheral Perfusion Status vs Serum Lactate Levels on 28-Day Mortality Among Patients with Septic Shock*
APPACI	*Antibiotic Therapy vs Appendectomy for Treatment of Uncomplicated Acute Appendicitis*
APROCCHSS ou CRICS-TRIGGERSEP	*Hydrocortisone plus Fludrocortisone for Adults with Septic Shock*
ARDS-NET ou ARMA Trial	*Ventilation with Lower Tidal Volumes as Compared with Traditional Tidal Volumes for Acute Lung Injury and the Acute Respiratory Distress Syndrome*
ARIES	*A high positive end-expiratory pressure, low tidal volume ventilatory strategy improves outcome in persistent acute respiratory distress syndrome: a randomized, controlled trial*
ARISE	*Goal-Directed Resuscitation for Patients with Early Septic Shock*
ARREST	*Amiodarone for Resuscitation after Out-of-hospital Cardiac Arrest Due to Ventricular Fibrillation*
ASK	*Streptokinase for Acute Ischemic Stroke with Relationship to Time of Administration*

Acrônimo	Estudo
ASSENT-3	*Efficacy and safety of Tenecteplase in combination with enoxaparin, abciximab, or unfractionated heparin: the ASSENT-3 randomized trial in acute myocardial infarction*
ATACH-2 Trial	*Intensive Blood-Pressure Lowering in Patients with Acute Cerebral Hemorrhage*
ATACS Trial	*Combination antithrombotic therapy in unstable rest angina and non-Q-wave infarction in nonprior aspirin users: primary end points analysis*
ATLANTIS	*Recombinant tissue-type plasminogen activator (Alteplase) for ischemic stroke 3 to 5 hours after symptom onset*
ATOLL	*Intravenous enoxaparin or unfractionated heparin in primary percutaneous coronary intervention for ST-elevation myocardial infarction: the international randomized open-label ATOLL trial*
ATTIRE	*A randomized trial of Albumin Infusions in Hospitalized Patient with Cirrhosis*
AVOID	*Air Versus Oxygen in ST-Segment-Elevation Myocardial Infarction*
B-CONVINCED	*Beta-blocker CONtinuation Vs. INterruption in patients with Congestive Heart Failure HospitalizED for a decompensation episode*
BICAR-ICU	*Sodium bicarbonate therapy for patients with severe metabolic acidemia in the intensive care unit: a multicenter, open-label, randomized controlled, phase 3 trial*
CAPE	*Effect of Hydrocortisone on 21-Day Mortality or Respiratory Support Among Critically Ill Patients with COVID-19*
CARAVAGGIO	*Apixaban for the Treatment of Venous Thromboembolism Associated with Cancer*
CAST (Chinese Acute Stroke Trial)	*Randomised placebo-controlled trial of early aspirin uses in 20,000 patients with Acute Ischaemic Stroke*
CATIS	*Effects of Immediate Blood Pressure Reduction on Death and Major Disability in Patients with Acute Ischemic Stroke*
CCHR	*The Canadian CT Head Rule for patients with minor head injury*
CHANCE Trial	*Clopidogrel with aspirin in acute minor stroke or transient ischemic attack*
CHEST	*Hydroxyethyl Starch or Saline for Fluid Resuscitation in Intensive Care*
CLARITY-TIMI 28	*Clopidogrel Plus Aspirin in Patients with Acute Myocardial Infarction Treated with Fibrinolytic Therapy*
CLOSE	*Conservative versus Liberal Oxygenation Targets for Mechanically Ventilated Patients*
CLOT	*Low-Molecular-Weight Heparin versus a Coumarin for the Prevention of Recurrent Venous Thromboembolism in Patients with Cancer*
COACT	*Coronary Angiography after Cardiac Arrest without ST-Segment Elevation*
CODA	*A Randomized Trial Comparing Antibiotics with Appendectomy for Appendicitis*
CODEX	*Effect of Dexamethasone on Days Alive and Ventilator-Free in Patients with Moderate or Severe Acute Respiratory Distress Syndrome and COVID-19*

Acrônimo	Estudo
COIITS	*Corticosteroid treatment and intensive insulin therapy for septic shock in adults: a randomized controlled trial*
COMMIT	*Addition of clopidogrel to aspirin in 45,852 patients with acute myocardial infarction: randomized placebo-controlled trial*
CONFIRM	*Terlipressin plus Albumin for the Treatment of Type 1 Hepatorenal Syndrome*
COPE	*Colchicine in Addition to Conventional Therapy for Acute Pericarditis*
CORE	*Colchicine as first-choice therapy for recurrent pericarditis*
CORP	*Colchicine for Recurrent Pericarditis*
CORTICUS	*Hydrocortisone Therapy for Patients with Septic Shock*
COSSACS	*Effects of antihypertensive treatment after acute stroke in the Continue or Stop Post-Stroke Antihypertensives Collaborative Study: a prospective, randomized, open, blinded-endpoint trial*
CRASH 2	*Effects of tranexamic acid on death, vascular occlusive events, and blood transfusion in trauma patients with significant hemorrhage: a randomized, placebo-controlled trial*
CRASH 3	*Effects of tranexamic acid on death, disability, vascular occlusive events, and other morbidities in patients with acute traumatic brain injury: a randomized, placebo-controlled trial*
CRYSTAL	*Effects of Fluid Resuscitation with Colloids vs. Crystalloids on Mortality in Critically Ill Patients Presenting with Hypovolemic Shock*
CURE	*Effects of clopidogrel in addition to aspirin in patients with acute coronary syndromes without ST-segment elevation*
DAWN	*Thrombectomy 6 to 24 Hours after Stroke with a Mismatch between Deficit and Infarct*
DEFUSE 3	*Thrombectomy for Stroke at 6 to 16 Hours with Selection by Perfusion Imaging*
Department of Veterans Affairs Cooperative Study Group	*Effect of systemic glucocorticoids on exacerbations of chronic obstructive pulmonary disease*
DETO2X	SWEDEHEART Trial – *Oxygen Therapy in Suspected Acute Myocardial Infarction*
DOSE-AHF	*Diuretic Strategies in Patients with Acute Decompensated Heart Failure*
EARLY	*Optimal Timing of Intervention in NSTE-ACS Without Pretreatment with P2Y12-ADP Receptor Antagonists*
ECASS	*Intravenous thrombolysis with recombinant tissue plasminogen activator for acute hemispheric stroke. The European Cooperative Acute Stroke Study*
ECASS II	*Randomized double-blind placebo-controlled trial of thrombolytic therapy with intravenous alteplase in Acute Ischemic Stroke*
ECASS III	*Thrombolysis with Alteplase 3 to 4.5 Hours after Acute Ischemic Stroke*

Acrônimo	Estudo
ECST	*European Carotid Surgery Trial*
EINSTEIN trial	*Oral Rivaroxaban for Symptomatic Venous Thromboembolism*
ELAIN	*Effect of Early vs Delayed Initiation of Renal Replacement Therapy on Mortality in Critically Ill Patients with Acute Kidney Injury*
EM-SHOCK	*Lactate clearance vs central venous oxygen saturation as goals of early sepsis therapy: a randomized clinical trial*
ENOS	*Efficacy of nitric oxide, with or without continuing antihypertensive treatment, for management of high blood pressure in acute stroke*
EPITHET	*Effects of alteplase beyond 3 h after stroke in the Echoplanar Imaging Thrombolytic Evaluation Trial*
ESCAPE	*Randomized Assessment of Rapid Endovascular Treatment of Ischemic Stroke*
ESETT	*Randomized Trial of Three Anticonvulsant Medications for Status Epilepticus*
ESSENCE	*A Comparison of Low-Molecular-Weight Heparin with Unfractionated Heparin for Unstable Coronary Artery Disease*
Eurotherm 3235 trial	*Hypothermia for Intracranial Hypertension after Traumatic Brain Injury*
EXPRESS	*Effect of urgent treatment of transient ischemic attack and minor stroke on early recurrent stroke: a prospective population-based sequential comparison*
EXTEND	*Thrombolysis Guided by Perfusion Imaging up to 9 Hours after Onset of Stroke*
EXTEND IA	*Endovascular Therapy for Ischemic Stroke with Perfusion-Imaging Selection*
ExTRACT-TIMI 25	*Enoxaparin versus Unfractionated Heparin with Fibrinolysis for ST-Elevation Myocardial Infarction*
EXTRACT-TIMI-25	*Enoxaparin versus Unfractionated Heparin with Fibrinolysis for ST-Elevation Myocardial Infarction*
FLASH	*Effect of Hydroxyethyl Starch vs Saline for Volume Replacement Therapy on Death or Postoperative Complications Among High-Risk Patients Undergoing Major Abdominal Surgery*
FLORALI	*High-Flow Oxygen through Nasal Cannula in Acute Hypoxemic Respiratory Failure*
GISSI	*Effectiveness of intravenous thrombolytic treatment in acute myocardial infarction. Gruppo Italiano per lo Studio della Streptochinasi nell'Infarto Miocardico*
GUSTO	*An International Randomized Trial Comparing Four Thrombolytic Strategies for Acute Myocardial Infarction*
HACA	*Mild Therapeutic Hypothermia to Improve the Neurologic Outcome After Cardiac Arrest*
HALT-IT	*Effects of a high-dose 24-h infusion of tranexamic acid on death and thromboembolic events in patients with acute gastrointestinal bleeding: an international randomized, double-blind, placebo-controlled trial*
HEART	*Chest pain in the emergency room: value of the HEART score*

Acrônimo	Estudo
HINTS	Diagnose Stroke in the Acute Vestibular Syndrome – Three-Step Bedside Oculomotor Exam More Sensitive than Early MRI DWI
HOKUSAI-VTE	Edoxaban versus Warfarin for the Treatment of Symptomatic Venous Thromboembolism
HOKUSAI-VTE Cancer trial	Edoxaban for the Treatment of Cancer-Associated Venous Thromboembolism
HOT-ICU	Lower or Higher Oxygenation Targets for Acute Hypoxemic Respiratory Failure
HYPERION	Targeted Temperature Management for Cardiac Arrest with Nonshockable Rhythm
ICAP	A randomized trial of Colchicine for Acute Pericarditis
ICU-ROX	Conservative Oxygen Therapy during Mechanical Ventilation in the ICU
IDEAL-ICU	Timing of Renal-Replacement Therapy in Patients with Acute Kidney Injury and Sepsis
IMS III	Endovascular Therapy after Intravenous t-PA versus t-PA Alone for Stroke
INTERACT-2	Rapid blood-pressure lowering in patients with acute intracerebral hemorrhage
ISAR-REACT 5	Ticagrelor or Prasugrel in Patients with Acute Coronary Syndromes
ISIS-2	Randomized Trial of Intravenous Streptokinase, oral aspirin, both, or neither among 187 cases of suspected Acute Myocardial Infarction
ISIS-3	A randomized comparison of streptokinase vs tissue plasminogen activator vs anistreplase and of aspirin plus heparin vs aspirin alone among 41,299 cases of suspected Acute Myocardial Infarction
IST	The International Stroke Trial: a randomized trial of aspirin, subcutaneous heparin, both or neither among 19435 patients with Acute Ischemic Stroke
IST-3	The benefits and harms of intravenous thrombolysis with recombinant tissue plasminogen activator within 6 h of acute ischemic stroke
IVNIctus	Effect of Noninvasive Ventilation vs Oxygen Therapy on Mortality Among Immunocompromised Patients with Acute Respiratory Failure
LACTATE Trial	Early Lactate-Guided Therapy in Intensive Care Unit Patients A Multicenter, Open-Label, Randomized Controlled Trial
Leuven Medical Trial	Intensive Insulin Therapy in the Medical ICU
Leuven Surgical Trial	Intensive insulin therapy in critically ill patients
LOCO2	Liberal or Conservative Oxygen Therapy for Acute Respiratory Distress Syndrome
LOMAGHI	Low-dose Magnesium Sulfate Versus High Dose in the Early Management of Rapid Atrial Fibrillation: Randomized Controlled Double-blind Study
MAPAS	Early Manipulation of Arterial Blood Pressure in Acute Ischemic Stroke: Results of a Randomized Controlled Trial

Acrônimo	Estudo
MAST I	Randomized controlled trial of streptokinase, aspirin, and combination of both in treatment of acute ischemic stroke
MAST-E	Thrombolytic therapy with streptokinase in acute ischemic stroke
METCOVID	Methylprednisolone as Adjunctive Therapy for Patients Hospitalized With Coronavirus Disease 2019
MIND-USA	Haloperidol and Ziprasidone for Treatment of Delirium in Critical Illness
MOPETT	Moderate pulmonary embolism treated with thrombolysis
MR CLEAN	A Randomized Trial of Intraarterial Treatment for Acute Ischemic Stroke
MR CLEAN trial	A randomized trial of intraarterial treatment for acute ischemic stroke
MR RESCUE	A Trial of Imaging Selection and Endovascular Treatment for Ischemic Stroke
MRC CRASH	Effect of intravenous corticosteroids on death within 14 days in 10008 adults with clinically significant head injury: randomized placebo-controlled trial
NASCET	The North American Symptomatic Carotid Endarterectomy Trial
NASCIS-I	Efficacy of Methylprednisolone in Acute Spinal Cord Injury
NASCIS-II	A randomized, controlled trial of methylprednisolone or naloxone in the treatment of acute spinal-cord injury. Results of the Second National Acute Spinal Cord Injury Study
NEAR	Does the Sedative Agent Facilitate Emergency Rapid Sequence Intubation?
New Orleans Criteria (NOC)	Indications for Computed Tomography in Patients with Minor Head Injury
NEXUS-II	Developing a decision instrument to guide computed tomographic imaging of blunt head injury patients.
NICE-SUGAR	Intensive versus Conventional Glucose Control in Critically Ill Patients
NINDS	Tissue plasminogen activator for acute ischemic stroke
NoPAC	The Use of Tranexamic Acid to Reduce the Need for Nasal Packing in Epistaxis: Randomized Controlled Trial
OT-0401	A Randomized, Prospective, Double-Blind, Placebo-Controlled Trial of Terlipressin for Type 1 Hepatorenal Syndrome
OXYGEN-ICU	Effect of Conservative vs Conventional Oxygen Therapy on Mortality Among Patients in an Intensive Care Unit
PARAMEDIC-2	A Randomized Trial of Epinephrine in Out-of-Hospital Cardiac Arrest
PEGeD	Diagnosis of Pulmonary Embolism with d-Dimer Adjusted to Clinical Probability
PEITHO trial	Fibrinolysis for Patients with Intermediate Risk Pulmonary Embolism
PHANTASi	Prehospital antibiotics in the ambulance for sepsis: a multicentre, open label, randomized trial
PLATO	Ticagrelor versus Clopidogrel in Patients with Acute Coronary Syndromes

Acrônimo	Estudo
POINT	Clopidogrel and Aspirin in Acute Ischemic Stroke and High-Risk TIA
POLAR	Effect of Early Sustained Prophylactic Hypothermia on Neurologic Outcomes Among Patients with Severe Traumatic Brain Injury
PreVent	Bag-Mask Ventilation during Tracheal Intubation of Critically Ill Adults
ProCESS	A Randomized Trial of Protocol-Based Care for Early Septic Shock
ProMISe	Trial of Early, Goal-Directed Resuscitation for Septic Shock
PROPER	Effect of the Pulmonary Embolism Rule-Out Criteria on Subsequent Thromboembolic Events Among Low-Risk Emergency Department Patients
PROPPR	Transfusion of Plasma, Platelets, and Red Blood Cells in a 1:1:1 vs a 1:1:2 Ratio and Mortality in Patients with Severe Trauma
RE-COVER	Dabigatran versus Warfarin in the Treatment of Acute Venous Thromboembolism
RECOVERY	Dexamethasone in Hospitalized Patients with Covid-19
REDUCE	Short-term vs Conventional Glucocorticoid Therapy in Acute Exacerbations of Chronic Obstructive Pulmonary Disease
RESILIENT	Thrombectomy for Stroke in the Public Health Care System of Brazil
REVASCAT	Thrombectomy within 8 Hours after Symptom Onset in Ischemic Stroke
REVERSE	Terlipressin Plus Albumin Is More Effective Than Albumin Alone in Improving Renal Function in Patients with Cirrhosis and Hepatorenal Syndrome Type 1
REVERT	Postural modification to the standard Valsalva maneuver for emergency treatment of supraventricular tachycardias: a randomized controlled trial
ROC trial	Trial of Continuous or Interrupted Chest Compressions during CPR
SAFE	A Comparison of Albumin and Saline for Fluid Resuscitation in the Intensive Care Unit
SALT-ED	Balanced Crystalloids versus Saline in Noncritically Ill Adults
SCAST	Scandinavian Candesartan Acute Stroke Trial
SELECT-D	Anticoagulation Therapy in Selected Cancer Patients at Risk of Recurrence of Venous Thromboembolism
SepNet ou VISEP	Intensive Insulin Therapy and Pentastarch Resuscitation in Severe Sepsis
SEPSISPAM	High versus Low Blood-Pressure Target in Patients with Septic Shock
SMART-ICU	Balanced Crystalloids versus Saline in Critically Ill Adults
SOAP II	Comparison of Dopamine and Norepinephrine in the Treatment of Shock
SOCCER	The Effects of Oxygen Therapy on Myocardial Salvage in ST Elevation Myocardial Infarction Treated with Acute Percutaneous Coronary Intervention: The Supplemental Oxygen in Catheterized Coronary Emergency Reperfusion Study

Acrônimo	Estudo
SPLIT-ICU	*Effect of a Buffered Crystalloid Solution vs Saline on Acute Kidney Injury Among Patients in the Intensive Care Unit*
STARRT-AKI	*Timing of Initiation of Renal-Replacement Therapy in Acute Kidney Injury*
STONE PLUS	*Evaluation of Emergency Department Patients with Suspected Renal Colic, Using a Clinical Prediction Tool Combined With Point-of-Care Limited Ultrasonography*
STONE score	*Moore CL, Bomann S, Daniels B, Luty S, Molinaro A, Singh D, et al. Derivation and validation of a clinical prediction rule for uncomplicated ureteral stone--the STONE score: retrospective and prospective observational cohort studies*
STOPAH	*Prednisolone or pentoxifylline for acute alcoholic hepatitis*
STREAM	*Fibrinolysis or Primary PCI in ST-Segment Elevation Myocardial Infarction*
SWIFT PRIME	*Stent-Retriever Thrombectomy after Intravenous t-PA vs. t-PA Alone in Stroke*
SYNERGY	*Enoxaparin vs Unfractionated Heparin in High-Risk Patients With Non–ST-Segment Elevation Acute Coronary Syndromes Managed With an Intended Early Invasive Strategy*
SYNTHESIS	*Endovascular Treatment for Acute Ischemic Stroke*
TEST study	*Multicenter randomized controlled trial of terlipressin versus sclerotherapy in the treatment of acute variceal bleeding*
THALES	*Ticagrelor and Aspirin or Aspirin Alone in Acute Ischemic Stroke or TIA*
The AIRWAYS-2	*Effect of a Strategy of a Supraglottic Airway Device vs Tracheal Intubation during Out-of-Hospital Cardiac Arrest on Functional Outcome*
The REMAP-CAP	*Effect of Hydrocortisone on Mortality and Organ Support in Patients with Severe COVID-19*
THRACE	*Mechanical thrombectomy after intravenous alteplase versus alteplase alone after stroke: a randomized controlled trial*
TICH-2	*Tranexamic acid for hyperacute primary intracerebral hemorrhage: an international randomized placebo-controlled, phase 3 superiority trial*
TIMACS	*Early versus Delayed Invasive Intervention in Acute Coronary Syndromes*
TIMI 11B	*Enoxaparin Prevents Death and Cardiac Ischemic Events in Unstable Angina/Non–Q-Wave Myocardial Infarction*
TRICC	*A multicenter, randomized, controlled clinical trial of transfusion requirements in critical care*
TRISS	*Lower versus Higher Hemoglobin Threshold for Transfusion in Septic Shock*
TRITON TIMI-38	*Prasugrel versus Clopidogrel in Patients with Acute Coronary Syndromes*
TROICA	*Thrombolysis during Resuscitation for Out-of-Hospital Cardiac Arrest*
TTM	*Targeted Temperature Management at 33°C versus 36°C after Cardiac Arrest*
TTM-2	*Hypothermia versus Normothermia after Out-of-Hospital Cardiac Arrest*

Acrônimo	Estudo
ULTRA	*Ultra-early tranexamic acid after subarachnoid hemorrhage: a randomized controlled trial*
VANISH	*Effect of Early Vasopressin vs Norepinephrine on Kidney Failure in Patients with Septic Shock*
VASST	*Vasopressin versus Norepinephrine Infusion in Patients with Septic Shock*
VERDICT	*Early Versus Standard Care Invasive Examination and Treatment of Patients with Non-ST-Segment Elevation Acute Coronary Syndrome*
WAKE-UP	*MRI-Guided Thrombolysis for Stroke with Unknown Time of Onset*
YEARS	*Simplified Diagnostic Management of Suspected Pulmonary Embolism: A Prospective, Multicentre, Cohort Study*

Sumário

Seção I
Emergências Cardiovasculares

Cronologia dos *Trials* em Emergências Cardiovasculares 4

Estudo **Prevenção da Febre Reumática: tratamento da infecção estreptocóccica precedente .. 6**

Estudo **Ensaio clínico randomizado de estreoptoquinase intravenosa, aspirina oral, as duas ou nenhum entre 17.187 casos de infarto agudo do miocárdio suspeito: ISIS-2 ....9**

Estudo **Revascularização precoce no infarto agudo do miocárdio complicado por choque cardiogênico 13**

Estudo **Efeito do clopidogrel em associação à aspirina em pacientes com síndrome coronariana aguda sem supra de ST 18**

Estudo **Enoxaparina versus heparina não fracionada com fibrinólise no paciente com infarto do miocárdio com supra de ST 22**

Estudo **Ventilação não invasiva no edema agudo de pulmão cardiogênico 27**

Estudo **Intervenção percutânea precoce versus tardia na síndrome coronariana aguda 32**

Estudo **Estratégias de diuréticos em pacientes com insuficiência cardíaca descompensada ...36**

Estudo **Ensaio clínico randomizado de colchicina para pericardite aguda 39**

Estudo **Fibrinólise ou intervenção cutânea primária no infarto agudo com supradesnivelamento de ST 43**

Estudo **Modificação postural na manobra de Valsalva padrão para o tratamento de emergência de taquicardias supraventriculares: um ensaio clínico randomizado 49**

Estudo **Oxigenioterapia no infarto agudo do miocárdio 53**

Seção II
Paciente Crítico

Cronologia dos *Trials* em Paciente Crítico 60

Estudo **Efeito da estratégia de ventilação protetora na mortalidade de pacientes com Síndrome da Angústia Respiratória do Adulto 62**

Estudo **Ensaio clínico randomizado multicêntrico de requerimentos transfusionais em pacientes críticos 66**

Estudo **Terapia precoce guiada por metas no tratamento da sepse grave e do choque séptico 71**

Estudo **Efeito do tratamento com baixas doses de hidrocortisona e fludrocortisona na mortalidade de pacientes com choque séptico** 75

Estudo **Comparação entre coloides e cristaloides para ressuscitação volêmica de pacientes criticamente doentes** 80

Estudo **Vasopressina *versus* noradrenalina em pacientes com choque séptico** 84

Estudo **Carvão ativado em múltiplas doses em intoxicação aguda: um ensaio clínico randomizado** 89

Estudo **Cetamina *versus* etomidato como sedativo para sequência rápida de intubação: um ensaio clínico randomizado multicêntrico** 93

Estudo **Controle glicêmico do paciente crítico** 99

Estudo **Dopamina e noradrenalina no tratamento do choque** 103

Estudo **Amido ou cristaloides no paciente com sepse** 105

Estudo **Alvo de pressão alto *versus* baixo em pacientes com choque séptico** 109

Estudo **Cateter nasal de alto fluxo na insuficiência respiratória aguda** 113

Estudo **Antibiótico pré-hospitalar na ambulância para sepse: um ensaio clínico multicêntrico aberto randomizado** 117

Estudo **Cristaloides balanceados *versus* soro fisiológico em adultos críticos** 121

Estudo **Efeito do uso do Bougie *versus* intubação orotraqueal na primeira tentativa em pacientes com via aérea difícil sendo submetidos a intubação de emergência - um ensaio clínico randomizado** 125

Estudo **Efeitos da estratégia de ressuscitação guiada por perfusão periférica *versus* lactato sérico na mortalidade em 28 dias em pacientes com choque séptico** 131

Estudo **Uso de ventilação com bolsa-válvula-máscara (BVM) durante intubações orotraqueais de pacientes críticos** 135

Estudo **Uso Precoce de Norepinefrina no Choque Séptico: Um Ensaio Clínico Randomizado** 139

Estudo **Bloqueio neuromuscular precoce na síndrome do desconforto respiratório agudo** 143

Estudo **Alvo de saturação de oxigênio para insuficiência respiratória aguda** 147

Estudo **Vitamina C intravenosa em adultos com sepse na UTI** 151

Estudo **Vídeo *versus* laringoscopia direta para intubação de pacientes críticos** 155

Seção III

Paciente em Parada Cardiorrespiratória

Cronologia dos *Trials* em Parada Cardiorrespiratória 162

Estudo **Desfibrilação precoce e antes da ressuscitação cardiopulmonar na parada cardiorrespiratória extra-hospitalar por ritmos chocáveis** 164

Estudo **Trombólise durante parada cardiorrespiratória pré-hospitalar**.............................. 169

Estudo **Massagem cardíaca interrompida (30:2) ou contínua durante a ressuscitação cardiopulmonar**.. 172

Estudo **Amiodarona, lidocaína e placebo em paradas cardíacas extra-hospitalares**........... 176

Estudo **Ensaio clínico randomizado de epinefrina em parada cardíaca extra-hospitalar**....... 179

Estudo **Efeito em desfechos funcionais de uma estratégia com dispositivos supraglóticos *versus* intubação orotraqueal em paradas cardíacas extra-hospitalares** 185

Estudo **Cateterismo cardíaco de rotina após PCR em pacientes sem supradesnivelamento do segmento ST** 189

Estudo **Efeito do cálcio intravenoso ou intraósseo *versus* soro fisiológico no retorno da circulação espontânea em paciente com parada cardiorrespiratória extra-hospitalar** 193

Estudo **Hipotermia *versus* Normotermia após PCR Extra Hospitalar**.................................. 197

Seção IV
Emergências do Trato Gastrointestinal

Cronologia dos *Trials* em Trato Gastrointestinal.. 204

Estudo **Efeito da albumina intravenosa na disfunção renal e mortalidade em pacientes com cirrose e peritonite bacteriana espontânea**................................... 206

Estudo **Análogos de somatostatina associados à endoscopia digestiva alta para pacientes cirróticos com hemorragia digestiva alta varicosa**................................ 210

Estudo **Profilaxia infecciosa na hemorragia digestiva alta nos pacientes com cirrose** 214

Estudo **Omeprazol antes da endoscopia em pacientes com hemorragia gastrointestinal** 217

Estudo **Profilaxia secundária de encefalopatia hepática: um ensaio clínico randomizado controlado *open-label* de lactulose *versus* placebo**.............................. 220

Estudo **N-acetilcisteína para insuficiência hepática aguda melhora a sobrevida livre de transplante** 224

Estudo **Ensaio clínico randomizado de antibióticos na diverticulite não complicada**......... 228

Estudo **Uso de corticosteroide ou pentoxifilina no paciente com hepatite alcoólica aguda**......230

Estudo **Efeitos do ácido tranexâmico no paciente com sangramento gastrointestinal agudo em mortalidade e efeitos tromboembólicos** 235

Estudo **Tempo até endoscopia em pacientes com hemorragia digestiva alta** 239

Estudo **Uso de albumina na cirrose descompensada** 244

Estudo **Ressuscitação com fluidos moderada ou agressiva em pacientes com pancreatite aguda**.. 248

Seção V
Emergências Hematológicas

Cronologia dos *Trials* em Emergências Hematológicas..254

Estudo **Trombólise no tromboembolismo pulmonar com instabilidade hemodinâmica**.....256

Estudo **Comparação de antibiótico intravenoso *versus* oral para pacientes com neutropenia febril de baixo risco durante quimioterapia**...259

Estudo **O escore de Wells para avaliação do paciente com suspeita de tromboembolismo pulmonar**...263

Estudo **Rivaroxabana oral para trombose venosa profunda sintomática**.....................268

Estudo **Trombólise no tromboembolismo do pulmão de risco intermediário**...................273

Estudo **Dexametasona em dose alta para o tratamento de púrpura trombocitopênica imune**..276

Estudo **Anticoagulantes orais de ação direta (DOACs) no tratamento de trombose venosa profunda em pacientes oncológicos**...280

Seção VI
Emergências Nefrológicas

Cronologia dos *Trials* em Emergências Nefrológicas 286

Estudo **Ultrassonografia *versus* tomografia computadorizada para suspeita de nefrolitíase**.......288

Estudo **Estratégias de início de diálise na terapia intensiva** 293

Estudo **Hidratação profilática para prevenção de injúria renal associada ao contraste**........297

Estudo **Uso de bicarbonato para pacientes com acidose metabólica severa** 301

Estudo **Uso de terlipressina e albumina no paciente com síndrome hepatorrenal** 306

Seção VII
Emergências Neurológicas

Cronologia dos *Trials* em Emergências Neurológicas 312

Estudo **Tratamento farmacológico na abstinência alcoólica: uma comparação de quatro medicações**...314

Estudo **Tratamento da abstinência alcoólica guiada por sintomas** 316

Estudo **O uso de trombolítico no acidente vascular isquêmico – as 3 primeiras horas** 321

Estudo **Uso da aspirina no acidente vascular isquêmico** 326

Estudo **Benzodiazepínicos como primeira escolha no estado de mal convulsivo** 330

Estudo **Dexametasona em pacientes com meningite bacteriana** 333

Estudo **Admissão de pacientes com acidente isquêmico transitório e AVC minor** 337

Estudo **O uso de trombolítico no acidente vascular isquêmico – de 3 a 4,5 horas** 341

Estudo **Dupla antiagregação plaquetária em pacientes com AVC isquêmico menor e AIT** 346

Estudo **Tratamento intra-arterial do acidente vascular isquêmico agudo** 350

Estudo **Redução intensiva da pressão arterial em pacientes com hemorragia cerebral aguda** 356

Estudo **Antipsicóticos no tratamento de pacientes com *delirium*** 361

Estudo **Ácido tranexâmico na hemorragia intracraniana** 365

Estudo **Escolha de medicação para pacientes com estado de mal epiléptico refratário a benzodiazepínicos** 368

Seção VIII

Emergências Respiratórias

Cronologia dos *Trials* em Emergências Respiratórias 374

Estudo **Uso de antibióticos no DPOC exacerbado** 376

Estudo **Corticosteroide em pacientes com pneumocistose e Síndrome da Imunodeficiência Adquirida** 381

Estudo **Uso de corticosteroides em pacientes com exacerbação de asma** 385

Estudo **Uso de ventilação não invasiva para manejo de DPOC exacerbada** 388

Estudo **Uso de dupla terapia broncodilatadora para pacientes com crise asmática** 393

Estudo **Uso de corticosteroides para pacientes com doença pulmonar obstrutiva crônica exacerbada** 396

Estudo **Efeito da Ventilação não invasiva em pacientes imunossuprimidos com insuficiência respiratória aguda** 400

Estudo **Uso do oseltamivir na síndrome gripal por influenza** 405

Estudo **Dexametasona em pacientes hospitalizados com COVID-19** 409

Estudo **Uso de ácido tranexâmico no paciente com epistaxe para diminuir a necessidade de tampão nasal** 413

Estudo **Hidrocortisona na pneumonia adquirida na comunidade grave** 416

Seção IX

Paciente Politraumatizado

Cronologia dos *Trials* em Paciente Politraumatizado 424

Estudo **Corticosteroide no trauma raquimedular** 426

Estudo **Ressuscitação imediata versus atrasada para pacientes hipotensos com trauma penetrante de torso** 430

Estudo **Efeito do uso de corticosteroides no traumatismo cranioencefálico** 434

Estudo **Uso do ácido tranexâmico em pacientes com hemorragia no trauma** 437

Estudo **Hipotermia para Hipertensão Intracraniana após Traumatismo Cranioencefálico** 441

Estudo **Proporção adequada no protocolo de transfusão maciça** 446

Estudo **Uso de ácido tranexâmico no paciente com Traumatismo Cranioencefálico** 450

Seção I

Doenças cardiovasculares são a principal causa de morte no mundo. Infelizmente, de acordo com dados da Organização das Nações Unidas (ONU), 17,9 milhões de pessoas morrem a cada ano por conta de doenças cardiovasculares. Dentre essas mortes, a principal causa é o infarto agudo do miocárdio (IAM) e suas complicações. Por esse motivo, todo médico que atua na área de emergência deve dominar o manejo inicial do IAM e suas complicações, como a insuficiência cardíaca. Felizmente, bilhões de dólares são investidos anualmente em pesquisas com o intuito de melhorar o atendimento do paciente com doenças cardiovasculares. Nas últimas décadas, inúmeras terapias foram descobertas e instituídas, melhorando a sobrevida e a qualidade de vida desses pacientes. Neste capítulo, você terá a oportunidade de se debruçar sobre os principais ensaios clínicos sobre o assunto.

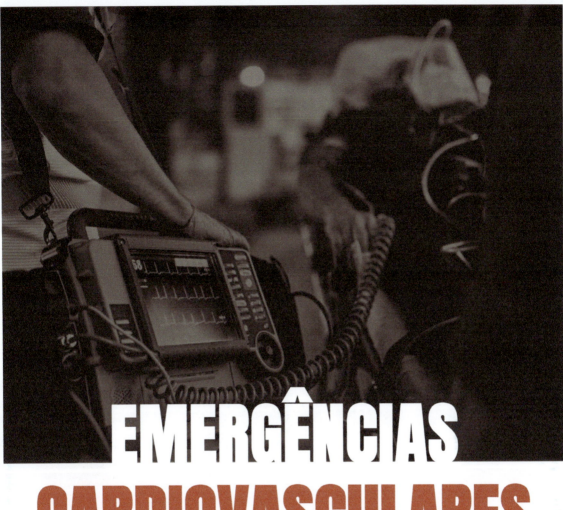

EMERGÊNCIAS CARDIOVASCULARES

CRONOLOGIA DOS *TRIALS* EM EMERGÊNCIAS CARDIOLÓGICAS

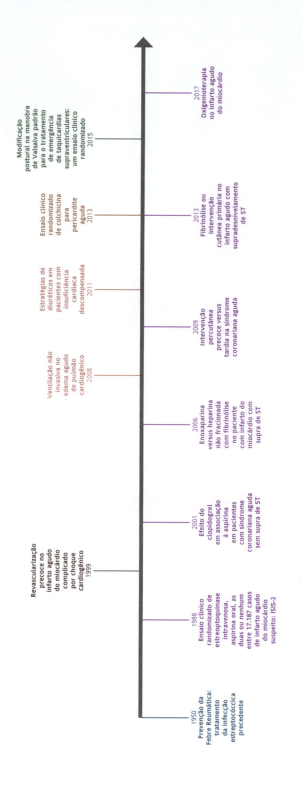

ANO	ESTUDO	TEMA
1950	Prevenção da Febre Reumática: tratamento da infecção estreptocóccica precedente	Febre reumática
1988	Ensaio clínico randomizado de estreoptoquinase intravenosa, aspirina oral, as duas ou nenhum entre 17.187 casos de infarto agudo do miocárdio suspeito: ISIS-2	Síndrome coronariana aguda
1999	Revascularização precoce no infarto agudo do miocárdio complicado por choque cardiogênico	Choque
2001	Efeito do clopidogrel em associação à aspirina em pacientes com síndrome coronariana aguda sem supra de ST	Síndrome coronariana aguda
2006	Enoxaparina versus heparina não fracionada com fibrinólise no paciente com infarto do miocárdio com supra de ST	Síndrome coronariana aguda
2008	Ventilação não invasiva no edema agudo de pulmão cardiogênico	Insuficiência cardíaca
2009	Intervenção percutânea precoce versus tardia na síndrome coronariana aguda	Síndrome coronariana aguda
2011	Estratégias de diuréticos em pacientes com insuficiência cardíaca descompensada	Insuficiência cardíaca
2013	Ensaio clínico randomizado de colchicina para pericardite aguda	Pericardite
2013	Fibrinólise ou intervenção cutânea primária no infarto agudo com supradesnivelamento de ST	Síndrome coronariana aguda
2015	Modificação postural na manobra de Valsalva padrão para o tratamento de emergência de taquicardias supraventriculares: um ensaio clínico randomizado	Arritmias
2017	Oxigenioterapia no infarto agudo do miocárdio	Síndrome coronariana aguda

Estudo

Prevenção da Febre Reumática: tratamento da infecção estreptocóccica precedente

| Título | *Prevention of rheumatic fever; treatment of the preceding streptococcic infection.* |

Revista: The Journal of the American Medical Association – JAMA (1950).

Autores: Denny FW, Wannamaker LW, Brink WR, Rammelkamp CH, Custer EA.

Desenho do estudo

Ensaio clínico randomizado, aberto e unicêntrico (Base Aérea de Fort Francis – Wyoming – Estados Unidos). Avaliou o uso de penicilina benzatina no tratamento de faringoamigdalite na prevenção de febre reumática.

Critérios de inclusão

▌ Todos os soldados que se apresentassem no departamento de emergência com sintomas de trato respiratório e presença de exsudato em amígdalas ou orofaringe.

Critérios de exclusão

▌ Nenhum.

Grupos

▬ Grupo controle (N = 804): Nenhum tratamento específico.

▬ Penicilina (N = 798): Penicilina G Benzatina 300.000 UI via intramuscular na admissão e após 72 horas (253 pacientes) ou penicilina G benzatina 300.000 UI via intramuscular na admissão, após 48 horas e mais 600.000 UI após 96 horas (545 pacientes).

Cálculo de Amostra

O estudo não provê o cálculo de amostra. Nessa época não era comum estudos realizarem tal abordagem.

Métodos

Após 3 a 4 semanas, os pacientes eram rastreados para sintomas de febre reumática de acordo com critérios de Jones modificados, sem que os pesquisadores tivessem conhecimento do grupo para o qual cada um foi randomizado anteriormente. Culturas de orofaringe e antiestreptolisina O (ASLO) eram coletados na admissão e novamente após 4 semanas.

- **Número de pacientes:** 1.602.

- **Tempo de seguimento:** 6 meses.

- **Desfecho primário:** Diagnóstico de febre reumática após 3 a 4 semanas de acordo com critérios de Jones modificados.

- **Desfechos secundários:** Persistência do estreptococo beta-hemolítico do grupo A em cultura de orofaringe.

População do estudo

	Penicilina	Controle
Idade entre 17 e 19 anos (%)	61	62
Idade > 20 anos (%)	39	38
Antecedente de febre reumática (%)	3,5	4,4
Presença de amigdalite (%)	72,7	70,7
Linfonodomegalia cervical (%)	50,1	46,3
Leucocitose > 13.000 (%)	54,7	56,3
Cultura positiva para estreptococo beta-hemolítico do grupo A na admissão (%)	78,3	81,7
ASLO negativo na admissão (%)	70,3	69,1
Perda de seguimento (%)	19,3	17,2

Resultados

	Penicilina	Controle	p valor
Febre reumática definida	2	17	0,0006
Febre reumática provável	2	6	-
Total	4	23	0,0002
Desfecho secundário			
Persistência do estreptococo beta-hemolítico do grupo A em cultura de orofaringe	18,1%	32,7%	< 0,05

Conclusão

Penicilina G Benzatina previne o desenvolvimento de febre reumática quando utilizada no tratamento da faringoamigdalite estreptocócica.

Perspectivas

Este estudo clássico de Floyd Denny et al. publicado no *JAMA* em 1950 foi o responsável por construir os alicerces da prevenção da febre reumática, uma doença que, ainda hoje, é responsável por causar sequelas cardíacas graves em pacientes jovens. Já era sabido naquela época que o tratamento profilático com sulfonilamida reduzia a recorrência de faringoamigdalite e de novos surtos em pacientes com febre reumática. No entanto, esse fármaco tinha algumas limitações para ser utilizado na população geral: 1) alta ocorrência de efeitos colaterais; 2) alto número de cepas de estreptococos resistentes; e 3) baixa eficácia no tratamento de faringoamigdalites agudas. Nesse contexto, a penicilina parecia ser uma opção razoável de medicação que, além de tratar a faringoamigdalite estreptoccócica, também seria capaz de prevenir o surgimento de febre reumática.

Tirando um pouco o foco do resultado principal, esse estudo também nos fornece alguns dados epidemiológicos e fisiopatológicos interessantes a respeito da doença reumática. Por exemplo, podemos notar uma maior prevalência de pacientes com menos de 20 anos (cerca de 60%), considerando também, é claro, que o trabalho foi realizado em meio a uma população predominantemente jovem (soldados do exército). Além disso, apesar da maioria ter a infecção estreptocócica confirmada por culturas, podemos notar que nem todos os pacientes possuíam amigdalite como sintomas principal (cerca de 70%), não sendo, portanto, um sinal patognomônico da doença. Assim como somente metade dos pacientes possuíam leucocitose e linfonodomegalia cervical. Por fim, o trabalho também confirma a inutilidade da dosagem de antiestreptolisina O (ASLO) para diagnóstico de faringoamigdalite estreptocócica, uma vez que 70% tinham o exame negativo na admissão.

Como críticas ao estudo, podemos ressaltar o fato de não ter sido completamente cegado e comparado com um grupo placebo. Isso sempre pode acarretar o surgimento de vieses na interpretação dos resultados, embora o protocolo rígido implementado torne isso menos provável. Além disso, por motivos não muito bem esclarecidos, a dose de Penicilina G Benzatina administrada foi diferente entre os pacientes do mesmo grupo (intervenção), não ficando claro qual dose realmente foi responsável pelo desfecho primário. Os autores também não foram muito seletivos na escolha dos pacientes. Talvez se os critérios de inclusão do estudo fossem um pouco mais específicos, não haveria cerca de 20% de pacientes sem confirmação diagnóstica de faringite estreptocócica. Por fim, a alta taxa de perda de seguimento (cerca de 20% em cada grupo), um pouco maior no grupo intervenção, também compromete a análise dos resultados.

Independentemente destas limitações, o trabalho conseguiu demonstrar que o uso de Penicilina G Benzatina para tratamento das faringoamigdalites agudas não só é seguro, como também eficaz na prevenção de surtos de febre reumática e erradicação do estreptococo beta-hemolítico do grupo A, contribuindo para a drástica redução da morbimortalidade relacionada à doença que foi observada nas décadas subsequentes.

Referências

- Denny FW, Wannamaker LW, Brink WR, Rammelkamp CH Jr, Custer EA. Prevention of rheumatic fever; treatment of the preceding streptococcic infection. J Am Med Assoc. 1950;143(2):151-153.

Estudo

Ensaio clínico randomizado de estreoptoquinase intravenosa, aspirina oral, as duas ou nenhum entre 17.187 casos de infarto agudo do miocárdio suspeito: ISIS-2

Título | *Randomised trial of intravenous streptokinase, oral aspirin, both, or neither among 17.187 cases of suspected acute myocardial infarction: ISIS-2*

Revista: The Lancet (1988).

Autores: ISIS-2 (Second International Study of Infarct Survival) Collaborative Group.

Desenho do estudo

Ensaio-clínico randomizado, duplo-cego, placebo-controlado, 2 × 2 fatorial, multicêntrico, análise por intenção de tratar.   Comparou o uso de aspirina, placebo e trombólise (estroptoquinase) no infarto agudo do miocárdio.

Critérios de inclusão
▪ Suspeita de infarto agudo do miocárdio (IAM) nas últimas 24 horas.

Critérios de exclusão
▪ Contraindicação a estreptoquinase (AVC prévio, hemorragia gastrointestinal prévia, trauma grave recente, punção arterial recente, hipertensão grave, alergia, baixo risco de morte cardiovascular ou qualquer outra doença ameaçadora à vida) e a aspirina (alergia).

Cálculo da amostra
O estudo não demonstra como o tamanho da amostra foi calculado.

Grupos
- Estreptoquinase 1,5 milhão de unidades + aspirina 162,5 mg.
- Estreptoquinase 1,5 milhão de unidades + placebo oral.
- Placebo endovenoso + aspirina 162,5 mg.
- Placebo endovenoso + placebo oral.

Métodos
▪ **Número de pacientes:** 17.187.

- **Seguimento:** Mediana de 15 meses (máximo de 34 meses).

- **Desfecho primário:** Mortalidade em 5 semanas (aspirina e estreptoquinase) e mortalidade até o final do estudo (2 anos).

- **Desfechos secundários:** Mortalidade de acordo com o tempo de infusão de estreptoquinase (0 a 4 horas, 5 a 12 horas, 13 a 24 horas).

População

O estudo não coloca uma tabela comparando os pacientes, no entanto, eles afirmam que a randomização garantiu equivalência entre os grupos. A partir das análises de subgrupos, pode-se concluir que algumas características são iguais entre os grupos.

Resultados

1. Estreptoquinase

	Estreptoquinase	Placebo	Redução do risco relativo Valor de p
Mortalidade em 5 semanas*	9,2%	12%	RR 25% (IC 95%, 18 a 32%) p < 0.00001
Mortalidade em 12 meses	14,5%	17,9%	Não fornecido
Mortalidade em 24 meses	17,8%	21,4%	Não fornecido

*Na análise de subgrupo, o benefício de mortalidade foi maior entre os pacientes de 0 a 4 horas. Ainda houve benefício no grupo de 5 a 12 horas, mas o intervalo de confiança foi muito grande no grupo de 13 a 24 horas, levando a um resultado neutro.

	Estreptoquinase	Placebo
Hipotensão e bradicardia	10%	2%
Reações alérgicas	4,4%	0,9%
Qualquer sangramento	4%	1,2%
Qualquer efeito adverso	18,1%	4,5%

Os valores de P não são mencionados. Não houve casos de anafilaxia nas reações alérgicas.

2. Aspirina

	Aspirina	Placebo	Redução do risco relativo Valor de p
Mortalidade em 5 semanas	9,4%	11,8%	RR 24% (IC 95%, 15 a 30%) p < 0,00001
Mortalidade em 12 meses	15,2%	17,4%	Não fornecido
Mortalidade em 24 meses	18,3%	20%	Não fornecido

	Aspirina	Placebo	Valor de p
Reinfarto			(menor no grupo da estreoptoquinase) p < 0,0001
Parada Cardíaca	O estudo não mostra os valores, apenas menciona o valor de p em seu texto		(menor no grupo da estreoptoquinase) p < 0,01
AVCi			(menor no grupo da estreoptoquinase) p < 0,01
Sangramento com necessidade de transfusão*	0,4%	0,4%	Não fornecido

*O estudo cita que, para sangramentos menores, o grupo da aspirina o teve de forma mais significativa com relevância estatística.

3. Aspirina + estreptoquinase

	Aspirina + estreptoquinase	Placebo + placebo	Redução do risco relativo Valor de p
Mortalidade em 5 semanas*	8%	13%	RR 42% (IC 95%, 34 a 50%) p < 0,00001
Mortalidade em 12 meses	14,5%	19%	Não fornecido
Mortalidade em 24 meses	17,4%	21,6%	Não fornecido

*Além disso, a combinação foi superior às terapias isoladas com p < 0,0001.

Conclusão

O uso da estreptoquinase, assim como da aspirina para pacientes com suspeita de infarto agudo do miocárdio, mostrou-se benéfico no que se diz respeito à mortalidade em até 24 semanas. O uso conjunto das medicações teve melhor impacto em mortalidade do que o uso isolado das medicações. Efeitos adversos foram mais comuns no uso da estreptoquinase.

Financiamento

Financiado pela British Heart Foundation, Sterling Drugs, Behringwerke e fabricantes da Streptase (estreptoquinase).

Perspectivas

Até o ISIS-2, havia estudos menores sobre uso de trombolíticos com estreptoquinase que mostravam resultados discordantes. No entanto, uma metanálise dos dados mostrou que o uso de trombolíticos poderia reduzir a mortalidade em 25%. O ISIS-2 foi criado com a intenção de identificar se realmente havia algum benefício. O mesmo se aplicava à aspirina. Havia alguns ensaios clínicos mostrando benefício do uso da medicação com redução relativa da mortalidade, reinfarto e AVC em torno de 25%, no entanto, como profilaxia secundária. Naquela época, havia apenas um ensaio clínico pequeno avaliando a fase aguda do infarto do miocárdio. Realizou-se então o ISIS-2, o estudo incluiu um grande número de pacientes, o que garante afirmar com robustez que o uso da estreptoquinase realmente tem benefício nos pacientes com IAM. O estudo, de fato, apresenta múltiplas limitações, muitas delas referentes à metodologia, uma vez que não calcularam o N da amostra (embora tenham recrutado um número enorme de pacientes), a ausência de tabela comparando as características das populações, o fato de a seleção de pacientes ser um tanto obscura, afinal utilizaram o diagnóstico de suspeita de infarto para administrar trombolíticos e, por fim, o financiamento pela indústria farmacêutica.

Antes do ISIS-2, o estudo GISSI, publicado em 1986 no *Lancet*, também já havia mostrado benefício da estreptoquinase em 11.806 pacientes. A mortalidade no grupo da estreptoquinase foi de 10,7% *versus* 13%, mostrando uma redução absoluta de 2,3%. O estudo GISSI também foi multicêntrico, mas não foi cegado nem com placebo.

Com o advento da alteplase, estudos randomizados passaram a compará-la com a estreptoquinase. O estudo GUSTO, publicado no *NEJM* em 1993, realizou essa comparação. Nele, 41.021 pacientes foram randomizados para quatro grupos: estreptoquinase e heparina subcutânea, estreptoquinase e heparina endovenosa, alteplase e heparina endovenosa, e ambos trombolíticos com heparina endovenosa. Mortalidade em 30 dias foi menor no grupo da alteplase (7,4% *versus* 7,6% *versus* 6,3% *versus* 7,0%) com p = 0,001 às custas de um aumento de AVC hemorrágico no grupo da alteplase e de ambos trombolíticos (0,49% *versus* 0,54% *versus* 0,72% *versus* 0,94%). Além disso, o uso de alteplase esteve associado com menos reações alérgicas, hipotensão e arritmias de forma geral (bloqueios, taquicardia ventriculares, assistolias) quando comparado a estreptoquinase.

Concluindo, o ISIS-2 confirmou o benefício da trombólise no IAM, no entanto, estudos posteriores mostraram a superioridade da alteplase em relação a estreptoquinase no paciente com Supra de ST.

Referências

- Randomised trial of intravenous streptokinase, oral aspirin, both, or neither among 17,187 cases of suspected acute myocardial infarction: ISIS-2. ISIS-2 (Second International Study of Infarct Survival) Collaborative Group. Lancet. 1988;2(8607):349-360.
- Effectiveness of intravenous thrombolytic treatment in acute myocardial infarction. Gruppo Italiano per lo Studio della Streptochinasi nell'Infarto Miocardico (GISSI). Lancet. 1986;1(8478):397-402.
- GUSTO investigators. An international randomized trial comparing four thrombolytic strategies for acute myocardial infarction. N Engl J Med. 1993;329(10):673-682.

EMERGÊNCIAS CARDIOVASCULARES

Estudo
Revascularização precoce no infarto agudo do miocárdio complicado por choque cardiogênico

| **Título** | *Early revascularization in acute myocardial infarction complicated by cardiogenic shock* |

Revista: New England Journal of Medicine - NEJM (1999)

Autores: Judith S. Hochman, Lynn A. Sleeper, John G. Webb et al, for the SHOCK Investigators.

Desenho do estudo

Ensaio clínico randomizado, multicêntrico. Nos pacientes randomizados para revascularização, a angioplastia ou cirurgia deveriam ser realizadas o mais rapidamente possível e em no máximo 6 horas. O uso de balão intra-aórtico era encorajado para todos os pacientes, independentemente da alocação. Nos pacientes randomizados para tratamento clínico inicial, mas com indicação de revascularização, a recomendação era de realização do procedimento após pelo menos 54 horas de randomização.

Critérios de Inclusão:

■ Infarto agudo do miocárdio com supradesnivelamento do segmento ST, presença de onda Q, bloqueio de ramo esquerdo novo ou infradesnivelamento do ST anterior (inferindo imagem espelho de um infarto agudo do miocárdio dorsal), associado a choque cardiogênico por disfunção de ventrículo esquerdo (choque até, no máximo, 36 horas do infarto agudo do miocárdio).

Critérios de exclusão:

■ Doença sistêmica grave, causa alternativa ao choque, valvopatia grave, miocardiopatia dilatada, impossibilidade de realizar cateterismo, anatomia não passível de revascularização.

Cálculo da amostra

Foi calculado que 328 pacientes seriam necessários para um poder de 90% para detectar diferenças absolutas de 20% entre os grupos, com uma taxa de erro tipo I de 0,05. O poder calculado com base nos 302 pacientes incluídos foi de 88-89% para detectar diferenças absolutas de 20% entre os grupos.

Grupos:

■ Revascularização de emergência (cirúrgica ou angioplastia) - 152 pacientes
■ Estabilização médica inicial - 150 pacientes

Métodos

▌ **Número de pacientes:** 302

▌ **Desfecho primário:** Morte por todas as causas em 30 dias

▌ **Desfechos secundários:** Mortalidade em 6 meses

▌ **Seguimento:** 6 meses

População

	Revascularização (n = 152)	Tratamento clínico (n = 150)
Idade (anos)	65,5	66,2
Sexo feminino (%)	36,8	27,3
IAM prévio (%)	29,6	35,3
Insuficiência cardíaca (%)	4	8,2
Cirurgia de revascularização prévia (%)	2	10
Angioplastia prévia (%)	6,7	7,4
Necessidade de transferência para tratamento (%)	55,3	55,3
Infarto anterior (%)	63,6	57,4
Tempo médio até o choque (horas)	5	6,2
Pressão arterial sistólica mais baixa (mmHg)	66,4	69,8
Pressão arterial sistólica (mmHg)	89	86,5
Frequência cardíaca (bpm)	103,3	100,1
Pressão capilar pulmonar (mmHg)	24,2	24,3
Índice cardíaco (L/min/m²)	1,8	1,7
Fração de ejeção do ventrículo esquerdo (%)	29,1	32,5
Biarterial (%)	21,7	24
Triarterial (%)	64,3	64,6
PCR, TV ou FV antes da randomização (%)	32,7	23,9

Diferenças no tratamento entre os dois grupos:

	Revascularização (n = 152)	Tratamento clínico (n = 150)
Uso de trombolíticos (%)	49,3	63,3
Uso de balão intra-aórtico (%)	86,2	86
Angioplastia (%)	54,6	14
Cirurgia de revascularização do miocárdio (%)	37,5	11,3
Tempo médio entre randomização e revascularização (horas)	1,4	102,8

Resultados

	Revascularização (n = 152)	Tratamento clínico (n = 150)	Risco relativo (IC 95%)
Mortalidade em 30 dias (%)			
Total	46,7	56	0,83 (0,67 - 1,04)
< 75 anos	41,4	56,8	0,73 (0,56 - 0,95)
≥ 75 anos	75,0	53,1	1,41 (0,95 - 2,11)
Mortalidade em 6 meses (%)			
Total	50,3	63,1	0,80 (0,65 - 0,98)
< 75 anos	44,9	65,0	0,70 (0,56 - 0,89)
≥ 75 anos	79,2	56,3	1,41 (0,97 - 2,03)

Conclusões

Em pacientes com infarto agudo do miocárdio complicado por choque cardiogênico, revascularização de emergência não reduziu mortalidade geral em 30 dias. No entanto, levou a redução da mortalidade em 6 meses. Revascularização precoce deve ser fortemente considerada nestes pacientes.

Perspectivas

Pacientes com infarto agudo do miocárdio podem apresentar complicações elétricas e hemodinâmicas. Em geral, o quadro mais dramático apresentado por estes pacientes é o choque cardiogênico. O manejo desses pacientes frequentemente passa por suporte hemodinâmico e revascularização do miocárdio, seja percutânea ou cirúrgica. No entanto, o benefício e o timing da revascularização nestes pacientes era alvo de dúvida, até a publicação do SHOCK trial.

Aqui, os pacientes com infarto complicado por choque foram randomizados para serem levados rapidamente à revascularização (que poderia ser por angioplastia ou cirúrgica) ou para receberem tratamento clínico inicial e depois revascularizados se necessário.

Em relação ao desfecho primário, nota-se que ele foi neutro (não houve diferença de mortalidade em 30 dias), mas cabem ressalvas. Em primeiro lugar, houve tendência importante de positividade do desfecho (quase 10% de diferença absoluta, com risco relativo cujo intervalo de confiança ia de 0,67 a 1,04). Além disso, nota-se que em pacientes com menos de 75 anos, o benefício da revascularização foi maior, e em pacientes com mais de 75 anos houve tendência a piores desfechos. Isso provavelmente se deve ao fato de que cerca de 1 terço dos pacientes no grupo intervenção foram submetidos a revascularização cirúrgica, um procedimento agressivo e com maior mortalidade em pacientes mais idosos. Mesmo assim, cabe aqui a lembrança de que análises de subgrupo servem para entendermos o desfecho primário e gerar hipóteses, não permitindo tirar conclusões absolutas de forma isolada.

Já em relação ao desfecho secundário, observou-se redução de mortalidade em 6 meses. Provavelmente, isso se deve ao fato de que os eventos adversos da revascularização são mais precoces (no periprocedimento), e seus benefícios se tornam mais claros num seguimento mais longo, no qual os pacientes não submetidos a revascularização apresentam mais eventos do que o grupo que recebeu a intervenção. O conceito que pode-se retirar deste estudo é o de que em pacientes com infarto agudo do miocárdio complicado por choque cardiogênico, a revascularização deve ser considerada, principalmente nos pacientes que apresentam boas condições clínicas para o procedimento.

Em 2006 foi publicado o seguimento de longo prazo do SHOCK trial, com seguimento que variou de 1 a 11 anos (média de seguimento dos sobreviventes de 6 anos). Houve benefício de longo prazo da revascularização precoce destes pacientes, sendo que o benefício foi visto em 1 ano e mantido em 3 e 6 anos. No seguimento de 6 anos, as taxas de sobrevida foram 32,8% versus 19,6%, em favor do grupo intervenção (diferença absoluta de cerca de 13%).

Importante notar que este estudo foi de 1999, e as técnicas de revascularização melhoraram bastante desde então, com altas taxas de sucesso no tratamento percutâneo na atualidade, sendo possível revascularização de maneira menos invasiva. De forma complementar ao conhecimento trazido pelo SHOCK trial, foi publicado em 2017 o estudo CULPRIT-SHOCK, que analisou qual seria a melhor estratégia de revascularização em pacientes multiarteriais: angioplastia de todas as lesões já no primeiro procedimento ou angioplastia apenas da artéria culpada e avaliação das demais em um segundo momento. O CULPRIT-SHOCK mostrou que essa última estratégia foi superior ao levar a menor taxa de morte e lesão renal grave.

Por fim, outro ponto interessante deste estudo foi a definição de choque cardiogênico, que foi usada como referência futura em diversas ocasiões. Havia critérios clínicos e hemodinâmicos para a definição de choque. Os critérios clínicos eram hipotensão (pressão arterial sistólica ≤ 90 mmHg) e sinais de hipoperfusão orgânica (extremidades frias ou débito urinário < 30ml/h, e frequência cardíaca ≥ 60 bpm. Os critérios hemodinâmicos eram índice cardíaco ≤ 2,2L/min/m² e pressão capilar pulmonar ≥ 15 mmHg.

Referências

- Hochman JS, Sleeper LA, Godfrey E, et al. SHould we emergently revascularize Occluded Coronaries for cardiogenic shocK: an international randomized trial of emergency PTCA/CABG-trial design. The SHOCK Trial Study Group. Am Heart J. 1999 Feb;137(2):313-21.

- Hochman JS, Sleeper LA, Webb JG, et al. SHOCK Investigators. Early revascularization and long-term survival in cardiogenic shock complicating acute myocardial infarction. JAMA. 2006 Jun 7;295(21):2511-5.

- Thiele H, Akin I, Sandri M, et al. CULPRIT-SHOCK Investigators. PCI Strategies in Patients with Acute Myocardial Infarction and Cardiogenic Shock. N Engl J Med. 2017 Dec 21;377(25):2419-2432.

Estudo

Efeito do clopidogrel em associação à aspirina em pacientes com síndrome coronariana aguda sem supra de ST

| Título | *Effects of clopidogrel in addition to aspirin in patients with acute coronary syndromes without ST-segment elevation – CURE* |

Revista: The New England Journal of Medicine – NEJM (2001).

Autores: Yusuf S, Zhao F, Mehta S, Chrolavicius S, Tognoni G, Fox K.

Desenho do estudo

Ensaio clínico randomizado, duplo-cego, controlado por placebo. As análises foram feitas por intenção de tratar. Avaliou o efeito da adição do clopidogrel versus placebo no paciente com infarto sem supra de ST.

Critérios de inclusão

▌ Menos de 24 horas de admissão, alterações isquêmicas no ECG ou elevação de marcadores de necrose miocárdica. Observação: inicialmente, eram incluídos pacientes com > 60 anos com história de doença arterial coronariana, independentemente de ECG ou marcadores, mas pela baixa taxa de eventos nesses pacientes, passou-se a considerar apenas os critérios anteriores.

Critérios de exclusão

▌ Elevação do segmento ST, contraindicação a terapia antitrombótica, alto risco de sangramento, insuficiência cardíaca grave, uso de anticoagulantes orais, revascularização miocárdica nos últimos 3 meses, inibidores de GP2b/3a intravenosos nos últimos 3 dias.

Cálculo da amostra

Inicialmente, seriam incluídos 9.000 pacientes (taxa esperada de eventos de 12 a 14% para o primeiro desfecho primário), mas foi necessária reavaliação da amostra com base no baixo número de eventos, passando para 12.500 pacientes, com poder de 90% para detectar uma diferença de 16,9% entre os grupos, com erro tipo 1 de até 0,045.

Grupos

▬ **Clopidogrel:** 300 mg seguido por 75 mg por dia por 3 a 12 meses, média de 9 meses.
▬ **Placebo**.

Métodos

▌ **Número de pacientes:** 12.562.

▌ **Seguimento:** Média de 9 meses.

▌ **Desfecho primário:** Morte cardiovascular, IAM não fatal, AVC.

▌ **Segundo primário:** Morte cardiovascular, IAM não fatal, AVC e isquemia refratária.

▌ **Desfechos secundários:** Isquemia grave, insuficiência cardíaca, necessidade de revascularização.

▌ **Desfechos de segurança:** Sangramento (ameaçador à vida, maior – transfusão de 2 ou mais concentrados de hemácias – e menor).

População

	Clopidogrel	Placebo
Idade (anos)	64,2	64,2
Sexo feminino (%)	38,7	38,3
Tempo entre dor e randomização (horas)	14,2	14,1
Angina instável (%)	74,9	74,9

Resultados

	Clopidogrel	Placebo	Valor de p
Desfecho primário (%)	9,3	11,4	< 0,001 NNT 48
Segundo primário (%)	16,5	18,8	< 0,001 NNT 44
Sangramento maior (%)	3,7	2,7	= 0,001 NNH 100
Sangramento menor (%)	5,1	2,4	< 0,001 NNH 37
Morte cardiovascular	5,1	5,5	–
Infarto agudo do miocárdio	5,2	6,7	–
AVC	1,2	1,4	–
Isquemia refratária	8,7	9,3	–

Conclusões

Clopidogrel reduz o risco do desfecho composto de morte cardiovascular, infarto não fatal ou AVC, às custas de maior risco de sangramento.

Perspectivas

Até este trial, o padrão de tratamento da síndrome coronariana aguda sem supra de ST consistia em aspirina e heparina. Hipotetizou-se que associar um tienopiridínico (que inibe a agregação plaquetária induzida por adenosina difosfato [ADP]) à aspirina (que inibe a agregação plaquetária por meio da via do tromboxano) teria um efeito adicional na redução do risco de eventos após um evento agudo. O estudo incluiu pacientes com diagnóstico de SCASSST (dor torácica + alteração de eletrocardiograma ou troponina). O resultado evidenciou redução modesta do desfecho primário, às custas de aumento no número de sangramentos, principalmente menores, mas também sangramentos clinicamente relevantes. No entanto, não houve aumento nos sangramentos relacionados a AVC hemorrágico, necessidade de cirurgia ou sequelas.

Posteriormente, foram estudados pacientes com SCACSST, nos estudos CLARITY-TIMI 28 e COMMIT clopidogrel. O primeiro randomizou pacientes com supra de ST ou BRE (99% dos quais foram trombolisados), evidenciando redução absoluta de 6,7% no desfecho composto de artéria culpada ocluída no momento do cateterismo (fluxo TIMI 0 ou 1), morte ou IAM recorrente antes da angiografia, sem aumentar sangramentos (NNT = 15, principalmente às custas de diminuir a taxa de pacientes com oclusão da artéria culpada no momento do cateterismo). Também, os pacientes que receberam clopidogrel no estudo CLARITY tiveram redução absoluta de 2,5% em 30 dias no desfecho composto de morte cardiovascular, novo infarto ou necessidade de revascularização de urgência (NNT = 40). Por sua vez, o COMMIT clopidogrel (randomizou pacientes com e sem supra de ST, mas cerca de 87% eram pacientes com SCACSST e de 6% com BRE novo) mostrou redução de mortalidade em 0,6% (NNT = 167) e em 0,9% no desfecho composto de morte, reinfarto e AVC (NNT = 112) nos pacientes que receberam clopidogrel. Interessante notar que no estudo CLARITY a dose do clopidogrel foi de 300 mg de ataque seguidos por 75 mg ao dia, e não foram incluídos pacientes > 75 anos. Já no estudo COMMIT não houve limitação de idade, mas não foi realizada dose de ataque, iniciando-se o clopidogrel com 75 mg ao dia

Em 2007 e 2009, os estudos TRITON e PLATO introduziram o prasugrel e o ticagrelor, respectivamente. Ambos incluíram pacientes com e sem supra do segmento ST. O primeiro randomizou pacientes para uso de prasugrel ou clopidogrel, mostrando redução no desfecho composto de morte cardiovascular, infarto não fatal e AVC às custas de aumento no sangramento maior (NNT = 46, NNH = 167). No entanto, no TRITON, a randomização foi feita apenas após realização de cateterismo diagnóstico e indicação de angioplastia, limitando seu uso à sala de hemodinâmica inicialmente. Por sua vez, o estudo PLATO randomizou pacientes a receber ticagrelor versus clopidogrel. Esse estudo mostrou redução do desfecho primário de morte cardiovascular, infarto não fatal e AVC em 1,9%, sem aumento de sangramento maior (NNT = 52). Fica estabelecido nesse momento que os inibidores de ADP ticagrelor e prasugrel tendem a ser mais potentes em relação ao clopidogrel no que tange a redução de desfechos trombóticos, às custas de aumento em sangramentos (maiores ou menores).

Até então, não havia uma comparação direta entre esses dois inibidores de ADP. Neste contexto surge o estudo PRAGUE 18, que comparou pacientes em uso de prasugrel *versus* ticagrelor após o diagnóstico de infarto agudo do miocárdio (com e sem supra) e plano de angioplastia. Este estudo mostrou desempenho igual de ambas as drogas, com a ressalva de que era um estudo com reduzido poder, uma vez que foi encerrado precocemente. Em 2019 foi publicado então o estudo ISAR REACT 5, com o mesmo intuito do anterior. Neste último, o prasugrel mostrou redução do desfecho composto de morte, infarto e AVC em 2,4%, às custas de redução no número de infartos. Apesar de positivo, o impacto clínico de uma droga sobre a outra parece ser pequeno, uma vez que ambas apresentaram eficácia em estudos e o NNT para redução de infarto foi de cerca de 55, além do fato de o estudo ter sido um estudo aberto, com aumentado risco de vieses.

Tabela comparando os estudos

	CURE	CLARITY	TRITON	PLATO	ISAR-REACT 5
Ano	2001	2005	2007	2009	2019
Contexto	SCASSST	SCACSST	SCA	SCA	SCA com plano de angioplastia
Grupos	Clopidogrel *versus* placebo	Clopidogrel *versus* placebo	Prasugrel *versus* clopidogrel	Ticagrelor *versus* clopidogrel	Prasugrel *versus* ticagrelor
Conclusão	Clopidogrel reduz eventos trombóticos às custas de aumento de sangramento	Clopidogrel reduziu eventos trombóticos sem aumentar sangramento	Prasugrel reduziu eventos trombóticos às custas de aumento de sangramento	Ticagrelor reduziu eventos trombóticos sem aumentar sangramento	Prasugrel reduziu eventos trombóticos sem aumentar sangramento
NNT/NNH	NNT 48 NNH 100	NNT 40 NNH –	NNT 46 NNH 167	NNT 53 NNH –	NNT 55 NNH –

Referências

- Yusuf S, Zhao F, Mehta SR, et al. Effects of clopidogrel in addition to aspirin in patients with acute coronary syndromes without ST-segment elevation [published correction appears in N Engl J Med 2001 Dec 6;345(23):1716] [published correction appears in N Engl J Med 2001 Nov 15;345(20):1506]. N Engl J Med. 2001;345(7):494-502.

- Sabatine MS, Cannon CP, Gibson CM, et al. Addition of clopidogrel to aspirin and fibrinolytic therapy for myocardial infarction with ST-segment elevation. N Engl J Med. 2005;352(12):1179-1189.

- Chen ZM, Jiang LX, Chen YP, et al. Addition of clopidogrel to aspirin in 45,852 patients with acute myocardial infarction: randomised placebo-controlled trial. Lancet. 2005;366(9497):1607-1621.

- Wiviott SD, Braunwald E, McCabe CH, et al. Prasugrel versus clopidogrel in patients with acute coronary syndromes. N Engl J Med. 2007;357(20):2001-2015.

- Wallentin L, Becker RC, Budaj A, et al. Ticagrelor versus clopidogrel in patients with acute coronary syndromes. N Engl J Med. 2009;361(11):1045-1057.

- Motovska Z, Hlinomaz O, Miklik R, et al. Prasugrel Versus Ticagrelor in Patients With Acute Myocardial Infarction Treated With Primary Percutaneous Coronary Intervention: Multicenter Randomized PRAGUE-18 Study. Circulation. 2016;134(21):1603-1612.

- Schüpke S, Neumann FJ, Menichelli M, et al. Ticagrelor or Prasugrel in Patients with Acute Coronary Syndromes. N Engl J Med. 2019;381(16):1524-1534.

Estudo

Enoxaparina *versus* heparina não fracionada com fibrinólise no paciente com infarto do miocárdio com supra de ST

Título	*Enoxaparin versus unfractionated heparin with fibrinolysis for ST-elevation myocardial Infarction (EXTRACT-TIMI-25)*

Revista: The New England Journal of Medicine – NEJM (2006).

Autores: Antman EM, Morrow DA, McCabe CH, Murphy SA, Ruda M, Sadowski Z et al.

Desenho do estudo

Ensaio clínico randomizado, controlado, duplo-cego, multicêntrico (48 países). Análise por intenção de tratar. O estudo comparou a enoxaparina com a heparina nos pacientes com síndrome coronariana aguda.

Critérios de inclusão

■ Idade > 18 anos; sintomas isquêmicos em repouso com duração de 20 minutos a 6 horas, antes da randomização; supradesnivelamento do segmento ST ≥ 0,1 mV em 2 ou mais derivações periféricas; ou ≥ 0,2 mV em 2 ou mais derivações precordiais; ou bloqueio de ramo esquerdo novo; pacientes elegíveis para trombólise (estreptoquinase, tenecteplase, alteplate ou reteplase).

Critérios de exclusão

■ Choque cardiogênico, pericardite aguda, dissecção aórtica, infarto agudo do miocárdio (IAM) causado por fatores precipitantes claros (p. ex., arritmia, anemia, infecção, hipertireoidismo), anemia significativa (Hb < 10 mg/dL), contraindicações à trombólise, hipersensibilidade às heparinas, pacientes que receberam enoxaparina há menos de 8 horas, insuficiência renal conhecida (> 2,5 mg/dL para homens e > 2 mg/dL para mulheres), expectativa< 1 ano, gestantes e puérperas (dentro de 90 dias), abuso de álcool.

Cálculo da amostra

O estudo foi desenhado para atingir poder estatístico de pelo 90% para detectar 13% de redução no risco relativo do desfecho primário com enoxaparina. Para isso, foram estimados 21.000 pacientes necessários para randomização, a fim de atingir o alvo de 2.080 eventos.

Grupos

Grupo enoxaparina (N = 10.256).

- < 75 anos: 30 mg EV bólus + 1 mg/kg SC 12/12 horas.
- ≥ 75 anos: sem bólus + 0,75 g SC 12/12 horas.
- ClCr < 30 mL/min: 1 mg/kg SC 1 vez ao dia.
- Mantida até a alta hospitalar ou por 8 dias (o que viesse primeiro).

Grupo heparina não fracionada (N = 10.223).

- Ataque: 60 UI/Kg EV em bólus.
- Manutenção: 12 UI/kg/h em bomba de infusão contínua.
- Controle de TTPa entre 1,5-2.
- Mantida por pelo menos 48 horas, mas poderia se estender, a depender do médico.

Métodos

- **Número de pacientes:** 20.506.
- **Desfecho primário:** Mortalidade por todas as causas e reinfarto em 30 dias.
- **Desfechos secundários:** Desfecho composto por mortalidade por todas as causas, reinfarto não fatal, revascularização de urgência, acidente vascular cerebral (AVC) incapacitante e não fatal.
- **Seguimento:** 30 dias.

População

	Enoxaparina	Heparina não fracionada
Idade (anos)	59	60
Idade ≥ 75 anos	12,1	12,6
Sexo masculino (%)	76,5	76,8
Hipertensão (%)	44,5	43,6
Diabetes *mellitus* (%)	15,2	15
IAM prévio (%)	13,2	12,9
Angina prévia (%)	28,1	28
Intervenção coronariana percutânea prévia (%)	3,3	3,1
IAM em parede anterior	43,6	44,2
Killip III ou IV (%)	1	1,1
Clearance de creatinina médio (mL/min)	82,3	82

	Enoxaparina	Heparina não fracionada
Medicações durante a hospitalização índice (%)		
■ AAS	94,8	95,4
■ Clopidogrel	27,2	28,7
■ BB	85,9	85,5
■ IECA	90	79,3
■ Estatinas	69,5	69,5
Trombolíticos (%)		
■ Tenecteplase	19,3	19,7
■ Alteplase	54,7	54,5
■ Reteplase	5,5	5,5
■ Estreptoquinase	20,3	20,1
■ Nenhum	0,3	0,3

Resultados

Desfechos em 30 dias	Enoxaparina	Heparina não fracionada	Risco relativo (IC 95%)	p
Morte por todas as causas ou IAM não fatal	1.017 (9,9)	1.223 (12,0)	0,83 (0,77 a 0,90)	< 0.001
■ Morte	708 (6,9)	765 (7,5)		0.11
■ IAM não fatal	309 (3,0)	458 (4,5)	0,92 (0,84 a 1,02) 0,67 (0,58 a 0,77)	< 0,001
Revascularização de urgência	213 (2,1)	286 (2,8)	0,74 (0,62 a 0,88)	< 0,001
Morte por todas as causas, IAM não fatal ou revascularização de urgência	1.199 (11,7)	1.479 (14,5)	0,81 (0,75 a 0,87)	< 0,001

Conclusões

Em pacientes com IAMCSST trombolisado, o tratamento com enoxaparina durante a internação é superior ao tratamento com heparina não fracionada por 48 horas, porém é associada com aumento de sangramentos maiores.

Perspectivas

O estudo abordado neste capítulo foi um marco importante para as recomendações de anticoagulantes na síndrome coronariana aguda, mas se restringiu apenas aos pacientes com IAMCSST, submetidos à trombólise. Em 1982, Telford e Wilson introduziram a ideia da administração de heparina intravenosa para o tratamento da fase aguda da angina instável. Isso foi seguido por alguns ensaios clínicos nas décadas de 1980 e 1990, como o ATACS *trial*, que avaliaram o efeito da heparina não fracionada (HNF) sozinha e em combinação com aspirina, mostrando redução de mortalidade de IAM com a adição de heparina. Assim, órgãos autorizados começaram a recomendar seu uso no tratamento de rotina de pacientes com SCASSST. Devido aos benefícios teóricos da heparina de baixo peso molecular (HBPM) em relação a HNF (efeito mais previsível, sem necessidade de monitorização, aplicação intermitente e subcutânea, menos efeitos adversos), surgiu a necessidade de validar seu uso na SCASSST. Os estudos TIMI 11B e ESSENCE mostraram superioridade da enoxaparina sobre a HNF em reduzir desfecho composto de morte e eventos cardíacos isquêmicos graves em pacientes com SCASSST, sem aumento de sangramentos maiores, mas com aumento de menores. Uma metanálise publicada em 1999 no *Circulation* confirmou esses achados. No ano seguinte, outra metanálise foi publicada no Lancet, mostrando a eficácia da HNF e da HBPM na redução de IAM e de morte, porém sem diferença estatística entre ambas em termos de eficácia e de segurança. Além disso, evidenciou ausência de benefício em manter a HBMP por mais de 7 dias.

Em 2004, foi publicado no JAMA o estudo SYNERGY, ensaio clínico randomizado, multicêntrico, controlado, aberto, com 9.978 pacientes, com o intuito de avaliar se a enoxaparina em pacientes com SCASSST conduzidos com abordagem invasiva precoce reduz a taxa de morte por todas as causas ou IAM não fatal em 30 dias, quando comparada com a HNF. Em princípio, não houve diferença estatística quanto ao desfecho primário, porém houve alta taxa de crossover entre os grupos. Quando as coortes foram analisadas de maneira isolada, houve benefício em prol do grupo enoxaparina. Outra mensagem importante do estudo foi que, uma vez iniciado um tipo de heparina, este deve ser mantido até o final, pois a troca de heparinas levou a mais sangramentos e eventos.

No contexto da SCACSST, as evidências quanto ao uso de anticoagulantes são diferentes e devemos considerar dois cenários diferentes: pacientes submetidos à trombólise ou submetidos à intervenção coronariana percutânea primária (ICP primária).

Em seguida, surgiu a necessidade de testar o uso da HBPM nesse contexto, por conta dos benefícios já mencionados dessa classe em relação à HNF. Assim, em 2001 foi publicado no *Lancet* o ASSENT 3 *trial*, que envolveu 6.025 pacientes e comparou três terapias antitrombóticas, associadas à tenecteplase (TNK) no IAMCSST: enoxaparina, HNF e abciximab.

O estudo mostrou que a combinação da TNK com a enoxaparina foi mais eficaz que TNK com HNF, sem aumento do risco de sangramento, mesmo considerando idosos > 75 anos. O grupo TNK associado à abciximab também resultou em menos eventos isquêmicos que o grupo TNK com HNF, porém às custas de mais sangramentos graves e eventos em pacientes > 75 anos e diabéticos.

Em 2006, foi publicado no *NEJM* o ExTRACT-TIMI 25 *trial*, estudo discutido neste capítulo e mais robusto que o anterior. A HBPM foi associada a uma redução do risco de morte e reinfarto em 30 dias em comparação com HNF, mas às custas de aumento significativo nas complicações hemorrágicas não cerebrais. O benefício líquido favoreceu a enoxaparina, pois a cada 3 IAM não fatais evitados, 1 episódio de sangramento foi causado pela enoxaparina. Uma crítica importante ao estudo é a dificuldade de comparar dois grupos que receberam anticoagulação por tempos diferentes (48 horas no grupo HNF e até 8 dias no grupo HBPM).

Em relação ao ICP primária, não há nenhum estudo avaliando o uso de HNF em pacientes com IAMCSST submetidos à ICP primária diretamente com placebo. A prática do uso dessa medicação foi extrapolada de estudos em outros cenários de síndrome coronariana aguda, que já haviam demonstrado benefício do uso da HNF. No entanto, o estudo ATOLL, publicado em 2011 no *Lancet*, envolvendo 910 pacientes, comparou enoxaparina *versus* HNF em pacientes com IAMCSST submetidos à ICP primária e mostrou redução de desfechos clínicos isquêmicos no grupo Enoxaparina, sem diferença em sangramento e no sucesso do procedimento. Em uma metanálise de 2013, envolvendo 23 *trials* em pacientes com IAMCSST submetidos à ICP primária, a enoxaparina foi associada à redução de mortalidade, quando comparada a HNF.

Referências

- Cohen M, Adams PC, Parry G, et al. Combination antithrombotic therapy in unstable rest angina and non-Q-wave infarction in nonprior aspirin users. Primary end points analysis from the ATACS trial. Antithrombotic Therapy in Acute Coronary Syndromes Research Group. Circulation. 1994;89(1):81-88.

- Antman EM. TIMI 11B. Enoxaparin versus unfractionated heparin for unstable angina or non-Q-wave myocardial infarction: a double-blind, placebo-controlled, parallel-group, multicenter trial. Rationale, study design, and methods. Thrombolysis in Myocardial Infarction (TIMI) 11B Trial Investigators. Am Heart J. 1998;135(6 Pt 3 Su):S353-S360.

- Cohen M, Demers C, Gurfinkel EP, et al. A comparison of low-molecular-weight heparin with unfractionated heparin for unstable coronary artery disease. Efficacy and Safety of Subcutaneous Enoxaparin in Non-Q-Wave Coronary Events Study Group. N Engl J Med. 1997;337(7):447-452.

- Ferguson JJ, Califf RM, Antman EM, et al. Enoxaparin vs unfractionated heparin in high-risk patients with non-ST-segment elevation acute coronary syndromes managed with an intended early invasive strategy: primary results of the SYNERGY randomized trial. JAMA. 2004;292(1):45-54.

- Assessment of the Safety and Efficacy of a New Thrombolytic Regimen (ASSENT)-3 Investigators. Efficacy and safety of tenecteplase in combination with enoxaparin, abciximab, or unfractionated heparin: the ASSENT-3 randomised trial in acute myocardial infarction. Lancet. 2001;358(9282):605-613.

- Antman EM, Morrow DA, McCabe CH, et al. Enoxaparin versus unfractionated heparin with fibrinolysis for ST-elevation myocardial infarction. N Engl J Med. 2006;354(14):1477-1488.

- Montalescot G, Zeymer U, Silvain J, et al. Intravenous enoxaparin or unfractionated heparin in primary percutaneous coronary intervention for ST-elevation myocardial infarction: the international randomised open-label ATOLL trial. Lancet. 2011;378(9792):693-703.

Estudo

Ventilação não invasiva no edema agudo de pulmão cardiogênico

Título	Noninvasive ventilation in acute cardiogenic pulmonary edema – 3CPO trial

Revista: The New England Journal of Medicine – NEJM (2008).

Autores: Gray A, Goodacre S, Newby DE, Masson M, Sampson F, Nicholl J for the 3CPO Trialists.

Desenho do estudo

Ensaio clínico randomizado, controlado, aberto, multicêntrico, análise por intenção de tratar. Comparou o uso de BiPAP, CPAP e oxigênio suplementar em pacientes com edema agudo de pulmão.

Critérios de inclusão
∎ Idade > 16 anos, diagnóstico de EAPC, edema pulmonar na radiografia de tórax, frequência respiratória (FR) > 20 irpm, pH < 7,35.

Critérios de exclusão
∎ Necessidade de intervenção de emergência, incapacidade de fornecer o consentimento informado, recrutamento em outro estudo.

Cálculo da amostra

Foram estimados 400 pacientes no grupo padrão e 800 pacientes no grupo VNI para atingir um poder de 80% para detectar uma diferença absoluta na mortalidade de 6% (9% × 15%) entre os grupos para um erro tipo I de 0,05. Com 400 pacientes em cada grupo da VNI (CPAP e BiPAP), o estudo teria poder de 80% para detectar uma diferença absoluta de 7% no desfecho primário composto e 6% na mortalidade, com um erro tipo I de 0,05.

Grupos
∎ CPAP (pressão de 5 a 15 cmH2O).

∎ BiPAP (IPAP de 8 a 20 cmH2O e EPAP de 4 a 10 cmH2O).

∎ Suplementação de oxigênio convencional (O2 até 15L/min em máscara com reservatório)

∎ Todos os pacientes recebiam o tratamento designado por pelo menos 2 horas. O uso posterior de VNI (CPAP ou BiPAP) ou intubação orotraqueal com ventilação mecânica invasiva ficavam a critério do médico assistente.

Métodos

▌ **Número de pacientes:** 1069.

▌ **Desfecho primário da comparação entre VNI e terapia padrão com O2:** morte em 7 dias.

▌ **Desfecho primário da comparação entre BiPAP e CPAP:** composto de morte e intubação orotraqueal em 7 dias.

▌ **Desfechos secundários:** dispneia, variáveis fisiológicas, intubação em 7 dias, duração da estadia hospitalar, admissão em UTI, morte em 30 dias.

▌ **Seguimento:** 7 dias.

População

	Tratamento padrão (N = 367)	CPAP (N = 346)	BiPAP (N = 356)
Idade (anos)	79	78	77
Sintomas de IAM na apresentação (%)	22	22	22
Comorbidades (%)			
▪ DAC	64	64	60
▪ IC	45	42	47
▪ Doença valvar	12	11	9
▪ HAS	56	55	57
▪ DPOC	19	15	21
▪ DM	30	30	33
Exame físico			
▪ PAS (mmHg)	161	162	161
▪ $SatO_2$ (%)	91	90	90
▪ FR (irpm)	33	32	32
Exames laboratoriais			
▪ pH arterial	7,22	7,21	7,22
▪ P_aO_2 (kPa)	13,1	13,5	13,4
▪ P_aCO_2 (kPa)	7,6	7,5	7
Nitrato (%)	93	88	91
Diuréticos (%)	90	89	89

Mudança para novo tratamento

	Tratamento padrão (N = 367)	CPAP (N = 346)	BiPAP (N = 356)
Intubação orotraqueal	3	1	4
CPAP	43	–	12
BiPAP	13	5	–
Tratamento padrão	–	31	49

Resultados: comparação tratamento padrão *versus* VNI

	Tratamento padrão	BiPAP ou CPAP	p
Desfecho primário (%)	9,8	9,5	0,87
Morte em 30 dias (%)	16,4	15,2	0,64
Intubação em 7 dias (%)	2,8	2,9	0,9
Admissão em UTI (%)	40,5	45,2	0,15
IAM (%)	50,5	51,9	0,66
Tempo de permanência no hospital (dias)	19,5	11,4	0,1
Mudança após 1 hora de tratamento Escore de dispneia			
■ PAS (mmHg)	3,9	4,6	0,008
■ $SatO_2$ (%)	34	38	0,17
■ pH arterial	3,5	3	0,41
■ P_aO_2 (kPa)	0,08	0,11	< 0,001
■ P_aCO_2 (kPa)	0,7	-0,6	0,07
	0,8	1,5	< 0,001

Comparação BiPAP *versus* CPAP

	CPAP	BiPAP	p
Desfecho primário de morte ou intubação em 7 dias (%)	11,7	11,1	0,81
Morte em 7 dias (%)	9,6	9,4	0,91
Morte em 30 dias (%)	15,4	15,1	0,92
Intubação em 7 dias (%)	2,4	3,5	0,4
Admissão em UTI (%)	44,5	45,8	0,73
IAM (%)	49,1	54,7	0,14
Tempo de permanência no hospital (dias)	11,3	11,5	0,81
Mudança após 1 hora de tratamento			
■ Escore de dispneia	4,7	4,5	0,52
■ PAS (mmHg)	38	37	0,77
■ $SatO_2$ (%)	3,5	2,6	0,14
■ pH arterial	0,12	0,10	0,05
■ P_aO_2 (kPa)	-1,1	0	0,16
■ P_aCO_2 (kPa)	1,5	1,4	0,67

Conclusões

Em pacientes com EAPC, a VNI leve a melhora mais rápida no desconforto respiratório e em distúrbios metabólicos quando comparada à terapia padrão com oxigênio, mas não tem efeito sobre a mortalidade em curto prazo. Além disso, não há diferença entre o uso de CPAP e BiPAP nesses pacientes.

Perspectivas

O racional do uso da VNI entra no contexto do edema agudo de pulmão e tem o intuito de reduzir as taxas de intubação orotraqueal e, talvez, de mortalidade. Assim, alguns estudos foram realizados para avaliar o racional fisiopatológico de usar a VNI no EAPC e mostraram que essa terapia melhora a oxigenação, reduz o trabalho respiratório, reduz a pré-carga (com redução da congestão) e aumenta o débito cardíaco por redução da pós-carga do ventrículo esquerdo.

Partindo desse pressuposto fisiopatológico, surgiram alguns estudos para avaliar desfechos da VNI no EAPC. A maioria consistia em série de casos e ensaios clínicos randomizados pequenos, que compararam VNI com terapia padrão, sugerindo melhora de sintomas e de variáveis fisiológicas, além de redução de taxa de intubação orotraqueal com o uso de VNI. Um dos estudos que vale a pena ser citado foi publicado em 2003 e, diferentemente dos outros que incluíram majoritariamente pacientes em UTI, avaliou 130 pacientes com EAPC admitidos no departamento de emergência, sendo randomizados para oxigenioterapia *versus* VNI. O trabalho concluiu que o uso precoce de VNI nesses pacientes acelerou a melhora da relação P_aO_2/F_iO_2, da pCO_2, dispneia e frequência respiratória, mas não resultou em redução de intubação nem de mortalidade, exceto no subgrupo de pacientes hipercápnicos, em que houve redução da intubação com o uso da VNI. Outros ensaios clínicos randomizados mostraram esse benefício da VNI no EAPC em relação à oxigenioterapia padrão, mesmo em pacientes sem hipercapnia.

O BiPAP já foi comparado com o CPAP no contexto de EAPC, em estudo publicado no Critical Care em 2002, resultando em melhor oxigenação e clearance de CO2, além de redução do trabalho respiratório. Um estudo realizado no Hospital das Clínicas da Faculdade de Medicina da Universidade de São Paulo (HCFMUSP) e publicado no Critical Care, em 2004, randomizou 80 pacientes com EAPC em três grupos: suporte de O2 por máscara Venturi, CPAP e BiPAP. Os pacientes foram seguidos por 60 dias e o desfecho primário avaliado foi a taxa de intubação orotraqueal, sendo menor nos grupos CPAP e BiPAP quando comparados ao grupo O2. No entanto, os resultados nos grupos CPAP e BiPAP foram similares. Quanto aos desfechos secundários (mortalidade intra-hospitalar, sobrevida em 15 e 60 dias), não houve diferença estatística entre os grupos. Algumas metanálises não mostraram diferença significativa entre as duas modalidades, apesar das vantagens fisiológicas do BiPAP. No entanto, uma metanálise publicada no Lancet, em 2006, mostrou aumento da taxa de infarto agudo do miocárdio (IAM) em pacientes que usaram BiPAP quando comparados ao CPAP. Ademais, essa mesma metanálise mostrou redução da mortalidade do CPAP comparado à terapia padrão, mas o BiPAP apresentou apenas uma tendência a redução.

Mesmo com diversos estudos pequenos e metanálises, os dados ainda não eram robustos para concluirmos sobre dados de redução de mortalidade da VNI no EAPC nem sobre a superioridade do CPAP sobre o BiPAP neste contexto, visto que apresentavam diversas limitações, como inclusão de estudos com poucos pacientes, com baixa taxa de recrutamento (10 a 30%), com o número de eventos alcançado menor que o estimado, além de outros vieses. Assim, o 3CPO *trial* foi desenhado para trazer respostas a essas questões. Foi um estudo mais robusto e com mais pacientes do que os demais estudos citados anteriormente. Ademais, as características basais da população no estudo foram semelhantes aos estudos prévios, selecionando pacientes mais graves, que são os que possuem mais benefícios com a VNI. Apesar da melhora mais rápida da dispneia e dos distúrbios metabólicos com o uso da VNI em comparação à oxigenioterapia padrão, não houve redução da taxa de intubação nem de mortalidade. Comparando o CPAP ao BiPAP, também não houve diferença nesses desfechos nem na melhora da dispneia e de parâmetros metabólicos. Além disso, não houve aumento de IAM em pacientes com BiPAP.

Vale ressaltar algumas limitações do 3CPO *trial*: é um estudo aberto por necessidade óbvia e isso pode causar um viés de tratamento; foram observadas taxa de intubação geral menor que nos estudos anteriores (3% × 27%), o que limita o número de desfechos, logo, a chance do estudo ser positivo; a taxa de *crossover* no estudo foi extremamente elevada, em torno de 15 a 24%; o número geral de pacientes recrutados e nos grupos CPAP e BiPAP foram inferiores ao que seria calculado para atingir um poder de estudo de 80%.

Portanto, conclui-se que a VNI tem seu papel em pacientes em insuficiência respiratória secundária a EAPC ou que não melhoram com a terapia farmacológica inicial, porém não reduz mortalidade. Além disso, podemos utilizar tanto a modalidade CPAP quanto a BiPAP.

Referências

- Gray A, Goodacre S, Newby DE, et al. Noninvasive ventilation in acute cardiogenic pulmonary edema. N Engl J Med. 2008;359(2):142-151.

- Nava S, Carbone G, DiBattista N, et al. Noninvasive ventilation in cardiogenic pulmonary edema: a multicenter randomized trial. Am J Respir Crit Care Med. 2003;168(12):1432-1437.

- Chadda K, Annane D, Hart N, Gajdos P, Raphaël JC, Lofaso F. Cardiac and respiratory effects of continuous positive airway pressure and noninvasive ventilation in acute cardiac pulmonary edema. Crit Care Med. 2002;30(11):2457-2461.

- Park M, Sangean MC, Volpe Mde S, et al. Randomized, prospective trial of oxygen, continuous positive airway pressure, and bilevel positive airway pressure by face mask in acute cardiogenic pulmonary edema. Crit Care Med. 2004;32(12):2407-2415.

- Peter JV, Moran JL, Phillips-Hughes J, Graham P, Bersten AD. Effect of non-invasive positive pressure ventilation (NIPPV) on mortality in patients with acute cardiogenic pulmonary oedema: a meta-analysis. Lancet. 2006;367(9517):1155-1163.

Estudo

Intervenção percutânea precoce *versus* tardia na síndrome coronariana aguda

Título	*Early versus delayed invasive intervention in acute coronary syndromes (TIMACS)*

Revista: The New England Journal of Medicine – NEJM (2009).

Autores: Mehta SR, Granger CB, Boden WE, Steg PG, Bassand J-P, Faxon DP et al.

Desenho do estudo

Ensaio clínico randomizado, multicêntrico, *open-label*. As análises foram feitas por intenção de tratar. O estudo avaliou o impacto do cateterismo precoce versus tardio na síndrome coronariana aguda.

Critérios de inclusão

▮ Síndrome coronariana sem supra de ST com menos de 24 horas de início dos sintomas + 2 dos fatores de risco a seguir: idade > 60 anos, marcadores de necrose miocárdica positivos, eletrocardiograma compatível com isquemia.

Critérios de exclusão

▮ Contraindicação para o tratamento percutâneo.

Cálculo da amostra

Ao todo, 3.000 pacientes para poder de 80% para detectar redução de 28% no risco relativo, contanto que houvesse taxa de 11% do evento no grupo angiografia tardia, com erro tipo I de 0,05.

Grupos

■ Intervenção precoce (o quanto antes, < 24 horas).
■ Intervenção tardia (> 36 horas).

Métodos

▮ **Número de pacientes:** 3.031.

▮ **Desfecho primário:** composto de morte, infarto e AVC.

■ **Desfechos secundários:** morte, infarto ou isquemia refratária.

■ **Seguimento:** 6 meses.

População

	Precoce	Tardia
Idade (anos)	65	65,7
Sexo feminino (%)	33,8	34,6
DM (%)	26,5	27,4
IAM prévio (%)	19,7	20,9
Marcadores positivos (%)	77,2	76,9
AAS (%)	98	98,1
IECA (%)	74,2	73,6
Betabloqueador (%)	86,8	86,9
Triarterial (%)	17,1	15,8
Tempo até angiografia (horas)	14	50

Resultados

	Precoce	Tardia	p
Desfecho primário (%)	9,6	11,3	0,15
Morte, infarto ou isquemia refratária (%)	9,5	12,9	0,003
Mortalidade (%)	4,8	5,9	0,19
Infarto agudo do miocárdio (%)	4,8	5,7	0,25
Isquemia refratária (%)	1	3,3	< 0,001
Nova intervenção (%)	8,7	8,5	0,73
Desfecho primário no subgrupo com GRACE > 140 (%)	13,9	21	0,006

Conclusões

A intervenção precoce não reduziu o desfecho primário quando comparada à intervenção tardia em pacientes com SCASSST. No entanto, houve benefício em desfechos secundários e em subgrupo de maior risco (GRACE > 140).

Perspectivas

O benefício da angioplastia primária na síndrome coronariana aguda com supra de ST está bem documentado. Quando se fala em síndrome coronariana aguda sem supra de ST, principalmente no que tange a angiografia precoce, o benefício é menos contundente. Estudos como TATICS, FRISC 2 e RITA 3 mostraram reduções de desfechos cardiovasculares com intervenção percutânea de rotina. O primeiro mostrou redução de 3,5% na incidência do desfecho composto de morte, infarto não fatal ou hospitalização por SCA. O estudo FRISC 2, por sua vez, mostrou redução de 2,7% no desfecho de morte ou infarto em 6 meses. Por fim, o estudo RITA 3 mostrou redução de morte e infarto em 3,4%, com tendência a redução de mortalidade. Ainda assim, não havia resposta sobre o tempo ideal da angiografia.

O estudo TIMACS surge como tentativa de avaliar se há benefício em antecipar para as primeiras horas o cateterismo cardíaco para pacientes com SCASSST ou se não há benefício em relação ao cateterismo de forma mais tardia. O estudo não mostrou diferença no desfecho primário entre as estratégias. É importante, no entanto, levar em conta que houve benefício no subgrupo de pacientes de maior risco (GRACE > 140) e em desfechos secundários. Também houve cerca de 20% de crossover do grupo tardio para o precoce. Essas afirmações não negam que o estudo foi um estudo neutro, mas o fato de a angiografia precoce em geral não agregar morbidade ou grandes contrapartidas faz com que esta seja uma boa estratégia, principalmente em pacientes de alto risco.

Posteriormente, vem o estudo VERDICT, com intuito de testar a intervenção muito precoce (< 12 horas) contra a estratégia padrão, de intervenção nos primeiros 2 a 3 dias. Assim como o TIMACS, não houve diferença no desfecho primário. No entanto, houve melhora dos desfechos em pacientes com GRACE > 140.

No contexto de aparente neutralidade da estratégia invasiva precoce quando analisada de forma generalizada, surge o estudo EARLY, de 2020. Esse estudo se utiliza do novo e crescente paradigma do abandono do uso de inibidores de ADP de forma precoce na SCASSST, conforme recomendado pela diretriz vigente da Sociedade Europeia de Cardiologia (ESC). Os autores hipotetizaram que, no novo contexto, a estratégia invasiva precoce deve reduzir desfechos isquêmicos, uma vez que a redução na taxa de pré-tratamento com um segundo antiplaquetário pode aumentar o risco de eventos trombóticos de forma proporcional ao tempo até tratamento definitivo da artéria em questão. Esse estudo achou diferença em desfechos isquêmicos nos pacientes com SCA de moderado a alto risco que não haviam recebido dose de ataque de inibidor de ADP como pré-tratamento e que foram submetidos à estratégia invasiva precoce (21,3% *versus* 4,4%). O desfecho modificado por essa intervenção foi isquemia recorrente representada principalmente por dor torácica com alterações dinâmicas no ECG.

Resumo dos principais trials comparando intervenção percutânea precoce *versus* tardia

Ano	Timacs 2009	Verdict 2018	Early 2020
Desfechos	Morte, IAM, AVC	Morte, IAM, admissão por isquemia refratária ou IC	Morte CV e isquemia recorrente
Tempo até intervenção nos grupos (h)	14 *versus* 50	10 *versus* 13	0 *versus* 18
Resultados	Sem diferença (benefício em subgrupo GRACE > 140)	Sem diferença (benefício em subgrupo GRACE > 140)	Reduziu isquemia recorrente

Referências

- Mehta SR, Granger CB, Boden WE, et al. Early versus delayed invasive intervention in acute coronary syndromes. N Engl J Med. 2009;360(21):2165-2175.

- Januzzi JL Jr, Buros J, Cannon CP; Tactics TIMI 18 Investigators. Peripheral arterial disease, acute coronary syndromes, and early invasive management: the TACTICS TIMI 18 trial. Clin Cardiol. 2005;28(5):238-242.

- Invasive compared with non-invasive treatment in unstable coronary-artery disease: FRISC II prospective randomised multicentre study. FRagmin and Fast Revascularisation during InStability in Coronary artery disease Investigators. Lancet. 1999;354(9180):708-715.

- Fox KA, Poole-Wilson PA, Henderson RA, et al. Interventional versus conservative treatment for patients with unstable angina or non-ST-elevation myocardial infarction: the British Heart Foundation RITA 3 randomised trial. Randomized Intervention Trial of unstable Angina. Lancet. 2002;360(9335):743-751.

- Kofoed KF, Kelbæk H, Hansen PR, et al. Early Versus Standard Care Invasive Examination and Treatment of Patients With Non-ST-Segment Elevation Acute Coronary Syndrome [published correction appears in Circulation. 2018 Dec 11;138(24):e750]. Circulation. 2018;138(24):2741-2750.

Estudo

Estratégias de diuréticos em pacientes com insuficiência cardíaca descompensada

Título	Diuretic Strategies in patients with acute decompensated heart failure (DOSE-AHF)

Revista: The New England Journal of Medicine – NEJM (2011).

Autores: Felker M, Lee K, Bull D, Redfield M, Stevenson L, Goldsmith S et al.

Desenho do estudo

Ensaio clínico randomizado, duplo-cego, fatorial 2×2, multicêntrico. Análises por intenção para tratar. O estudo comparou o efeito da dose de furosemida contínua versus bolus e altas doses versus baixas doses.

Critérios de inclusão
▌ Insuficiência cardíaca descompensada nas últimas 24 horas (um sintoma – dispneia, ortopneia ou edema – e um sinal – estertores, edema periférico, ascite, congestão pulmonar à radiografia de tórax), IC prévia com uso de diurético de alça (dose equivalente de furosemida 80 a 240 mg via oral por dia).

Critérios de exclusão
▌ PA sistólica < 90 mmHg, creatinina > 3 mg/dL, necessidade de vasodilatadores ou inotrópicos intravenosos.

Cálculo da amostra

Foi optado 88% de poder para detectar diferenças relevantes em ambos os coprimários (600 pontos de área sob a curva e 0,2 mg/dL de variação na creatinina) foram necessários 300 pacientes. Limiar de significância estatística determinado em 0,025 para os desfechos primários.

Grupos
■ Bolus intermitente (N = 156).
■ Infusão contínua (N = 152).
■ Dose baixa (N = 151).
■ Dose alta (N = 157).

Métodos

▮ **Número de pacientes:** 308.

▮ **Desfechos primários:** Sintomas reportados pelos pacientes (área sob a curva de uma escala analógica visual, em que quanto maior for o resultado, melhor o paciente se sentiria) em 72 horas. Variação da creatinina em 72 horas.

▮ **Desfechos secundários:** Dispneia (reportada pelo paciente, área sob a curva em 72 horas), variação de peso, resolução da congestão em 72 horas, piora de função renal (piora de pelo menos 0,3 mg/dL), piora ou persistência da IC, falha do tratamento, piora em biomarcadores em 72 horas, 7 dias ou alta e 60 dias, composto de morte, re-hospitalização e visita à sala de emergência em 60 dias, dias de hospitalização após 60 dias.

▮ **Seguimento:** 60 dias.

População

	Bolus	Contínua	Dose baixa	Dose alta
Idade (anos)	66,2	65,8	65,9	66,2
Sexo masculino (%)	74	73	73	74
Dose equivalente de furosemida VO (mg/dia)	134	127	131	131
Fração de ejeção (%)	35	35	33	36
PA sistólica na admissão (mmHg)	118	121	120	119
Creatinina na admissão (mg/dL)	1,5	1,5	1,5	1,5
NT-proBNP na admissão (pg/mL)	7.308	7.570	8.125	6.758

Resultados

	Bolus	Contínua	Valor de p	Dose baixa	Dose alta	Valor de p
Sintomas (área sob a curva em 72 h)	4.236	4.373	0,47	4.171	4.430	0,06
Variação média de creatinina em 72 h (mg/dL)	0,05	0,07	0,45	0,04	0,08	0,21
Dispneia (área sob a curva em 72 h)	4.456	4.699	0,36	4.478	4.668	0,04
Variação de peso (kg)	3,08	3,6	0,2	2,7	3,9	0,01
Piora ou IC persistente (%)	25	23	0,78	26	22	0,4
Piora de 0,3 mg/dL na creatinina (%)	17	19	0,64	14	23	0,04
Tempo de internação (dias)	5	5	0,97	6	5	0,55

Conclusões

Não houve diferença em sintomas globais e variação de creatinina quando comparados esquemas de dose alta *versus* baixa ou infusão intermitente *versus* contínua de diuréticos.

Perspectivas

A medicação mais usada em pacientes com insuficiência cardíaca descompensada é a furosemida. Seu uso é muito guiado por preceitos farmacodinâmicos e farmacocinéticos, e a dose ideal provavelmente varia de acordo com cada paciente. Diferentes recomendações existem em referência à dose inicial desse diurético no pronto-socorro, mas pouca evidência clínica embasa essas recomendações. Partindo do princípio de resistência ao diurético, costuma-se indicar doses mais altas em alguns pacientes, dentre eles aqueles que já são usuários crônicos de furosemida. Uma preocupação comum entre os médicos é que doses diuréticas eficazes podem cursar com piora da função renal. Com base nos dois pressupostos anteriormente citados, o estudo DOSE é estruturado, em um fatorial 2×2, avaliando estratégias que visam melhorar sintomas sem piorar os níveis de creatinina. A primeira estratégia é empregar doses mais altas de furosemida, enquanto a segunda se refere à infusão contínua da droga. Apesar de tendências e mudanças em desfechos secundários, este foi um estudo neutro. Observando mais de perto os desfechos secundários, houve redução na quantificação de dispneia e maior variação de peso e perda de fluidos em 72 horas, com aumento na porcentagem de pacientes com variações de creatinina de pelo menos 0,3 mg/dL no grupo Dose Alta comparado ao grupo Dose Baixa. Importante dizer, no entanto, que a redução numérica na escala visual analógica de dispneia é de relevância clínica questionável, bem como a variação nos níveis de creatinina, que sabidamente não necessariamente se correlaciona com piores desfechos neste contexto.

Dois pontos importantes que devem ser ressaltados como limitações: o primeiro é que o estudo não teve poder para avaliar diferenças clínicas entre os grupos; o segundo é que os pacientes eram cardiopatas já em uso de furosemida em altas doses, o que limita a aplicação dos achados em pacientes virgens de diurético.

O estudo não muda o paradigma do tratamento da descompensação aguda da insuficiência cardíaca, mas mostra a segurança da diureticoterapia em doses maiores nesses pacientes. A combinação ideal desse tratamento com terapia vasodilatadora e uso de ventilação não invasiva permanece a ser determinada.

Referêcias

- Felker GM, Lee KL, Bull DA, et al. Diuretic strategies in patients with acute decompensated heart failure. N Engl J Med. 2011;364(9):797-805.

Estudo

Ensaio clínico randomizado de colchicina para pericardite aguda

| Título | *A randomized trial of colchicine for acute pericarditis (ICAP)* |

Revista: The New England Journal of Medicine – NEJM (2013).

Autores: Imazio M, Brucato A, Cemin R, Ferrua S, Maggiolini S, Beqaraj F et al., for the ICAP Investigators.

Desenho do estudo

Ensaio clínico randomizado, multicêntrico, duplo-cego, intenção de tratar. O estudo avaliou o efeito da colchicina comparada a placebo na recorrência dos sintomas da pericardite aguda.

Critérios de inclusão

▪ Pacientes > 18 anos, com primeiro episódio de pericardite aguda (idiopática, viral, depois de injúria cardíaca ou associada com doença do tecido conectivo). O diagnóstico de pericardite foi realizado com 2 dos 4 critérios: dor torácica tipo (pleurítica, com melhora ao se sentar ou debruçar para frente), atrito pericárdico, alterações sugestivas no ECG e novo derrame pericárdico ou piora em derrame prévio.

Critérios de exclusão

▪ Pericardite por tuberculose, neoplasia ou purulenta; insuficiência hepática severa ou enzimas hepáticas > 1,3 vez o limite superior da normalidade; creatinina > 2,5 mg/dL; miopatia ou CPK maior que o limite da normalidade; discrasias sanguíneas; doença inflamatória intestinal; hipersensibilidade a colchicina ou outra contraindicação; expectativa de vida < 18 meses; gestantes, lactantes ou mulheres em idade fértil sem uso contraceptivo; miocardite com troponina elevada.

Cálculo da amostra

Foi considerado uma taxa de 30% de pericardite incessante ou recorrente no grupo placebo em 18 meses com base em estudos prévios. Foi estimado que a colchicina diminuiria a proporção desses pacientes em 50%. Com alfa bicaudal de 0,05, foi calculado 240 pacientes para um poder de 80% e a redução absoluta de 15%.

Grupos

▪ **Colchicina:** 0,5 (< 70 kg ou efeitos adversos) a 1,0 mg por 3 meses.
▪ **Placebo**
▪ O uso da colchicina e do placebo era adicional ao uso de ibuprofeno, aspirina ou corticosteroides.

Métodos

▌ **Número de pacientes:** 240.

▌ **Desfecho primário:** Pericardite incessante (diagnosticado por recorrência dos sintomas antes de 6 semanas) ou recorrente (diagnosticado por recorrência dos sintomas após 6 semanas ou mais).

▌ **Desfechos secundários:** Persistência dos sintomas em 72 horas, remissão em 1 semana, número de recorrências, tempo até primeira recorrência, hospitalizações relacionadas a doença, tamponamento cardíaco, pericardite constritiva.

▌ **Seguimento:** 18 meses.

População

	Placebo	Colchicina
Idade (anos)	50,7 ± 17,5	53,5 ± 16,2
Sexo masculino (%)	61,7	59,2
Causas (%)		
▪ Idiopática	77,5	76,7
▪ Pós-injúria cardíaca	19,2	20,8
▪ Doença do tecido conectivo	3,3%	2,5
Tamponamento cardíaco	1,7%	1,7%
Medicações (%)		
▪ Aspirina	80	71,7
▪ Ibuprofeno	15	20
▪ Prednisona	5	8,3

Resultados

	Placebo	Colchicina	Valor de p
Pericardite incessante ou recorrente (%)	37,5	16,7	< 0,001
Persistência dos sintomas em 72 horas (%)	40	19,2	0,001
Remissão em 1 semana (%)	58,3	85	< 0,001
Efeitos adversos (%)	10	11,7	0,84

Conclusão

A colchicina, quando associada a uma droga anti-inflamatória, diminui as taxas de pericardite recorrente e incessante em pacientes com primeiro episódio de pericardite aguda.

Perspectivas

Este artigo publicado no *The New England Journal of Medicine* pelo Dr. Imazio colocou a colchicina associada aos anti-inflamatórios não esteroidais como primeira linha no tratamento da pericardite aguda.

Nos *guidelines* europeus, o uso da colchicina já era classe de indicação I desde 2004 para pericardite recorrente, mas fundamentada em opinião de especialistas ou estudos pequenos, não randomizados e repletos de vieses. Em 2005, o uso da colchicina já havia sido considerado para pacientes com pericardite recorrente depois da publicação do estudo *Colchicine as first--choice therapy for recurrent pericarditis* (CORE), um ensaio clínico randomizado, *open-label*. Nesse estudo, 84 pacientes com recorrência de pericardite foram randomizados para colchicina com tratamento convencional *versus* tratamento convencional. Houve uma diminuição da pericardite recorrente com NNT de 4. Esse achado foi encorpado pelo estudo *Colchicine for Recurrent Pericarditis* (CORP), um ensaio clínico randomizado, multicêntrico e duplo-cego maior que o CORE e com placebo. O CORP incluiu 120 pacientes e obteve um NNT de 3.

No entanto, em relação ao primeiro episódio de pericardite, até 2013, havia apenas o *Colchicine in Addition to Conventional Therapy for Acute Pericarditis* (COPE). Esse foi um estudo multicêntrico, randomizado, *open-label*, publicado em 2005 no *Circulation*, sugerindo o benefício do uso da colchicina (NNT de 5). Em 2013, o ICAP (o estudo discutido neste capítulo) foi publicado e selou o uso da colchicina para o primeiro episódio de pericardite aguda. Por fim, numa metanálise de 2014, concluiu-se que o uso da colchicina estava associada à redução de pericardite recorrente em 60%. Vale a pena ressaltar que todos os estudos mostraram segurança no uso da colchicina com poucos efeitos adversos comparados com placebo.

Esse estudo ajudou a mudar a prática clínica nas pericardites agudas principalmente para pacientes com pericardite aguda viral, mas autores já sugerem que é provável que etiologias de pericardite aguda como Lúpus Eritematoso Sistêmico (LES) podem também apresentar benefício. Novos estudos são necessários para verificar o benefício em todas as etiologias de pericardite aguda.

Tabela comparando os diferentes estudos sobre colchicina na pericardite aguda

Ano	CORE 2005	CORP 2011	COPE 2005	ICAP 2013
Revista	Archives of Internal Medicine	Annals of Internal Medicine	Circulation	The New England Journal of Medicine
Pericardite	Recorrente	Recorrente	Primeiro episódio	Primeiro episódio
Desfecho	Recorrência da pericardite			
Número de pacientes	84	120	120	240
NNT	4	3	5	4

Referências

- Imazio M, Bobbio M, Cecchi E, et al. Colchicine as first-choice therapy for recurrent pericarditis: results of the CORE (COlchicine for REcurrent pericarditis) trial. Arch Intern Med. 2005;165(17):1987-1991.

- Imazio M, Brucato A, Cemin R, et al. Colchicine for recurrent pericarditis (CORP): a randomized trial. Ann Intern Med. 2011;155(7):409-414.

- Imazio M, Bobbio M, Cecchi E, et al. Colchicine in addition to conventional therapy for acute pericarditis: results of the COlchicine for acute PEricarditis (COPE) trial. Circulation. 2005;112(13):2012-2016.

- Imazio M, Brucato A, Cemin R, et al. A randomized trial of colchicine for acute pericarditis. N Engl J Med. 2013;369(16):1522-1528.

- Imazio M, Brucato A, Belli R, et al. Colchicine for the prevention of pericarditis: what we know and what we do not know in 2014 - systematic review and meta-analysis. J Cardiovasc Med (Hagerstown). 2014;15(12):840-846.

Estudo

Fibrinólise ou intervenção cutânea primária no infarto agudo com supradesnivelamento de ST

Título	*Fibrinolysis or primary PCI in ST-segment elevation myocardial infarction – STREAM trial*

Revista: The New England Journal of Medicine – NEJM (2013).

Autores: Armstrong PW, Gershlick AH, Goldstein P, Wilcox R, Danays T, Lambert Y et al. for the STREAM Investigative Team.

Desenho do estudo

Ensaio clínico randomizado, controlado, aberto, multicêntrico. Análise por intenção de tratar. O estudo comparou a trombólise versus cateterismo nos pacientes com infarto com supra de ST.

Critérios de inclusão

■ Idade > 18 anos, início dos sintomas < 3 horas, SCACSST (supra de ST ≥ 2 mm em ≥ 2 derivações precordiais ou periféricas), impossibilidade de ICP primária dentro da primeira hora do contato médico.

Critérios de exclusão

■ Dados na história médica, procedimentos, medicações ou presença de fatores que podem predispor a sangramentos ou à inabilidade de avaliar o desfecho primário.

Cálculo da amostra

O estudo foi desenhado para uma amostra alvo de 1.000 pacientes em cada grupo e a taxa prevista para o desfecho primário no grupo ICP primária foi de 15%. Após 21% da população ser admitida no estudo, houve dois adendos ao desenho inicial: 1) a dose da tenecteplase foi reduzida em 50% nos pacientes ≥ 75 anos por conta do excesso de sangramento intracraniano nesse grupo; 2) o corte eletrocardiográfico para IAMCSST de parede inferior mudou de 3 mm para 2 mm em duas ou mais derivações contíguas.

Grupos

■ Trombólise seguida de ICP em 6 a 24 horas.
■ ICP primária sem trombólise.

Métodos

▌ **Número de pacientes:** 1.892.

▌ **Desfecho primário:** desfecho composto de mortalidade por todas as causas, choque cardiogênico, insuficiência cardíaca (IC), reinfarto em 30 dias.

▌ **Desfechos secundários:** componentes individuais do Desfecho primário, AVC isquêmico, hemorragia intracraniana, sangramento extracraniano.

▌ **Seguimento:** 30 dias.

População

	Fibrinólise (N = 944)	ICP primária (N = 948)
Idade (anos)	59,7	59,6
Sexo masculino (%)	79,4	78,1
Killip IV na admissão (%)	0,1	0,3
Comorbidades ▪ Hipertensão (%) ▪ Diabetes *mellitus* (%) ▪ IAM prévio (%) ▪ Insuficiência cardíaca prévia (%)	46,7 12,1 8,6 0,3	44,4 13,1 10,3 1,7
Localização do IAM (%) ▪ Anterior ▪ Inferior ▪ Outra	48,1 49,7 2,2	45,6 52,5 1,9
Início dos sintomas para randomização (min)	91	92
Início dos sintomas ao início da terapia de reperfusão (min)	100	178

Resultados

	Fibrinólise	ICP primária	p
Desfecho primário composto (%)	12,4	14,3	0,21
Morte por qualquer causa (%)	4,6	4,4	0,88
Morte cardiovascular (%)	3,3	3,4	0,92
Choque cardiogênico (%)	4,4	5,9	0,13
Sangramento intracraniano (%)	1	0,2	0,04
AVC isquêmico (%)	0,5	0,3	0,51
Sangramento maior não intracraniano (%)	6,5	4,8	0,11

Conclusões

A trombólise pré-hospitalar com ICP em momento oportuno em pacientes com SCACSST que não foram submetidos à ICP primária dentro de 1 hora, não apresentou diferença em relação ao grupo que foi submetido a ICP primária. No entanto, a trombólise levou a um discreto aumento no risco de sangramento intracraniano.

Perspectivas

Já existem evidências desde a década de 1990 apontando a superioridade da ICP primária em relação à trombólise, considerando tempos dos sintomas à reperfusão similares em ambas as estratégias, com redução de mortalidade, reinfarto e AVC na ICP.

Um estudo que vale a pena ser citado é o PRAGUE-2, publicado no European Heart Journal em 2003, avaliando 850 pacientes com IAMCSST com menos de 12 horas dos sintomas, avaliados em centros sem setor de hemodinâmica, mas que ficassem há menos de 120 km de um centro com cateterismo. Um grupo foi submetido à trombólise e o outro foi transportado a um centro com angioplastia primária. O tempo porta-agulha foi de 12+/-10 minutos e o porta-balão de 97+/-27 minutos. O desfecho primário, que consistia em mortalidade em 30 dias, foi significativamente maior no grupo trombólise, considerando pacientes com mais de 3 horas de sintomas. Não houve diferença entre grupos em pacientes com menos de 3 horas de sintomas.

Outro ensaio clínico randomizado relevante é o DANAMI-2, publicado em 2003 no NEJM, que avaliou 1.572 pacientes com IAMCSST com menos de 12 horas dos sintomas, em centros com e sem hemodinâmica. Em ambos os cenários, os indivíduos eram randomizados para trombólise ou angioplastia primária. Um dado importante do estudo é que 96% dos pacientes admitidos em centro sem cateterismo cardíaco e que foram randomizados para o braço angioplastia, foram transferidos para esse tratamento em até 2 horas. O desfecho primário do estudo era composto por morte, reinfarto e AVC incapacitante em 30 dias. No grupo Angioplastia, em ambos os cenários (centro com ou sem hemodinâmica), observou-se redução significativa do desfecho primário em relação à trombólise. Analisando os componentes do desfecho primário de maneira isolada, notou-se diferença significativa entre os grupos apenas na taxa de reinfarto.

O primeiro ponto de discussão é determinar o tempo limite no qual o atraso na realização da ICP primária ainda mantém sua superioridade em relação à trombólise. Há diversos estudos sobre o tema, com tempos divergentes e trazendo dados antigos, com diversas limitações. Há dados de um registro publicado na *Circulation* em 2006 mostrando que esse tempo-limite é de 114 minutos para pacientes que se apresentam em centro com hemodinâmica e 120 minutos para pacientes em centro sem hemodinâmica. Portanto, não há consenso sobre esse primeiro tempo limite, o que levou a diretriz europeia de Cardiologia a instituir de maneira arbitrária o ponto de corte de 120 minutos.

O segundo tempo-chave importante é o tempo ideal para administração do trombolítico, após o diagnóstico de IAMCSST e decisão por essa estratégia de reperfusão. Em *guidelines* anteriores, o tempo porta-agulha era de 30 minutos, mas consideravam o tempo do primeiro contato médico à trombólise. Após o estudo STREAM, publicado em 2013, o tempo porta-agulha passou a ser considerado como o tempo do diagnóstico do IAMCSST à trombólise, sendo determinado pela diretriz da ESC em até 10 minutos, já que a média desse tempo no estudo STREAM foi de 9 minutos.

O terceiro tempo-chave relevante é aquele que vai da infusão do trombolítico à avaliação de critérios de reperfusão (melhora da dor, redução > 50% do supradesnivelamento de ST, arritmias de reperfusão). A diretriz europeia fixa esse tempo em 60 a 90 minutos, ou seja, caso o paciente não apresente critérios de reperfusão em até 90 minutos, ele deve ser submetido à ICP de resgate o mais rápido possível. Essa evidência vem do estudo REACT, publicado em 2005 no NEJM, que avaliou 427 pacientes com IAMCSST que não apresentaram critérios de reperfusão após 90 minutos da trombólise. Os pacientes foram randomizados para três grupos: nova trombólise, ICP de resgate e tratamento conservador. O desfecho primário foi composto de morte, reinfarto, AVC e insuficiência cardíaca grave em 6 meses. O grupo submetido à ICP de resgate apresentou redução significativa do desfecho primário comparado aos demais grupos, sobretudo às custas de menos reinfarto. Entretanto, o grupo ICP de resgate apresentou maior taxa de sangramentos menores (principalmente pelo introdutor), porém não maiores, em relação aos demais grupos.

O quarto tempo-chave é a ICP após a trombólise com critérios de reperfusão. Nesse cenário, a diretriz europeia de Cardiologia recomenda angioplastia entre 2 e 24 horas após a trombólise com critérios de reperfusão. No entanto, o estudo ASSENT-4 PCI foi interrompido precocemente, em razão do aumento de AVC e eventos trombóticos, quando a ICP era realizada rotineiramente dentro de 1 a 3 horas da trombólise, independentemente de critérios de reperfusão. Vale ressaltar que esse estudo possui diversas limitações, destacando-se o fato de que o uso de terapia adjuvante (antiplaquetários e anticoagulantes) foi subótimo, já que não foi incluído no protocolo do estudo. Diversos outros estudos apontam para benefício de angioplastia imediata após a trombólise, o que contradiz o ASSENT-4 PCI e até mesmo a diretriz europeia, que recomenda a ICP em até 24 horas após a trombólise com critérios de reperfusão. Por outro lado, vale ressaltar que os estudos nesse cenário são muito diferentes entre si e possuem tamanho amostral pequeno, o que levanta a necessidade de estudos mais robustos para trazerem melhor evidência para esse quarto tempo-chave. A seguir, apresenta-se um resumo dos principais estudos que avaliaram o papel da angioplastia após a trombólise em pacientes com IAMCSST.

Tabela comparando os estudos

Estudo	Ano	N	Grupos de comparação	Desfecho primário	Resultados
SIAM-III	2003	163	Trombólise + ICP < 6 horas *versus* trombólise + ICP em 14 dias	Morte, reinfarto, AVC ou isquemia em 6 meses	25,6% *versus* 50% p < 0,05
GRACIA-1	2004	500	Trombólise + ICP < 24 horas *versus* trombólise + teste de isquemia	Morte, reinfarto ou revascularização da lesão tratada em 12 meses	9% *versus* 21% p < 0,05
CAPITAL-AMI	2005	170	Trombólise + ICP *versus* trombólise apenas	Morte, reinfarto, AVC ou isquemia em 30 dias	9% *versus* 21,4% p < 0,05
GRACIA-2	2007	205	Trombólise + ICP 3-12 horas *versus* ICP < 3 horas	Reperfusão miocárdica, tamanho da área do infarto e disfunção ventricular em 6 meses	Sem diferenças significativas
TRANSFER-AMI	2009	1059	Trombólise + ICP em 3 horas *versus* trombólise + ICP em 33 horas	Morte, reinfarto, IC ou isquemia em 30 dias	11% *versus* 17,2% p < 0,05
NORDISTEMI	2010	266	Trombólise + ICP em 2 a 3 horas *versus* trombólise + teste de isquemia	Morte, reinfarto, AVC ou isquemia em 1 ano	20,9% *versus* 27,3% p = -0,18

Referências

- Widimský P, Budesínský T, Vorác D, et al. Long distance transport for primary angioplasty vs immediate thrombolysis in acute myocardial infarction. Final results of the randomized national multicentre trial--PRAGUE-2. Eur Heart J. 2003;24(1):94-104.

- Andersen HR, Nielsen TT, Rasmussen K, et al. A comparison of coronary angioplasty with fibrinolytic therapy in acute myocardial infarction. N Engl J Med. 2003;349(8):733-742.

- Armstrong PW, Gershlick AH, Goldstein P, et al. Fibrinolysis or primary PCI in ST-segment elevation myocardial infarction. N Engl J Med. 2013;368(15):1379-1387.

- Gershlick AH, Stephens-Lloyd A, Hughes S, et al. Rescue angioplasty after failed thrombolytic therapy for acute myocardial infarction. N Engl J Med. 2005;353(26):2758-2768.

- ASSENT-4 PCI investigators. Primary versus tenecteplase-facilitated percutaneous coronary intervention in patients with ST-segment elevation acute myocardial infarction (ASSENT-4 PCI): randomised trial. Lancet. 2006;367(9510):569-578.

- Scheller B, Hennen B, Hammer B, et al. Beneficial effects of immediate stenting after thrombolysis in acute myocardial infarction. J Am Coll Cardiol. 2003;42(4):634-641.

- Fernandez-Avilés F, Alonso JJ, Castro-Beiras A, et al. Routine invasive strategy within 24 hours of thrombolysis versus ischaemia-guided conservative approach for acute myocardial infarction with ST-segment elevation (GRACIA-1): a randomised controlled trial. Lancet. 2004;364(9439):1045-1053.

- Le May MR, Wells GA, Labinaz M, et al. Combined angioplasty and pharmacological intervention versus thrombolysis alone in acute myocardial infarction (CAPITAL AMI study). J Am Coll Cardiol. 2005;46(3):417-424.

- Fernández-Avilés F, Alonso JJ, Peña G, et al. Primary angioplasty vs. early routine post-fibrinolysis angioplasty for acute myocardial infarction with ST-segment elevation: the GRACIA-2 non-inferiority, randomized, controlled trial. Eur Heart J. 2007;28(8):949-960.

- Cantor WJ, Fitchett D, Borgundvaag B, et al. Routine early angioplasty after fibrinolysis for acute myocardial infarction. N Engl J Med. 2009;360(26):2705-2718.

- Bøhmer E, Hoffmann P, Abdelnoor M, Arnesen H, Halvorsen S. Efficacy and safety of immediate angioplasty versus ischemia-guided management after thrombolysis in acute myocardial infarction in areas with very long transfer distances results of the NORDISTEMI (NORwegian study on DIstrict treatment of ST-elevation myocardial infarction). J Am Coll Cardiol. 2010;55(2):102-110.

Estudo

Modificação postural na manobra de Valsalva padrão para o tratamento de emergência de taquicardias supraventriculares: um ensaio clínico randomizado

Título	*Postural modification to the standard Valsalva maneuver for emergency treatment of supraventricular tachycardias (REVERT): a randomised controlled trial*

Revista: The Lancet (2015).

Autores: Appelboam A, Reuben A, Mann C, Gagg J, Ewings P, Barton A.

Desenho do estudo

Ensaio clínico randomizado, multicêntrico, realizado na Inglaterra, não cegado e análise por intenção de tratar. O estudo comparou a manobra de Valsalva modificada com a manobra de Valsalva padrão no retorno ao ritmo sinusal em pacientes com taquicardia supraventricular.

Critérios de inclusão
▌ Pacientes > 18 anos de idade, taquicardia supraventricular (regular, de complexo QRS estreito).

Critérios de exclusão mais relevantes
▌ PAS < 90 mmHg, indicação de cardioversão imediata, fibrilação atrial, *flutter* ou suspeita de *flutter*, contraindicação à manobra de Valsalva (estenose aórtica, IAM recente, glaucoma, retinopatia), incapacidade de realizar a manobra, incapacidade de deitar a 0 grau, incapacidade de ter as pernas elevadas, gravidez no terceiro trimestre.

Cálculo da amostra

Partindo de uma estimativa de 15% de sucesso da manobra de Valsalva normal e um poder estatístico suficiente para detectar aumento absoluto de 12% nesta taxa, foi calculado que seriam necessários 186 pacientes por grupo.

Grupos
■ Manobra de Valsalva Padrão: soprar contra tubo acoplado a um esfigmomanômetro aneroide, por 15 segundos, com alvo de pressão de 40 mmHg, o paciente ficava na mesma posição por mais 60 segundos e, então, era submetido a ECG de 3 derivações.

■ Manobra de Valsalva Modificada: soprar contra tubo acoplado a um esfigmo-manômetro aneroide, por 15 segundos, com alvo de pressão de 40 mmHg. Após esforço inicial, o paciente era imediatamente deitado e suas pernas elevadas até 45 graus por 15 segundos. Depois, voltavam à posição inicial por mais 45 segundos e um ECG de 3 derivações era realizado.

Métodos

▮ **Número de pacientes:** 433.

Se não houvesse resposta, em ambos os grupos, o participante era submetido à mesma manobra mais uma vez.

Todos os ECGs foram revisados retrospectivamente por um cardiologista cegado para a alocação.

▮ **Observações:** O cegamento dos médicos que cuidavam dos pacientes foi impossível. As análises foram feitas por investigadores cegados para a alocação. Os pacientes não sabiam qual era a manobra investigada e qual era a manobra controle.

▮ **Desfecho primário:** Presença de ritmo sinusal um minuto após a manobra, na população intenção de tratar.

▮ **Desfechos secundários:** Uso de adenosina, uso de qualquer tratamento antiarrítmico para TSV , necessidade e motivo para internação hospitalar, tempo de estadia no departamento de emergência, eventos adversos.

População

Característica	Valsalva padrão (N = 214)	Valsalva modificada (N = 214)
Idade (anos)	54,5	55,1
Homens	37%	42%
TSV prévia (não diagnosticada)	27%	29%
TSV prévia (diagnosticada)	48%	45%
Tratamento prévio com ablação	7%	9%
Doença arterial coronariana	3%	5%
Diabetes	8%	12%
Hipertensão	17%	22%
Doença valvar do coração	2%	< 1%
Pneumonia	2%	1%
DPOC	3%	1%

Característica	Valsalva padrão (N = 214)	Valsalva modificada (N = 214)
Pressão arterial sistólica (mmHg)	124	125
Pressão arterial diastólica (mmHg)	82	83
Frequência cardíaca (bpm)	179	172

Resultados

Desfecho primário	Valsalva modificada	Valsalva padrão	*Odds ratio* (IC 95%)
Ritmo sinusal após 1 min	43%	17%	3,7 (2,3 a 5,8)

A diferença absoluta entre os dois grupos foi de 26,2%, correspondente a um NNT = 3.

Desfechos secundários

Menos uso de adenosina e menor necessidade de tratamento antiarrítmico no grupo Valsalva modificada; não houve eventos adversos graves.

Conclusões

Em pacientes adultos com taquicardia supraventricular se apresentando ao pronto-socorro, a manobra de Valsalva modificada foi mais eficaz que a manobra padrão na reversão da arritmia para ritmo sinusal após 1 minuto, com menor necessidade de uso de adenosina. Não houve eventos adversos importantes nos grupos.

Perspectivas

A taquicardia supraventricular (na maior parte dos casos, por reentrada nodal) é uma das arritmias mais encontradas no departamento de emergência. O tratamento se inicia com a realização de alguma manobra vagal (massagem de seio carotídeo ou manobra de Valsalva), com eficácia variável. O objetivo é inibir o nó atrioventricular, impedindo a reentrada. Caso não funcione, o próximo passo é a realização de adenosina, uma medicação que leva a uma sensação de mal-estar muito grande nos pacientes, com muitos a descrevendo como "morte iminente".

Os autores do estudo REVERT criaram uma modificação simples na manobra de Valsalva, sem necessidade de aparelhagem específica, de baixo custo e baixo risco, que se mostrou bem mais eficaz que a manobra padrão, levando a ritmo sinusal em quase metade dos pacientes. Se não houver instabilidade e nenhuma contraindicação ao paciente ser deitado ou ter suas pernas elevadas, trata-se de uma intervenção cujo potencial benefício facilmente se justifica, tanto pela eficácia quanto por diminuir o uso da adenosina, que é incômoda.

O mesmo achado foi obtido por Chen et al., publicado no *American Journal of Emergency Medicine* em 2020. Em 238 pacientes, a conversão para o ritmo sinusal foi praticamente 3 vezes maior no grupo da Valsalva modificada *versus* padrão, também com NNT de 3 e uma diferença absoluta de 30,2%. Seria interessante confirmar os achados em novos estudos e até mesmo considerar propostas de outras modificações simples para substituírem a manobra padrão, para pacientes nos quais a realização desta não seja possível.

Apesar de algumas limitações, a manobra de Valsalva modificada já vem sendo utilizada com frequência nos pronto-socorros e hospitais e muito provavelmente vai ser incluida nos próximos guidelines como cuidado padrão.

Referências

- Appelboam A, Reuben A, Mann C, et al. Postural modification to the standard Valsalva manoeuvre for emergency treatment of supraventricular tachycardias (REVERT): a randomised controlled trial. Lancet. 2015;386(10005):1747-1753.
- Chen C, Tam TK, Sun S, et al. A multicenter randomized controlled trial of a modified Valsalva maneuver for cardioversion of supraventricular tachycardias. Am J Emerg Med. 2020;38(6):1077-1081.

Estudo

Oxigenioterapia no infarto agudo do miocárdio

| Título | *Oxygen therapy in suspected acute myocardial infarction – DETO2X -SWEDEHEART trial* |

Revista: The New England Journal of Medicine – NEJM (2017).

Autores: Hofmann R, James SK, Jernberg T, Lindahl B, Erlinge D, Witt N et al.

Desenho do estudo

Ensaio clínico randomizado, aberto, multicêntrico (conduzido por 35 hospitais suecos), controlado. Análise por protocolo. O estudo comparou o efeito do uso de oxigênio *versus* ar ambiente na mortalidade em pacientes com infarto agudo do miocárdio.

Critérios de inclusão

▌ Adultos > 30 anos que se apresentam em ambulância, pronto-socorro ou sala de hemodinâmica com sintomas suspeitos de IAM com saturação de oxigênio ≥ 90% na oximetria de pulso, suspeita de IAM foi definida como qualquer dor torácica e dispneia por menos de 6 horas e alterações eletrocardiográficas indicando isquemia ou níveis elevados de troponina T ou I na admissão.

Critérios de exclusão

▌ Pacientes que já estavam recebendo oxigênio por 20 minutos ou mais, pós-parada cardiorrespiratória (PCR), ausência de consentimento.

Cálculo da amostra

A mortalidade basal admitida para o grupo IAM foi de 14,4%. Assumindo um nível de significância de 0,05 e um poder de 0,90, um total de 2.856 pacientes em cada grupo seria necessário para detectar uma queda de 20% na mortalidade por qualquer causa em 1 ano, a partir do fornecimento de oxigênio. Esse número foi aumentado para 3.300 em cada braço, considerando a presença de *crossover*, perfazendo o total de 6.600 pacientes.

Grupos

■ **Intervenção:** máscara aberta de O_2 6 L/min por 6 a 12 horas (N = 3.311).

■ **Controle:** ar ambiente (N = 3.318).

Métodos

▌ **Número de pacientes:** 6.629 foram recrutados, mas 6.226 incluídos na análise por protocolo.

▌ **Desfecho primário:** Mortalidade por todas as causas em 1 ano.

▌ **Desfechos secundários:** Re-hospitalização em 1 ano, pico de troponina, necessidade de inotrópicos e hipóxia.

▌ **Seguimento:** 1 ano.

População

	Oxigênio	Ar ambiente
Idade (anos)	68,0 (59,0 a 76,0)	68,0 (59,0 a 76,0)
Sexo masculino (%)	68,4	70,6
Hipertensão (%)	47,6	47
Diabetes *mellitus* (%)	17,8	19,4
IAM prévio (%)	20,6	20,1
Causa da admissão (%)		
▪ Dor torácica	94,3	94
▪ Dispneia	1,9	2,3
▪ PCR	< 0,1	< 0,1
Tempo médio do início dos sintomas até a randomização (min)	245 (135 a 450)	250 (134 a 458)
Medicações na admissão (%)		
▪ AAS	27,3	29
▪ Inibidor da P2Y12	5,3	5,2
▪ BB	31,1	31,7
▪ Estatina	26,7	27
▪ IECA ou BRA	35,8	37,3
▪ BCC	18,6	18,5
▪ Diurético	16,4	15,8
Transporte de ambulância (%)	66,9	66,8
Saturação de oxigênio na admissão (%)	97 (95 a 98)	97 (95 a 98)
Diagnóstico final (%)		
▪ IAM	75,1	76,1
▪ IAMCSST	43,2	45,8
▪ Angina instável	5,7	5,6
▪ Outros diagnósticos cardíacos	7,7	7,7
▪ Doenças pulmonares	0,5	0,5
▪ Dor torácica inespecífica	7,8	7,1

AAS: ácido acetilsalicílico; BB: betabloqueador; BCC: bloqueador do canal de cálcio; BRA: bloqueador do receptor de angiotensina; IAM: infarto agudo do miocárdio; IAMCSST: infarto com supradesnivelamento do segmento ST; IECA: inibidor da enzima conversora de angiotensina; PCR: parada cardiorrespiratória.

Dados relevantes da internação:

▌ O grupo do ar ambiente recebeu mais oxigênio fora do protocolo por conta da hipoxemia (1,9% *versus* 7,7%, p < 0,001).

▌ A saturação de O_2 ao final do tratamento foi significativamente diferente. No grupo Oxigênio foi de 99% (97 a 100%) *versus* 97% (95 a 98%).

- Não houve diferença em medicações administradas, exceto por inotrópicos (grupo ar ambiente recebeu mais). Também não houve diferença em complicações ao longo da internação.

Resultados

	Oxigênio	Ar ambiente	*Hazard ratio* (IC 95%)	p
Durante a hospitalização				
■ Pico médio da troponina T ultrassensível (ng/L)	946,5 (243-2884)	983 (225-2.931)	–	0,97
30 dias após a randomização				
■ Morte por todas as causas (%)	2,2	2	1,07 (0,77-1,5)	0,67
■ Re-hospitalização por IAM (%)	1,4	0,9	1,46 (0,92-2,31)	0,11
■ Desfecho composto (morte por todas as causas + re-hospitalização por IAM) (%)	3,4	2,9	1,19 (0,91-1,56)	0,21
365 dias após a randomização				
■ Morte por todas as causas (%)	5	5,1	0,97 (0,79-1,21)	0,80
■ Re-hospitalização por IAM (%)	3,8	3,3	1,13 (0,88-1,46)	0,33
■ Desfecho composto (morte por todas as causas + re-hospitalização por IAM) (%)	8,3	8	1,03 (0,87-1,22)	0,70

Conclusões

O uso rotineiro de oxigênio suplementar em pacientes com suspeita de infarto do miocárdio sem hipoxemia na admissão não reduziu a mortalidade por todas as causas em 1 ano.

Perspectivas

O primeiro relato de oxigênio suplementar para angina ocorreu em 1900, em um artigo do *British Medical Journal* (*BMJ*) e, a partir de então, a oxigenoterapia começou a ser utilizada de rotina no infarto agudo do miocárdio. O racional fisiopatológico defendido era o possível aumento de fornecimento de oxigênio ao miocárdio isquêmico e, com isso, redução da lesão miocárdica, teoria apoiada por estudos de laboratório e por um ensaio clínico de 1976, publicado na *Circulation*. No entanto, essa teoria começou a ser questionada por outros estudos, que levantaram efeitos adversos potenciais do oxigênio suplementar nesse cenário, como redução do fluxo sanguíneo coronário, aumento da resistência vascular coronariana e produção de espécies reativas de oxigênio, que contribuem para a vasoconstrição e lesão de reperfusão.

Uma metanálise publicada na *Cochrane* em 2010, envolvendo três ensaios clínicos randomizados pequenos, evidenciou um possível aumento dos eventos adversos com a administração de oxigênio suplementar no IAM. No entanto, mesmo com as evidências apontando para uma ausência de benefício e possível malefício do oxigênio suplementar no contexto de IAM, essa terapia continuava sendo empregada em 90% dos pacientes com IAM, como demonstrado em um estudo realizado em 2007. Assim, a necessidade de evidências mais robustas nesse assunto se tornou cada vez mais evidente.

Assim, em 2015, foi publicado na Circulation o AVOID trial, com o intuito de avaliar os efeitos da suplementação de oxigênio em pacientes sem hipoxemia. Foi um ensaio clínico randomizado, multicêntrico, controlado, aberto, com 441 pacientes incluídos no atendimento pré-hospitalar e seguimento de 6 meses. O estudo comparou um grupo que recebeu oxigênio suplementar (N = 218) com o grupo controle, que foi mantido em ar ambiente (N = 223). Vale ressaltar que foram incluídos apenas indivíduos com IAM com supradesnivelamento de ST (IAMCSST) e dor de início há menos de 12 horas, sendo excluídos pacientes que usaram oxigênio antes da randomização ou que apresentavam saturação de O2 < 94%. O desfecho primário foi o grau de injúria miocárdica avaliado pela dosagem de troponina I e CKMB. Os desfechos secundários foram morte, AVC, IAM, revascularização adicional e área do IAM vista na RNM 6 meses após o evento. Não houve benefício na oxigenoterapia rotineira de pacientes com IAMCSST, com evidência de aumento na área de infarto com alto fluxo de O2 (máscara de O2 8 L/min).

Em 2016, foi publicado o SOCCER trial no European Journal of Emergency Medicine, um ensaio clínico randomizado, unicêntrico, controlado, com cegamento único, envolvendo 160 pacientes incluídos no atendimento pré-hospitalar. Seu objetivo era avaliar o efeito do O_2 na área do infarto em pacientes com IAMCSST sem hipóxia, admitidos para intervenção coronariana percutânea (ICP) primária. Um grupo recebeu máscara de O_2 a 10L/min e o outro máscara com ar comprimido. Após 2 a 6 dias da ICP, os pacientes eram submetidos à ressonância nuclear magnética para avaliar a área isquêmica e a área infartada.

Não foi encontrada nenhuma diferença significativa nas áreas isquêmica e infartada entre os grupos, reforçando a ausência de benefício do O_2 em pacientes com IAMCSST e sem hipóxia.

Por fim, em 2017 foi publicado o DETO2X-SWEDEHEART *trial* na revista *NEJM* para trazer evidência mais robusta ao assunto, já que foi o maior estudo avaliando oxigenoterapia em pacientes com IAM sem hipóxia, sendo o artigo que discutimos neste capítulo. Diferente dos outros dois *trials* anteriores, o DETO2X-SWEDEHEART randomizou um número de pacientes muito maior, recrutou pacientes no pré-hospitalar e intra-hospitalar, além de incluir também IAM sem supradesnivelamento de ST (IAMSSST) e angina instável, não se restringindo apenas ao IAMCSST. Ademais, o corte de saturação de O_2 para definir normóxia no estudo atual foi de SatO$_2$ ≥ 90%, ao passo que nos anteriores foi de 94%, e o grupo oxigênio recebeu máscara de O_2 a 6 L/min, sendo que nos outros estudos o fluxo de O_2 foi maior.

Este estudo acabou batendo o martelo contra o uso rotineiro de oxigenoterapia no infarto agudo do miocárdio. Além disso, não mostrou aumento na área de infarto no grupo que recebeu O_2, como demonstrado no AVOID trial. Apesar da qualidade do estudo, sabemos que ele tem limitações. Houve pouca separação entre os dois braços do estudo. Apesar de encontrarmos diferença estatística entre os valores de $SatO_2$ entre os grupos, esta foi discreta (97% *versus* 99%) e, portanto, um efeito benéfico ou negativo do oxigênio ainda seria possível. A intervenção incluiu uma máscara facial com O_2, ao passo que o grupo controle se manteve em ar ambiente sem máscara, podendo gerar viés de ausência de cegamento, já que nem os pacientes nem os médicos foram cegados. O desenho pragmático que envolve todos os pacientes com suspeita de IAM pode ter perdido diferenças importantes nas subpopulações mais doentes, como nos estudos AVOID e SOCCER, que envolveram apenas pacientes com IAMCSST. A taxa de mortalidade basal de 14,4% para o cálculo de poder foi significativamente superestimada em comparação com a taxa de mortalidade real de 5%. Portanto, isso pode configurar um erro tipo II (falso negativo), apesar de que a diferença absoluta foi apenas de 0,2% entre os grupos.

As principais diretrizes de cardiologia (SBC, ESC e AHA) são convergentes na indicação de suporte de O_2 para pacientes com $SatO_2$ < 90% e/ou sinais de desconforto respiratório, com grau de recomendação I e nível de evidência C. Além disso, as diretrizes também contraindicam o uso rotineiro de O_2 se $SatO_2 \geq 90\%$.

Referências

- Steele, C. (1900). Severe Angina Pectoris Relieved By Oxygen Inhalations. The British Medical Journal, 2(2083), 1568–1568.
- Madias JE, Madias NE, Hood WB Jr. Precordial ST-segment mapping. 2. Effects of oxygen inhalation on ischemic injury in patients with acute myocardial infarction. Circulation.
- Cabello JB, Burls A, Emparanza JI, Bayliss S, Quinn T. Oxygen therapy for acute myocardial infarction. Cochrane Database Syst Rev. 2010;(6):CD007160. Published 2010 Jun 16.
- Stub D, Smith K, Bernard S, et al. A randomized controlled trial of oxygen therapy in acute myocardial infarction Air Verses Oxygen In myocarDial infarction study (AVOID Study). Am Heart J. 2012;163(3):339-345.e1.
- Khoshnood A, Carlsson M, Akbarzadeh M, et al. Effect of oxygen therapy on myocardial salvage in ST elevation myocardial infarction: the randomized SOCCER trial. Eur J Emerg Med. 2018;25(2):78-84.
- Hofmann R, James SK, Jernberg T, et al. Oxygen Therapy in Suspected Acute Myocardial Infarction. N Engl J Med. 2017;377(13):1240-1249.

Seção II

O paciente crítico é, sem dúvidas, aquele que exige o manejo mais complexo do hospital. Monitorização intensiva dos sinais vitais, balanço hídrico, laboratórios e do estado geral do paciente são aspectos fundamentais. Esses pacientes, por conta de sua gravidade, podem descompensar rapidamente e, portanto, exigem atenção e cuidado intensivo. Nesse contexto, a proporção de enfermeiros e médicos por paciente é maior. No entanto, dentro da emergência, isso nem sempre ocorre. E, inevitavelmente, o departamento de emergência é a principal porta de entrada do paciente crítico antes de ir para a unidade de terapia intensiva. Dessa forma, é essencial entender em detalhes o cuidado desses pacientes, principalmente em um ambiente no qual os recursos são limitados quando comparados à própria UTI. Neste capítulo, discutiremos em detalhes os principais artigos que mudaram o manejo do paciente crítico durante sua passagem inicial na emergência.

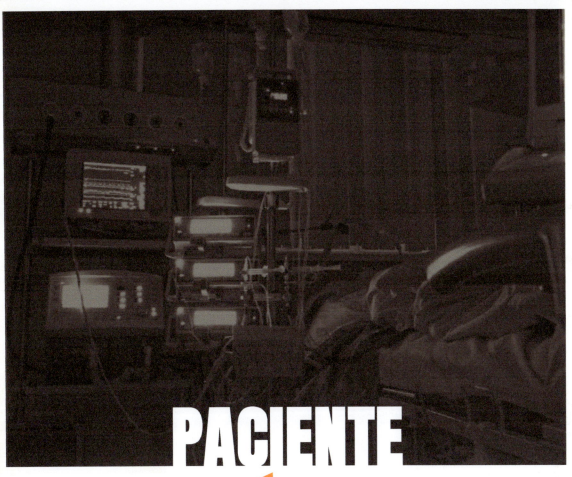

PACIENTE CRÍTICO

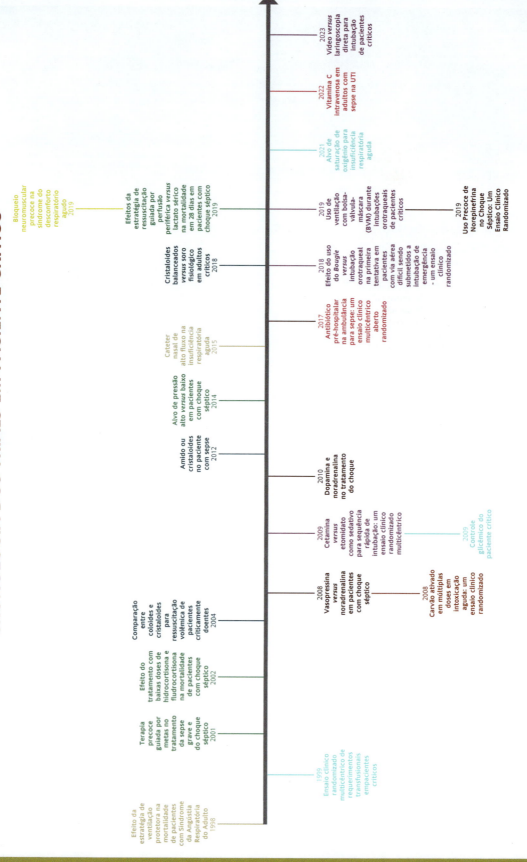

ANO	ESTUDO	TEMA
1998	Efeito da estratégia de ventilação protetora na mortalidade de pacientes com Síndrome da Angústia Respiratória do Adulto	Síndrome do desconforto respiratório do adulto
1999	Ensaio clínico randomizado multicêntrico de requerimentos transfusionais empacientes críticos	Manejo geral do paciente crítico
2001	Terapia precoce guiada por metas no tratamento da sepse grave e do choque séptico	Sepse
2002	Efeito do tratamento com baixas doses de hidrocortisona e fludrocortisona na mortalidade de pacientes com choque séptico	Sepse
2004	Comparação entre coloides e cristaloides para ressuscitação volêmica de pacientes criticamente doentes	Fluidos
2008	Vasopressina *versus* noradrenalina em pacientes com choque séptico	Choque
2008	Carvão ativado em múltiplas doses em intoxicação aguda: um ensaio clínico randomizado	Intoxicações exógenas
2009	Cetamina *versus* etomidato como sedativo para sequência rápida de intubação: um ensaio clínico randomizado multicêntrico	Via aérea
2009	Controle glicêmico do paciente crítico	Manejo geral do paciente crítico
2010	Dopamina e noradrenalina no tratamento do choque	Choque
2012	Amido ou cristaloides no paciente com sepse	Fluidos
2014	Alvo de pressão alto *versus* baixo em pacientes com choque séptico	Sepse
2015	Cateter nasal de alto fluxo na insuficiência respiratória aguda	Síndrome do desconforto respiratório do adulto
2017	Antibiótico pré-hospitalar na ambulância para sepse: um ensaio clínico multicêntrico aberto randomizado	Choque Séptico
2018	Cristaloides balanceados *versus* soro fisiológico em adultos críticos	Fluidos
2018	Efeito do uso do *Bougie versus* intubação orotraqueal na primeira tentativa em pacientes com via aérea difícil sendo submetidos a intubação de emergência – um ensaio clínico randomizado	Via aérea
2019	Efeitos da estratégia de ressuscitação guiada por perfusão periférica *versus* lactato sérico na mortalidade em 28 dias em pacientes com choque séptico	Sepse
2019	Uso de ventilação com bolsa-válvula-máscara (BVM) durante intubações orotraqueais de pacientes críticos	Via aérea
2019	Uso Precoce de Norepinefrina no Choque Séptico: Um Ensaio Clínico Randomizado	Choque
2019	Bloqueio neuromuscular precoce na síndrome do desconforto respiratório agudo	SDRA
2021	Alvo de saturação de oxigênio para insuficiência respiratória aguda	Manejo geral do paciente crítico
2022	Vitamina C intravenosa em adultos com sepse na UTI	Choque
2023	Vídeo *versus* laringoscopia direta para intubação de pacientes críticos	Via aérea

Estudo

Efeito da estratégia de ventilação protetora na mortalidade de pacientes com Síndrome da Angústia Respiratória do Adulto

Título	*Effect of a protective-ventilation strategy on mortality in the acute respiratory distress syndrome*

Revista: The New England Journal of Medicine (1998).

Autores: Amato MBP, Barbas CSV, Medeiros DM, Magaldi RB, Schettino GP, Lorenzi-Filho G, Kairalla RA et al.

Desenho do estudo

Ensaio clínico, randomizado, unicêntrico, cegado para análise, e análise por intenção de tratar. O estudo comparou o efeito da ventilação protetora na mortalidade em pacientes com SDRA.

Critérios de inclusão
▌ Pacientes com processos relacionados à SDRA e um escore de lesão pulmonar de 2,5 ou maior e uma pressão capilar de artéria pulmonar < 16 mmHg.

Critérios de exclusão
▌ Doença pulmonar ou neuromuscular prévia, ventilação mecânica por mais de 1 semana, doença terminal, barotrauma prévio, biópsia pulmonar prévia, ressecção pulmonar prévia, idade ≥ 70 anos ou ≤ 14 anos, acidose progressiva ou incontrolável, sinais de hipertensão intracraniana, doença coronariana documentada.

Cálculo da amostra

O cálculo da amostra foi feito em uma análise interina após inclusão de 28 pacientes. Foi estimado que uma amostra de 58 pacientes seria suficiente para mostrar uma sobrevivência maior de 2,4 vezes no grupo de ventilação protetora *versus* o grupo de ventilação convencional, considerando um alfa de 5% e um poder de 85%.

Grupos

■ **Ventilação protetora:** volume corrente de 6 mL/kg ou menos, frequência respiratória de 30 ou menos, hipercapnia permissiva até pH 7,2, driving pressure < 20 cmH_2O, e pressão de pico menor de 40 cmH_2O.
Obs: manobra de recrutamento eram permitidas.

■ **Ventilação mecânica convencional:** volume corrente de 12 mL/kg, fluxo quadrado de 50 a 80 L/min, pCO_2 alvo de 35 a 38 mmHg.

Métodos

▮ **Desfecho primário:** Sobrevida de 28 dias.

▮ **Número de pacientes:** 53.

População

	Ventilação protetora	Ventilação convencional
Idade	33 ± 13	36 ± 14
Duração da ventilação mecânica	1,9 ± 1,8	2,2 ± 2,6
Falência orgânica extrapulmonar	2,6 ± 1,3	2,7 ± 1,5
APACHE II	28 ± 7	27 ± 6
Escore de lesão pulmonar	3,4 ± 0,4	3,2 ± 0,4
Infecção do trato respiratório (%)	52	63
Sepse (%)	86	79
PaO_2/FiO_2	112 ± 51	134 ± 67
Complacência	28,2 ± 8,3	30 ± 6,5

Resultados

	Ventilação protetora	Ventilação convencional	Valor de p
Mortalidade em 28 dias (%)	38	71	< 0,0001
Mortalidade hospitalar (%)	45	71	0,09
Barotrauma (%)	7	42	0,004
Desmame ventilatório em 28 dias (%)	66	29	0,0001
Morte na UTI (%)	38	71	0,03

Conclusão

O uso de ventilação protetora foi associado a menor mortalidade em 28 dias, maiores taxas de desmame de ventilação e menor taxa de barotrauma em pacientes com síndrome do desconforto respiratório do adulto.

Financiamento

Laboratório de Investigação Médica, Hospital das Clínicas, Universidade de São Paulo e Intermed Equipamento Médico Hospitalar.

Perspectivas

Até o final da década de 1990, acreditava-se que o uso da ventilação mecânica com pressão positiva levava à lesão alveolar induzida pela ventilação mecânica, com bases em estudos realizados em animais, estudos em humanos observacionais ou sem grupo controle. Naquela época, utilizavam-se altos volumes correntes (em torno de 10 a 15 mL/kg) com objetivo de manter o pH próximo da normalidade. Um dos primeiros ensaios clínicos randomizados foi realizado pelo professor Amato, no Hospital das Clínicas da Faculdade de Medicina da Universidade de São Paulo, como mostrado neste capítulo. A pesquisa serviu de base para o estudo da ARDS-NET posteriormente, um estudo multicêntrico que comprovou definitivamente o benefício da ventilação protetora em pacientes com síndrome do desconforto respiratório agudo. Em relação ao estudo do professor Amato, algumas limitações precisam ser citadas como o fato de ser unicêntrico, ter terminado precocemente, não ser cegado, tempo de recrutamento lento, inexperiência da equipe com o protocolo de ventilação protetora.

No estudo da ARDS-NET (ARMA trial), pacientes eram randomizados para 12 mL/kg de volume corrente, titulado para manter uma pressão de platô de 45 cmH2O *versus* 6 mL/kg, titulado para manter uma pressão de platô de 30 cmH2O. No grupo controle, pacientes com dispneia severa podiam ser titulados até 8 mL/kg, desde que mantivessem a pressão de platô < 30 cmH2O. O protocolo permitia fugir desses valores caso o pH arterial fosse < 7,15. O desfecho primário era morte antes da alta e de respiração espontânea. Um segundo desfecho primário foi número de dias livres de ventilação mecânica. O estudo teve de ser parado antes por eficácia significativa na quarta análise interina. No total, 861 pacientes foram recrutados e ficou clara a diferença entre volume corrente nos dois grupos. No grupo controle, a média foi 11,8 ± 0,8 mL *versus* 6,2 ± 0,8 mL no grupo ventilação protetora, assim como o a pressão de platô foi 33,8 ± 8 cmH2O *versus* 25 ± 6 cmH2O, respectivamente. A mortalidade foi de 39,8% no grupo controle *versus* 31% com p = 0,007. Poucas limitações foram encontradas neste estudo, talvez a principal por não ser um estudo cego e uma pequena diferença na PEEP entre os dois grupos, favorecendo o grupo de baixo volume corrente. A partir do ARMA trial, a ventilação mecânica protetora foi estabelecida como padrão de tratamento nesses pacientes.

Posteriormente, uma metanálise com 6 estudos e um total de 1.297 pacientes mostrou que a ventilação protetora diminuiu a mortalidade em relação a volumes correntes maiores, com diminuição de risco absoluto de 7,4%, ou seja, um número necessário para tratar para evitar 1 morte de aproximadamente 13 pessoas.

Tabela comparando os estudos sobre ventilação protetora

Estudo	Número de pacientes	Intervenção (volume corrente)	Desfecho
Amato et al. (1998)	53	6 mL/kg *versus* 12 mL/kg	Diminuição de mortalidade e menor barotrauma
Stewart et al. (1998)	120	< 8 mL/kg *versus* 10 a 15 mL/kg	Sem benefício e aumento de diálise no grupo de baixo volume corrente
Brochard et al. (1999)	116	< 10 mL/kg *versus* > 10 mL/kg	Ausência de benefício
Brower et al. (1999)	52	5 a 8 mL/kg *versus* 10 a 12 mL/kg	Ausência de benefício, mas seguro
ARDS NET (2000)	861	6 mL/kg *versus* 12 mL/kg	Diminuição de mortalidade
Villar et al. (2006)	95	5 a 8 mL/kg *versus* 9 a 11 mL/kg	Diminuição de mortalidade

Referências

- Amato MB, Barbas CS, Medeiros DM, et al. Effect of a protective-ventilation strategy on mortality in the acute respiratory distress syndrome. N Engl J Med. 1998;338(6):347-354.

- Acute Respiratory Distress Syndrome Network, Brower RG, Matthay MA, et al. Ventilation with lower tidal volumes as compared with traditional tidal volumes for acute lung injury and the acute respiratory distress syndrome. N Engl J Med. 2000;342(18):1301-1308.

- Stewart TE, Meade MO, Cook DJ, et al. Evaluation of a ventilation strategy to prevent barotrauma in patients at high risk for acute respiratory distress syndrome. Pressure- and Volume-Limited Ventilation Strategy Group. N Engl J Med. 1998;338(6):355-361.

- Brochard L, Roudot-Thoraval F, Roupie E, et al. Tidal volume reduction for prevention of ventilator--induced lung injury in acute respiratory distress syndrome. The Multicenter Trail Group on Tidal Volume reduction in ARDS. Am J Respir Crit Care Med. 1998;158(6):1831-1838.

- Brower RG, Lanken PN, MacIntyre N, et al. Higher versus lower positive end-expiratory pressures in patients with the acute respiratory distress syndrome. N Engl J Med. 2004;351(4):327-336.

- Villar J, Kacmarek RM, Pérez-Méndez L, Aguirre-Jaime A. A high positive end-expiratory pressure, low tidal volume ventilatory strategy improves outcome in persistent acute respiratory distress syndrome: a randomized, controlled trial. Crit Care Med. 2006;34(5):1311-1318.

Estudo
Ensaio clínico randomizado multicêntrico de requerimentos transfusionais em pacientes críticos

Título	*A multicenter, randomized, controlled clinical trial of transfusion requirements in critical care (TRICC trial)*

Revista: The New England Journal of Medicine (1999).

Autores: Hébert PC, Wells G, Blajchman MA, Marshall J, Martin C, Pagliarello G et al.

Resumo

Estudo randomizado controlado, multicêntrico, cego apenas para análise, análise por intenção de tratamento. O estudo comparou o efeito de diferentes alvos de hemoglobina na mortalidade de pacientes críticos.

Critérios de inclusão
▪ Os pacientes deveriam atender a todos os seguintes critérios: internação estimada de ≥ 24 horas na UTI, hemoglobina (Hb) ≤ 9 g/dL em < 72 horas da admissão, e "euvolemia", avaliada pelo médico assistente.

Critérios de exclusão
▪ Qualquer um dos seguintes: idade < 16 anos, impossibilidade de receber hemoderivados, hemorragia ativa (queda de 3 g/dL ou necessidade de 3 concentrados de hemácias, nas últimas 12 horas), anemia crônica (Hb < 9 g/dL em pelo menos uma ocasião, há > 1 mês antes da admissão hospitalar), gestação, morte encefálica ou provável morte iminente em < 24 horas, "dúvidas, por parte do médico assistente, em relação a não administrar, ou retirar, o tratamento instituído", pós-operatório de cirurgia cardíaca.

Cálculo da amostra

Com base em um estudo piloto dos mesmos autores, foi considerada uma mortalidade de 20% dos pacientes. Assim, foi estimada que seria necessária uma amostra de 2.300 pacientes para detectar uma diferença absoluta de 4% na mortalidade em 30 dias, entre os grupos.

Uma análise interina feita depois da inclusão de 404 pacientes demonstrou que a mortalidade era de 23%. A maior mortalidade reduziu o tamanho da amostra necessário para detectar a mesma diferença no desfecho primário. Foi optado pela redução da amostra para 1.620 pacientes, permitindo avaliar se existia uma diferença de 5,5% na mortalidade em 30 dias, entre os grupos. Essa mudança após a análise interina representa uma violação no protocolo do estudo. Além disso, ao invés de considerar significativa uma diferença de mortalidade entre os grupos maior do que 4% (protocolo inicial), foi optado por considerar significativa uma diferença apenas maior do que 5,5%.

Grupos

- Grupo estratégia restritiva de transfusão (transfusão se Hb < 7 g/dL), com alvo de hemoglobina 7 a 9 g/dL
- Estratégia liberal (transfusão se Hb < 10), com alvo de hemoglobina 10 a 12 g/dL.

Métodos

- **Número de pacientes:** 838.

- **Desfecho primário:** Mortalidade por qualquer causa em 30 dias.

- **Desfechos secundários:** Mortalidade por qualquer causa em 60 dias, mortalidade na UTI e hospitalar, escores de disfunção orgânica, desfechos compostos (morte ou disfunção orgânica), tempo de internação na UTI e hospitalar.

  Foram definidas análises de subgrupos com maior risco relacionado à anemia: pacientes com idade ≥ 55 anos, pacientes com cardiopatias e pacientes com APACHE II alto.

- **Seguimento:** 90 dias.

População

	Estratégia restritiva	Estratégia liberal
Idade (anos)	57,1	58,1
Sexo masculino (%)	64	61
Hb inicial (g/dL)	8,2	8,2
APACHE II – média	20,9	21,3
Recursos intensivos (%) ■ Ventilação mecânica ■ Droga vasoativa ■ Diálise	 81 37 5	 82 37 4
Causa da internação (%) ■ Respiratória ■ Cardiovascular ■ Trauma ■ Gastrointestinal ■ Sepse ■ Neurológica	 28 18 20 14 6 6	 30 22 19 15 4 3

Resultados

	Grupo restritivo	Grupo liberal	Redução absoluta de risco (IC 95%)	Valor de p
Desfecho primário ■ Mortalidade em 30 dias	18,7%	23,3%	4,7 (-0,84 a 10,2)	0,11
Desfechos secundários ■ Mortalidade em 60 dias	22,7%	26,5%	3,7 (-2,1 a 9,5)	0,23
■ Mortalidade na UTI	13,4%	16,2%	2,3 (-2,0 a 7,6)	0,29
■ Mortalidade hospitalar	22,2%	28,1%	5,8 (-0,3 a 11,7)	0,05
■ Escore de disfunção orgânica múltipla (média)	10,7	11,8	1,1 (0,8 a 2,2)	0,03

Conclusões

Um alvo de hemoglobina (Hb) entre 7 e 9 g/dL em uma população de UTI geral, com nível para transfusão de Hb < 7 g/dL, parece ser pelo menos semelhante a um alvo de Hb entre 10 e 12 g/dL. No entanto, o grupo com nível mais baixo para transfusão (grupo restritivo) apresentou tendências, sem significância estatística, para menor mortalidade, e obteve uma redução substancial na utilização de hemocomponentes.

Perspectivas

A avaliação da necessidade de transfusão de hemocomponentes faz parte do dia a dia das unidades de emergência e terapia intensiva. A hemoglobina é fundamental para a oferta de O_2 aos tecidos. Dessa forma, a anemia poderia reduzir a oferta de oxigênio aos tecidos, resultando em disfunção orgânica. No entanto, a transfusão de concentrados de hemácia está associada a riscos como eventos trombóticos, inflamatórios, sobrecarga volêmica, infecção, além de elevado custo ao sistema de saúde. Assim, sua indicação deve ser precisa, individualizando risco e benefício.

Neste trabalho, os grupos tiveram médias significativamente diferentes na Hb sérica (Hb grupo restritivo 8,5 g/dL × liberal 10,7 g/dL; p < 0,01). A utilização de unidades de concentrados de hemácia (CH) também foi significativamente menor no grupo restritivo (grupo restritivo – média de 2,6 CH por paciente × grupo liberal – 5,6 CH por paciente; p < 0,01), representando uma redução de 54% do consumo de hemocomponentes, se utilizado o nível de Hb < 7 g/dL para indicar transfusões. Além disso, 33% dos pacientes do grupo restritivo não precisaram de nenhuma transfusão durante a internação. Apesar de não existir diferença no desfecho primário (mortalidade em 30 dias), o grupo restritivo apresentou tendências consistentes para melhores desfechos. A ausência de diferença estatisticamente significativa entre os grupos provavelmente foi causada pela grande perda de poder, atribuída a amostra menor do que a programada (838 pacientes, ao invés dos 2.300 inicialmente esperados).

Uma importante crítica ao estudo foi a ocorrência de *data dredging*. Ela representa a busca exaustiva por resultados favoráveis por meio de análise de subgrupos ou regressões logísticas não pré-especificadas, alterações post-hoc na análise planejada e avaliação de múltiplos desfechos secundários (inclusive compostos), sem correção para multiplicidade, com valorização desses resultados na discussão do trabalho. Além disso, o estudo foi interrompido precocemente em função de recrutamento lento. Boa parte desse fenômeno foi causado pela recusa de pacientes em fornecer consentimento para serem incluídos no estudo e pela recusa dos médicos assistentes em incluir pacientes no protocolo. Dos 2.039 pacientes elegíveis, 58% não foram incluídos por essas razões.

Ainda que sem diferença estatisticamente significativa em mortalidade, o estudo nos permite afirmar que a estratégia restritiva, ao menos, não é inferior à estratégia liberal. Levando em conta a redução substancial na utilização de hemocomponentes no grupo restritivo, o estudo foi responsável pela definição do nível de hemoglobina abaixo de 7 g/dL para indicar transfusões de hemocomponentes na população geral de doentes críticos. Em pacientes com choque séptico, o estudo TRISS, publicado no NEJM em 2014, comparou estratégias com alvo de 7 g/dL *versus* 9 g/dL. Não houve diferença nos resultados. Possíveis exceções para o alvo de 7 g/dL incluem pacientes instáveis hemodinamicamente, síndrome coronariana aguda e pacientes que serão submetidos à cirurgia cardíaca. Para pacientes com hemorragia digestiva alta, os alvos de hemoglobina também são 7 g/dL na ausência de indicações claras de alvos mais altos. A evidência provém do estudo publicado no NEJM em 2013 por Villanueva et al. em que foram randomizados 921 pacientes para ou transfusão restritiva ou liberal. Nele, houve diferença de sobrevivência em 6 semanas (95% *versus* 92%), ressangramento (10% *versus* 16%) com melhores desfechos no grupo restritivo.

Tabela comparando os diferentes estudos, populações e alvos de hemoglobina

Estudo	População	Estratégia	Desfechos
TRICC (1999)	Pacientes críticos	Restritiva (7 g/dL) *versus* Liberal (9g/dL)	Menor uso de hemocomponentes, sem diferença em mortalidade, mas tendências a melhores desfechos no grupo restritivo
TRACS (2010)	Pacientes cirurgia cardiovascular	Restritiva (Ht 24%) *versus* liberal (Ht 30%)	Menor uso de hemocomponentes, sem diferença de mortalidade no grupo restritivo
Villanueva et al. (2013)	Hemorragia digestiva alta		Menor uso de hemocomponentes, com diferença em mortalidade e ressangramento
TRISOP (2013)	Pacientes oncológicos cirúrgicos	Restritiva (7 g/dL) *versus* Liberal (9g/dL)	Menor mortalidade e complicações no grupo liberal
TRISS (2014)	Choque séptico		Menor uso de hemocomponentes, sem diferença em mortalidade favorecendo o uso restritivo
REALITY (2021)	Pacientes pós infarto	Restritiva (7g/dL) *versus* liberal (10g/dL)	Menor uso de hemocomponentes, sem diferença de mortalidade no grupo liberal.

Referências

- Hébert PC, Wells G, Blajchman MA, et al. A multicenter, randomized, controlled clinical trial of transfusion requirements in critical care. Transfusion Requirements in Critical Care Investigators, Canadian Critical Care Trials Group [published correction appears in N Engl J Med 1999 Apr 1;340(13):1056]. N Engl J Med. 1999;340(6):409-417.

- Holst LB, Haase N, Wetterslev J, et al. Lower versus higher hemoglobin threshold for transfusion in septic shock. N Engl J Med. 2014;371(15):1381-1391.

- Almeida J, Galas F, Osawa E, et al. Transfusion Requirements in Surgical Oncology Patients (TRISOP): a randomized, controlled trial. Crit Care. 2013;17(Suppl 2):P364.

- Hajjar LA, Vincent JL, Galas FR, et al. Transfusion requirements after cardiac surgery: the TRACS randomized controlled trial. JAMA. 2010;304(14):1559-1567.

- Ducrocq G, Gonzalez-Juanatey JR, Puymirat E, et al. Effect of a Restrictive vs Liberal Blood Transfusion Strategy on Major Cardiovascular Events Among Patients With Acute Myocardial Infarction and Anemia: The REALITY Randomized Clinical Trial. JAMA. 2021;325(6):552-560.

- Villanueva C, Colomo A, Bosch A, et al. Transfusion strategies for acute upper gastrointestinal bleeding [published correction appears in N Engl J Med. 2013 Jun 13;368(24):2341]. N Engl J Med. 2013;368(1):11-21.

Estudo

Terapia precoce guiada por metas no tratamento da sepse grave e do choque séptico

| Título | *Early goal-directed therapy in the treatment of severe sepsis and septic shock* |

Revista: The New England Journal of Medicine (2001).

Autores: Rivers E, Nguyen B, Havstad S, Ressler J, Muzzin A, Knoblich B et al.

Resumo

Estudo randomizado, unicêntrico, parcialmente cegado, análise por intenção de tratar que avaliou os efeitos da terapia precoce guiada por metas na mortalidade em pacientes com sepse.

Critérios de inclusão
▌ Pacientes > 18 anos, com ≥ 2 critérios de síndrome da resposta inflamatória sistêmica, com pressão arterial sistólica ≤ 90 mmHg (após expansão volêmica com 20 a 30 mL/kg de cristalóides) ou lactato arterial ≥ 4 mmol/L.

Critérios de exclusão
▌ Pacientes < 18 anos, com síndrome neurovascular ou coronariana aguda, gestantes, asma grave, edema agudo de pulmão, arritmias graves (como diagnóstico principal), hemorragia digestiva alta, convulsões, contraindicação a passagem de cateter venoso central, queimaduras, trauma, *overdose* de drogas, câncer ativo, imunossupressão, com diretivas de não ressuscitação, ou com indicação de cirurgia de emergência.

Cálculo da amostra

Foi calculado que seria necessária uma amostra de 260 pacientes para demonstrar uma redução de 15% na mortalidade intra-hospitalar, considerando um poder de 80%, um erro alfa de 0,05 bicaudal e uma taxa de perdas de 10%. As análises foram feitas por intenção de tratar.

Grupos

■ **Grupo intervenção:** *early-goal directed therapy* (EGDT), os pacientes eram submetidos a um conjunto de medidas que incluíam suporte respiratório rápido, se necessário intubação com bloqueio neuromuscular e sedação, seguido de passagem de cateter venoso central e mensuração da pressão venosa central. Caso ela estivesse menor que 8 mmHg, administrava-se fluidos com alvo de 8 a 12. Checava-se então a PAM e iniciava-se drogas vasoativas para alvo de

65 mmHg. Media-se a saturação venosa central e iniciava-se dobutamina se < 70% ou administrava-se concentrado de hemácias se Hb < 10 g/dL.

■ **Grupo controle:** Cuidado habitual a critério do médico assistente.

Métodos

❚ **Número de pacientes:** 263.

❚ **Desfecho primário:** Mortalidade intra-hospitalar.

❚ **Desfechos secundários:** Mortalidade em 28 e 60 dias, parâmetros clínico-laboratoriais (pH, frequência cardíaca, pressão arterial média, lactato, pressão venosa central, saturação venosa central, plaquetometria) e escores de gravidade (APACHE II e SAPS II).

❚ **Seguimento:** 60 dias.

População

	Cuidado habitual	Grupo EGDT
Idade (anos)	64,4	67,1
Sexo masculino (%)	50,4	50,8
Tempo da chegada ao pronto socorro até inclusão (horas)	1,5	1,3
Creatinina – média (mg/dL)	2,6	2,6
Lactato (mmol/L) – médio	6,9 ± 4,5	7,7 ± 4,7
Sepse grave (atual sepse – presença de disfunção orgânica) (%)	48,7	45,3
Choque séptico (%)	51,3	54,7
Antibiótico administrado nas primeiras 6 h (%)	92,4	86,3

Resultados

	Cuidado habitual	Grupo EGDT	Risco relativo (IC 95%)	Valor de p
Desfecho primário Mortalidade intra-hospitalar:				
■ Todos os pacientes	46,5%	30,5%	0,58 (0,38 a 0,87)	0,009
■ Sepse grave	30,0%	14,9%	0,46 (0,21 a 1,03)	0,06
■ Choque séptico	56,8%	42,3%	0,60 (0,36 a 0,98)	0,04

▶▶

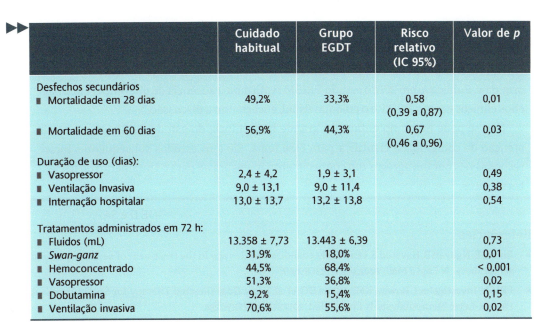

	Cuidado habitual	Grupo EGDT	Risco relativo (IC 95%)	Valor de p
Desfechos secundários				
■ Mortalidade em 28 dias	49,2%	33,3%	0,58 (0,39 a 0,87)	0,01
■ Mortalidade em 60 dias	56,9%	44,3%	0,67 (0,46 a 0,96)	0,03
Duração de uso (dias):				
■ Vasopressor	2,4 ± 4,2	1,9 ± 3,1		0,49
■ Ventilação Invasiva	9,0 ± 13,1	9,0 ± 11,4		0,38
■ Internação hospitalar	13,0 ± 13,7	13,2 ± 13,8		0,54
Tratamentos administrados em 72 h:				
■ Fluidos (mL)	13.358 ± 7,73	13.443 ± 6,39		0,73
■ Swan-ganz	31,9%	18,0%		0,01
■ Hemoconcentrado	44,5%	68,4%		< 0,001
■ Vasopressor	51,3%	36,8%		0,02
■ Dobutamina	9,2%	15,4%		0,15
■ Ventilação invasiva	70,6%	55,6%		0,02

Conclusões

Neste estudo unicêntrico, um conjunto de ressuscitação guiada por metas (EGDT) implementado precocemente no pronto socorro, em comparação ao cuidado usual, foi capaz de reduzir drasticamente a mortalidade intra-hospitalar.

Perspectivas

O estudo de Rivers, publicado em 2001, foi um marco na história da Medicina de Emergência, demonstrando redução de mortalidade de 46,5% para 30,5% nos pacientes com sepse, por meio do uso da EGDT. Esses resultados impressionantes motivaram a adoção do protocolo utilizado no estudo em larga escala, em todo o mundo, durante muitos anos. O fato de o estudo apresentar múltiplas intervenções também dificultava saber qual dessas intervenções realmente apresenta benefício.

No artigo original não existem referências descrevendo de onde surgiu o protocolo implementado na EGDT. Posteriormente, quando o debate entre EGDT *versus* cuidado usual estava sob discussão, os mesmos autores do estudo original publicaram um texto no qual citam as referências em que se basearam para a criação do EGDT. Uma análise atenta revela que a EGDT foi embasada apenas em frágeis estudos observacionais ou fisiológicos.

Posteriormente, uma avalanche de estudos vieram colocar à prova o EGDT *versus* cuidado usual. Em 2014, os estudos ARISE (ANZICS – Austrália e Nova Zelândia) e ProCESS (norte-americano) foram publicados; e, em 2015, o estudo ProMISe (britânico). Todos esses trabalhos não demonstraram o benefício da EGDT em comparação ao cuidado habitual.

Após críticas, os grupos envolvidos na condução desses três trabalhos publicaram uma metanálise com os dados individuais dos seus pacientes. A realização dessa grande metanálise já estava programada antes mesmo da inclusão dos primeiros pacientes nos estudos originais. Publicada em 2017, o estudo PRISM reafirmou a ausência de diferenças em desfechos clínicos entre a EGDT e o cuidado usual, encerrando a discussão.

Não se pode negar, no entanto, a grande importância do estudo de Rivers em atrair atenção da comunidade científica para esse tema. Ele e os estudos subsequentes foram responsáveis por um agregar um conhecimento imensurável para o tratamento de pacientes sépticos.

Referências

- Rivers E, Nguyen B, Havstad S, et al. Early goal-directed therapy in the treatment of severe sepsis and septic shock. N Engl J Med. 2001;345(19):1368-1377.

- PRISM Investigators, Rowan KM, Angus DC, et al. Early, Goal-Directed Therapy for Septic Shock - A Patient-Level Meta-Analysis. N Engl J Med. 2017;376(23):2223-2234.

- Mouncey PR, Osborn TM, Power GS, et al. Trial of early, goal-directed resuscitation for septic shock. N Engl J Med. 2015;372(14):1301-1311.

- ProCESS Investigators, Yealy DM, Kellum JA, et al. A randomized trial of protocol-based care for early septic shock. N Engl J Med. 2014;370(18):1683-1693.

- ARISE Investigators; ANZICS Clinical Trials Group, Peake SL, et al. Goal-directed resuscitation for patients with early septic shock. N Engl J Med. 2014;371(16):1496-1506.

PACIENTE CRÍTICO

Estudo
Efeito do tratamento com baixas doses de hidrocortisona e fludrocortisona na mortalidade de pacientes com choque séptico

Título	*Effect of treatment with low doses of hydrocortisone and fludrocortisone on mortality in patients with septic shock*

Revista: The Journal of the American Medical Association – JAMA (2002).

Autores: Annane D, Sebille V, Charpentier C, Bollaert P-E, François B, Korach J-M et al.

Resumo

Estudo multicêntrico, randomizado, duplo-cego, em 19 UTIs francesas, placebo controlado e análise por intenção de tratar. O estudo avaliou o efeito do corticoide versus placebo na mortalidade de pacientes com choque séptico.

Critérios de inclusão
▪ Pacientes deveriam atender a todos os critérios a seguir: > 18 anos, sitio de infecção conhecido, temperatura > 38,3°C ou < 35,6°C, frequência cardíaca > 90 bpm, pressão arterial sistólica < 90 mmHg por 1 hora, a despeito de ressuscitação volêmica adequada e início de vasopressor, diurese < 0,5 mL/kg por 1 hora ou relação PaO_2/FiO_2 < 280, lactato arterial > 2 mmol/L (depois incluído como opção ao critério anterior, ao invés de critério obrigatório), necessidade de ventilação mecânica, menos de 3 horas do diagnóstico de choque séptico (depois estendido para < 8 horas), realização de teste de cortisona 250 mcg antes da inclusão (chamados não respondedores).

Critérios de exclusão
▪ Foram excluídos pacientes com infarto agudo do miocárdio (IAM), tromboembolismo pulmonar, câncer ativo, síndrome da imunodeficiência humana, gestantes ou com contraindicação ao uso de corticosteroides. Posteriormente, também foram excluídos pacientes com uso de etomidato nas últimas 6 horas.

Cálculo da amostra

Com base em um estudo prévio publicado no *The Lancet* em 1991 que avaliou o prognóstico de pacientes respondedores e não respondedores ao teste da cortrosina, foi estimada uma mortalidade de 95% no grupo de pacientes com deficiência relativa de cortisol no grupo placebo. Também foi estimado que 40% dos pacientes com choque séptico seriam não-respondedores ao teste. Assim, para obter uma redução de 20%, nesse desfecho com a utilização de corticosteroides, com poder de 90% e um erro alfa de 0,05 unicaudal, foi estimada uma amostra necessária de 270 pacientes. Os autores afirmaram que usaram um alfa unicaudal, pois não tinham interesse em demonstrar malefícios com a utilização dos corticosteroides. No entanto, foram incluídos desfechos de segurança, e após o final do estudo, optaram por realizar todas análises com um alfa bicaudal.

Grupos

- ■ Grupo placebo
- ■ Hidrocortisona (50mg de 6/6 horas) + fludrocortisona (50 mcg, 1 vez ao dia) por 7 dias

Métodos

- ❙ **Número de pacientes:** 300.

- ❙ **Desfecho primário:** Mortalidade em 28 dias nos pacientes não respondedores (insuficiência adrenal relativa).

- ❙ **Desfechos secundários:** Mortalidade em 28 dias nos pacientes com resposta ao teste da cortrosina e em todos os pacientes; mortalidade na UTI e hospitalar em 28 dias; mortalidade em 1 ano; tempo para retirada de vasopressores; eventos adversos (superinfecção, hemorragia digestiva, distúrbios psiquiátricos, arritmias, IAM, isquemia cerebral ou de membros).

- ❙ **Seguimento:** 28 dias para o desfecho primário; 1 ano para desfechos secundários.

População

	Grupo placebo	Grupo esteroides
Idade (anos)	60	62
Sexo masculino (%)	70	64
SAPS II – média	57	60
Escore LOD – média (disfunções orgânicas)	9	9
Lactato – média (mmol/L)	4,3	4,6
Volume de fluidos administrados – média	33 mL/kg	30 mL/kg
Dose noradrenalina – média	1,0 mcg/kg/min	1,1 mcg/kg/min
Ventilação mecânica ■ Vc – média ■ FiO_2 _ média	8,9 mL/kg 78%	8,7 mL/kg 80%
Tempo para início de antibióticos (horas)	6	7,1

Resultados

	Placebo	Esteroides	OR (IC 95%)	Valor de p
Desfecho primário				
▪ Mortalidade em 28 dias – pacientes com insuficiência adrenal	63%	53%	0,54 (0,31 a 0,97)	0,04 NNT = 7
Desfechos secundários				
Mortalidade em 28 dias:				
▪ Todos os pacientes	61%	55%	0,65 (0,39 a 1,07)	0,09
▪ Pacientes sem insuficiência adrenal	53%	61%	0,97 (0,32 a 2,99)	0,96
Mortalidade em 1 ano:				
▪ Todos os pacientes	75%	68%	0,62 (0,36 a 1,05)	0,08
▪ Pacientes com insuficiência adrenal	77%	68%	0,57 (0,31 a 1,04)	0,07
▪ Pacientes sem insuficiência adrenal	71%	69%	0,70 (0,20 a 2,40) HR	0,57
Tempo para retirada de vasopressores – média				
▪ Todos os pacientes	9 dias	7 dias	1,54 (1,10 a 2,16)	0,01
▪ Pacientes com insuficiência adrenal	10 dias	7 dias	1,91 (1,29 a 2,84)	0,001
Infecção	18%	15%		
Hemorragia TGI	5%	7%		
Distúrbios psiquiátricos	1%	0%		
Arritmias	1%	3%		
IAM	1%	0%		
Isquemia membros/SNC	1%	1%		

Conclusões

Nos pacientes com choque séptico, com insuficiência adrenal relativa, sugerida (mas não confirmada) por meio da não-resposta ao teste da cortrosina, a utilização da associação de hidrocortisona (50 mg 6/6 horas) + fludrocortisona (50 mcg 1 vez ao dia) por 7 dias foi capaz de reduzir a mortalidade em 28 dias, em comparação com o placebo. Não houve diferença entre os grupos na incidência de eventos adversos relacionados aos corticosteroides. No entanto, não houve diferença da mortalidade dos pacientes em 1 ano.

Perspectivas

A história dos corticosteroides no choque séptico é antiga e polêmica. Estudos iniciais utilizaram altas doses de glicocorticoides e muito desse fato decorre da heterogeneidade dos estudos envolvendo o assunto. Parte dessas diferenças pode ser evidenciada com uma análise das tabelas neste capítulo, incluindo diferenças nos critérios de inclusão, porém diferenças na população incluída vão ser ressaltadas a seguir.

O estudo de Annane, em 2002, demonstrou redução de mortalidade, a partir da associação de hidrocortisona + fludrocortisona, em uma população de pacientes com choque séptico sem resposta ao teste da cortrosina. Os pacientes eram extremamente graves (dose média de noradrenalina de 1 mcg/kg/min na randomização) e foram abordados de forma "precoce" (< 3 a 8 horas do diagnóstico). Note que esse benefício em mortalidade aconteceu apenas nos pacientes sem resposta ao teste da cortrosina, porém esse efeito não foi observado na população geral. O próprio diagnóstico de insuficiência adrenal relativa no ambiente de UTI é questionável. Assim, esses resultados devem ser vistos com cautela. Pesou sobre o estudo uma mortalidade observada muito inferior à prevista (63% ao invés de 95%), o que reduziu o poder do estudo; contrabalanceada por uma taxa de pacientes não-respondedores, a cortrosina maior do que a esperada (77% ao invés de 40%), o que aumentou os pacientes avaliados para o desfecho primário, inflacionando o poder do estudo. De forma inquestionável, o estudo também mostrou desmame mais rápido de drogas vasoativas no grupo que recebeu os corticosteroides.

Em 2008, o estudo CORTICUS reacendeu a discussão. Foi escolhido o mesmo desfecho primário do estudo anterior (mortalidade em 28 dias em pacientes não-respondedores ao teste da cortrosina). A intervenção foi o uso de hidrocortisona isolada. No entanto, não foi observada diferença de mortalidade entre os grupos. Importantes diferenças devem ser ressaltadas entre os estudos. Primeiro, foram incluídos pacientes menos graves (SAPS II médio 48 a 49 × 57 a 60 no estudo de Annane). Segundo, o estudo de Annane incluiu pacientes com diagnóstico há menos de 3 a 8 horas, enquanto o CORTICUS incluiu pacientes com até 72 horas de diagnóstico. Terceiro, o estudo recrutou apenas 499 pacientes dos 800 planejados, sendo interrompido precocemente por falta de fundos. A combinação de baixo recrutamento, menor gravidade dos pacientes e intervenção tardia reduziu o poder do estudo. Ainda assim, também foi demonstrada reversão mais rápida do choque no grupo que recebeu hidrocortisona.

Dois estudos publicados em 2018 causaram ainda mais discussão sobre o assunto. Ambos foram multicêntricos e com grande número de pacientes incluídos, sendo o APROC-CHSS francês e o ADRENAL multinacional. O ADRENAL não demonstrou redução de mortalidade com o uso de hidrocortisona 200 mg/dia, em infusão contínua. O APROCCHSS observou redução da mortalidade com uso de hidrocortisona 50 mg 6/6 horas associada à fludrocortisona 50 mcg ao dia. Mais uma vez, apesar de avaliarem o mesmo desfecho primário (mortalidade em 90 dias), os estudos foram muito heterogêneos.

Todos os pacientes do APROCCHSS foram incluídos com menos de 24 horas do início do choque, enquanto no ADRENAL a inclusão ocorreu com uma média de 20 horas (± 91 horas SD). A média da dose de noradrenalina na randomização foi ~30 mcg/min no ADRENAL, *versus* ~70 mcg/min no APROCCHSS. O ADRENAL possuía maior taxa de pacientes cirúrgicos (31,5% × 18,3%), os quais geralmente possuem melhor prognóstico do que pacientes clínicos; também teve menor uso de terapia substitutiva renal (12,7% × 27,6%), outro marcador de gravidade na UTI.

Outra discussão na literatura é acerca do uso ou não da fludrocortisona em associação à hidrocortisona. O APROCCHSS, de forma semelhante ao estudo de Annane, em 2002, utilizou ambas as medicações. O ADRENAL optou por não utilizar a medicação em função dos resultados do estudo COIITS. Esse estudo fatorial avaliou em um dos braços, como desfecho secundário, se a combinação fludrocortisona + hidrocortisona seria capaz de reduzir a mortalidade, em comparação com a hidrocortisona isoladamente. Foi observada mortalidade de 42,9% no grupo hidrocortisona + fludrocortisona e 45,8% no grupo hidrocortisona isolada (p = 0,50). Os próprios autores na conclusão ressaltam que, apesar de não haver diferença estatística, o estudo não foi desenhado para obter poder suficiente para esse desfecho. Assim, a redução absoluta de 3% na mortalidade, deveria ser investigada em estudos posteriores.

Greet Van den Berghe, autora dos principais artigos de controle glicêmico enviou uma carta ao *NEJM* após a publicação do APROCCHSS. Nela, ela afirma que a dose de hidrocortisona de 200 mg ao dia já promoveria estímulo mineralocorticoide suficiente, de modo que a fludrocortisona não acrescentaria efeito benéfico capaz de explicar a redução na mortalidade. Annane, em resposta, lembrou da ação da 11 beta-hidroxiesteroide desidrogenase tipo 2 (cuja expressão é aumentada na sepse) que consegue inativar o cortisol, impedindo sua ligação ao receptor mineralocorticoide. Mesmo em condições fisiológicas, essa enzima impede a ação do cortisol em determinados tecidos. A fludrocortisona, no entanto, consegue agir livremente nesse receptor.

Não existe consenso a respeito do impacto dos corticosteroides na mortalidade de pacientes sépticos. No entanto, existe consistência nos trabalhos acerca de sua capacidade de acelerar a reversão do choque séptico, outro importante desfecho centrado no paciente. Esse desfecho é certamente mais factível de ser atingido na população grave do ambiente de UTI do que a redução da mortalidade.

Referências

- Annane D, Sébille V, Charpentier C, et al. Effect of treatment with low doses of hydrocortisone and fludrocortisone on mortality in patients with septic shock [published correction appears in JAMA. 2008 Oct 8;300(14):1652. Chaumet-Riffaut, Philippe [corrected to Chaumet-Riffaud, Philippe]]. JAMA. 2002;288(7):862-871.

- Sprung CL, Annane D, Keh D, et al. Hydrocortisone therapy for patients with septic shock. N Engl J Med. 2008;358(2):111-124.

- Annane D, Renault A, Brun-Buisson C, et al. Hydrocortisone plus Fludrocortisone for Adults with Septic Shock. N Engl J Med. 2018;378(9):809-818.

- Venkatesh B, Finfer S, Cohen J, et al. Adjunctive Glucocorticoid Therapy in Patients with Septic Shock. N Engl J Med. 2018;378(9):797-808.

Estudo

Comparação entre coloides e cristaloides para ressuscitação volêmica de pacientes criticamente doentes

Título	*A comparison of albumin and saline for fluid resuscitation in the Intensive Care Unit*

Revista: The New England Journal of Medicine (2004).

Autores: Finfer S, Bellomo R, Boyce N, French J, Myburgh J, Norton R; SAFE Study Investigators.

Resumo

Ensaio clínico randomizado, duplo-cego, multicêntrico, pragmático, que testou o efeito do uso de diferentes fluidos de ressuscitação na mortalidade em 28 dias.

Critérios de inclusão

▪ Pelo menos 18 anos de idade, internados em UTI, requerimento de volume pelo julgamento do médico somado a um critério objetivo: frequência cardíaca > 90 bpm; pressão arterial sistólica (PAS) < 100 mmHg; pressão arterial média (PAM) < 75 mmHg; queda de 40 mmHg na PAS ou PAM; uso de vasopressores para manter essas pressões; pressão venosa central (PVC) < 10 cmH_2O; pressão capilar pulmonar < 12 mmHg; variação respiratória da PAS ou PAM > 5 mmHg; tempo de enchimento capilar (TEC) > 1 segundo; débito urinário < 0,5 mL/kg/h.

Critérios de exclusão mais relevantes

▪ Pós-operatório de cirurgia cardíaca, pós-transplante hepático, queimados, reação adversa prévia a algum dos componentes dos fluidos.

Cálculo da amostra

Com base em uma mortalidade basal estimada em 15% no grupo controle, calculou-se que seriam necessários 7.000 pacientes para ter poder estatístico de 90% na detecção de uma diferença de 3% no desfecho primário.

Grupos

■ Albumina a 4%.
■ Soro fisiológico 0,9%.

Métodos

▌ **Observações:** A randomização foi estratificada por instituição e por diagnóstico de entrada na UTI (trauma *versus* não-trauma).

A taxa de infusão dos fluidos foi determinada pelo médico assistente.

Os fluidos deveriam ser usados em todas as ressuscitações volêmicas do paciente durante sua estadia na UTI até sua morte, alta ou 28 dias pós-randomização.

Fluidos utilizados fora da UTI não foram controlados pelo estudo.

Outros fluidos de manutenção e hemoderivados ficaram a critério do médico assistente.

▌ **Número de pacientes:** 6.997.

▌ **Desfecho primário:** Mortalidade por qualquer causa até 28 dias.

▌ **Desfechos secundários:** Tempo de sobrevida até 28 dias; proporção de pacientes com 1, 2, 3, 4 ou 5 disfunções orgânicas novas; duração da ventilação mecânica; duração da terapia substitutiva renal; duração da internação na UTI; duração da internação hospitalar.

▌ **Seguimento:** 28 dias.

População

Tabela 1 resumida.

Característica	Grupo albumina	Grupo soro fisiológico
Idade (anos)	58,6	58,5
Sexo feminino (%)	40,7%	39,3%
Motivo para internação – (%):		
▪ Cirúrgico	43,0%	42,8%
▪ Clínico	57,0%	57,2%
Internação na UTI vinda de – (%):		
▪ Departamento de emergência	27,7%	28,5%
▪ Unidade de internação	17,9%	16,7%
▪ Outra UTI	1,8%	1,9%
▪ Outro hospital	9,4%	10,0%
▪ Sala cirúrgica (emergência)	23,4%	22,8%
▪ Sala cirúrgica (eletiva)	19,3%	19,8%
▪ Mesma UTI (reinternação)	0,5%	0,2%
Subgrupos pré-definidos – (%):		
▪ Trauma	17,4%	17,2%
▪ Sepse grave	18,1%	18,4%
▪ SDRA	1,8%	1,9%
APACHE II	18,7	19,0

Característica	Grupo albumina	Grupo soro fisiológico
Falência orgânica – (%):		
Nenhuma	57,2%	55,1%
1	31,4%	33,5%
2	9,8%	9,6%
3	1,5%	1,7%
4	0,1%	0,1%
5	< 0,1%	0%
Ventilação mecânica – (%)	63,8%	64,8%
Terapia de substituição renal – (%)	1,3%	1,2%

Resultados

Desfecho primário	Grupo albumina	Grupo soro fisiológico	Medida de associação (risco relativo)
Mortalidade em 28 dias	20,9%	21,1%	0,99 (IC 0,91 a 1,09)

O desfecho primário não foi diferente nos subgrupos: sepse grave, trauma e SDRA. Não houve diferença em desfechos secundários. Houve maior mortalidade no grupo albumina dentre pacientes que sofreram trauma com TCE.

Conclusões

A albumina como fluido para ressuscitação volêmica de pacientes críticos não foi associada com a redução ou o aumento da mortalidade em 28 dias, quando comparada ao soro fisiológico.

Perspectivas

A ressuscitação volêmica de pacientes criticamente doentes é uma das intervenções mais comuns da Medicina. Trata-se de uma intervenção complexa, apesar de muito comum. A própria determinação da volemia à beira do leito, se o paciente precisa, se tolera e se vai ter benefício de uma infusão de fluidos é desafiadora. Além disso, o raciocínio que embasa a escolha de fluido de ressuscitação muitas vezes é puramente fisiológico, o que tem limitações, pois não necessariamente o que faz sentido do ponto de vista de mecanismos funcionará na prática. Frequentemente nos esquecemos de que fluidos devem ser encarados como medicações. Como temos diversas opções de fluidos à disposição, faz sentido testá-los em ensaios clínicos e mostrar se há benefício de um em relação aos outros.

O uso de coloides para ressuscitação volêmica é um exemplo de intervenção médica cujo apelo fisiopatológico é grande. É inevitável ter entusiasmo por um tipo de fluido que, a princípio, se manterá mais tempo no espaço intravascular do paciente, aumentando sua chance de causar algum efeito hemodinâmico positivo relevante. Entretanto, o que importa é se os pacientes têm melhores desfechos clínicos relevantes ao receber esse tipo de fluido em detrimento do tratamento usual com cristaloides. Tão importante quanto tentar demonstrar a melhor eficácia, é determinar se esse tipo de fluido não pode causar piores desfechos. Foi isso o que motivou a realização do estudo SAFE. Havia dados discordantes de metanálises anteriores, sendo que uma delas sugeria aumento de mortalidade com o uso de albumina. Pensou-se, então, em um ensaio clínico grande (maior que as duas maiores metanálises prévias juntas) para determinar se há diferença significativa de mortalidade com o uso deste tipo de fluido em pacientes de UTI.

A grande mudança de paradigma com este estudo foi a diminuição do entusiasmo com o uso de coloides para ressuscitação volêmica, já que não se demonstrou benefício. Ao mesmo tempo, quem se preocupava com o uso da albumina por causa do resultado de estudos prévios que sugeriam aumento de mortalidade, pôde ao menos concluir que é um fluido seguro, mesmo que não mais eficaz que os cristaloides usuais. A evidência foi corroborada por estudos posteriores (CRISTAL e ALBIOS) que, apesar de algumas diferenças no desenho (principalmente no caso do ALBIOS – ver tabela a seguir), confirmaram que o uso de coloides não se associa à diferença de mortalidade em pacientes críticos.

Essas evidências, somadas àquela sobre amidos, sugerindo aumento de eventos adversos renais, levou a uma diminuição do interesse em relação aos coloides como fluidos de ressuscitação e denota uma vitória da evidência empírica sobre condutas baseadas simplesmente em raciocínios fisiológicos/mecanísticos. Outro efeito foi a migração da maior parte da atenção dos médicos e pesquisadores para outras discussões relacionadas à ressuscitação volêmica, como responsividade e tolerância a fluidos e comparação entre diferentes tipos de cristalóides (*ringer lactato e plasma lyte versus soro fisiológico*). Hoje em dia, o uso de albumina ocorre majoritariamente em situações específicas envolvendo pacientes com cirrose hepática.

É importante ressaltar como é difícil demonstrar diferenças de mortalidade em ensaios clínicos. Muitos estudos desenhados para isso acabam tendo pouco poder estatístico para detectar diferenças pequenas. Mesmo assim, é possível dizer que a probabilidade de a albumina ter magnitude de efeito grande na mortalidade é extremamente baixa.

Tabela comparando os estudos de albumina

	SAFE	CRISTAL	ALBIOS
Ano	2004	2013	2014
População	Pacientes de UTI com necessidade de ressuscitação volêmica	Pacientes de UTI com necessidade de ressuscitação volêmica	Pacientes de UTI com sepse grave, após fase inicial de ressuscitação volêmica de acordo com *early goal-directed therapy*
Grupos	Albumina 4% *versus* soro fisiológico	Coloides (albumina, gelatinas, dextran ou amidos) *versus* cristaloides (soluções tamponadas, como plasma lyte e ringer lactato ou soluções isotônicas)	Albumina 20% + cristaloides, com meta de atingir concentração de albumina de 3,0 g/dL *versus* apenas cristaloides
Conclusão	Não houve diferença no Desfecho primário de mortalidade em 28 dias	Não houve diferença no Desfecho primário de mortalidade em 28 dias	Não houve diferença no Desfecho primário de mortalidade em 28 dias

Referências

- Finfer S, Bellomo R, Boyce N, et al. A comparison of albumin and saline for fluid resuscitation in the intensive care unit. N Engl J Med. 2004;350(22):2247-2256.

- Annane D, Siami S, Jaber S, et al. Effects of fluid resuscitation with colloids vs crystalloids on mortality in critically ill patients presenting with hypovolemic shock: the CRISTAL randomized trial [published correction appears in JAMA. 2013 Mar 12;311(10):1071.

- Caironi P, Tognoni G, Masson S, et al. Albumin replacement in patients with severe sepsis or septic shock. N Engl J Med. 2014;370(15):1412-1421.

PACIENTE CRÍTICO

Estudo

Vasopressina *versus* noradrenalina em pacientes com choque séptico

| Título | *Vasopressin versus norepinephrine infusion in patients with septic shock (VASST)* |

Revista: The New England Journal of Medicine (2008).

Autores: Russell JA, Walley KR, Singer J, Gordon AC, Hébert PC, Cooper DJ et al.

Resumo

Estudo multicêntrico, randomizado, duplo-cego, análise por intenção de tratar que comparou o efeito da vasopressina versus noradrenalina na mortalidade em pacientes com choque séptico.

Critérios de inclusão

■ Todos os pacientes > 16 anos, com choque séptico e necessidade de noradrenalina (≥ 5 mcg/min). Foi definido como choque séptico o paciente com ≥ critérios de Síndrome da Resposta Inflamatória Sistêmica (SIRS), com infecção suspeita ou confirmada, apresentando hipotensão a despeito da realização de 500 mL de cristaloides, com necessidade de início de vasopressores.

Critérios de exclusão

■ Síndrome coronariana aguda; uso prévio de vasopressina na internação; malignidade ou outras condições com mortalidade em 6 meses estimada em ≥ 50%; suspeita de isquemia mesentérica; previsão de morte em < 12 horas; insuficiência cardíaca NYHA III-IV; sódio < 130 mmol/L; TCE grave; fenômeno de Raynaud ou esclerodermia; gravidez; > 24 horas de tempo decorrido desde o preenchimento dos Critérios de inclusão.

Cálculo da amostra

Foi estimada a necessidade de 776 pacientes para obter um poder de 80% em detectar uma redução absoluta de 10% na mortalidade no grupo vasopressina, assumindo mortalidade de 60% no grupo noradrenalina, com um erro alfa 0,05 bicaudal.

Grupos

■ Associação de vasopressina (grupo Vasopressina).

■ Aumento de dose de noradrenalina (grupo Noradrenalina).

Métodos

▌ **Número de pacientes:** 778.

▌ **Desfecho primário:** Mortalidade em 28 dias.

▌ **Desfechos secundários:** Mortalidade em 90 dias; duração da internação na UTI e hospitalar; dias livres de disfunção orgânica, vasopressor, ventilação mecânica, hemodiálise, SIRS e corticosteroides.

▌ **Seguimento:** 28 dias.

População

	Noradrenalina	Vasopressina
Idade (anos)	61,8	59,3
Sexo masculino (%)	59,9	62
APACHE II – média	27,1	27
Disfunção orgânica aguda (%): ■ Cardiovascular ■ Respiratória ■ Renal ■ Hematológica ■ Neurológica	100 89,3 67,5 22 23,3	100 86,1 66,5 29,7 25,4
Dose de noradrenalina na randomização (mcg/kg/min)	0,28	0,26
PAM – média na randomização	73 mmHg	72 mmHg
Tempo médio desde preenchimento de critério até início da intervenção (horas)	11,5	11,9

Resultados

	Noradre-nalina	Vasopres-sina	OR	*p* valor
Desfecho primário ■ Mortalidade em 28 dias	39,3%	35,4%	0,88 (0,62 to 1,26)	0,26
Mortalidade em 90 dias	49,6%	43,9%	0,81 (0,57 to 1,16)	0,11
Dias livres de disfunção orgânica: ■ Cardiovascular ■ Respiratória ■ Renal ■ Hematológica ■ Neurológica	17 2 18,5 23 15	19 3,5 21,5 24 15		0,58 0,15 0,54 0,48 0,57

▶▶

	Noradre-nalina	Vasopres-sina	OR	p valor
Duração internação:				
■ UTI	16	15		0,14
■ Hospitalar	26	27		0,23
Eventos adversos:				
■ Graves	40	41		1,00
■ IAM	7	8		1,00
■ PCR	8	3		0,14
■ Arritmia grave	6	8		0,79
■ Isquemia intestinal	13	9		0,39
■ Isquemia digital	2	8		0,11
■ Hiponatremia	1	1		1,00
■ AVC	1	1		1,00

Conclusões

Em pacientes com choque séptico, em uso de noradrenalina em baixas doses, não houve diferença entre a associação de vasopressina *versus* aumento da dose de noradrenalina, seja em mortalidade, disfunções orgânicas ou eventos adversos.

Perspectivas

A vasopressina promove vasoconstrição e aumenta a resistência vascular sistêmica por meio de seus receptores V1 na musculatura lisa dos vasos sanguíneos, um mecanismo independente de catecolaminas. Estudos observacionais encontraram redução dos níveis desse hormônio em pacientes com choque séptico, sugerindo uma nova possibilidade terapêutica, sem os efeitos deletérios da estimulação simpática exacerbada. Em contrapartida, era vigente a ideia de que o uso da vasopressina estaria associada ao maior risco de isquemia de membros e intestinal.

O estudo comparou duas estratégias diferentes para abordar o paciente com hipotensão, a despeito de ressuscitação volêmica e uso de noradrenalina em doses baixas (≥ 5 mcg/min). Ambas as medicações foram formuladas de forma idêntica de tal forma que a dose máxima a 15 mL/h de vasopressina era de 0,03 UI/min e a de noradrenalina 15 mcg/min. Dessa forma, garantiu-se cegamento apropriado. Além da droga envolvida no estudo, ambos os grupos poderiam receber outros vasopressores a critério da equipe assistente.

O estudo VASST não encontrou diferenças entre os grupos no desfecho primário de mortalidade em 28 dias ou no desfecho de mortalidade em 90 dias. As taxas de eventos adversos também foram semelhantes entre os grupos. Digno de nota, a mortalidade nos pacientes com choque séptico foi de apenas 37%, muito inferior a outros estudos contemporâneos, ou até mesmo futuros, como o SOAP-II de 2010, que girou em torno de 50 a 60%. Essa mortalidade foi baixa ainda que, em média, a intervenção demorasse em torno de 12 horas para ser administrada, após a randomização. Isso pode sugerir que houve um viés de seleção, retirando da amostra alguns pacientes mais graves (p. ex., cardiopatia prévia).

Note que a pressão arterial média dos pacientes na admissão foi de 72 a 73 mmHg, com doses não tão elevadas de noradrenalina, entre 0,26 e 0,28 mcg/kg/min. Assim, o estudo foi uma avaliação da vasopressina em baixas doses como agente poupador de catecolaminas, e não uma avaliação dessa droga no choque séptico refratário à noradrenalina. Não existiam, na época do VASST, ensaios clínicos comparando diferentes intervenções no choque séptico refratário. Essa população de pacientes com uso de altas doses de catecolaminas talvez se beneficiassem mais do uso da vasopressina para poupar os efeitos deletérios da noradrenalina.

Outro estudo que avaliou uma questão semelhante foi o VANISH, envolvendo 409 pacientes. Ele foi um estudo fatorial que avaliou o uso de noradrenalina *versus* vasopressina, como vasopressor inicial em paciente com choque séptico, com ou sem hidrocortisona associada. Um dos dois vasopressores era iniciado no caso de hipotensão após ressuscitação volêmica, até uma dose máxima (vasopressina 0,06 UI/min e noradrenalina 12 mcg/min). No caso de hipotensão persistente, era iniciada hidrocortisona ou placebo. Se ainda assim não fosse possível resolver a hipotensão, eram iniciados vasopressores a critério da equipe médica assistente, sem restrições.

O estudo não conseguiu demonstrar diferenças nos dois desfechos primários avaliados, respectivamente, a proporção de pacientes sem disfunção renal (grupo vasopressina 57% × grupo noradrenalina 59,2%; IC 95% -13,0% a 8,5%) e número de dias livres de disfunção renal (grupo vasopressina 9 dias × grupo noradrenalina 13 dias; IC 95% -11 a 5).

O estudo VASST introduziu a vasopressina em baixas doses como uma opção segura no tratamento do choque séptico, podendo ser utilizada como estratégia para poupar a utilização de catecolaminas. Antes desse estudo, existiam diversas preocupações a despeito da possibilidade de efeitos colaterais graves com uso da medicação. Esse trabalho demonstrou que doses baixas de vasopressina são seguras e equivalentes ao aumento da dose de catecolaminas nessa população.

Referências

- Russell JA, Walley KR, Singer J, et al. Vasopressin versus norepinephrine infusion in patients with septic shock. N Engl J Med. 2008;358(9):877-887.
- Gordon AC, Mason AJ, Thirunavukkarasu N, et al. Effect of Early Vasopressin vs Norepinephrine on Kidney Failure in Patients With Septic Shock: The VANISH Randomized Clinical Trial. JAMA. 2016;316(5):509-518.

Estudo
Carvão ativado em múltiplas doses em intoxicação aguda: um ensaio clínico randomizado

| Título | *Multiple-dose activated charcoal in acute self-poisoning: a randomised controlled trial* |

Revista: The Lancet (2008).

Autores: Eddleston M, Juszczak E, Buckley NA, Senarathan L, Mohamed F, Dissanayake W et al.

Resumo

Ensaio clínico multicêntrico, realizado no Sri Lanka, sem cegamento, que comparou o efeito de dose múltipla de carvão ativado com dose única ou nenhuma dose na mortalidade total de pacientes intoxicados.

Critérios de inclusão
▌ Pacientes intoxicados e admitidos no hospital.

Critérios de exclusão
▌ Idade < 14 anos; apresentação após 72 horas; gravidez; ingestão de compostos corrosivos e hidrocarbonetos; incapacidade da equipe de intubar pacientes com Glasgow < 13.

Cálculo da amostra

Foi calculado que seriam necessários 1.400 pacientes em cada grupo (4.200 no total) para detectar uma redução absoluta de 3% na mortalidade total, considerando uma taxa basal de 10% e poder de 80%.

Grupos
■ Nenhuma dose de carvão ativado (1.554).
■ Dose única de carvão ativado (1.545).
■ Doses múltiplas de carvão ativado (1.533).

Métodos

O objetivo inicial do trabalho era testar múltiplas doses contra nenhuma dose. Entretanto, um grupo dose única foi adicionado para testar se o potencial benefício poderia ser conseguido com exposição a menos carvão.

▌ **Número de pacientes:** 4.632.

▌ **Desfecho primário:** Mortalidade total durante a internação hospitalar.

▌ **Desfechos secundários:** Os desfechos secundários foram organizados de acordo com os intoxicantes mais comuns da região.

▌ **Organofosforados e carbamatos:** intubação orotraqueal; tempo de ventilação mecânica; convulsões.

▌ **Chapéu-de-Napoleão (***Thevetia peruviana***):** arritmias cardíacas com necessidade de antídoto ou marcapasso; potássio > 6,0 mEq/L.

População

Característica	Nenhuma dose	Dose única	Múltiplas doses
Sexo feminino (%)	41%	43%	37%
Idade (anos) mediana com IQR	25 (19 a 35)	25 (19 a 35)	25 (19 a 36)
Toxina ingerida ■ Sementes de *Thevetia peruana* ■ Pesticidas organofosforados ou carbamatos ■ Organoclorina ■ Pesticida não conhecido ou Paraquat ■ Medicações ou desconhecido	36% 28% < 1% 22% 14%	36% 28% < 1% 22% 14%	35% 28% < 1% 23% 14%
Estado clínico na chegada ■ Assintomático ■ Sintomático com GCS 14 ou 15 ■ Sintomático com GCS < 14	48% 40% 12%	48% 40% 12%	48% 40% 12%
Tempo entre ingestão e admissão hospitalar – mediana de horas (IQR)	4,2 (2,7 a 7,0)	4,2 (2,7 a 7,1)	4,3 (2,7 a 7,1)
Vômitos desde a ingestão	52%	48%	50%
Lavagem gástrica prévia	7%	8%	7%

Resultados

Desfecho primário	Nenhuma dose de carvão ativado	Uma dose de carvão ativado	Múltiplas doses de carvão ativado	OR múltiplas doses *versus* nenhuma	OR dose única *versus* nenhuma	OR múltiplas doses *versus* dose única
Mortalidade	6,8%	7,1%	6,3%	0,96 (0,7 a 1,33)	1,11 (0,82 a 1,52)	0,87 (0,64 a 1,18)

Também não houve diferença significativa nos desfechos secundários específicos para cada intoxicação.

Conclusões

O uso de carvão ativado nessa população do Sri Lanka, com intoxicações específicas, não mostrou benefício no desfecho primário de mortalidade total. Também não houve melhora nos desfechos secundários.

Perspectivas

Intoxicações exógenas são um problema extremamente comum para o médico que trabalha no departamento de emergência. No mundo ocidental, a maior parte das intoxicações são por ingestão de medicamentos. Entretanto, em determinadas partes do mundo e locais rurais, há maior número de intoxicações por plantas e pesticidas, que podem ser gravíssimas. Isso, somado a dificuldades de acesso a serviços médicos, faz com que a mortalidade associada a esse tipo de evento seja significativamente maior que centros urbanos ou países mais desenvolvidos. Isso foi parte da motivação para a realização de um ensaio clínico no Sri Lanka. Uma das consequências disso foi que a maioria das intoxicações era por pesticidas organofosforados/carbamatos ou por uma planta conhecida no Brasil como Chapéu-de-Napoleão. Isso pode contribuir negativamente para a validade externa do estudo. Além disso, a mortalidade no grupo controle foi menor que a estimada, o que pode ter comprometido o poder estatístico. Por fim, a mediana de tempo entre a intoxicação e o início do tratamento foi de mais de 2 horas, o que nos faz pensar que não é possível excluir por completo um benefício do uso mais precoce.

Isso seria bem-vindo porque a evidência que temos para embasar recomendações de uso de carvão ativado, até o momento, são muito fracas. A maioria delas é composta por estudos in vitro ou utilizando voluntários que recebiam doses pequenas de intoxicantes, não correspondendo a uma situação clínica real. A conclusão possível desse tipo de estudo é que o carvão adsorve algumas substâncias e pode diminuir sua absorção. Concluir que há um benefício clínico em diminuir desfechos relevantes para os pacientes requer estudos clínicos, preferencialmente ensaios clínicos randomizados. Principalmente pelo fato de ser uma terapia de baixo risco e potencial benefício, e que continua sendo recomendada por muitas entidades.

Há pelo menos outros dois ensaios clínicos de tamanho relevante que avaliaram o uso do carvão ativado. Um deles, também realizado na Ásia, em 2003 (de Silva HA et al.), avaliou somente pacientes intoxicados por *Thevetia peruviana* e encontrou benefício de mortalidade com o uso de múltiplas doses de carvão ativado. O raciocínio que embasa o uso de múltiplas doses de carvão ativado é a absorção mais lenta e a possibilidade de circulação entero-hepática de alguns compostos. O outro estudo relevante, publicado em 2002 (Merigian KS et al.), avaliou uma população diversa de pacientes intoxicados principalmente por medicações e não encontrou mudança no curso clínico com o uso do carvão ativado. O conjunto da evidência parece apontar para uma ausência de benefício significativo.

Entretanto, há problemas metodológicos ou de validade externa dos trabalhos, portanto, continua sendo uma questão sem uma resposta definitiva. Talvez seja o caso de tentarmos encontrar uma população específica com maior chance de benefício, a partir de sinais de tendência extraídos dos ensaios clínicos citados. Seria interessante realizar um ensaio clínico que incluísse uma população com alta gravidade, múltiplas intoxicações possíveis e que fossem submetidos ao tratamento em até 1 ou 2 horas.

Para concluir, a sociedade americana de toxicologia e outras entidades não recomendam o uso rotineiro de carvão ativado em doses múltiplas e consideram o uso de carvão ativado em dose única até 1 hora da ingestão do tóxico.

Referências

- de Silva HA, Fonseka MM, Pathmeswaran A, et al. Multiple-dose activated charcoal for treatment of yellow oleander poisoning: a single-blind, randomised, placebo-controlled trial. Lancet. 2003;361(9373):1935-1938.

- Merigian KS, Blaho KE. Single-dose oral activated charcoal in the treatment of the self-poisoned patient: a prospective, randomized, controlled trial. Am J Ther. 2002;9(4):301-308.

- Eddleston M, Juszczak E, Buckley NA, et al. Multiple-dose activated charcoal in acute self-poisoning: a randomised controlled trial. Lancet. 2008;371(9612):579-587.

Estudo

Cetamina *versus* etomidato como sedativo para sequência rápida de intubação: um ensaio clínico randomizado multicêntrico

| Título | *Etomidate versus ketamine for rapid sequence intubation in acutely ill patients: a multicenter randomized controlled trial* |

Revista: The Lancet (2009).

Autores: Jabre P, Combes X, Lapostolle F, Dhaouadi M, Ricard-Hibon A, Vivien B et al. on behalf of the KETASED Collaborative Study Group.

Desenho do estudo

Ensaio clínico randomizado e controlado, prospectivo, cegado apenas para os profissionais de Saúde, multicêntrico, em Departamentos de Emergência e unidades de terapia intensiva (UTI), assim como em ambiente de atendimento pré-hospitalar com presença de médico e enfermeiro na equipe. Neste estudo, pacientes submetidos à intubação orotraqueal eram alocados entre os grupos cetamina e etomidato como indutores de hipnose.

Critérios de inclusão
▎ Paciente submetidos à intubação orotraqueal (IOT) com ≥ 18 anos de idade.

Critérios de exclusão
▎ Foram excluídos pacientes em parada cardiorrespiratória, ou aqueles com contraindicação à succinilcolina, cetamina ou etomidato, assim como gestantes. Os autores do estudo também optaram por excluir pacientes que permaneceram em ambiente de UTI por menos de 3 dias, com a intenção de incluir apenas pacientes com diagnósticos críticos. Também foram excluídos os pacientes que receberam atendimento pré-hospitalar, porém não sobreviveram ao ponto de serem encaminhados ao hospital.

Cálculo da amostra

Cálculo da amostra necessária foi realizado com base no desfecho primário de variação de SOFA para pacientes com trauma ou sepse, utilizando estudos prévios. Foi considerado válida uma diferença de 2 pontos de SOFA com um desvio padrão de 4, para produzir um poder de 80% com erro tipo I de 0,05. Foi encontrada uma amostra de 130 pacientes, porém assumindo uma possível perda de 30% de pacientes que deveriam ser excluídos por não serem admitidos ao hospital ou receberem alta antes de 3 dias da UTI. Pelo menos 200 pacientes deveriam ser incluídos, assumindo que o subgrupo Trauma + Sepse representaria 30% dos pacientes. Uma amostra total de 650 pacientes foi desejada.

Grupos

- Em ambos os grupos, após o hipnótico ser iniciado era administrado succinilcolina na dose de 1 mg/kg intravenosa em bólus e, após a confirmação da alocação do tubo orotraqueal, sedoanalgesia contínua com midazolam 0,1 mg/kg/h e fentanil 2 a 5 mg/kg/h ou sufentanil 0,2 a 0,5 mcg/kg/h eram administrados.

- Intervenção ou grupo Cetamina: Pacientes no grupo Cetamina recebiam durante a indução dose inicial intravenosa de 2,0 mg/kg de peso de cetamina.

- Controle ou grupo Etomidato: Pacientes no grupo Etomidato recebiam durante a indução dose inicial intravenosa de 0,3 mg/kg de peso de etomidato.

Métodos

- **Número de pacientes:** Ao todo, 650 pacientes foram avaliados, com 469 recebendo análise com intenção de tratamento modificado. Destes, 234 foram alocados no grupo Etomidato e 235 no grupo Cetamina, para análise de Desfecho primário.

- **Desfecho primário:** Valor máximo de *Systematic Organ Failure Score* (SOFA) nos primeiros 3 dias da admissão em UTI. O prazo de 3 dias foi escolhido para tentar reduzir a influência de uma possível supressão adrenal induzida por etomidato, que tende a durar no máximo 48 horas após a administração da droga.

- **Desfechos secundários:** Variação do SOFA, mortalidade por qualquer etiologia em 28 dias de seguimento, dias livres da UTI, dias sem necessidade de drogas vasoativas ou ventilação mecânica nos primeiros 28 dias de seguimento, eventos adversos graves, escores de dificuldade de intubação por meio de laringoscopia, diferença absoluta em pressões parcial de gases arteriais antes e após IOT, saturação arterial de oxigênio, parada cardiorrespiratória associada ao procedimento de IOT.

- **Desfechos endocrinológicos:** Uma segunda análise também foi realizada entre os grupos para avaliar a incidência e significância de insuficiência adrenal em pacientes que receberam as medicações.

- **Seguimento:** Reavaliações ocorreram diariamente por 28 dias após a alocação no estudo, em que sinais vitais, exames laboratoriais e procedimentos foram computados, assim como evolução para óbito e para alta da UTI.

População

	Etomidato (N = 234)	Cetamina (N = 235)
Idade (anos)	57	59
Sexo (masculino) (%)	63	57
Histórico patológico pregresso (%)		
▪ HAS	33	34
▪ DAC	9	15
▪ IC	8	11
▪ AVE	16	17
▪ DPOC	13	13
▪ DM	14	13
▪ DRC	3	4
▪ Etilismo	18	17
▪ HIV	0	2
▪ Tabagismo	20	25
▪ Neoplasia	5	8
Indicação de IOT de emergência (%)		
▪ Rebaixamento do nível de consciência	69	69
▪ Choque hemodinâmico	13	11
▪ Insuficiência respiratória aguda	16	17
▪ Outros	2	3
Sinais vitais admissionais (média)		
▪ Frequência cardíaca (bpm)	98	97
▪ Pressão arterial sistólica (mmHg)	132	128
▪ Pressão arterial diastólica(mmHg)	78	75
▪ SaO_2 (%)	93	93
▪ Escala de Coma de Glasgow	6	7
Exames complementares da admissão		
▪ PaO_2/FiO_2 (mmHg)	299	282
▪ Contagem de leucócitos (mil/mm^3)	14,2	12,9
▪ Hemoglobina (g/L)	122	121
▪ Plaquetas (mil/mm^3)	210	214
▪ Glicose (mmol/L)	9	9
▪ Lactato arterial (mmol/L)	3	3
SAPS II	51,2	50,5
Diagnóstico final		
▪ Trauma	24%	20%
▪ Sepse	18%	15%
▪ Outros	58%	65%

Resultados

	Etomidato	Cetamina	Valor de p
Desfecho primário:			
▪ SOFA máximo	10,3	9,6	0,056
Desfecho secundário:			
Variação de SOFA			
▪ Mortalidade em 28 dias	1,5	1	0,2
▪ Dias sem ventilação mecânica	35%	31%	0,36
▪ Uso de drogas vasoativas	12	15	0,36
catecolaminérgicas	59%	51%	0,1
▪ Dias fora da UTI	4	6	0,57
Desfecho secundário na IOT:			
▪ Valor médio do IDS	1	1	0,7
▪ IDS > 5	10%	9%	0,52
▪ Variação de PAS	5	10	0,24
▪ Variação de PAD	1	5	0,18
▪ Variação de SaO_2	1%	2%	0,98
▪ PCR associada a IOT	3%	2%	0,36
Desfechos endocrinológicos:			
▪ Cortisol aleatório médio (nmol/L)	441	690	< 0,0001
▪ Cortisol médio após 30 min do ACTH	497	911	< 0,0001
▪ Cortisol médio após 60 min do ACTH	524	1048	< 0,0001
▪ Não respondedores à ACTH (%)	81%	42%	< 0,0001
▪ Insuficiência adrenal confirmada (%)	86%	48%	< 0,0001

Conclusões

Podemos concluir que o uso de etomidato ou cetamina como opções de sedativos para ISR se mostrou muito semelhante em relação a variáveis clínicas, como incidência de hipotensão, porém uma correlação estatística pequena foi demonstrada em relação ao SOFA, assim como o uso de etomidato com critérios de insuficiência adrenal, ainda incerto se esse fato pode realmente causar desfechos clínicos piores.

Financiamento

Os autores descrevem que não possuem nenhum conflito de interesse, porém descrevem que receberam suporte financeiro do Ministério da Saúde francês.

Perspectivas

O estudo descrito faz parte de um conjunto seleto de artigos randomizados que descreveram o uso de sedativos em ambientes fora da UTI como auxílio da intubação de sequência rápida, protocolo padrão de IOT desde os anos 1990. Esses artigos têm como objetivo definir a segurança e eficácia das medicações sedativas quando usadas em pacientes críticos. Como resultado, o panorama de sedação em pronto-socorro tem mudado de maneira rápida nos últimos anos, com a clássica associação de midazolam com fentanil sendo cada vez menos utilizada, e combinações de drogas com perfil hemodinâmico seguro, como etomidato e cetamina, com bloqueadores neuromusculares rápidos, como succinilcolina e rocurônio, cada vez mais prevalente. A principal explicação para essa mudança provavelmente envolve as grandes coortes de intubação em pronto-socorro dos anos 1990 e começo dos anos 2000, que descreveram o uso do etomidato como principal droga para IOT especialmente quando o procedimento era realizado por médicos emergencistas, sendo que sua associação com BNM aumentava significativamente a chance de sucesso de intubação em primeira tentativa. Com isso, a experiência dos profissionais de pronto-socorro se tornava cada vez maior com o uso da SRI, ao ponto que na última coorte do NEAR, de 2014, o etomidato foi utilizado em 91% de todas as intubações orotraqueais em pronto-socorro.

Neste artigo, o grande ponto envolve não só o uso da sequência rápida como técnica para doentes críticos, mas também a comparação entre os diferentes sedativos de efeito rápido. Nesse caso, etomidato e cetamina são provavelmente as duas drogas que mais tiveram aumento em uso nos últimos anos, especialmente fora do Brasil. Isso se deve, entre outros fatores, pela já provada cardioestabilidade inerente às duas medicações, especialmente quando comparadas aos sedativos mais antigos, como tiopental e midazolam. Além disso, o uso de cetamina em ambiente de Departamento de Emergência, mesmo fora da perspectiva de intubação, teve um aumento importante nos últimos anos, provavelmente devido ao efeito analgésico associado à droga, assim como a grande segurança do ponto de vista de disfunção respiratória e da via aérea, com raros eventos de broncoaspiração e apneia ocorrendo após uso de cetamina para auxílio farmacológico à realização de procedimentos à beira leito.

Por fim, é importante descrevermos que esse artigo também tinha como objetivo secundário avaliar os efeitos endocrinológicos secundários ao uso de etomidato. Porém, diversos estudos mais modernos, como o aqui descrito, nunca conseguiram demonstrar se o efeito de supressão adrenal tem significância clínica aumentando a hipotensão ou choque no longo prazo. Além disso, esse achado clínico se torna mais preocupante quando o uso da medicação era indicado para manejo de VA em pacientes sépticos, grupo este já conhecidamente de risco para evolução para insuficiência adrenal, porém, novamente, mesmo nessa população específica doses únicas de etomidato não foram correlatas com eventos adversos graves.

Referências

- Jabre P, Combes X, Lapostolle F, et al. Etomidate versus ketamine for rapid sequence intubation in acutely ill patients: a multicentre randomised controlled trial. Lancet. 2009;374(9686):293-300.

Estudo
Controle glicêmico do paciente crítico

Título	*Intensive versus conventional glucose control in critically ill patients (NICE-SUGAR trial)*

Revista: The New England Journal of Medicine (2009).

Autores: Finfer S, Chittock DR, Su SYS, Blair D, Foster D, Dhingra V et al.

Resumo

Estudo randomizado multicêntrico, multinacional, análise por intenção de tratar. O estudo avaliou diferentes níveis glicêmicos e seus efeitos na mortalidade de pacientes críticos.

Critérios de inclusão
▌ Ambos critérios – internação com duração esperada de ≥ 3 dias, cateter de pressão arterial invasiva instalado ou em programação de passagem.

Critérios de exclusão
▌ Qualquer um dos seguintes: menores de 18 anos, morte iminente, cetoacidose diabética ou estado hiperosmolar hiperglicêmico, previsão de liberação de dieta via oral nos próximos 3 dias, hipoglicemia prévia com sequelas, condições com alto risco de hipoglicemia (insuficiência hepática fulminante, tumor secretor de insulina, hipoglicemias prévias recorrentes), internação em UTI por > 24 horas antes da inclusão.

Cálculo da amostra

O cálculo da amostra foi baseado nos dados do estudo de controle glicêmico de Greet van den Berghe em pacientes de UTI clínica publicado no NEJM em 2006. Foi calculada uma amostra de 6.100 pacientes para obter um poder de 90% em demonstrar uma diferença absoluta na mortalidade de 3,8% entre os grupos, assumindo uma mortalidade de 30%, com um erro alfa bicaudado de 0,05. Todas as análises foram feitas por intenção de tratar.

Grupos
▬ Controle glicêmico intensivo (alvo de glicemia: 81 a 106 mg/dL) *versus* controle glicêmico convencional (alvo de glicemia: < 180 mg/dL).

▬ A intervenção era mantida até início de dieta via oral ou alta da UTI ou 90 dias, o que ocorresse primeiro.

Métodos
▌ **Número de pacientes:** 6.104.

▌ **Desfecho primário:** Mortalidade em 90 dias.

Desfechos secundários: Mortalidade em 28 dias, dias de ventilação mecânica e diálise, dias de internação na UTI e hospitalar, episódios de hipoglicemia grave (glicemia < 40 mg/dL), hemoculturas positivas, prescrição e volume administrado de hemocomponentes.

Seguimento: 90 dias.

População

	Controle intensivo	Controle convencional
Idade (anos)	60,4	59,9
Sexo feminino (%)	37,4	35,8
Motivo da internação (%): pacientes cirúrgicos pacientes clínicos	36,9 63,1	37,2 62,8
APACHE II – média	21,1	21,1
Glicemia na inclusão – média	146	144
Diabetes *mellitus* prévio (%)	20,4	19,8
Ventilação mecânica (%)	93,7	92,7
Terapia substitutiva renal (%)	5,9	5,5

Resultados

	Controle intensivo	Controle convencional	OR ou diferença absoluta (IC 95%) e valor de p
Desfecho primário ■ Mortalidade em 90 dias	27,5%	24,9%	1,14 (1,02 a 1,28) $p = 0,02$
Desfechos secundários: ■ Mortalidade em 28 dias	22,3%	20,8	1,09 (0,96 a 1,23) $p = 0,17$
■ Hipoglicemia grave[1]	6,8%	0,5%	14,7 (9,0 a 25,9) $p < 0,001$
■ Dias de internação na UTI[2]	6 dias	6 dias	$0 - p = 0,84$
■ Dias de internação hospitalar[2]	17 dias	17 dias	$0 - p = 0,86$
■ Dias de ventilação mecânica[2]	6,6 dias	6,6 dias	$0 - p = 0,56$
■ Dias de diálise[2]	0,8 dia	0,8 dia	$0 - p = 0,39$

[1]< 40 mg/dL; [2]média.

Conclusões

O controle intensivo da glicemia (alvo 81 a 106 mg/dL), em comparação com o controle glicêmico convencional (alvo < 180 mg/dL), foi responsável por um aumento de mortalidade em 90 dias.

Perspectivas

Os efeitos deletérios da hiperglicemia em pacientes críticos são bem conhecidos, no entanto, a melhor faixa para alvo de controle glicêmico ainda era desconhecida. Considerando um *continuum* em que a hiperglicemia deve ser evitada, em algum ponto o risco de hipoglicemia e suas graves consequências supera o benefício do controle glicêmico estrito.

Os primeiros ensaios clínicos randomizados sobre controle glicêmico na UTI foram realizados por Greet van den Berghe, na Universidade de Leuven, na Bélgica. O estudo *Intensive insulin therapy in critically ill patients (Leuven surgical Trial)* foi publicado no *The New England Journal of Medicine* (*NEJM*) em 2001, demonstrando redução de mortalidade em pacientes cirúrgicos submetidos a controle intensivo de glicemia (alvo 80 a 110 mg/dL). O resultado positivo foi marginal, com *p*-valor de apenas 0,04, além de índice de fragilidade de 2. Ainda assim, ele foi responsável pela adoção ampla do controle glicêmico intensivo, inclusive em *guidelines* da época.

Anos depois, o estudo Intensive Insulin Therapy in the Medical ICU (Leuven medical Trial) foi publicado no NEJM, em 2006, para avaliar o efeito do controle glicêmico intensivo em pacientes de uma UTI clínica. Não houve diferença no desfecho primário de mortalidade intra-hospitalar, ou em qualquer outro desfecho secundário de mortalidade analisado (mortalidade na UTI, em 28 ou em 90 dias), na análise por intenção de tratar. Apenas o subgrupo de pacientes com internação na UTI por ≥ 3 dias obteve redução significativa na mortalidade com o controle glicêmico intensivo. Em outros desfechos secundários, o grupo tratamento intensivo apresentou menor incidência de lesão renal aguda (8,9% × 5,9%; p = 0,04), desmame mais precoce de ventilação mecânica (HR 1,21; IC 95% 1,02 a 1,44; p = 0,03) e alta mais rápida da UTI (HR 1,15; IC 95% 1,01 a 1,32; p = 0,04).

Ambos estudos realizados em Leuven possuem limitações importantes. O próprio fato de serem estudos unicêntricos já dificulta a generalização de seus resultados. Outro ponto é que nesses estudos os pacientes receberam aporte calórico elevado (conceito de overfeeding), acima do gasto energético basal, e de forma muito precoce, no dia seguinte da admissão. Assim, seus resultados podem representar apenas a ação da insulina contrabalanceando os efeitos deletérios do overfeeding.

Posteriormente, foi publicado no *NEJM* em 2008 o estudo VISEP, multicêntrico, realizado na Alemanha, envolvendo pacientes com "sepse grave". O estudo não demonstrou benefício no controle intensivo de glicemia (realizado com o mesmo protocolo de Leuven), em relação ao grupo convencional, nos desfechos primários de mortalidade em 28 dias e escore SOFA, ou em qualquer um dos desfechos secundários. Ele foi interrompido precocemente, na primeira análise interina, em função de aumento significativo nos episódios de hipoglicemia grave nos pacientes do grupo controle glicêmico intensivo (17% × 4,1%; p < 0,001).

O NICE-SUGAR foi um estudo muito bem desenhado para definir de uma vez por todas qual o melhor alvo glicêmico na UTI, seja em pacientes clínicos ou cirúrgicos, pois ambos foram bem representados. O grupo controle glicêmico intensivo foi manejado de acordo com o protocolo dos estudos realizados em Leuven. No grupo com controle glicêmico convencional, o alvo de glicemia abaixo de 180 mg/dL foi escolhido após uma investigação realizada nos países sede, para avaliar qual era, de fato, o cuidado convencional nos locais. A duração média da intervenção foi em torno de 4,2 dias (IQR 2 a 9 dias) em ambos os grupos. Digno de nota, 31% dos pacientes do grupo controle convencional não precisaram receber nenhuma dose de insulina durante o período. Na amostra do estudo, a dose média de insulina foi muito maior no grupo controle intensivo (50,2 ± 38 UI /dia, *versus* 16,9 ± 29 UI/ dia no grupo controle convencional; p < 0,001). O aporte calórico, durante a intervenção, foi predominantemente via nutrição enteral (70% grupo controle intensivo/71,4% grupo convencional), seguido de nutrição parenteral (19,4%/18,6%, respectivamente) e soro glicosado (10,5%/10%, respectivamente).

O controle intensivo da glicemia (alvo 81 a 106 mg/dL), em comparação com o controle glicêmico convencional (alvo < 180 mg/dL), foi responsável por aumento de mortalidade em 90 dias de 2,6%. Isso representa um NNH (number needed to harm ou número necessário para causar dano) de 38. Em relação ao desfecho primário, o resultado foi o mesmo em todos os subgrupos analisados (pacientes cirúrgicos × não-cirúrgicos; com ou sem diabetes mellitus; com ou sem "sepse grave"; ou com APACHE II maior ou menor que 25). Hipoglicemia grave (glicemia < 40 mg/dL) ocorreu em 6,8% dos pacientes do grupo controle intensivo *versus* 0,5% dos pacientes do grupo controle convencional (p < 0,001). No entanto, não ocorreram sequelas decorrentes desses episódios de hipoglicemia.

Após o NICE-SUGAR, a meta glicêmica em todos os pacientes de UTI passou a ser manter níveis < 180 mg/dL. Como não houve diferença nos resultados encontrados entre pacientes cirúrgicos ou clínicos, a mesma meta de controle glicêmico pode ser aplicada em ambos os grupos.

Referências

- van den Berghe G, Wouters P, Weekers F, et al. Intensive insulin therapy in critically ill patients. N Engl J Med. 2001;345(19):1359-1367.
- Van den Berghe G, Wilmer A, Hermans G, et al. Intensive insulin therapy in the medical ICU. N Engl J Med. 2006;354(5):449-461.
- Brunkhorst FM, Engel C, Bloos F, et al. Intensive insulin therapy and pentastarch resuscitation in severe sepsis. N Engl J Med. 2008;358(2):125-139.
- NICE-SUGAR Study Investigators, Finfer S, Chittock DR, et al. Intensive versus conventional glucose control in critically ill patients. N Engl J Med. 2009;360(13):1283-1297.

Estudo

Dopamina e noradrenalina no tratamento do choque

Título	*Comparison of dopamine and norepinephrine in the treatment of shock (SOAP II)*

Revista: The New England Journal of Medicine (2010).

Autores: De Backer D, Biston P, Devriendt J, Madl C, Chochrad D, Aldecoa C et al.

Resumo

Ensaio clínico multicêntrico, randomizado, não cegado, com análise por intenção de tratar. O estudo avaliou os efeitos da dopamina versus noradrenalina na mortalidade de pacientes com choque.

Critérios de inclusão

- Todos pacientes com ≥ 18 anos, que precisassem de vasopressor para tratamento de choque. Choque foi definido como pressão arterial média (PAM) < 70 mmHg ou pressão arterial sistólica < 100 mmHg, após reposição volêmica.

Critérios de exclusão

- Pacientes com < 18 anos; uso prévio de vasopressores por > 4 horas durante o episódio atual de choque antes da randomização; arritmias graves; morte encefálica.

Cálculo da amostra

Com base no estudo prévio SOAP, foi observada mortalidade de 43% em pacientes recebendo dopamina, comparado a 36% em pacientes recebendo noradrenalina. Assim, foi estimado um N de 765 pacientes em cada grupo, para obter um poder de 80% a fim de detectar uma diferença de 15% na mortalidade em 28 dias entre os grupos, com um alfa bicaudal menor que < 0,05.

Grupos

- Grupo Dopamina *versus* grupo Noradrenalina (como vasopressor de 1ª linha).
- Dentro do grupo Dopamina, poderia ser associado 2º vasopressor, se atingida dose de 20 mcg/kg/min. Dentro do grupo Noradrenalina, poderia ser associado 2º vasopressor, se atingida a dose de 0,19 mcg/kg/min.

Métodos

- **Número de pacientes:** 1.679.

- **Desfecho primário:** Mortalidade em 28 dias.

▌ **Desfechos secundários:** Mortalidade na UTI, mortalidade hospitalar, mortalidade em 6 meses e em 12 meses, tempo de internação em UTI, número de dias livres de suporte orgânico (vasopressores, ventilação mecânica ou diálise), tempo para estabilização hemodinâmica (atingir PAM 65 mmHg), uso de dobutamina e inotrópicos, arritmias (taquicardia ventricular, fibrilação ventricular e fibrilação atrial), isquemia miocárdica/isquemia cutânea ou de extremidades, infeções secundárias.

▌ **Seguimento:** 28 dias.

População

	Dopamina (N = 858)	Noradrenalina (N = 821)
Idade (anos)	68	67
Sexo masculino (%)	59,1	54,7
APACHE II – média	20	20
SOFA – média	9	9
Motivo da admissão (%):		
▪ Clínico	65,9	64,8
▪ Cirurgia eletiva	19,6	19,6
▪ Cirurgia urgência	14,6	15,6
Causa do choque (%):		
▪ Sepse	63,2	61,1
▪ Cardiogênico	15,7	17,6
▪ Hipovolemia	16,1	15,2
Intervenções (%):		
▪ VM	71,7	70,6
▪ Diálise	7,3	7,4
▪ Dobutamina	14,8	19,4
▪ Vasopressina	0,2	0,2
▪ Corticosteroides	11,8	9,3

Resultados

Desfechos	Dopamina	Noradren-alina	OR	Valor de *p*
Desfecho primário:				
▪ Mortalidade em 28 dias	52,5%	48,5%	1,19 (0,98 a 1,44)	0,07
Mortalidade:				
▪ em 6 meses	63,8%	62,9%	1,06 (0,86 a 1,31)	0,71
▪ em 12 meses	65,9%	63,0%	1,15 (0,91 a 1,46)	0,34
▪ hospitalar	59,4%	56,6%	1,12 (0,92 a 1,37)	0,24
Arritmias	24,1%	12,4%		< 0,001

Conclusões

Não houve diferença estatística na mortalidade em pacientes que utilizaram dopamina ou noradrenalina como vasopressor de 1ª linha. No entanto, o grupo com uso de dopamina apresentou maior incidência de arritmias (praticamente o dobro de eventos).

Perspectivas

O estudo englobou pacientes com choque de qualquer etiologia, com poucos critérios de exclusão, para definir qual é o melhor vasopressor para tratamento inicial do choque. Ambos fatores aumentam a validade externa e a capacidade de generalização dos resultados do trabalho. A ideia era comparar a dopamina, um precursor da noradrenalina no sistema nervoso simpático (SNS), com a própria noradrenalina. Antes deste estudo, a dopamina era recomendada como agente de 1ª linha para o choque séptico e cardiogênico pelas diretrizes da época, como o da American Heart Association (AHA).

Essa droga age de forma indireta, aumentando a liberação de noradrenalina nas fendas sinápticas do sistema nervoso. No entanto, existia o receio de que em situações de estresse, como o choque séptico, esse neurotransmissor estivesse depletado, reduzindo a ação da dopamina.

Os resultados do trabalho demonstraram que não houve diferença no desfecho primário de mortalidade em 28 dias entre os grupos. Note que a mortalidade foi muito elevada em ambos os grupos. No entanto, o grupo que utilizou a dopamina apresentou maior incidência de arritmias, incluindo eventos graves, praticamente o dobro do ocorrido no grupo Noradrenalina. O subgrupo de pacientes com choque cardiogênico apresentou desfechos ainda piores com uso da dopamina, com aumento de mortalidade. Isso reforça a importância de não acreditar cegamente em diretrizes, e a necessidade de buscar os estudos que embasam as recomendações.

O estudo foi importante para desfazer a crença comum na época de que a noradrenalina era capaz de aumentar a mortalidade dos pacientes com choque séptico. Após seus resultados, a noradrenalina passou a ser o vasopressor de 1ª linha no tratamento do choque, e a dopamina caiu praticamente em desuso nessa situação clínica.

Referência

- De Backer D, Biston P, Devriendt J, et al. Comparison of dopamine and norepinephrine in the treatment of shock. N Engl J Med. 2010;362(9):779-789.

PACIENTE CRÍTICO

Estudo
Amido ou cristaloides no paciente com sepse

| **Título** | *Hydroxyethyl Starch (HES) 130/0,42 versus ringer's acetate in severe sepsis (6S trial)* |

Revista: The New England Journal of Medicine (2012).

Autores: Perner A, Haase N, Guttormsen AB, Tenhunen J, Klemenzson G, Åneman A et al.

Resumo

Estudo randomizado, multicêntrico cegado, análise por intenção de tratar. O estudo avaliou o efeito de amidos versus cristaloides na mortalidade de pacientes com sepse.

Critérios de inclusão
▌ Todos pacientes com ≥ 18 anos, com diagnóstico de sepse grave nas últimas 24 horas, e necessidade de ressuscitação volêmica.

Critérios de exclusão
▌ Foram excluídos pacientes que receberam > 1.000 mL de coloides sintéticos nas últimas 24 horas antes da randomização, com necessidade de diálise ou hipercalemia, sangramento intracraniano, e grandes queimados.

Cálculo da amostra

Com base em estudos prévios, foi estimada uma mortalidade de 45% e necessidade de diálise de 5% na população envolvida para obter um poder de 80% em demonstrar uma diferença de 10% entre os grupos na incidência do desfecho primário, considerando um alfa bicaudal de 0,05.

Grupos
■ Grupo Amido.
■ Grupo Ringer Acetato.

Métodos
▌ **Número de pacientes:** 804.

▌ **Desfecho primário:** Desfecho composto por morte ou necessidade de diálise em 90 dias.

- **Desfechos secundários:** Mortalidade em 28 dias, sangramento grave, reação alérgica grave, SOFA no 5º dia, necessidade de diálise, lesão renal aguda, acidose, necessidade de ventilação mecânica, sobrevida livre de ventilação mecânica/diálise/internação hospitalar.

- **Seguimento:** 90 dias (Desfecho primário).

População

	Grupo Amido	Grupo Ringer
Idade (anos)	66 anos	67 anos
Sexo masculino (%)	60	61
SOFA – média	7	7
Lesão renal aguda (%)	36	35
Ventilação mecânica (%)	60	61
Choque séptico (%)	84	84

Resultados

	Grupo Amido	Grupo Ringer	RR	Valor de p
Morte ou dependência de diálise em 90 dias	51%	43%	1,17 (1,01 a 1,36)	0,03
Sangramento grave	10%	6%	1,52 (0,94 a 2,48)	0,09
Necessidade de diálise	22%	16%	1,35 (1,01 a 1,80)	0,04
SOFA – média	6	6	–	0,64

Conclusões

O uso de amido na ressuscitação volêmica de pacientes com sepse, comparado ao uso de ringer acetato, foi associado a um aumento de mortalidade e necessidade de diálise em 90 dias.

Perspectivas

Antes dos estudos 6S e CHEST, os amidos eram amplamente utilizados para expansão volêmica. O racional era de que esses produtos teriam uma meia-vida maior dentro do espaço intravascular, em relação aos cristalóides. No entanto, este entusiasmo inicial rapidamente foi sendo reduzido à medida que os estudos comparando estas soluções foram sendo publicados.

Um dos primeiros ensaios clínicos randomizados foi o SepNet, publicado em 2008, em que compararam o uso de ringer lactato *versus* hidroxietil amido. Não houve diferença de mortalidade, mas, sim, uma tendência a piores desfechos. Houve aumento de insuficiência renal no grupo do amido (34,9% *versus* 22,8%, p = 0,002) e aumento de necessidade de diálise (18,3% *versus* 9,2%). Este estudo diminui o ânimo em relação ao amido, no entanto seu uso ainda ocorria.

Em 2012, dois importantes estudos foram publicados: 6S e CHEST. O estudo CHEST foi desenhado levando como modelo o estudo SAFE (salina *versus* albumina, também comentado neste livro). Ele foi conduzido pela ANZICS, randomizando 7.000 pacientes para receberem amido (HES 6%) ou soro fisiológico 0,9%, como fluido para ressuscitação volêmica durante a internação em UTI. Foram incluídos todos os pacientes com mais de 18 anos que precisassem de ressuscitação volêmica, independentemente da causa. Não houve diferença no desfecho primário de mortalidade em 90 dias (grupo HES 18% × grupo salina 17%; RR 1,06; IC 95% 0,96 a 1,18; p = 0,26). No entanto, o grupo que recebeu HES apresentou maior incidência de renal aguda e necessidade de terapia substitutiva renal (grupo HES 7% × grupo salina 5,8%; RR 1,21; IC 95% 1,00 a 1,45; p = 0,04).

O estudo 6S, descrito aqui, incluiu apenas pacientes com sepse, para comparar o uso de amidos ou ringer acetato para pacientes com necessidade de ressuscitação volêmica, indicada a critério da equipe médica assistente. A quantidade de fluidos recebida pelos pacientes de ambos os grupos foi semelhante: grupo Amido 3.000 mL (IQR 1.507 – 5.100 mL) *versus* grupo Ringer 3.000 mL (IQR 2.000 mL a 5.750 mL), com p-valor 0,20.

Neste estudo, a utilização dos amidos aumentou o risco de um desfecho composto de mortalidade ou dependência de terapia substitutiva renal em 90 dias (às custas de um aumento de mortalidade, uma vez que apenas 1 paciente em cada grupo permanecia dependente de diálise após 90 dias). O aumento absoluto de risco foi de 8%, representando um NNH (*number needed to harm*) de apenas 13 pacientes tratados com amido, para causar uma morte. Também foi observada maior necessidade de diálise no grupo que recebeu amido, ao longo dos 90 dias da intervenção (RR 1,35; IC 95% 1,01 a 1,80 ; p = 0,04).

Mais recentemente, o estudo FLASH, publicado em janeiro de 2020 no JAMA, comparou a utilização dos amidos *versus* salina para reposição volêmica durante cirurgias abdominais de grande porte, e até 24 horas de pós-operatório. Foi utilizado um desfecho primário composto em 14 dias, que incluiu diversos itens (morte, lesão renal aguda KDIGO ≥ 1, necessidade de reoperação não planejada, sepse, insuficiência respiratória aguda e insuficiência cardíaca). A utilização de desfechos compostos é um artifício que visa aumentar o poder do estudo em detectar diferenças estatisticamente significativas. No entanto, muitas vezes essas diferenças não são clinicamente significativas e são difíceis de serem interpretadas. Ainda assim, não houve diferença do desfecho primário composto do estudo (RR 1,10, IC 95% 0,91 a 1,34; p = 0,33). No entanto, mais pacientes ainda apresentavam disfunção renal após 14 dias (RR 1,34; IC 95% 1,00 a 1,80; p = 0,05), sem aumento da necessidade de hemodiálise.

Em resumo, existe uma grande quantidade de estudos avaliando os amidos, com resultados que mostram de forma consistente aumento na mortalidade e incidência de disfunção renal com o uso dessas soluções. Assim, após esses trabalhos, não existe mais justificativa para o uso dos amidos na prática clínica. Estudos posteriores a esses passaram a focar na comparação de soluções cristalóides *versus* outras soluções colóides, como a albumina, e cristaloides balanceados *versus* soro fisiológico 0,9%.

Tabela comparando os estudos sobre amidos na ressuscitação volêmica

Estudo	SepNet	6S Trial	CHEST	FLASH
População	Sepse (N = 537)	Sepse (N = 804)	Paciente crítico (N = 7.000)	Cirúrgico (N = 775)
Ano	2008	2012	2012	2020
Desfecho	Aumento de IRA e diálise. Sem diferença em mortalidade.	Aumento de IRA e diálise com aumento de mortalidade.	Aumento de IRA e diálise. Sem diferença em mortalidade.	Sem diferença de desfecho composto. Sem diferença de diálise, mas aumento de IRA.

Referências

- Brunkhorst FM, Engel C, Bloos F, et al. Intensive insulin therapy and pentastarch resuscitation in severe sepsis. N Engl J Med. 2008;358(2):125-139.

- Perner A, Haase N, Guttormsen AB, et al. Hydroxyethyl starch 130/0.42 versus Ringer's acetate in severe sepsis [published correction appears in N Engl J Med. 2012 Aug 2;367(5):481]. N Engl J Med. 2012;367(2):124-134.

- Myburgh JA, Finfer S, Bellomo R, et al. Hydroxyethyl starch or saline for fluid resuscitation in intensive care [published correction appears in N Engl J Med. 2016 Mar 31;374(13):1298]. N Engl J Med. 2012;367(20):1901-1911.

- Futier E, Garot M, Godet T, et al. Effect of Hydroxyethyl Starch vs Saline for Volume Replacement Therapy on Death or Postoperative Complications Among High-Risk Patients Undergoing Major Abdominal Surgery: The FLASH Randomized Clinical Trial. JAMA. 2020;323(3):225-236.

Estudo
Alvo de pressão alto *versus* baixo em pacientes com choque séptico

Título	*High versus low blood-pressure target in patients with septic shock (SEPSISPAM)*

Revista: The New England Journal of Medicine (2014).

Autores: Asfar P, Meziani F, Hamel J-F, Grelon F, Megarbane B, Anguel N et al.

Resumo

Estudo multicêntrico, randomizado, aberto, internacional e análise por intenção de tratar que avaliou diferentes alvos de pressão em pacientes com choque séptico.

Critérios de inclusão
▮ Todos os pacientes > 18 anos, com choque séptico refratário, definido como hipotensão persistente após expansão volêmica com 30 mL/kg de fluidos, com necessidade de início de noradrenalina ou adrenalina em doses ≥ 0,1 mcg/kg/min. Sepse foi definida como dois ou mais critérios de resposta inflamatória sistêmica e foco infeccioso suspeito ou confirmado, com ao menos uma disfunção orgânica aguda (conforme definição da época).

Critérios de exclusão
▮ Foram excluídos pacientes incapazes de fornecer consentimento, gestantes, pacientes sem acesso ao sistema de saúde francês, ou presença de diretivas de não ressuscitação.

Cálculo da amostra

Assumindo uma mortalidade esperada de 45%, foi calculado que uma amostra de 800 pacientes forneceria um poder de 80% para demonstrar diferença de 10% na mortalidade entre os grupos de forma bicaudal, com um alfa de 0,05. A mortalidade e redução de mortalidade esperadas foram baseadas em estudos randomizados multicêntricos contemporâneos à época em que o estudo foi desenhado, em 2008. A amostra não foi ajustada para compensar a perda de pacientes no protocolo. A população foi estratificada, a priori, em pacientes hipertensos e não hipertensos, obtendo uma amostra balanceada nos dois grupos.

Grupos
▮ Grupo alvo de PAM entre 65 e 70 mmHg (grupo controle) *versus* grupo alvo de PAM 80 a 85 mmHg (grupo intervenção).

Métodos

▌ **Número de pacientes:** 776.

▌ **Desfecho primário:** Mortalidade em 28 dias por qualquer causa.

▌ **Desfechos secundários:** Mortalidade em 90 dias, sobrevida livre de disfunção orgânica (sem ventilação mecânica, drogas vasoativas ou hemodiálise) em 28 dias, tempo de internação em UTI, tempo de internação hospitalar, eventos adversos (cardíacos, isquêmicos, outros).

▌ **Seguimento:** 90 dias.

População

	Alvo de PAM baixo	Alvo de PAM alto
Idade (anos)	65 anos	65 anos
Sexo masculino (%)	64,4	68,8
SOFA – média	10,8	10,7
Comorbidades (%)		
1. Doença coronariana isquêmica	10,1	10,1
2. Insuficiência cardíaca	13,7	15,2
3. DPOC	12,1	14,9
4. Doença renal crônica (DRC)	7,7	5,2
5. DRC dialítica	3,1	1,3
6. Cirrose hepática	7,2	7,5
7. Diabetes *mellitus*	23,2	19,3
8. Hipertensão arterial	44,6	43
9. Câncer ou doença autoimune	34,8	36,6
Manejo		
▪ Uso de drogas vasoativas	94,8%	96,1%
▪ Ventilação mecânica	73,7%	79,4%
▪ Expansão volêmica – média	2.946 mL	2.973 mL
Laboratório inicial		
▪ Relação PaO_2/FiO_2 – média	198	199
▪ Lesão renal aguda	48,7%	45,1%
▪ pH – média	7,3	7,3
▪ Lactato (mmol/L) – média	3,7	3,3

Resultados

Desfechos	Alvo PAM baixo	Alvo PAM alto	p – valor
Desfecho primário			
■ Mortalidade em 28 dias	34,0%	36,6%	0,57
Desfechos secundários			
Mortalidade em 90 dias	42,3%	43,8%	0,74
Sobrevida livre de disfunção orgânica	62,1%	60,6%	0,66
Tempo de internação em UTI	8 dias	8 dias	0,60
Tempo de internação hospitalar	Não fornecido	Não fornecido	
Balanço hídrico acumulado até dia 5	2,8 L	2,4 L	0,74
Duração do uso de droga vasoativa	3,7 dias	4,7 dias	< 0,001
Eventos adversos			
Infarto agudo do miocárdio	0,5%	1,8%	0,18
Fibrilação atrial	2,8%	6,7%	0,02
Fibrilação/taquicardia ventricular	3,9%	5,7%	0,24
Isquemia digital	2,3%	2,6%	0,82
Isquemia mesentérica	2,3%	2,3%	1,00
Sangramentos	10,8%	8,0%	0,22
Aumento em 2× da creatinina sérica	41,5%	38,7%	0,42
■ Subgrupo não hipertenso	33%	38,5%	0,32
■ Subgrupo hipertenso	52%	38,9%	0,02
Necessidade de diálise nos dias 1 a 7	35,8%	33,5%	0,50
■ Subgrupo não hipertenso	30,7%	34,8%	0,36
■ Subgrupo hipertenso	42,2%	31,7%	0,046

Conclusões

Não houve diferença de mortalidade em 28 dias ou 90 dias entre os grupos com alvo de PAM 65 a 70 mmHg (grupo alvo PAM baixo) *versus* alvo de PAM 80 a 85 mmHg (grupo alvo PAM alto).

Perspectivas

O uso de vasopressores na UTI visa à reversão da hipotensão, de modo a impedir as disfunções induzidas por ela. No entanto, seu uso também está associado a riscos e vasoconstrição excessiva. Na época do estudo, era muito discutido qual era o alvo ideal de PAM para guiar a terapia de pacientes com choque séptico. Antes desse estudo, as recomendações do Surviving Sepsis Campaign eram a de manter uma PAM ≥ 65 mmHg com grau 1C (forte recomendação, com baixo nível de evidência). O mesmo documento sugeria manter níveis de PAM mais elevados em pacientes com aterosclerose manifesta ou hipertensão arterial crônica. Esses conceitos eram fundamentados em dados retrospectivos, ou mesmo fisiológicos, até a publicação de um estudo prospectivo observacional que incluiu 217 pacientes, publicado no *Critical Care* em 2011 por Badin et al. Esse trabalho observou uma associação entre níveis de PAM mais baixos com o desenvolvimento de lesão renal aguda nas 72 horas subsequentes. O SEPSISPAM foi desenvolvido para testar essa hipótese de forma prospectiva com intervenção controlada e randomização.

Em qualquer estudo em que a intervenção consiste em um alvo fisiológico (p. ex., alvo PAM baixo *versus* alto), é necessário, antes que qualquer análise, avaliar se houve, de fato, uma boa separação entre o grupo controle e intervenção, em relação ao parâmetro estudado. No SEPSISPAM, tanto o grupo controle quanto o intervenção obtiveram níveis de PAM acima dos predefinidos. No entanto, houve uma diferença estatisticamente significativa entre a pressão arterial média ao longo dos primeiros 7 dias entre os grupos (p = 0,02 por meio de análise de medidas repetidas), o que torna possível a interpretação dos seus resultados. Além de não obter redução na mortalidade, o alvo de PAM mais elevado aumentou a necessidade de drogas vasoativas e, com isso, a incidência de taquiarritmias. Essa relação é consistente na literatura em outros estudos (p. ex., SOAP II). Neste estudo, o subgrupo de pacientes hipertensos no grupo com alvo de PAM mais baixo, apresentou maior incidência de lesão renal aguda (52% × 38,9%; p = 0,02) e necessidade de diálise nos primeiros 7 dias (42,2% × 31,7%; p = 0,046). Isso gerou grande discussão acerca do alvo de PAM nos pacientes com hipertensão arterial crônica (HAS), com sugestões de manter um alvo de PAM maior nessa população. É importante notar que a mortalidade em 28 dias no estudo (34,0% grupo controle e 36,6% grupo intervenção) foi substancialmente menor do que a mortalidade esperada no cálculo amostral (45%), o que reduziu o poder do estudo.

O 65 Trial, publicado em 2020, foi um RCT envolvendo 65 UTIs do Reino Unido, incluindo apenas pacientes com ≥ 65 anos de idade. Para serem incluídos, os pacientes deveriam estar em uso de drogas vasoativas por no máximo 6 horas, após expansão volêmica adequada. No grupo intervenção, o objetivo era manter um alvo de PAM entre 60 e 65 mmHg, enquanto, no grupo controle, o manejo de vasopressores foi realizado conforme cuidado habitual. Foi calculada uma amostra necessária de 2.600 pacientes para obter um poder de 90% em demonstrar diferenças entre os grupos. O desfecho primário foi mortalidade em 90 dias. Após randomização, houve perda de 5% dos pacientes em função de retirada de consentimento ou perda de seguimento. Assim, o estudo terminou com uma amostra final de 2.464 pessoas. Nos resultados, não houve diferença entre os grupos no desfecho primário ou qualquer dos desfechos secundários (necessidade de hemodiálise, ventilação mecânica, declínio cognitivo ou qualidade de vida). Conforme esperado, houve menor uso de vasopressores no grupo intervenção. De forma curiosa e provavelmente ao acaso, o subgrupo de pacientes com HAS crônica incluídos no grupo com meta de PAM entre 60 e 65 mmHg, apresentou menor mortalidade em relação ao grupo com meta de PAM habitual (resultados conflitantes aos encontrados no SEPSISPAM). Isso ressalta a importância de lembrar que desfechos secundários, ou análises de subgrupo, servem apenas para gerar hipóteses.

Referências

- Asfar P, Meziani F, Hamel JF, et al. High versus low blood-pressure target in patients with septic shock. N Engl J Med. 2014;370(17):1583-1593.
- Lamontagne F, Richards-Belle A, Thomas K, et al. Effect of Reduced Exposure to Vasopressors on 90-Day Mortality in Older Critically Ill Patients With Vasodilatory Hypotension: A Randomized Clinical Trial. JAMA. 2020;323(10):938-949.

Estudo
Cateter nasal de alto fluxo na insuficiência respiratória aguda

| **Título** | *High-flow oxygen through nasal cannula in acute hypoxemic respiratory failure (FLORALI)* |

Revista: The New England Journal of Medicine (2015).

Autores: Frat J-P, Thille AW, Mercat A, Girault C, Ragot S, Perbet S, Prat G et al.

Resumo

Estudo randomizado, prospectivo, multicêntrico, não-cegado, com análise por intenção de tratar. O estudo avaliou o efeito de cateter nasal de alto fluxo versus oxigênio suplementar versus ventilação não invasiva em pacientes com insuficiência respiratória aguda.

Critérios de inclusão
- Todos os seguintes: > 18 anos, frequência respiratória > 25 irpm, relação $PaO_2/FiO_2 \leq$ 300 em suporte de oxigênio $\geq$ 10 L/min. por > 15 minutos, $pCO_2 \leq$ 45 mmHg, ausência de história de insuficiência respiratória crônica.

Critérios de exclusão
- pCO_2 > 45 mmHg, exacerbação de asma ou doença pulmonar obstrutiva crônica, edema pulmonar cardiogênico, neutropenia grave, instabilidade hemodinâmica/uso de vaso-pressores, Escala de Coma de Glasgow $\leq$ 12, contraindicação a VNI, indicação de IOT imediata, diretivas definidas de não intubação.

Cálculo da amostra

Assumindo uma taxa de IOT de 60% no grupo oxigenioterapia convencional, com base em RCTs prévios, foi calculado que a inclusão de 300 pacientes forneceria um poder de 80%, para demonstrar uma redução absoluta de risco de 20% no desfecho primário entre os grupos, com um erro alfa bicaudado de 0,05.

Grupos

Três grupos:
- Cânula nasal de alto fluxo (CNAF).
- Ventilação não invasiva ($\geq$ 8 h/dia) intercalada.
- Máscara não-reinalante com fluxo $\geq$ 10 L/min.

Foi definido o alvo de SatO2 $\geq$ 92% em todos os grupos.

Métodos

❚ **Número de pacientes:** 310.

❚ **Desfecho primário:** Proporção de pacientes submetidos à intubação orotraqueal em 28 dias.

❚ **Desfechos secundários:** Mortalidade por qualquer causa em 90 dias; dias livres de ventilação mecânica em 28 dias; mortalidade na UTI; duração de internação na UTI.

❚ **Desfechos de segurança:** Novo choque séptico; pneumonia associada aos cuidados de saúde; arritmia cardíaca; parada cardiorrespiratória.

❚ **Seguimento:** 90 dias.

População

	CNAF	Suporte convencional	VNI
Idade (anos)	61	59	61
Sexo masculino (%)	75	63	74
SAPS II – média	25	24	27
Causa da IRpA (%)			
❚ Pneumonia comunitária	71	57	69
❚ Pneumonia associada aos cuidados de saúde	12	13	12
❚ Sepse extrapulmonar	4	5	7
❚ Aspiração ou afogamento	3	1	2
❚ Pneumonia associada à imunossupressão	6	4	10

Resultados

	CNAF	Suporte convencional	VNI	OR ou HR convencional × CNAF	OR ou HR VNI × CNAF	*p*-valor
Desfecho primário						
❚ IOT em 28 dias – %	38%	47%	50%	1,45 (0,83 a 2,55)	1,65 (0,96 a 2,84)	0,18
Subgrupo com $PaO_2/FiO_2 \leq 200$						
❚ IOT em 28 dias – %	35%	53%	58%	2,07 (1,09 a 3,94)	2,57 (1,37 a 4,84)	0,009
❚ Dias livres de ventilação mecânica (média)	24	21	18			< 0,001
Desfechos secundários – População geral						
❚ Dias livres de ventilação mecânica (média)	24	22	19	2,01 (1,01 a 3,99)	2,50 (1,31 a 4,78)	0,02
❚ Mortalidade em 90 dias	12%	23%	28%			0,02

Conclusões

O CNAF não foi capaz de promover diferença estatisticamente significativa no desfecho primário (IOT em 28 dias), em comparação com o grupo suporte convencional (máscara não-reinalante com fluxo ≥ 10 L/min) ou VNI (ventilação não invasiva ≥ 8 h/dia, intercalada com CNAF). No entanto, houve redução significativa no desfecho secundário de mortalidade em 90 dias, no grupo CNAF.

Perspectivas

O benefício da ventilação não invasiva com pressão positiva já é bem estabelecido no paciente com doença pulmonar obstrutiva crônica. No entanto, em pacientes com insuficiência respiratória hipoxêmica ainda não existiam estudos prospectivos para avaliar os efeitos da ventilação não invasiva ou CNAF.

O FLORALI não demonstrou diferença no desfecho primário de IOT em 28 dias. Alguns fatores podem ter reduzido o poder do estudo, como a taxa de IOT encontrada nos pacientes do grupo oxigenioterapia convencional (47%), menor do que a esperada (60%), utilizada no cálculo amostral.

O grupo VNI também apresentou um número expressivo de desvios no protocolo. A intervenção programada era de 8 horas por dia em VNI. No entanto, o *interquartile range* (IQR) de tempo em VNI foi de 4 a 12 horas no 1º dia, e 4 a 13 horas no 2º dia. Isso demonstra que 25% dos pacientes permaneceram menos de 4 horas por dia em VNI, reduzindo a magnitude do efeito da intervenção.

No entanto, observa-se consistência no benefício do CNAF em outros desfechos secundários, centrados no paciente. Houve redução da mortalidade em 90 dias e aumento nos dias livres de ventilação mecânica. A análise *post-hoc* do subgrupo de pacientes com relação PaO_2/FiO_2 ≤ 200 demonstrou redução de IOT em 28 dias e aumento nos dias livres de ventilação mecânica, com significância estatística mais robusta nessa amostra de pacientes mais graves.

Outro interessante fator avaliado, com resultados apresentados na tabela S5 do suplemento do trabalho, foi que o uso de CNAF promoveu redução significativa da dispneia e aumento no conforto dos pacientes, em comparação com a VNI e o suporte convencional de oxigênio.

Neste estudo, mesmo com o desfecho primário ter sido negativo, os outros achados apontam pra um resultado benéfico do CNAF. No entanto, como os principais benefícios foram demonstrados em desfechos secundários ou análises *post-hoc*, esses achados devem ser confirmados em estudos prospectivos posteriores.

Referência

- Frat JP, Thille AW, Mercat A, et al. High-flow oxygen through nasal cannula in acute hypoxemic respiratory failure. N Engl J Med. 2015;372(23):2185-2196.

Estudo

Antibiótico pré-hospitalar na ambulância para sepse: um ensaio clínico multicêntrico aberto randomizado

Título	*Prehospital antibiotics in the ambulance for sepsis: a multicentre, open label, randomised trial*

Revista: The Lancet (2017)

Autores: Alam N, Oskam E, Stassen PM, et al.

Desenho do estudo

Ensaio clínico randomizado, multicêntrico na Holanda, aberto e análise intenção de tratar com o objetivo de comparar o uso de antibiótico pré-hospitalar versus no departamento de emergência em pacientes com suspeita de sepse

Critérios de inclusão:
- Adultos com 18 anos ou mais que foram atendidos pelo serviço de ambulância com critérios de sepse (SIRS + suspeita de infecção)

Critérios de exclusão:
- Gestantes, alergia a ceftriaxona ou beta-lactâmicos, suspeita de infecções de próteses foram excluídos

Cálculo de amostra

Foi antecipado uma redução de 6% na mortalidade com o antibiótico precoce. Com um poder de 80% e um alfa de 5%, foi considerado 2144 pacientes. Foi levado em conta também 4 análises interinas.

Grupos

- Antibiótico precoce: hemocultura seguida de ceftriaxona 2g EV na ambulância.
- Controle: fluxo usual (antibiótico no hospital)

Métodos

- **Número de pacientes:** 2698 incluídos
- **Desfecho primário:** mortalidade em 28 dias

Desfecho secundário: erros diagnósticos, mortalidade em 90 dias, tempo de internação hospitalar, admissão na UTI, tempo de internação em UTI, tempo para antibióticos, efeitos adversos, dados microbiológicos e qualidade de vida.

Seguimento (se disponível): até 90 dias

População

	Cuidado Usual	Antibiótico Precoce
Idade (anos)	72,5	73,0
Sexo feminino (%)	43	42
Escore de comorbidades	1	1
Escore de News 0 1-4 5-6 7 ou mais	<1% 19% 31% 50%	0% 19% 30% 51%
qSOFA 0-1 2-4	83% 17%	78% 22%
Sepse não severa (%) Sepse severa (%) Choque séptico (%)	37% 58% 3%	30% 57% 4%

Resultados

	Controle	Intervenção	Valor de p
Mortalidade em 28 dias (%)	8	8	-0.78
Tempo para antibiótico	70 min após chegada no PS	26 min antes da chegada no PS	
Tempo de internação (dias)	6	6	0.12
Tempo na UTI (dias)	3	4	0.28
Readmissao (%)	10	7	0.19

Conclusões

Antibióticos na ambulância por uma equipe treinada em reconhecimento precoce de sepse não parece ter benefício no cuidado dos pacientes com sepse.

Perspectivas

Apesar do Surviving Sepsis Campaign ter defendido o início da antibioticoterapia na primeira hora do diagnóstico de sepse ou choque séptico de 2004 até 2020, essa recomendação antiga nunca teve um suporte fortemente embasado. Esse estudo, que incluiu pacientes no ambiente pré-hospitalar foi o primeiro ensaio clínico sobre o assunto e foi um dos grandes estudos para embasar o novo guideline do surviving sepsis campaign em ser menos agressivo no início precoce de antibióticos.

O primeiro estudo que mostrou provável benefício de antibiótico precoce na sepse foi feito por Kumar et al. Nele foram incluídos pacientes admitidos desde 1989 a 2004 e foi um estudo retrospectivo em pacientes com choque séptico. Ele demonstrou que o atraso do antibiótico estava associado a piores desfechos. Desde esse estudo, outros estudos retrospectivos foram publicados mostrando provável benefício do uso de antibiótico precoce, mas não havia, até 2017, nenhum ensaio clínico randomizado pois seria considerado antiético. Então surgiu o estudo aqui descrito, chamado Phantasi, que abordou a brilhante ideia de iniciar o antibiótico bem precocemente na ambulância e que não mostrou benefício no uso precoce de antibiótico.

Vale ressaltar em detalhes os motivos pelos quais o uso muito precoce de antibióticos não necessariamente é benéfico. Frente a um paciente hipotenso, o médico da linha de frente pode assumir que a causa do quadro é infecciosa, sem cogitar diagnósticos diferenciais (fechamento prematuro), com tratamento absolutamente diferente. Assim, muitos pacientes iriam receber antibióticos de forma desnecessária, ou com espectro demasiado amplo. Esse segundo ponto acarreta aumento na multirresistência microbiana e aumento de custos para o sistema de saúde.

Outros estudos dão suporte ao Phantasi. Uma análise post-hoc do estudo ARISE, que é discutido neste livro, foi publicada em 2021 com o objetivo de analisar essa mesma discussão. Nesse estudo, a mediana de tempo para início de antibióticos foi de 69 minutos (IQR 39 a 112 minutos) a partir do momento de chegada do paciente na emergência. Foram comparados pacientes com início da medicação em menos de 1 hora versus mais de 1 hora, após chegada no departamento de emergência. Como esperado, pacientes mais graves tiveram uma tendência a receber terapia mais precocemente, de forma que a análise do desfecho primário (mortalidade em 90 dias), precisou ser ajustada pela gravidade do quadro. Não foi encontrada diferença na mortalidade entre pacientes com início de antibióticos em menos de 1 hora e aqueles com início entre 1 e 6 horas (HR 1,21; IC 95% 0,90 a 1,63; log-rank p = 0,21).

Em resumo, é inquestionável a importância do início rápido de antibióticos nos pacientes sépticos. No entanto, não há embasamento sólido para o início de antibióticos em menos de 1 hora, ainda recomendado em algumas diretrizes. Frente às evidências atuais, precisamos racionalizar que talvez exista uma janela de tempo ideal, que não é necessariamente de apenas 1 hora, para iniciar essa terapia. A ampliação desse intervalo nos permite tempo hábil para priorizar a ressuscitação inicial dos pacientes, refinar a investigação de diagnósticos diferenciais, coletar culturas de sítios apropriados e escolher o antibiótico com espectro mais seletivo possível para o sítio suspeito/confirmado. No último guideline, o Surviving Sepsis Campaign ampliou o tempo para antibiótico para 3 horas caso o paciente não esteja chocado ou sepse não seja a hipótese mais provável.

Referências

- Alam N, Oskam E, Stassen PM, et al. Prehospital antibiotics in the ambulance for sepsis: a multicentre, open label, randomised trial. Lancet Respir Med. 2018;6(1):40-50.

- Kumar A, Roberts D, Wood KE, et al. Duration of hypotension before initiation of effective antimicrobial therapy is the critical determinant of survival in human septic shock. Crit Care Med. 2006;34(6):1589-1596.

- Bulle, E.B.; Peake, S.L.; Finnis, M.; Bellomo, R.; Delaney, A.; Investigators, A.; Investigators, A.; Committee, A.W.; Peake, S.; Delaney, A. Time to antimicrobial therapy in septic shock patients treated with an early goal-directed resuscitation protocol: A post-hoc analysis of the ARISE trial. Emerg. Med. Australas. 2021, 33, 409–417.

Estudo
Cristaloides balanceados *versus* soro fisiológico em adultos críticos

Título	*Balanced crystalloids versus saline in critically ill adults (SMART)*

Revista: The New England Journal of Medicine – NEJM (2018).

Autores: Semler MW, Self WH, Wanderer JP, Ehrenfeld JM, Wang L, Byrne DW et al.

Resumo

Ensaio clínico randomizado em cluster, não-cego, unicêntrico, que comparou o uso de cristaloides balanceados com soro fisiológico em pacientes criticamente doentes.

Critérios de inclusão
▌ pacientes com 18 ou mais anos de idade; internação na UTI. Os pacientes que tivessem alta, mas posteriormente retornassem à UTI, poderiam ser rerandomizados.

Cálculo da amostra

Ao todo, 14.000 pacientes para detectar uma diferença relativa de 12% no desfecho primário renal, considerando uma incidência basal de 22%, com poder estatístico de 90%.

Grupos
◼ Soro fisiológico 0,9%.
◼ Ringer lactato ou plasma lyte (escolha do médico).

Métodos
▌ **Número de pacientes:** 15.802.

▌ **Desfecho primário – chamado de eventos adversos renais maiores:** composto de morte; início de terapia substitutiva renal; disfunção renal persistente (creatinina final da internação pelo menos 200% maior que a basal).

▌ **Desfechos secundários:** morte antes da alta da UTI ou até 30 dias ou até 60 dias; dias livres de UTI; dias livres de ventilação mecânica; dias livres de vasopressores; dias vivos e livres de TSR até 28 dias após randomização; uso de TSR; creatinina mais alta durante internação; mudança da creatinina basal até creatinina mais alta durante internação; creatinina final antes da alta hospitalar.

▌ **Seguimento:** 30 dias ou alta hospitalar, o que viesse antes.

População

Característica	Grupo solução balanceada	Grupo soro fisiológico
Idade (anos)	58	58
Sexo masculino (%)	57,2	58
Raça branca – N (%)	80,4	80,4
Condições renais coexistentes – (%):		
▪ DRC estágio 3 ou maior	17,5	17,3
▪ TSR prévia	4,8	5,1
Internação na UTI vinda de – (%):		
▪ Departamento de emergência	50,1	50,9
▪ Sala cirúrgica	21,8	21,0
▪ Outro hospital	13,1	13,0
▪ Unidade de internação	9,9	9,9
▪ Ambulatório	4,6	4,6
▪ Outra UTI do mesmo hospital	0,6	0,7
Diagnóstico de admissão na UTI – (%):		
▪ Sepse ou choque séptico	14,7	14,9
▪ Trauma cranioencefálico	8,8	8,5
Ventilação mecânica – (%)	34,3	34,7
Vasopressores (%)	26,4	26,2
Creatinina de base – mg/dL	0,89	0,89
IRA estágio 2 ou maior – (%)	8,6	8,2

Resultados

Os dois grupos receberam volumes semelhantes dos cristaloides do estudo e de outros fluidos. Uma porcentagem pequena (3 a 4% em cada grupo) recebeu o cristaloide do outro grupo, por conta de o paciente ter permanecido na UTI na troca de um mês para outro. O desenho do estudo ditava que, a cada mês, o fluido de escolha em determinada UTI fosse alternando entre os dois grupos possíveis.

Menos pacientes no grupo de cristaloides balanceados atingiram níveis de cloro acima de 110 mEq/L ou bicarbonato abaixo de 20 mEq/L.

Desfecho primário

Desfecho primário	Grupo solução balanceada	Grupo soro fisiológico	Medida de associação (razão de chances)
Eventos adversos renais maiores	14,3%	15,4%	0,91 (IC 0,84 a 0,99)

A diferença foi maior nos pacientes que receberam maior volume das soluções e nos pacientes com sepse (mortalidade em 30 dias – OR 0,8 [IC 0,67 a 0,94]).

Conclusões

O uso de solução balanceada em pacientes de UTI, em comparação com soro fisiológico, levou a uma menor incidência de eventos adversos renais maiores.

Perspectivas

Uma das intervenções mais comuns da Medicina é a infusão de fluidos, quando se julga que haverá um benefício hemodinâmico dessa intervenção. Existem algumas dúvidas em relação a essa intervenção, principalmente: como julgar se um paciente precisa receber uma infusão de fluidos? Qual fluido utilizar? Aqui, nos atemos às tentativas de responder a segunda pergunta. Há estudos com animais e humanos mostrando o potencial risco de se usar fluidos com alto conteúdo de cloreto, como é o soro fisiológico. Isso teria efeitos principalmente na geração de acidose metabólica e insuficiência renal aguda, por mecanismos ainda discutidos, mas que podem envolver redução da perfusão renal via *feedback* túbulo-glomerular. Faz sentido, então, a existência de estudos clínicos que tentam demonstrar se há alguma diferença no uso de diferentes tipos de fluidos em desfechos clínicos relevantes, principalmente relacionados ao sistema renal.

O estudo SMART envolveu pacientes de UTI que foram randomizados para receber soluções balanceadas, como *PlasmaLyte* e ringer lactato ou soro fisiológico. Diferentemente dos estudos que avaliaram o uso de coloides contra cristaloides, que utilizaram mortalidade total como desfecho primário,neste estudo ele foi um composto chamado "eventos adversos renais maiores". Isso evidentemente aumenta a probabilidade de que um estudo tenha poder estatístico para encontrar uma diferença real entre os grupos. O desfecho pode receber críticas por colocar como iguais desfechos clínicos de magnitudes diferentes (morte é mais grave que piora de função renal). Entretanto, pode-se dizer que, ao menos, todos os componentes do desfecho são relevantes e acontecimentos que os pacientes gostariam de evitar.

A redução absoluta do risco (1,1%) parece pequena em um primeiro momento, porém, se pensarmos que é uma intervenção realizada diariamente em milhões de pessoas ao redor do mundo, o resultado ganha importância e traz uma mudança de paradigma importante. Além disso, a mediana de volume recebida pelos dois grupos ao longo do estudo foi em torno de 1.000 mL por paciente, sugerindo que mesmo uma dose pequena do tratamento pode ter gerado uma diferença significativa no desfecho. Diante de uma possibilidade de benefício, mesmo que individualmente pequena, sem agregação de risco, houve uma mudança gradual na escolha do cristaloide de escolha nos hospitais. Antigamente, era muito comum que os médicos utilizassem soro fisiológico quase exclusivamente e, ao longo do tempo, isso foi mudando para um uso cada vez menor desse fluido e maior dos fluidos balanceados.

Outros estudos encontraram resultados semelhantes (vide tabela a seguir). O principal destaque fica por conta do estudo SALT-ED, que foi feito como um estudo-irmão do SMART, porém com dados referentes a pacientes do pronto-socorro que foram para as unidades de internação e não para a UTI. As particularidades desse estudo são: o grupo solução balanceada recebeu quase sempre ringer lactato, portanto, é mais justo encararmos como um trial de ringer lactato *versus* soro fisiológico; o desfecho primário foi dias livres de hospitalização, sendo que os eventos adversos renais maiores foram desfecho secundário. O estudo BASICS, realizado no Brasil, recrutou 11052 pacientes e mostrou não haver diferença entre o ringer lactato e o soro fisiológico. Recentemente o PLUS, realizado pela ANZICS, randomizou 5037 pacientes e também não mostrou diferença de mortalidade. Outro estudo ainda em andamento é o FISSH, que avaliará especificamente o uso de ringer lactato versus soro fisiológico em pacientes sépticos.

Recentemente, uma meta-análise de dados individuais compilou todos os resultados dos estudos aqui citados e outros menores (um total de 13 estudos, sendo 6 considerados de alta qualidade). A análise realizada usando *random-effects* não mostrou diferença entre os cristaloides balanceados e o soro fisiológico. No entanto, quando avaliado pela análise Bayesiana, mostrou-se uma probabilidade de 89.5% de que as soluções balanceadas estariam associadas a menor mortalidades quando comparadas com soro fisiológico. Dessa forma, o uso de cristaloides balanceados aparenta ter um possível benefício quando comparado com soro fisiológico. Deve-se ressaltar que a única exceção em que as soluções balanceadas não devem ser utilizadas são em pacientes com TCE.

Tabela com resumo dos estudos sobre cristaloides

	SMART	SALT-ED	SPLIT	BASICS	PLUS
Ano	2018	2018	2015	2021	2022
População	Pacientes críticos advindo de locais diversos dentro do hospital	Pacientes da unidade de emergência que foram posteriormente hospitalizados fora da UTI	Pacientes críticos advindos principalmente do centro cirúrgico	Pacientes críticos advindo de locais diversos	Pacientes críticos advindo de locais diversos
Grupos	Soluções balanceadas *versus* soro fisiológico	Soluções balanceadas *versus* soro fisiológico	Soluções balanceadas *versus* soro fisiológico	Ringer Lactato *versus* soro fisiológico	*PlasmaLyte versus* soro fisiológico
Conclusão	Redução absoluta do risco de 1,1% nos eventos adversos renais maiores NNT = 91	Desfecho primário (número de dias livres de hospitalização) negativo. Desfecho secundário (eventos adversos renais maiores) com redução absoluta do risco de 0,9%	Sem diferença no desfecho primário de insuficiência renal aguda	Sem diferença no desfecho de mortalidade	Sem diferença no desfecho primário de mortalidade

Referências

- Semler MW, Self WH, Wanderer JP, et al. Balanced Crystalloids versus Saline in Critically Ill Adults. N Engl J Med. 2018;378(9):829-839.

- Self WH, Semler MW, Wanderer JP, et al. Balanced Crystalloids versus Saline in Noncritically Ill Adults. N Engl J Med. 2018;378(9):819-828.

- Young P, Bailey M, Beasley R, et al. Effect of a Buffered Crystalloid Solution vs Saline on Acute Kidney Injury Among Patients in the Intensive Care Unit: The SPLIT Randomized Clinical Trial [published correction appears in JAMA. 2015 Dec 15;314(23):2570]. JAMA. 2015;314(16):1701-1710.

- Zampieri FG, Machado FR, Biondi RS, et al. Effect of Intravenous Fluid Treatment With a Balanced Solution vs 0.9% Saline Solution on Mortality in Critically Ill Patients: The BaSICS Randomized Clinical Trial [published online ahead of print, 2021 Aug 10]. JAMA. 2021;326(9):1-12.

- Finfer S, Micallef S, Hammond N, et al. Balanced Multielectrolyte Solution versus Saline in Critically Ill Adults. N Engl J Med. 2022;386(9):815-826.

Estudo
Efeito do uso do Bougie *versus* intubação orotraqueal na primeira tentativa em pacientes com via aérea difícil sendo submetidos a intubação de emergência - um ensaio clínico randomizado

Título	*Effect of use of a bougie versus endotracheal tube and stylet on first-attempt intubation success among patients with difficult airways undergoing emergency intubation – a randomized clinical trial*

Revista: The Journal of The American Medical Association – JAMA (2018).

Autores: Driver BE, Prekker ME, Klein LR, Reardon RF, Miner JR, Fagerstrom ET et al.

Desenho do estudo

Ensaio clínico randomizado 1:1, multicêntrico, pragmático, não-cegado, dividindo os pacientes em dois grupos – um grupo submetido à intubação orotraqueal (IOT) por meio de tubo orotraqueal com fio guia e o outro associado ao bougie (introdutor de tubo traqueal).

Critérios de inclusão
▌ Pacientes com ≥ 18 anos, em departamento de emergência que seriam submetidos à intubação orotraqueal e que o médico emergencista tivesse indicado a realização de laringoscopia direta ou por vídeo como primeira tentativa.

Critérios de exclusão
▌ Gestantes, presidiários, pacientes com distorção da anatomia da via aérea superior ou das estruturas da glote (p. ex., angioedema, epiglotite, massas laríngeas, malignidade). Isso se deve ao fato de que, em pacientes no último grupo, o uso do *bougie* já havia sido descrito como vantajoso.

Cálculo da amostra

Cálculo da amostra necessária foi realizado fundamentado nos achados de um estudo anterior sobre uso de bougie no Departamento de Emergência, e foi descrito que, para produzir um poder de 80%, uma amostra de 374 pacientes seria necessária, inferindo uma diferença absoluta de 9% em sucesso de primeira tentativa (95 × 86%), em pacientes que apresentaram dificuldade de via aérea, garantindo um alfa de 0,05. Os autores do estudo escolheram utilizar um cálculo de amostra embasado em um subgrupo do estudo, já que análises preventivas estipularam que para diferenciar os grupos completamente a amostra necessária seria muito volumosa.

Grupos

- **Intervenção:** pacientes submetidos à intubação orotraqueal (IOT) por meio de laringoscopia direta ou vídeo associada a *bougie* de 70 cm, 5 mm de diâmetro, maleável e semirrígido, reto, de uso único e ponta acotovelada.

  Duas subdivisões foram estabelecidas: pacientes com obesidade e/ou dificuldade de mobilidade cervical e aqueles sem esses critérios de dificuldade.

  Controle: Pacientes submetidos à IOT por meio de laringoscopia direta ou vídeo, associada a tubo orotraqueal com fio guia.

  Duas subdivisões foram estabelecidas: pacientes com obesidade e/ou dificuldade de mobilidade cervical e aqueles sem esses critérios de dificuldade.

  Todos os outros possíveis fatores envolvidos no procedimento, como escolha do tamanhos dos tubos, drogas sedativas etc., ficavam à discrição do médico emergencista. Se a dificuldade fosse encontrada durante o procedimento, o médico emergencista poderia agir conforme considerasse válido, incluindo realizar *crossover* para o outro grupo.

Métodos

- **Número de pacientes:** 757, porém 380 destes tinham via aérea com preditores de dificuldade.

- **Desfecho primário:** Sucesso de intubação após primeira tentativa: sendo uma tentativa considerada toda vez que a laringoscopia era realizada mesmo se um TOT ou um *bougie* não houvesse sido introduzido na boca do paciente; sucesso foi considerado toda vez que o *cuff* de TOT havia sido colocado após as cordas vocais do paciente.

- **Desfechos secundários:** presença de eventos de hipoxemia: saturação arterial de oxigênio < 90%, ou uma redução da saturação para valores < 10% do inicial; tempo de duração da primeira tentativa: caracterizado pelo tempo entre a inserção e remoção do laringoscópio da boca do paciente; ocorrência de Intubação Esofágica.

- **Desfechos exploratórios:** algumas análises extras foram realizadas por interesse clínico dos pesquisadores: descrição de cliques traqueais.; presença de parada de progressão do *bougie*; resistência à passagem pelas aritenoides; possíveis complicações do procedimento: pneumotórax, laceração labial, broncoaspiração presenciada, sangramentos iatrogênicos, trauma dentário, lesão direta da via aérea.

- **Seguimento:** Após o procedimento de IOT, nenhuma reavaliação foi realizada nos pacientes matriculados no estudo.

População

	Intervenção (N = 381)	Controle (N = 376)
Idade (anos)	46	46
Sexo (masculino) (%)	71	68
IMC (kg/m2)	28	28
FC e PAS, bpm e mmHg	108 e 135	107 e 134
SaO_2 média SaO_2 < 90% SaO_2 < 80%	99% 13% 6%	99% 12% 3%
Indicações para intubação (%) ■ Médica ■ Neurológica ■ PCR ■ Respiratória ■ Choque séptico ■ Trauma ■ Trauma cranioencefálico ■ Outro	 83 > 54 8 > 5 6 17 8 9	 84 > 53 6 > 7 7 16 6 10
Critérios de via aérea difícil (%) Líquido na via aérea (%) Obesidade (%) Imobilização cervical (%) Trauma de face (%) Obstrução de VA (%)	52 22 15 13 5 2	48 18 18 10 3 1
Sedação pré-intubação (%)	89	91
Bloqueio neuromuscular (%)	96	98
Oxigenação apneia (%)	58	60
Intubador (%) ■ Residente ≥ 3 anos ■ Residente ≤ 2 anos ■ Médico emergencista	 83 15 2	 89 10 1
Cormack-Lehane (%) ■ Grau 1 ■ Grau 2 ■ Grau 3 ■ Grau 4	 72 20 7 1	 75 17 6 1
Primeiro dispositivo que entrou na boca após o laringoscópio (%) ■ *Bougie* ■ TOT + fio guia ■ Laringoscópio removido antes da passagem de qualquer dispositivo	 98 1 1	 7 92 2

Resultados

	Intervenção	Controle	Valor de p
Desfecho primário: ■ Sucesso de passagem na primeira tentativa, no subgrupo com via aérea difícil (VAD) (N = 380)	191/198 (96%)	150/182 (82%)	< 0,001
■ Primeira passagem sem hipoxemia no subgrupo VAD (N = 380)	156/191 (82%)	123/177 (69%)	0,006
■ Tempo médio da primeira tentativa em segundos no subgrupo VAD	39	40	0,5
■ Sucesso de passagem na primeira tentativa geral (N = 747)	373/381 (98%)	328/376 (87%)	< 0,001
■ Primeira passagem sem hipoxemia geral (N = 747)	317/371 (85%)	282/366 (77%)	0,003
■ Tempo médio da primeira tentativa em segundos geral	38	36	0,24
Sucesso na primeira tentativa de acordo com a presença de: ■ Líquido na VA ■ Imobilidade cervical ■ Obesidade	79/83 (95%) 49/49 (100%) 55/57 (100%)	55/67 (82%) 28/36 (78%) 51/68 (75%)	0,01 0,001 0,001
■ Sucesso de passagem na primeira tentativa, no subgrupo sem critérios de VAD	182/183 (99%)	178/194 (92%)	< 0,001

Conclusões

Neste ensaio clínico, em especial para pacientes com critérios de via aérea difíceis, a utilização do introdutor de tubo traqueal (*bougie*) na primeira tentativa de IOT por meio de laringoscopia direta ou por vídeo foi associada a uma maior chance de sucesso.

Financiamento

Os autores deste estudo descrevem que receberam financiamento da empresa Securisyn Medical, que é conhecida por produzir dispositivos de manipulação de via aérea.

Perspectivas

O estudo descrito faz parte de uma gama de novos ensaios clínicos que começaram a surgir, em especial no começo dos anos 2000, após o desenvolvimento de recursos modernos para o manejo de vias aéreas, como o videolaringoscópio, o introdutor de tubo traqueal e os dispositivos supraglóticos, com a intenção de criar estratégias mais seguras e mais eficazes para garantir uma via aérea pérvia e protegida, assim como interfaces para ventilação mecânica invasiva.

Nesse contexto, o estudo atual levou em conta diversos estudos pequenos, de cunho observacional, em especial um estudo prévio também de Brian Driver, publicado em 2017 no *Annals of Emergency Medicine*, que descreve 543 IOT em Departamento de Emergência, sendo que, destes, 80% realizaram primeira tentativa com *bougie*, garantindo uma taxa de sucesso de 95%, enquanto os 20% que não utilizaram o *bougie* tiveram apenas 86% de taxa de sucesso, resultado que foi condizente com aquele encontrado no ensaio randomizado atualmente descrito.

Talvez o ponto mais importante a ser descrito deste estudo é o seu próprio desenho, o uso dos pacientes com apenas preditores de via aérea difícil para o cálculo da amostra necessária, reduz parcialmente a validade externa em definir conduta para população geral na ausência desses preditores, mesmo esse resultado tendo sido significativo em análises secundárias.

Um segundo achado a ser comentado é que, em análises exploratórias, o uso do introdutor traqueal não foi associado ao aumento da taxa de complicações, quando comparada à técnica padrão. O que corrobora a opinião do autor de que um grande ensinamento a ser retirado de seus resultados é que provavelmente um aumento no uso do dispositivo na rotina do manejo de via aérea no departamento de emergência deve ser benéfico e sem maiores prejuízos aos pacientes.

Por fim, é muito válido descrever também que, ao se valer dos resultados obtidos por esse estudo para modificar condutas na prática rotineira de IOT, muita cautela deve ser aplicada. Como o próprio autor descreve, a maioria dos médicos que realizou o procedimento dentro desse estudo tinha anos de treinamento, assim como vasta experiência em uso de dispositivos de via aérea, como o bougie. Levando em conta a realidade brasileira, onde esse profissional ainda é incomum, o uso do introdutor traqueal como primeiro método de IOT ainda está longe de ser primeira linha.

Referências

- Driver BE, Semler MW, Self WH, et al. Effect of Use of a Bougie vs Endotracheal Tube With Stylet on Successful Intubation on the First Attempt Among Critically Ill Patients Undergoing Tracheal Intubation: A Randomized Clinical Trial. JAMA. 2021;326(24):2488-2497.
- Driver B, Dodd K, Klein LR, et al. The Bougie and First-Pass Success in the Emergency Department. Ann Emerg Med. 2017;70(4):473-478.e1.

Estudo

Efeitos da estratégia de ressuscitação guiada por perfusão periférica *versus* lactato sérico na mortalidade em 28 dias em pacientes com choque séptico

Título	*Effect of a resuscitation strategy targeting peripheral perfusion status versus serum lactate levels on 28-day mortality among patients with septic shock. The ANDROMEDA-SHOCK randomized clinical trial*

Revista: The Journal of the American Medical Association – JAMA (2019).

Autores: Hernández G, Ospina-Tascón GA, Damiani LP, Estenssoro E, Dubin A, Hurtado J et al.

Desenho do estudo

Ensaio clínico randomizado, aberto, multicêntrico, análise por intenção de tratar que comparou o uso de tempo de enchimento capilar versus lactato como guia no tratamento de pacientes com choque séptico.

Critérios de inclusão

▪ Pacientes com mais de 18 anos, com choque séptico (infecção suspeita ou confirmada, necessidade de vasopressores para PAM > 65 mmHg a despeito de 20 mL/kg de fluidos e lactato > 2 mmol/L), admitidos à UTI.

Critérios de exclusão

▪ Sangramento ativo, síndrome do desconforto respiratório do adulto, pacientes com diretivas contrárias à ressuscitação, gestação, cirurgia ou diálise nas primeiras 8 horas do diagnóstico do choque séptico, cirrose child B ou C , neoplasia hematológica, mais de 4 horas para randomização após diagnóstico de choque séptico.

Cálculo da amostra

Baseado na literatura, pacientes com hiperlactatemia e disfunção circulatória tem mortalidade de 40%. Considerando um poder de 90%, um alfa de 5% e uma redução de mortalidade de 45% para 30%, chegou-se a 420 pacientes.

Grupos

▪ Terapia guiada por lactato (20% de redução a cada 2 horas) nas primeiras 8 horas.

■ Terapia guiada por tempo de enchimento capilar (normalização do TEC < 3 segundos, checado a cada 30 minutos) nas primeiras 8 horas.

Método

▌ **Desfecho primário:** Mortalidade por todas as causas em 28 dias.

▌ **Desfecho secundário:** Necessidade de ventilação mecânica, necessidade de diálise, dias livres de ventilação mecânica, diálise e de vasopressores, SOFA em 8, 24, 48, 72 horas, insuficiência renal aguda, hipertensão intra-abdominal, fluidos de ressuscitação em 8 horas, balance de fluidos em 8, 24, 48 e 72 horas, mortalidade por todas as causas no hospital e em 90 dias, duração da internação em UTI e hospitalar.

▌ **Número de pacientes:** 424.

▌ **Seguimento:** 90 dias.

População

	Tempo de enchimento capilar	Lactato
Idade (anos)	62	64
APACHE II	21,9	22,7
SOFA	9,7	9,6
Fonte de choque séptico (%) ■ Abdominal ■ Pneumonia ■ Infecção urinária ■ Outras	 34 33 19,8 8,5	 36,3 27,4 21,2 9
Lactato (mmol/L)	4,6	4,5
Tempo de enchimento(s)	5 (4-6)	4 (3-6)

Resultados

	Tempo de enchimento capilar	Lactato	*P*
Mortalidade em 28 dias	34,9%	43,4%	0,06
Mortalidade em 90 dias	41%	46,7%	0,17
Dias livres de ventilação mecânica	14,6	12,7	0,14
Dias livres de diálise	18,5	16,9	0,31
Dias livres de vasopressores	16,7	15,1	0,18
Uso de diálise	14,2%	19,8%	0,15

Conclusões

O uso do tempo de enchimento capilar como guia terapêutico em pacientes com sepse, utilizando o tempo de enchimento capilar, não levou à menor mortalidade em 28 dias quando comparado por guia terapêutica com lactato.

Perspectivas

É sabido que níveis elevados de lactato ou persistentemente elevados a despeito do manejo em pacientes sépticos está fortemente associado à mortalidade. O Surviving Sepsis Campaign recomenda o uso do lactato para guiar a terapêutica no pacientes sépticos apesar de colocar como recomendação fraca e embasada em evidência de baixa qualidade. Na prática clínica, o que se vê é o uso do lactato para guiar a terapia na maioria dos centros pelo Brasil. O clareamento do lactato, definido como uma queda de 10 a 20% em um intervalo de 1 a 6 horas (dependendo da fonte da literatura) está relacionado com melhora na sobrevida. O estudo LACTATE, publicado em 2010 no Blue Journal, mostrou que usar o lactato como guia terapêutica no paciente séptico *versus* manejo usual levou a uma redução de 43,5 a 33,9% na mortalidade durante internação hospitalar, no entanto, sem diferença da mortalidade em 28 dias. O grupo do lactato foi tratado mais agressivamente com mais fluidos e drogas vasoativas. No entanto, ao se observar a curva de lactato em ambos os grupos, não se notou diferença. Levanta-se a questão: se não houve diferença de lactato em ambos os grupos, por que um grupo teve menor mortalidade e por que o manejo foi tão diferente? Os próprios autores indagam isso na discussão do artigo.

Outro artigo de relevância a respeito do assunto é o EM-SHOCK, publicado em 2010 no *JAMA*. Ele comparou o manejo da sepse guiado por pressão venosa central e PAM *versus* pressão venosa central, PAM e *clearance* de lactato. No estudo, com 300 pacientes, não houve diferença em usar o lactato ou não.

Em 2019, novamente no *JAMA*, foi publicado o ANDROMEDA. O uso de tempo de enchimento capilar não foi estatisticamente superior ao uso de *clearance* de lactato em relação a mortalidade em 28 dias. No entanto, houve uma redução de mortalidade de 8,5% com um p de 0,06. Talvez a amostra não tenha sido grande o suficiente para mostrar um resultado estatisticamente significativo (erro tipo II), uma vez que eles esperavam uma redução de 15%. Além disso, o impacto do protocolo levou a medidas terapêuticas menos agressivas como redução da administração de fluidos, drogas vasoativas e um lactato menor em 48 e 72 horas (o que talvez seja por menor uso de adrenalina). A respeito dos outros desfechos secundários, não houve nenhuma diferença. Vale ressaltar que, no grupo do TEC, os pacientes eram reavaliados a cada 30 minutos, enquanto no do lactato a cada 2 horas. Talvez o benefício obtido no grupo do tempo de enchimento capilar não seja decorrente do uso do TEC como guia terapêutica, mas de estar mais presente à beira-leito e reavaliando o paciente mais frequentemente.

Enfim, os métodos de reavaliar a resposta de pacientes em sepse permanecem a definir, mas as evidências sugerem que a individualização do tratamento e seguimento à beira leito parecem levar a melhor resposta nesses pacientes.

Referências

- Hernández G, Ospina-Tascón GA, Damiani LP, et al. Effect of a Resuscitation Strategy Targeting Peripheral Perfusion Status vs Serum Lactate Levels on 28-Day Mortality Among Patients With Septic Shock: The ANDROMEDA-SHOCK Randomized Clinical Trial. JAMA. 2019;321(7):654-664.

- Jones AE, Shapiro NI, Trzeciak S, et al. Lactate clearance vs central venous oxygen saturation as goals of early sepsis therapy: a randomized clinical trial. JAMA. 2010;303(8):739-746.

- Jansen TC, van Bommel J, Schoonderbeek FJ, et al. Early lactate-guided therapy in intensive care unit patients: a multicenter, open-label, randomized controlled trial. Am J Respir Crit Care Med. 2010;182(6):752-761.

Estudo

Uso de ventilação com bolsa-válvula-máscara (BVM) durante intubações orotraqueais de pacientes críticos

Título	*Bag-mask ventilation during tracheal intubation of critically ill adults.*

Revista: The New England Journal of Medicine – NEJM (2019).

Autores: Casey JD, Janz DR, Russell DW, Vonderhaar DJ, Joffe AM, Dischert KM et al. for the PreVent Investigators and the Pragmatic Critical Care Research Group.

Desenho do estudo

Ensaio clínico randomizado, multicêntrico nos EUA, não-cegado, com dois grupos ocorrendo em paralelo análise por intenção de tratar.

Critérios de inclusão
▌ Pacientes adultos (>18 anos), internados em unidades de terapia intensiva (UTI), que seriam submetidos à intubação orotraqueal por meio de laringoscopia.

Critérios de exclusão
▌ Presidiários, pacientes gestantes, pacientes com necessidade imediata de manejo de via aérea, em que o protocolo de randomização poderia atrasar o procedimento, ou se o médico assistente determinasse que ventilação por meio de BVM já apresentava indicação clínica, como no caso de hipoxemia grave ou contraindicado no caso de risco de aspiração, hematêmese ou hemoptise.

Cálculo da amostra

Considerando um poder de 90%, com um erro alfa de 0,05, foi calculada uma amostra inicial necessária de 350 pacientes, sendo esta aumentada para 400, ponderando o grande desvio padrão esperado.

Grupos

■ **Intervenção:** pacientes nesse grupo eram submetidos à ventilação por meio de BVM após a indução de sequência rápida e antes da primeira laringoscopia. Nessa fase, oxigênio suplementar a 15 L/min era acoplado ao dispositivo, assim como um dispositivo criador de PEEP mantido entre 5 e 10 CmH_2O, além disso, via aérea orofaríngea, e a manobra de hiperextensão do pescoço eram utilizadas para abertura de via aérea. O selamento por meio de técnica de duas mãos também era feito e, por fim, 10 ventilações eram realizadas com pressão necessária apenas para elevar o tórax do paciente.

Controle: Para pacientes no grupo não-ventilado, na fase após indução não era permitido ventilações, exceto quando o paciente evoluia com hipoxemia (SaO_2 < 90%) durante a laringoscopia, nesse momento como resgate.

Outros aspectos do manejo de via aérea, como drogas sedativas, técnicas de reoxigenação ou oxigenação apneica, eram indicadas para ambos os grupos conforme critério do médico assistente.

Método

- **Número de pacientes:** 401.

- **Desfecho primário:** Menor índice de saturação de oxigênio (SaO_2) observado no intervalo entre indução e 2 minutos após a intubação orotraqueal.

- **Desfechos secundários:** Presença de hipoxemia grave. Observação: sendo considerado grave se em qualquer momento tivesse sido identificada uma saturação de oxigênio < 80%; variáveis de segurança (valor mais baixo encontrado entre 6 e 24 horas após a intubação).

- **Desfechos exploratórios:** presença de broncoaspiração, dada como positiva quando relatada pelo médico assistente ou presença de opacidade nova em radiografia de tórax nas primeiras 48 horas após o procedimento.

- **Seguimento:** 28 dias ou até alta hospitalar.

População

	Intervenção – BVM (N = 199)	Controle – NV (N = 202)
Idade (anos)	59	60
Sexo (masculino) (%)	59,3	53,5
IMC (kg/m2)	27,1	27,6
APACHE *score* médio	22	22
Uso de vasopressores (%)	17,6	19,8
Indicação da IOT (%)		
■ Insuficiência respiratória Hipoxêmica	58,8	57,4
■ Insuficiência respiratória Hipercápnica	19,6	27,2
■ Proteção de VA por rebaixamento do nível de consciência	37,2	37,6
■ Para realização de procedimento	10,6	6,4
Presença de critérios de via aérea difícil (VAD) (%)	47,7	50,5

	Intervenção – BVM (N = 199)	Controle – NV (N = 202)
Presença de fatores de risco para aspiração (%)	61,8	57,9
Uso de VNI em modo BiPAP em até 6 h antes (%)	22,1	28,2
Média da SaO$_2$ nas últimas 6 h (%)	91	92

Resultados

	Intervenção	Controle	Valor de *p*
Desfecho primário: ■ Média das menores SaO$_2$	96%	93%	0,01
Desfecho secundário: ■ SaO$_2$ < 80%	10,9%	22,8%	Não calculado
Desfecho secundário: ■ Broncoaspiração notificada pelo intubador	2,5%	4%	0,41
Desfecho secundário: ■ Opacidade nova em radiografia em até 48 h	16,4%	14,8%	0,73
Desfechos de segurança entre 6 e 24 h (médias): ■ Menor SaO$_2$ ■ Maior FiO$_2$ ■ Maior PEEP, em MmHg	94% 0,5 5	94% 0,5 5	0,99 0,29 0,73

Conclusões

Em ambiente de UTI, paciente críticos submetidos à intubação orotraqueal em que a ventilação por meio de BVM foi realizada como forma de maximizar oxigenação antes da laringoscopia tiveram maiores índices de SaO$_2$ do que aqueles não ventilados.

Financiamento

O Instituto Vanderbilt de Pesquisa Clínica e Translacional é descrito como financiador da pesquisa, porém o autor relata que as instituições descritas como financiadoras não participaram do estudo, nem em sua concepção, nem em seu desenho, nem na sua condução.

Perspectivas

Diversos questionamentos devem ser levantados ao analisar o resultado do ensaio clínico disposto, em especial o contexto clínico em que foram descritos os achados do estudo. Como todos os pacientes incluídos no ensaio estavam em ambiente de terapia intensiva, os dados obtidos não podem ser completamente generalizados para o ambiente de unidades de emergência, devido à natureza diferente dos serviços, em especial no que diz respeito ao controle da situação, à disponibilidade de recursos, ao tempo de jejum do paciente e ao risco de complicações associadas.

Também deve ser lembrado que os critérios de exclusão descritos no estudo frequentemente excluíram a maior parte dos pacientes de pronto-socorro, já que broncoaspiração é sempre um grande risco no paciente que se encontra a menos 12 horas no serviço hospitalar, e seu tempo de jejum e outros possíveis fatores de risco não são conhecidos.

Na análise do estudo deve também ser identificado o fato de que mesmo o desfecho primário do estudo tendo encontrado diferença estatisticamente importante entre os dois grupos, de um ponto de vista clínico, valores entre 93 e 96% de SaO2 não foram descritos como preditores de complicações clinicamente significativas como mortalidade ou morbidade.

No estudo, também se deve lembrar que o uso do dispositivo BVM foi feito entre a indução de sequência rápida e a laringoscopia, ou seja, os pacientes no grupo intervenção não realizaram ventilação com o dispositivo BVM como tática de pré-oxigenação, o que poderia aumentar risco de aspiração.

Por fim, utilizar o dispositivo de BVM durante a sequência rápida de intubação é possivelmente seguro no ambiente de UTI e pode prevenir desaturações. No entanto, mais estudos são necessários para ampliar o uso da BVM no ambiente de emergência onde os pacientes tem alto risco de broncoaspiração.

Referência

- Casey JD, Janz DR, Russell DW, et al. Bag-Mask Ventilation during Tracheal Intubation of Critically Ill Adults. N Engl J Med. 2019;380(9):811-821.

Estudo

Uso Precoce de Norepinefrina no Choque Séptico: Um Ensaio Clínico Randomizado

| Título | *Early Use of Norepinephrine in Septic Shock Resuscitation (CENSER): A Randomized Trial* |

Revista: American Journal of Respiratory and Critical Care Medicine (2019)

Autores: Permpikul C, Tongyoo S, Viarasilpa T et al.

Desenho do estudo

Ensaio clínico randomizado, controlado, fase 2, duplo-cego, unicêntrico (Bangkok- Tailândia), com o objetivo de comparar o uso precoce da noradrenalina na sepse com hipotensão versus o tratamento padrão.

Critérios de inclusão

▮ Adultos com mais de 18 anos admitidos na emergência com infecção suspeita e hipotensão (PAM<65mmHg) e com critérios de sepse (definidos pelo Surviving Sepsis Campaign de 2012).

Critérios de exclusão

▮ Critérios de choque séptico por mais de 1 hora antes da randomização; acidente vascular encefálico; síndrome coronária aguda; tromboembolismo pulmonar; edema agudo de pulmão; crise de asma; arritmia; hemorragia gastrointestinal; gestação; convulsão; intoxicação exógena; trauma; câncer em estadio avançado.

Cálculo de amostra

De acordo com um estudo anterior do mesmo grupo, o cálculo do tamanho da amostra foi baseado em uma taxa prevista de controle do choque em até 6 horas após a ressuscitação inicial da sepse com hipotensão de 60% no grupo tratamento padrão, em comparação com 80% no grupo norepinefrina precoce. A inclusão de 150 participantes em cada grupo forneceria pelo menos 80% de poder estatístico para mostrar a diferença no desfecho primário entre os dois grupos, com um erro alfa bicaudado de 0,05. Todas as análises dos desfechos primários e secundários foram baseadas no princípio *intention-to-treat*. Os pacientes que faleceram antes da avaliação do desfecho primário foram considerados como falha de tratamento.

Grupos

▮ Intervenção: solução de norepinefrina 4mg diluída em 250ml de soro glicosado a 5% (concentração final de 16 mcg/ml), infundida em acesso venoso periférico ou central na dose de 0,05 mcg/kg/min durante 24 horas (sem titulação da dose).

■ **Placebo:** os pacientes deste grupo recebiam soro glicosado a 5%, infundido da mesma maneira que no grupo intervenção.

Ambos os grupos receberam ressuscitação volêmica inicial, antibioticoterapia, controle do foco infeccioso e terapia de suporte às disfunções orgânicas. Se a meta de PAM acima de 65mmHg não fosse atingida após 30ml/kg de cristaloide e da droga em infusão contínua na dose preconizada pelo estudo (norepinefrina ou placebo), vasopressores não cegados eram permitidos para controle do choque.

Métodos

❚ **Número de pacientes:** 310 incluídos

❚ **Desfecho primário:** taxa de controle do choque após 6h do diagnóstico de sepse com hipotensão, definido por PAM>65mmHg mantida e com sinais de perfusão periférica adequada.

❚ **Desfecho secundário:** mortalidade intra-hospitalar; mortalidade em 28 dias; necessidade de ventilação mecânica; necessidade de hemodiálise; número de dias livres de terapia de suporte aos 28 dias.

❚ **Desfechos de segurança:** arritmias, isquemia de órgãos e edema agudo de pulmão.

❚ **Seguimento:** 28 dias.

População

	Intervenção (n=155)	Placebo (n=155)
Idade (anos)	65 (54–76)	68 (55–77)
Sexo masculino (%)	45.8	49.7
IMC mediano (kg/m2)	21.6	22.1
APACHE II escore mediano	21	20
Comorbidades (%)		
■ Hipertensão arterial sistêmica	49.7	54.8
■ Diabetes mellitus	32.9	34.2
■ Neoplasias	26.5	26.5
■ Imunossupressão	24.5	21.9
■ Doença renal crônica	17.4	23.9
■ Doença arterial coronária	16.1	26.8
■ Acidente vascular encefálico	12.3	9.7
Fonte da infecção (%)		
■ Trato urinário	30.3	29
■ Pulmão	25.8	23.9
■ Trato gastrointestinal	20	21.3
■ Pele e subcutâneo	9.7	7.7
Variáveis fisiológicas		
■ Pressão arterial média inicial (mmHg)	56 (50–59)	57 (52–62)
■ Frequência cardíaca inicial (bpm)	110 (90–128)	108 (86–122)
■ Frequência respiratória inicial (irpm)	24 (22–30)	24 (24–32)
■ Lactato (mmol/L)	3.0 (1.8–5.7)	2.7 (1.8–4.8)
■ Lactato>2 mmol/L (%)	68.3	65.8

Resultados

	Intervenção	Placebo	Odds Ratio (IC 95%)	p
Metas de PAM + perfusão tecidual atingidas em 6h (%)	118 (76.1)	75 (48.4)	3.4 (2.09–5.53)	<0.001
Metas de PAM + débito urinário + clearance de lactato>10% atingidas em 6h (%)	48 (31.0)	27 (17.4)	2.13 (1.24–3.64)	0.005
Mortalidade em 28 dias (%)	15.5	21.9	0.79 (0.53–1.11)	0.15
Mortalidade hospitalar (%)	22.6	24.5	0.95 (0.72–1.24)	0.69
Tempo do tratamento inicial até atingir PAM>65mmHg (mediana em horas:minutos)	3:30 (2:09–5:00)	4:45 (3:15–7:00)	-	<0.001
Lactato<2 mmol/L em 6h (%)	47.1	40.3	1.32 (0.84–2.07)	0.23
Ventilação mecânica (%)	37.4	38.1	0.99 (0.79–1.24)	0.91
Hemodiálise (%)	12.3	14.8	0.89 (0.67–1.22)	0.51
Edema agudo de pulmão cardiogênico (%)	14.4	27.7	0.70 (0.56–0.87)	0.004
Arritmia nova (%)	11	20	0.74 (0.56–0.94)	0.03
Hemorragia digestiva alta (%)	3.9	3.2	1.12 (0.58–2.15)	0.73
Isquemia de membros e/ou intestinal (%)	3.2	1.9	1.35 (0.55–3.32)	0.47

Conclusão

A norepinefrina precoce foi significativamente associada a um maior controle do choque em até 6 horas. No entanto, são necessários estudos adicionais antes que esta abordagem seja introduzida na prática clínica.

Perspectivas

O manejo da sepse inclui antibioticoterapia, controle do foco de infecção, além de suporte hemodinâmico e às demais disfunções orgânicas. Habitualmente, os guidelines de sepse sempre preconizaram a ressuscitação volêmica inicial com 20 a 30 ml/kg de cristaloides e, caso a hipotensão e hipoperfusão tecidual persistissem, o vasopressor deveria ser iniciado.

Entretanto, os estudiosos deste assunto começaram a questionar tal conduta, pois aguardar a resposta à ressuscitação volêmica para iniciar o vasopressor resulta em tempos maiores de hipotensão, que pode agregar mais disfunções orgânicas. Assim, alguns estudos foram realizados para testar a hipótese de iniciar vasopressores de maneira precoce no manejo hemodinâmico do choque séptico.

Um estudo em ratos demonstrou que a administração de norepinefrina na fase inicial do choque séptico melhorou a pressão arterial média, o fluxo sanguíneo aórtico e o fluxo sanguíneo mesentérico de maneira sustentada. Em seres humanos, um estudo retrospectivo em uma coorte de pacientes em choque séptico avaliou a administração precoce de norepinefrina, evidenciando um tempo mais curto para alcançar a meta de pressão arterial e um desfecho de mortalidade favorável. Outro estudo demonstrou melhores parâmetros hemodinâmicos em pacientes em choque séptico que receberam norepinefrina precocemente após reposição de fluidos. Por fim, uma coorte de pacientes em choque séptico submetidos à ressuscitação hemodinâmica mostrou uma vantagem em termos de mortalidade com o uso precoce de norepinefrina. Entretanto, todos esses estudos foram retrospectivos, portanto mais sujeitos a diversos tipos de vieses.

Dessa forma, o estudo discutido neste capítulo foi o primeiro ensaio clínico randomizado a testar essa hipótese, confirmando os achados apontados nos estudos retrospectivos anteriormente, porém não evidenciou benefício em termos de mortalidade. Além disso, vale ressaltar algumas limitações deste estudo, como: estudo unicêntrico (limita a validação externa); risco de perda do cegamento, pois os médicos poderiam adivinhar a alocação dos pacientes, observando o aumento da pressão arterial; o desfecho primário escolhido para este estudo não tem grande relevância clínica ou prática; já os desfechos secundários apresentam relevância clínica, porém o estudo não teve poder suficiente para mostrar diferença estatística em tais desfechos.

De maneira geral, os resultados parecem encorajadores e certamente fornecem uma base para conduzir um estudo multicêntrico mais robusto para responder de maneira definitiva a questão do momento de início das terapias com vasopressores no choque séptico.

Referências

- Permpikul C, Tongyoo S, Viarasilpa T, Trainarongsakul T, Chakorn T, Udompanturak S. Early Use of Norepinephrine in Septic Shock Resuscitation (CENSER). A Randomized Trial. Am J Respir Crit Care Med. 2019;199(9):1097-1105.

- Permpikul C, Sringam P, Tongyoo S. Therapeutic goal achievements during severe sepsis and septic shock resuscitation and their association with patients' outcomes. J Med Assoc Thai 2014;97:S176–S183.

- Sennoun N, Montemont C, Gibot S, Lacolley P, Levy B. Comparative effects of early versus delayed use of norepinephrine in resuscitated endotoxic shock. Crit Care Med 2007;35:1736–1740.

- Morimatsu H, Singh K, Uchino S, Bellomo R, Hart G. Early and exclusive use of norepinephrine in septic shock. Resuscitation 2004;62:249–254.

- Hamzaoui O, Georger JF, Monnet X, Ksouri H, Maizel J, Richard C, et al. Early administration of norepinephrine increases cardiac preload and cardiac output in septic patients with life-threatening hypotension. Crit Care 2010;14:R142.

- Bai X, Yu W, Ji W, Lin Z, Tan S, Duan K, et al. Early versus delayed administration of norepinephrine in patients with septic shock. Crit Care 2014;18:532.

Estudo

Bloqueio neuromuscular precoce na síndrome do desconforto respiratório agudo

| Título | *Early Neuromuscular Blockade in the Acute Respiratory Distress Syndrome.* |

Revista: *New England Journal of Medicine* (2019)

Autores: Marc Moss, David T Huang, Roy G Brower et al for the PETAL Clinical Trials Network.

Desenho do Estudo

Estudo randomizado, multicêntrico, envolvendo pacientes com síndrome do desconforto respiratório agudo (SDRA) moderada a grave, comparando uma estratégia de sedação profunda e bloqueio neuromuscular (BNM) versus uma estratégia de sedação leve. A hipótese testada foi de que a estratégia de BNM precoce resultaria em redução da mortalidade em 90 dias.

Critérios de Inclusão

▌ Foram incluídos pacientes em ventilação mecânica, com os seguintes critérios a menos de 48 horas: relação PaO2 / FiO2 (relação P/F) ≤ 150 em PEEP ≥ 8 cmH2O, associada a opacidades bilaterais em radiografia ou tomografia de tórax, não totalmente explicadas por causa cardiogênica ou sobrecarga hídrica.

Critérios de exclusão

▌ Os principais critérios de exclusão foram: uso prévio de BNM (exceto para intubação e transporte); gestação; uso de ECMO; DPOC; Cirrose; duração esperada de ventilação menor que 48 horas; sobrevida esperada menos que 24 horas; hemorragia alveolar por vasculite; grandes queimados (> 70% superfície corpórea); hipertensão intracraniana; intubação orotraqueal por mais de 5 dias; P/F > 200 mmHg após atingir critérios de inclusão, porém antes da randomização.

Cálculo de amostra

Levando em consideração uma estimativa da mortalidade em 90 dias de 27% no grupo intervenção e 35% no grupo controle, foi calculado que seria necessária uma amostra de 1408 pacientes, para obter poder de 90%, com alfa bicaudado de 0,05. No entanto, o estudo foi interrompido após a segunda análise interina pelo comitê de segurança e monitoramento por futilidade, após a inclusão de 1006 pacientes.

Grupos

- ■ Grupo intervenção: sedação profunda e bloqueio neuromuscular precoce
- ■ Grupo controle: sedação leve

Métodos

▌ **Número de pacientes:** 1006 pacientes

▌ **Desfecho primário:** Mortalidade intra hospitalar por qualquer causa em 90 dias

▌ **Desfechos secundários:** Os desfechos secundários analisados foram: SOFA; mortalidade intra hospitalar em 28 dias; dias livres de disfunção orgânica em 28 dias; dias livres de UTI em 28 dias; dias livres de ventilação mecânica em 28 dias; dias livres de hospital em 28 dias. Também foram analisados sobrevida, grau de incapacidade / dependência, qualidade de vida, dor e estresse pós-traumático em 3, 6 e 12 meses. Os desfechos de segurança avaliados foram: recordação do bloqueio neuromuscular (questionário Brice); limitações para atividade física (utilizando a *ICU mobility scale*); incidência de fibrilação atrial ou arritmia supraventricular; barotrauma; e fraqueza muscular adquirida na UTI em até 28 dias (escala da *Medical Research Council*).

▌ **Seguimento:** 3 meses para desfecho primário (até 12 meses para outros desfechos)

População

	Grupo Intervenção (BNM)	Grupo Controle
Idade (anos)	56,6 anos	55,1 anos
Sexo Feminino	41,9%	46,7%
Choque na avaliação inicial	55,1%	61,2%
Tempo desde elegibilidade até randomização – Mediana (IQR)	8,2 horas (4,0 - 16,4)	6,8 horas (3,3 - 14,5)
Uso de BNM antes da randomização	11,4%	10,3%
Causa da SDRA Pneumonia Aspiração Sepse de foco não pulmonar	58,3% 18,2% 13,6%	59,6% 14,9% 14,1%
SOFA – média	8,7	8,8
Vc – ml/Kg	6,3 ml/Kg	6,3 ml/Kg
PEEP – média	12,6 cmH2O	12,5 cmH2O
Pressão de platô – média	25,5 cmH2O	25,7 cmH2O
PaO2 / FiO2 – média	98,7 mmHg	99,5 mmHg

Resultados

	Grupo Intervenção (BNM)	Grupo Controle	Diferença absoluta entre os grupos	Valor de p
Desfecho Primário: Mortalidade por qualquer causa em 90 dias	42,5%	42,8%	−0,3 (−6,4 a 5,9)	0.93
Desfechos Secundários: Mortalidade intra hospitalar em 28 dias	36,7%	37,0%	−0,3 (−6,3 a 5,7)	NA*
Dias-livres de VM em 28 dias - média	9,6 dias	9,9 dias	−0,3 (−1,7 a 1,0)	NA*
Dias-livres de UTI em 28 dias - média	9 dias	9,4 dias	−0,4 (−1,6 a 0,8)	NA*
Dias-livres de hospital em 28 dias - média	5,7 dias	5,9 dias	−0,2 (−1,1 a 0,8)	NA*
Desfechos de segurança: Recordação da paralisia muscular	1,8%	2%	−0,2 (−1,9 a 1,5)	NA*
Escore MRC em 28 dias	45,7	49,8	−4,1 (−9,0 a 0,9)	NA*
Fraqueza adquirida na UTI em 28 dias	46,8 %	27,5%		NA*
Eventos adversos graves - n°	35	22	−19,4 (−38,2 a −0,6)	0,09
Eventos cardiovasculares graves - n°	14	4		0,02
Fibrilação atrial	20,2%	19,6%		0,88
Barotrauma	4%	6,3%		0,12

NA*: Não avaliado, em função da política editorial do jornal, que só avalia p-valor dos desfechos primários.

Conclusões

Em pacientes com SDRA moderada-grave (P/F ≤ 150), em ventilação protetora com PEEP alta (média 12,5 cmH2O), não houve diferença na mortalidade entre uma estratégia de sedação profunda e uso precoce de BNM, em relação a uma estratégia de sedação leve.

Perspectivas

Nos pacientes com SDRA, a pressão transpulmonar parece ser uma das principais responsáveis pela indução de VILI (*ventilator induced lung injury*). Mais recentemente, mais atenção têm sido direcionada para a possibilidade do esforço muscular do paciente contribuir para o aumento da pressão transpulmonar, induzindo P-SILI (*patient self-induced lung injury*). Além disso, é alvo de estudos atuais o papel das dissincronias e sua densidade ao longo do tempo em causar lesão pulmonar. Por um lado, o uso de estratégias de sedação profunda e bloqueadores neuromusculares poderia atenuar a indução de VILI e P-SILI. No entanto, essas estratégias podem aumentar o tempo de ventilação mecânica, a incidência de delirium e a incidência de polineuropatia do doente crítico. O efeito final, pesando potenciais benefícios e malefícios, e a melhor estratégia de sedação e uso de bloqueadores neuromusculares (BNM) na UTI vem sendo estudada há mais de 20 anos. Como o uso de BNM anda em paralelo ao uso de sedativos, não é possível discutir os assuntos de forma totalmente separada.

Em 2010 foi publicado o estudo ACURASYS, que apresentou diversos problemas metodológicos, aparentemente ignorados na época. O estudo incluiu pacientes com SDRA e relação PaO2/FiO2 < 150, com PEEP ≥ 5 cmH2O, há menos de 48 horas. No trabalho, os pacientes eram submetidos a sedação profunda (Ramsay 6 - desacordado e sem resposta a estímulos), e em seguida submetidos a administração de cisatracúrio (grupo intervenção) ou placebo (grupo controle) por 48 horas. A hipótese era de que o BNM reduziria a mortalidade em 90 dias (desfecho primário). É muito importante notar que no plano estatístico publicado no site clinicaltrials.gov, antes do início do estudo, não era prevista a correção do desfecho primário para nenhum fator. Ao longo do estudo, os pesquisadores optaram por corrigir o resultado do desfecho final, apresentado no artigo, para três variáveis: relação PaO2/FiO2; SAPS II; e pressão de platô. A análise ajustada mostrou uma redução da mortalidade em 90 dias no grupo que foi submetido a BNM (HR 0,68; IC95% 0,48 a 0,98; p=0.04). No entanto, na análise não ajustada, conforme originalmente planejada, não houve diferença entre os grupos (p=0.08). Em relação aos desfechos secundários, não houve diferença na mortalidade em 28 dias, mortalidade na UTI, e mortalidade hospitalar. No entanto, pacientes do grupo intervenção (BNM) obtiveram mais dias-livres de ventilação mecânica e menor incidência de barotrauma, sem aumento na incidência de fraqueza muscular adquirida na UTI. Uma análise do subgrupo de pacientes com SDRA mais grave, com P/F < 120 mmHg, demonstrou maior redução da mortalidade no grupo intervenção. Enquanto isso, no subgrupo de pacientes com relação P/F ≥ 120 mmHg não houve diferença na mortalidade entre os grupos.

O ROSE foi publicado em 2019, estudando a mesma população avaliada no ACURASYS, com protocolo semelhante. No entanto, existem algumas diferenças no trabalho ROSE, em relação ao ACURASYS, que devem ser salientadas:

O uso de PEEP mais elevado em ambos os grupos no estudo ROSE, refletindo práticas mais atuais. Isso pode ter reduzido a mortalidade em ambos os grupos, atenuando o possível benefício dos BNM, encontrado no ACURASYS.

O alvo de sedação foi mais leve no grupo controle. Isso pode ter reduzido a incidência de eventos cardiovasculares adversos (ex: hipotensão) e a mortalidade no grupo controle (sem BNM). Ambos grupos no ACURASYS eram submetidos a sedação profunda.

O estudo ROSE teve menor uso de posição prona (15,8% *versus* 44,8%). Esse dado é compatível com práticas atuais, mas como essa manobra é capaz de reduzir a mortalidade em pacientes com SDRA moderada-grave, isso pode ter influenciado os resultados.

O estudo ROSE apresentou algumas limitações dignas de nota. Foram excluídos pacientes onde já havia sido iniciado bloqueio neuromuscular contínuo, de forma que alguns pacientes que poderiam se beneficiar da medida foram deixados fora do estudo. Além disso, a equipe multidisciplinar que cuidava do paciente estava ciente sobre a qual grupo ele pertencia, fato que pode ter interferido nas avaliações de função neuromuscular, atividade física e relato de eventos adversos. No entanto, ele não apresentou nenhuma limitação metodológica grave, como as encontradas no estudo ACURASYS.

Como conclusão, podemos dizer que o cuidado atual de pacientes com SDRA deve envolver o uso de sedação leve, com alvo de sedação superficial. O uso de bloqueadores neuromusculares não deve ser utilizado de rotina. No entanto, os BNM não aumentam ou reduzem a mortalidade. Em casos selecionados, especialmente envolvendo alto risco de barotrauma (ex: assincronia grave refratária), os BNM devem ser considerados. Essa decisão deve pesar o risco versus benefício das medicações.

Referências

- National Heart, Lung, and Blood Institute PETAL Clinical Trials Network; Moss M, Huang DT, Brower RG, Ferguson ND, Ginde AA, Gong MN, Grissom CK, Gundel S, Hayden D, Hite RD, Hou PC, Hough CL, Iwashyna TJ, Khan A, Liu KD, Talmor D, Thompson BT, Ulysse CA, Yealy DM, Angus DC. Early Neuromuscular Blockade in the Acute Respiratory Distress Syndrome. N Engl J Med. 2019 May 23;380(21):1997-2008. doi: 10.1056/NEJMoa1901686.

- Papazian L, Forel JM, Gacouin A, Penot-Ragon C, Perrin G, Loundou A, et al.. ACURASYS Study Investigators. Neuromuscular blockers in early acute respiratory distress syndrome. N Engl J Med. 2010 Sep 16;363(12):1107-16. doi: 10.1056/NEJMoa1005372.

- Puthucheary Z, Hart N, Montgomery H. Neuromuscular blockers and ARDS. N Engl J Med. 2010 Dec 23;363(26):2563. doi: 10.1056/NEJMc1011677.

Estudo

Alvo de saturação de oxigênio para insuficiência respiratória aguda

| Título | *Lower or higher oxygenation targets for acute hypoxemic respiratory failure (HOT-ICU).* |

Revista: The New England Journal of Medicine (2021).

Autores: Schjørring OL, Klitgaard TL, Perner A, Wetterslev J, Lange T, Siegemund M et al., for the HOT-ICU Investigators.

Desenho do estudo

Multicêntrico, randomizado (estratificado pela presença de DPOC ou câncer hematológico), aberto (cego apenas para estatísticos), intenção para tratar. O estudo comparou o efeito diferentes alvo de saturação de oxigênio na mortalidade em pacientes com insuficiência respiratória aguda.

Critérios de inclusão:

▮ Pacientes ≥18 anos, admitidos na UTI com insuficiência respiratória hipoxêmica, recebendo pelo menos 10 L/min de oxigênio ou FiO_2 > 50% em circuito fechado.

Critérios de Exclusão:

▮ Pacientes que não puderam ser randomizados antes de 12 horas da admissão à UTI, pacientes em ventilação mecânica crônica, uso de O2 suplementar em casa, tratamento prévio com bleomicina, história de transplante de órgão, cuidados paliativos ou morte cerebral, gestação, intoxicação por monóxido de carbono, intoxicação por cianeto, intoxicação por paraquat, metahemoglobinemia, doença falciforme.

Cálculo da amostra

Foi estimado um número de 2.928 pacientes para um poder de 90% para detectar uma diferença de 5% na mortalidade de 90 dias, o que corresponderia a uma diferença relativa de 20% com um alfa bicaudal de 5%.

Grupos

▮ Alvo de PaO2 60 mmHg (SatO2 88-92%).
▮ Alvo de PaO2 90 mmHg (SatO2 ≥ 96%).

Método

Número de pacientes: 2.928.

População

	Alvo de PaO$_2$ 60 mmHg	Alvo de PaO$_2$ 90 mmHg
Idade (anos)	70 (60 a 77)	70 (60 a 77)
Sexo masculino (%)	63,7	64,9
Comorbidades (%)		
▪ Doença coronariana	14,1	14,1
▪ Insuficiência cardíaca	9,6	10
▪ Câncer metastático	4,5	4,2
▪ Diálise	1,3	1,9
▪ DPOC	19,1	19,6
▪ Câncer hematológico	5,6	5,9
Doença aguda (%)		
▪ Pneumonia	57,7	57,4
▪ Politrauma	1,7	2
▪ AVCi ou AVCh	1,7	1,5
▪ TCE	0,6	1
▪ Infarto do miocárdio	5,8	6,8
▪ Isquemia intestinal	1,9	2,8
▪ Parada cardíaca	10,3	12,8
▪ SARA	12,3	13,4
Ventilação mecânica (%)	57,4	59,7
Ventilação não-invasiva (%)	13,7	12,1
Relação P/F (média)	118,6 (88,8 a 157,5)	117,5 (90,0 a 153,8)
SOFA	9 (8 a 11)	9 (8 a 11)

Resultados

	Alvo de PaO$_2$ 60 mmHg	Alvo de PaO$_2$ 90 mmHg	Valor de *P*
PaO$_2$ mediana	70,8 (66,6 a 76,5)	93,3 (87,1 a 98,7)	
FiO$_2$ mediana	0,43 (0,34 a 0,54)	0,56 (0,46 a 0,71)	
SaO$_2$ mediana	93% (92 a 94)	96% (95 a 97)	
Desfecho primário			
▪ Mortalidade	42,9%	42,4%	0,64
Efeitos adversos severos			
▪ Choque	33,9%	35,8%	0,24
▪ IAM	1%	0,5%	
▪ AVCi	1,3%	1,6%	
▪ Isquemia intestinal	2,2%	2,0%	

Conclusões

Entre adultos com insuficiência respiratória hipoxêmica, baixos níveis de oxigênio não resultaram em menor mortalidade quando comparado a altos níveis.

Perspectivas

Antes do HOT-ICU, o grupo ANZICS já havia publicado no Blue Journal o estudo CLOSE, que foi unicêntrico e comparou SpO2 88 a 92% *versus* ≥ 96%. Nele, não houve diferença de disfunções orgânicas e mortalidade na UTI e em 90 dias. No estudo ICU-ROX, também publicado pela ANZICS, o segundo maior já publicado, não mostrou nenhuma diferença em dias livres de ventilação mecânica nem em desfechos secundários. No estudo italiano Oxygen-ICU unicêntrico, com 480 pacientes, e terminado antes do esperado por recrutamento lento após um terremoto, o resultado foi de que a terapia liberal estaria associada com maiores dias de ventilação mecânica e maior mortalidade. Porém, naquele trial, era permitido SpO2 entre 97 e 100%, e PaO2 até 150 mmHg, diferentemente do ICU-ROX e do HOT-ICU, em que a média diária mais alta do grupo liberal foi menor que 110 mmHg em ambos os estudos. Outro estudo importante publicado foi o LOCO2, que na população com SARA mostrou que uma terapia muito conservadora (SpO2 entre 88 e 92%) foi associada à maior mortalidade (26,5 *versus* 34,3% sem significância estatística) e 5 eventos de isquemia mesentérica, quando comparada a terapia liberal (SpO2 > 96%). No entanto, esse estudo tem a limitação que foi parado precocemente, conseguindo apenas recrutar 205 dos 850 planejados.

Por fim, em 2021, o HOT-ICU foi publicado. Seus resultados demonstraram que não houve diferença na mortalidade entre pacientes com SpO2 entre 88 e 92% *versus* mais que 96%, nem mesmo de isquemia mesentérica e outras complicações relacionadas com hipoxemia. Como mostrado, eles recrutaram 2.928 adultos com insuficiência respiratória aguda com necessidade de mais de 10 L/min de oxigênio. Com isso, podemos concluir que alvos mais conservadores de oxigênio, além de não causarem malefício, evitam desperdício oxigênio, um material finito, e evitam hiperoxia, que pode trazer malefícios.

Vale ressaltar que pacientes com DPOC também devem ter menor alvo de oxigênio. Isso é comparado em um estudo publicado no *BMJ*, que comparou alvos de SpO2 de 88 a 92% *versus* estratégia de alto fluxo de oxigênio acima de 8 L/min. Nesse estudo, houve aumento de mortalidade de 4 para 9% nos pacientes com alto fluxo. Esses estudos serviram como base das diretrizes britânicas de oxigenioterapia que recomendam um alvo de saturação de oxigênio entre 88 e 92% para pacientes em risco de insuficiência respiratória hipercápnica e um alvo de 94 a 98% em pacientes sem risco de insuficiência respiratória hipercápnica. Alvos seguros de oxigenioterapia ainda permanecem a ser determinados em certas condições como pacientes com isquemia intestinal e pacientes com trauma, em que um estudo observacional mostrou que hiperoxemia precoce foi associada com diminuição de mortalidade.

Tabela comparando os diferentes estudos sobre alvo de oxigênio

	CLOSE	OXYGEN-ICU	ICU-ROX	LOCO$_2$	HOT-ICU
Alvos	88 a 92% *versus* ≥ 96%	94 *versus* 98%	≤ 96 *versus* > 96%	88 a 92% *versus* ≥ 96%	88 a 92% *versus* ≥ 96%
Número de pacientes	103	480	1.000	205	2.928
Desfecho	Sem diferença	Aumento da mortalidade no grupo com maior saturação	Sem diferença de mortalidade	Parado precocemente por aumento de isquemia intestinal e mortalidade no grupo de menor saturação	Sem diferença de mortalidade e eventos adversos

Referências

- Panwar R, Hardie M, Bellomo R, et al. Conservative versus Liberal Oxygenation Targets for Mechanically Ventilated Patients. A Pilot Multicenter Randomized Controlled Trial. Am J Respir Crit Care Med. 2016;193(1):43-51.

- Girardis M, Busani S, Damiani E, et al. Effect of Conservative vs Conventional Oxygen Therapy on Mortality Among Patients in an Intensive Care Unit: The Oxygen-ICU Randomized Clinical Trial. JAMA. 2016;316(15):1583-1589.

- ICU-ROX Investigators and the Australian and New Zealand Intensive Care Society Clinical Trials Group, Mackle D, Bellomo R, et al. Conservative Oxygen Therapy during Mechanical Ventilation in the ICU. N Engl J Med. 2020;382(11):989-998.

- Barrot L, Asfar P, Mauny F, et al. Liberal or Conservative Oxygen Therapy for Acute Respiratory Distress Syndrome. N Engl J Med. 2020;382(11):999-1008.

- Schjørring OL, Klitgaard TL, Perner A, et al. Lower or Higher Oxygenation Targets for Acute Hypoxemic Respiratory Failure. N Engl J Med. 2021;384(14):1301-1311.

Estudo
Vitamina C intravenosa em adultos com sepse na UTI

Título	*Intravenous Vitamin C in Adults with Sepsis in the Intensive Care Unit.*

Revista: The New England Journal of Medicine - NEJM (2022)

Autores: Lamontagne F, Masse MH, Menard J, et al. LOVIT Investigators and the Canadian Critical Care Trials Group.

Desenho do estudo

Ensaio clínico randomizado, multicêntrico, controlado por placebo, com análise por intenção de tratar. O objetivo do estudo foi avaliar se vitamina C intravenosa reduz morte ou disfunção orgânica em pacientes com sepse na UTI.

Critérios de inclusão
▌ Adultos (> 18 anos); menos de 24 horas da internação na UTI; diagnóstico principal de infecção (suspeita ou documentada); recebendo vasopressor.

Critérios de exclusão
▌ Contraindicação a vitamina C; prescrição de vitamina C fora do protocolo; expectativa de morte ou suspensão do suporte à vida em até 48 horas.

Cálculo de amostra
▌ Assumiu-se risco de morte ou disfunção orgânica persistente de 50% no grupo controle. Com isso, a inclusão de 385 pacientes por grupo culminaria em 80% de poder para detectar diferenças de 10% desse desfecho, com uma taxa de erro tipo 1 de 0,05. Contabilizando perdas, foi optado por incluir 400 pacientes por grupo. Durante a pandemia de COVID-19, estes pacientes também passaram a ser incluídos e, para garantir o número planejado de pacientes sem COVID-19, o recrutamento foi ampliado.

Grupos
▬ Vitamina C intravenosa (bolus de 50mg/kg, a cada 6 horas, por 96 horas)
▬ Placebo (com a mesma posologia)

Métodos
▌ **Número de pacientes:** 862 incluídos

▌ **Desfecho primário:** Morte ou disfunção orgânica persistente em 28 dias. Disfunção orgânica foi definida como necessidade de vasopressor, ventilação mecânica invasiva ou necessidade de diálise pelo quadro agudo.

■ **Desfechos secundários:** Número de dias livre de disfunção orgânica; mortalidade em 28 dias e 6 meses; qualidade de vida em 6 meses; disfunção orgânica nos dias 2, 3, 4, 7, 10, 14 e 28; biomarcadores de disóxia tecidual (lactato), inflamação (interleucina-1β e TNF-α) e lesão endotelial (trombomodulina e angiopoetina-2) em 3 e 7 dias.

■ **Seguimento:** 28 dias

População:

	Vitamina C (n = 429)	Placebo (n = 433)
Idade (anos)	65	65,2
Sexo feminino (%)	35,2	40
SOFA	10,2	10,1
Foco de infecção (%)	33,8	36,7
Pulmão	31	25,9
Gastrointestinal / Abdominal	12,8	13,6
Corrente sanguínea	12,8	14,3
Pele e partes moles	11,4	12,7
Urinário	0,5	0,9
Sistema nervoso central	7	6,2
Outros		
COVID19 (%)	8,6	6
Lactato (mmol/L)	3,4	3
Vitamina C (µmol/L)	20,6	19,1
Choque séptico (%)	59,6	56,1
Tempo entre admissão e randomização (horas)	12,9	12,3
Tratamento (%)		
Corticoide	46,4	45,4
Ventilação mecânica	68,5	65,4
Diálise	10,7	9,7
Vasopressores	99,8	100

Resultados

	Vitamina C (n = 429)	Placebo (n = 433)	Estatística (IC 95%)
Desfecho primário (%) Morte ou disfunção orgânica persistente em 28 dias	44,5	38,5	1,21 (1,04 - 1,4)
Morte (%)	35,4	31,6	1,17 (0,98 - 1,40)
Disfunção orgânica persistente (%)	9,1	6,9	1,3 (0,83 - 2,05)
Uso de vasopressor	1,9	1,4	1,36 (0,48 - 3,85)
Ventilação mecânica	5,8	4,4	1,31 (0,74 - 2,30)
Diálise	5,6	4,1	1,35 (0,73 - 2,5)

Conclusões

Em pacientes internados em UTI com sepse e necessidade de vasopressores, infusão de vitamina C intravenosa levou a maior risco de morte ou disfunção orgânica persistente em 28 dias, quando comparada ao placebo.

Perspectivas

Sepse é atualmente entendida como uma resposta sistêmica desregulada a um foco de infecção, cursando com disfunção orgânica. Além do "básico" do tratamento - antibióticos, suporte com cristaloides e vasopressores e controle do foco - diversas terapias adicionais têm sido estudadas com o objetivo de interromper a cascata inflamatória que culmina em disfunções orgânicas da sepse. Um destes tratamentos foi a vitamina C. A lógica subjacente ao seu uso é que ela é um antioxidante, que poderia reduzir estresse oxidativo e por conseguinte dano tecidual. Além disso, a vitamina C não é sintetizada endogenamente, sendo comum sua deficiência em doentes críticos.

Em 2017, Paul Marik publicou um estudo em que os pacientes com sepse em sua UTI passaram a receber vitamina C, tiamina e hidrocortisona. Os pacientes com diagnóstico de sepse foram incluídos de maneira consecutiva e avaliados por 7 meses. Estes resultados foram comparados com os resultados dos 7 meses anteriores na mesma UTI. A diferença de desfechos foi impressionante, com mortalidade hospitalar de 8,5% no grupo intervenção *versus* 40,4% no grupo controle. No entanto, o desenho não randomizado "antes e depois", bem como o pequeno número de pacientes (47 em cada grupo) tornam esses resultados meramente geradores de hipóteses. Novos estudos eram necessários.

Diversos estudos foram desenhados com esse propósito. Em 2019, o estudo CITRIS-ALI foi publicado. Pacientes com sepse e SDRA eram incluídos e randomizados para vitamina C ou placebo. Não houve diferença no desfecho primário de variação no SOFA nas primeiras 96 horas, ou seja, não houve diferença em redução de disfunções orgânicas. No entanto, o desfecho secundário de mortalidade foi bastante reduzido no grupo vitamina C (46,3% vs 29,8%). Este achado deve ser analisado com muita cautela, pois - além de se tratar de desfecho secundário - ocorreu independentemente de não ter havido melhora das disfunções orgânicas avaliadas pelo SOFA. Isso se deu por ser fruto de múltiplas comparações não corrigida estatisticamente (que aumentam o risco de achados por acaso) ou mesmo do viés de sobrevivência, em que os pacientes mais graves morreram mais no grupo controle e, com isso, os sobreviventes tinham menos disfunções orgânicas, falseando o resultado. Em resumo, estes achados mantiveram a esperança de a vitamina C ser um tratamento eficaz na sepse.

O estudo LOVIT vem nesse contexto. Um grande estudo randomizado e controlado por placebo, que mostra não só ausência de benefício, mas piores desfechos no grupo que recebeu vitamina C intravenosa. Este pode ser, de certa forma, mais um "medical reversal", uma daquelas condutas que são promissoras, mas que quando testadas decepcionam. Diversos outros estudos buscaram responder a mesma questão, ou questões semelhantes, mas o LOVIT é o principal ensaio clínico do assunto. Com isso, fica estabelecido como prática atual não utilizar a vitamina C como terapia específica para sepse.

Principais estudos de vitamina C na sepse

	LOVIT	VICTAS	ACTS	CITRIS-ALI
Ano	2022	2021	2020	2019
Intervenção	Vitamina C	Vitamina C, tiamina, corticoide	Vitamina C, tiamina e corticoide	Vitamina C
Desfechos	Morte ou disfunção orgânica persistente em 28 dias	Dias livres de ventilação mecânica e vasopressores nos primeiros 30 dias	Variação do SOFA nas primeiras 72 horas	Variação do SOFA nas primeiras 96 horas e Biomarcadores
Resultado	Vitamina C foi pior	Sem diferença	Sem diferença	Sem diferença
Comentário	Maior trial do tema	Terminado precocemente	-	Redução de mortalidade (desfecho secundário)

Referências

- Lamontagne F, Masse MH, Menard J, et al. Intravenous Vitamin C in Adults with Sepsis in the Intensive Care Unit. N Engl J Med. 2022 Jun 23;386(25):2387-2398.

- Marik PE, Khangoora V, Rivera R, et al. Hydrocortisone, Vitamin C, and Thiamine for the Treatment of Severe Sepsis and Septic Shock: A Retrospective Before-After Study. Chest. 2017 Jun;151(6):1229-1238. doi: 10.1016/j.chest.2016.11.036.

- Fowler AA 3rd, Truwit JD, Hite RD et al. Effect of Vitamin C Infusion on Organ Failure and Biomarkers of Inflammation and Vascular Injury in Patients With Sepsis and Severe Acute Respiratory Failure: The CITRIS-ALI Randomized Clinical Trial. JAMA. 2019 Oct 1;322(13):1261-1270. doi: 10.1001/jama.2019.11825.

- Sevransky JE, Rothman RE, Hager DN et al; VICTAS Investigators. Effect of Vitamin C, Thiamine, and Hydrocortisone on Ventilator- and Vasopressor-Free Days in Patients With Sepsis: The VICTAS Randomized Clinical Trial. JAMA. 2021 Feb 23;325(8):742-750.

- Moskowitz A, Huang DT, Hou PC et al; ACTS Clinical Trial Investigators. Effect of Ascorbic Acid, Corticosteroids, and Thiamine on Organ Injury in Septic Shock: The ACTS Randomized Clinical Trial. JAMA. 2020 Aug 18;324(7):642-650.

PACIENTE CRÍTICO

Estudo
Vídeo *versus* laringoscopia direta para intubação de pacientes críticos

| Título | *Video versus Direct Laryngoscopy for Tracheal Intubation of Critically Ill Adults* |

Revista: The New England Journal of Medicine - NEJM (2023)

Autores: M.E. Prekker, B.E. Driver, S.A. Trent, D. Resnick-Ault, et al. for the DEVICE Investigators and the Pragmatic Critical Care Research Group*

Desenho do estudo:

Ensaio clínico randomizado, multicêntrico nos Estados Unidos, aberto e análise intenção de tratar com o objetivo de comprar taxa de sucesso de intubação com a videolaringoscopia versus laringoscopia direta em pacientes adultos críticos.

Critérios de inclusão:

▌ Adultos críticos com 18 anos ou mais que iriam ser submetidos a intubação orotraqueal.

Critérios de exclusão:

▌ Gestantes, prisioneiros, intubação de emergência imediata foram excluídos. Caso médico realizando a intubação determinasse que algum tipo específico de laringoscópio seria mais efetivos, esse paciente também era excluído.

Cálculo de amostra

Assumiu-se uma incidência no sucesso de intubação na primeira tentativa de 80% na laringoscopia direta, com um poder de 90% e um alfa bicaudado de 0.05. Obteve-se uma amostra ideal de 1920 pacientes para detectar uma diferença de 5% no sucesso da intubação na primeira tentativa. Considerou-se 4% de perda de dados, e a amostra foi ampliada para 2000 pacientes. Uma análise interina foi planejada ao atingir 1000 pacientes recrutados e o trabalho seria parado caso se obtivesse uma diferença com um $p < 0.001$ no desfecho primário.

Grupos

▬ Videolaringoscopia (laringoscópico com uma câmera e uma tela de vídeo - não foi especificado nenhum tipo de aparelho ou marca).

▬ Laringoscopia direta (definido como laringoscópio sem câmera e sem vídeo).

Observação: o tamanho e tipo de lâmina, drogas e o manejo da intubação eram definidos a critério do intubador. Bougie e fio guia eram permitidos, assim como capnografia era utilizado para confirmar a intubação.

Métodos

▮ **Número de pacientes:** 1420 incluídos

▮ **Desfecho primário:** sucesso na primeira tentativa de intubação

▮ **Desfecho secundário:** complicações severas até 2 minutos da intubação (definidas como hipoxemia < 80%, hipotensão sistólica < 65 mmHg, necessidade de vasopressores, parada cardiorespiratória ou morte).

▮ **Análises de subgrupo ou desfechos de segurança:** de acordo com experiência prévia com intubação

▮ **Seguimento:** até 28 dias

População

	Videolaringoscópio (N = 705)	Laringoscopia Direta (N = 712)
Idade (anos)	54 (36-66)	55 (39-67)
Sexo feminino (%)	34,0	36,2
IMC (kg/m2)	26,3	26,5
Local da intubação (%) Emergência UTI	70,2 29,8	69,2 30,8
Condições ativas (%) Sepse Trauma Parada cardíaca	26,7 24,3 6,8	30,3 23,5 9,1
Apache mediano	16 (11-22)	16 (11-22)
Indicação da Intubação (%) Rebaixamento da consciência Insuficiência respiratória Procedimento Parada cardíaca Outras	45,1 30,5 5,8 5,4 13,2	45,5 30,3 7,2 6,6 10,4
Cormack-Lehane (%) 1 2 3 4	76,3 20,0 2,7 1	44,7 34,3 13,6 7,4
Treinamento (%) Residentes Fellows Médico Assistente Outros	72,8 23,3 1,3 2,7	70,5 24,3 2,5 2,7

Resultados

	Vídeolarin-goscopia	Laringoscopia direta	Diferença (IC 95%)
Intubação na primeira tentativa (%)	85.1	70.8	14.3 (9.9 a 18.7)
Complicação Severa (%)	21.4	20.9	0.5 (-3.9 a 4.9)
Saturação < 80%	9.7	10.5	-0.7 (-4.2 a 2.7)
Pressão sistólica < 65 mmHg	3.2	4.5	-1.3 (-3.6 a 1.0)
Uso de vasopressor	12.9	12.2	0.7 (-2.9 a 4.3)
Parada Cardíaca (sem morte)	0.3	0.0	0.3 (-0.3 a 0.8)
Morte	0.1	0.4	-0.3 (-1.0 a 0.4)
Mortalidade em 28 dias (%)	26.1	26.8	-1.7 (-3.6 a 0.2)
Dias livres de UTI	20	19	1 (-1 a 3)

Conclusões

O uso de videolaringoscopia em comparação com laringoscopia direta resultou em maior taxa de sucesso de intubação na primeira tentativa.

Perspectivas

O primeiro videolaringoscópio foi criado em 2001. Naquela época o uso de tal ferramenta não era considerado padrão, principalmente em países em desenvolvimento como o Brasil. No entanto, múltiplos ensaios clínicos randomizados foram realizados no ambiente de centro cirúrgico e aos poucos, o videolaringoscópio virou primeira opção entre os anesthesiologistas sendo recomendado pelo guidelines. Já no ambiente de emergência e UTI, a literatura não era tão pronunciada. O uso do videolaringoscópio tomou mais corpo durante a pandemia de COVID-19 no Brasil, embora internacionalmente eles já vinham sendo utilizados em mais de 60% das intubações. Mesmo assim ainda não existiam trials convincentes da sua superioridade em relação a laringoscopia direta.

A presença de uma câmera na ponta do laringoscópio permite com que obtenhamos melhor visualização da glote. No entanto, havia receio que essa melhor visualização não se concretizasse em melhor passagem do tubo traqueal. O maior estudo em pacientes críticos, multicêntrico e randomizado, incluindo 371 pacientes e publicado no JAMA em 2017 por Lascarrou et al. não mostrou benefício na tentativa de primeira passagem embora a visualização da glote tenha sido melhor no grupo do videolaringoscópio. Atribuiu-se essa diferença a maior dificuldade da passagem do tubo traqueal. No trial aqui descrito, contornou-se esse problema de duas formas, usando bougie ou fio guia específico para videolaringoscópio.

Embora o trial seja positivo e está mudando a história de medicina de emergência já que muitos guidelines agora tem embasamento para recomendar o uso do videolaringoscópio, alguns detalhes devem ser comentados. Primeiro, o estudo foi parado precocemete após análise interina, o que pode aumentar os benefícios do estudo. No entanto, essa análise era planejada e o valor de p foi < 0,001. Observou-se um efeito mais pronunciado do uso do videolaringoscópio principalmente nos intubadores menos experientes (mas o efeito ocorreu em todas faixas). Na análise de subgrupo para intubações difíceis o videolaringoscópio aparenta ser um pouco melhor do que para intubações mais fáceis. Deve-ser ter em mente que não houve diferença em desfechos de segurança. No entanto, vale ressaltar que quase 50% das intubações foram por rebaixamento do nível de consciência o que geralmente é uma intubação mais fácil que em insuficiência respiratório por exemplo. Como a intubação na primeira tentativa foi mais frequente no grupo do videolaringoscópio, pode ser que caso pacientes mais graves fossem incluídos, haveria diferença nos desfechos secundários. Finalmente, o uso do videolaringoscópio na visão da maioria dos educadores médicos aparenta ser superior, uma vez que a visão da via aérea é compartilhada ao vivo.

Concluindo, o uso do videolaringoscópio leva a mais intubações na primeira tentativa. Cuidado deve ser tomado em situações em que a visão da câmera pode ficar alterada como hematêmese, hemoptise, trauma ou secreção abundante.

Referências

- Lascarrou JB, Boisrame-Helms J, Bailly A, et al. Video Laryngoscopy vs Direct Laryngoscopy on Successful First-Pass Orotracheal Intubation Among ICU Patients: A Randomized Clinical Trial. JAMA. 2017;317(5):483-493.
- Prekker ME, Driver BE, Trent SA, et al. Video versus Direct Laryngoscopy for Tracheal Intubation of Critically Ill Adults. N Engl J Med. 2023;389(5):418-429.

PACIENTE CRÍTICO

Seção III

A parada cardíaca é o momento em que o pico de adrenalina ocorre nos médicos e sua equipe. Não há situação similar na medicina, em que cada segundo pode fazer a diferença. Um minuto em parada cardíaca não reanimada, sem fluxo sanguíneo adequado para o cérebro, pode levar a lesões cerebrais. Três minutos são suficientes para lesões cerebrais graves e dez minutos, geralmente, fazem com que qualquer recuperação seja virtualmente impossível. Desde a criação do *Advanced Cardiac Life Support* (ACLS), o manejo da parada cardíaca vem melhorando. No entanto, é de se espantar que apenas 1% das 491 recomendações do ACLS são nível A de evidência, ou seja, baseada em ensaios clínicos randomizados. Neste capítulo, vamos discutir essas evidências e as principais controvérsias do manejo da parada cardiorrespiratória.

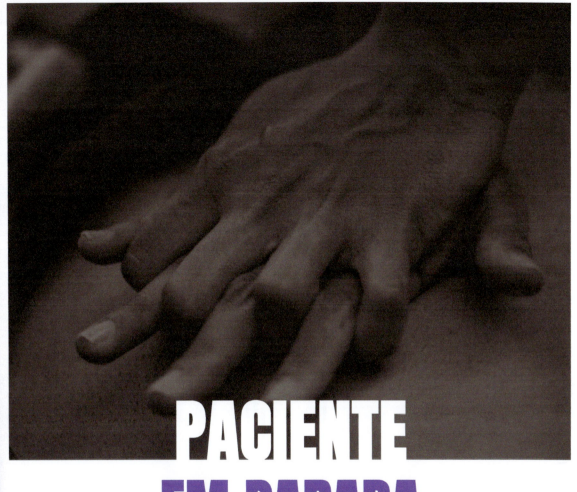

PACIENTE EM PARADA CARDIORRESPIRATÓRIA

CRONOLOGIA DOS *TRIALS* EM PARADA CARDÍACA

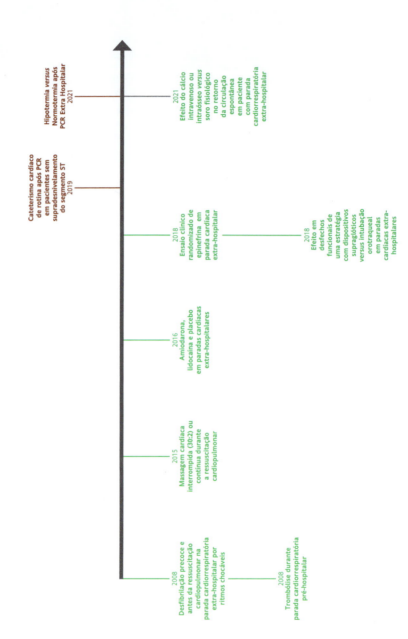

ANO	ESTUDO	TEMA	
2008	Desfibrilação precoce e antes da ressuscitação cardiopulmonar na parada cardiorrespiratória extra-hospitalar por ritmos chocáveis	Manejo da parada cardíaca	
2008	Trombólise durante parada cardiorrespiratória pré-hospitalar	Manejo da parada cardíaca	
2015	Massagem cardíaca interrompida (30:2) ou contínua durante a ressuscitação cardiopulmonar	Manejo da parada cardíaca	
2016	Amiodarona, lidocaína e placebo em paradas cardíacas extra-hospitalares	Manejo da parada cardíaca	
2018	Ensaio clínico randomizado de epinefrina em parada cardíaca extra-hospitalar	Manejo da parada cardíaca	
2018	Efeito em desfechos funcionais de uma estratégia com dispositivos supraglóticos *versus* intubação orotraqueal em paradas cardíacas extra-hospitalares	Manejo da parada cardíaca	
2019	Cateterismo cardíaco de rotina após PCR em pacientes sem supradesnivelamento do segmento ST	Manejo pós-parada cardíaca	
2021	Efeito do cálcio intravenoso ou intraósseo *versus* soro fisiológico no retorno da circulação espontânea em paciente com parada cardiorrespiratória extra-hospitalar	Manejo da parada cardíaca	
2021	Hipotermia *versus* Normotermia após PCR Extra Hospitalar	Manejo pós-parada cardíaca	

Estudo

Desfibrilação precoce e antes da ressuscitação cardiopulmonar na parada cardiorrespiratória extra-hospitalar por ritmos chocáveis

Título	*Defibrillation or cardiopulmonary resuscitation first for patients with out-of-hospital cardiac arrests found by paramedics to be in ventricular fibrillation? A randomised control trial*

Revista: *Resuscitation* (2008).

Autores: Baker PW, Conway J, Cotton C, Ashby DT, Smyth J, Woodman RJ, Grantham H, Clinical Investigators.

Desenho do estudo

Ensaio clínico Randomizado, com cegamento único, multicêntrico (conduzido por 18 centros rurais no sul da Austrália). O estudo avaliou se desfibrilação antes de compressão cardíaca teria efeito na sobrevida na alta hospitalar.

Critérios de inclusão
■ Parada cardiorrespiratória extra-hospitalar por FV à chegada da primeira ambulância de resgate.

Critérios de exclusão
■ Idade < 18 anos, parada cardiorrespiratória (PCR) de etiologia traumática, PCR testemunhada pelos paramédicos da equipe de ambulância, suporte avançado de vida antes da chegada dos paramédicos (medicação, desfibrilação, ventilação com oxigênio), paciente não candidato a ressuscitação.

Cálculo da amostra

O estudo estimou aumento em 5,5 vezes da sobrevida na alta hospitalar com tempo de resposta do serviço de resgate > 5 minutos no grupo que recebeu 3 minutos de ressuscitação cardiopulmonar (RCP) antes da desfibrilação. Para obter esse aumento, considerando uma sobrevida basal de 3,3%, seria necessário pelo menos 100 indivíduos em cada grupo para um poder de 90%, com erro tipo 1 de 0,05.

Grupos
■ 3 minutos de ressuscitação cardiopulmonar, seguida de desfibrilação (N = 97).
■ Desfibrilação imediata (N = 105)

Métodos

▌ **Número de pacientes randomizados:** 202.

▌ **Desfecho primário:** sobrevida na alta hospitalar.

▌ **Desfechos secundários:** Desfechos neurológicos na alta hospitalar; retorno à circulação espontânea (RCE); tempo da primeira desfibrilação ao RCE.

▌ **Seguimento:** Até a alta hospitalar ou morte do paciente.

População

	Desfibrilação imediata (N = 105)	3 min e depois desfibrilação (N = 97)
Idade (anos)	66,0 (23 a 92)	65,0 (31 a 92)
Sexo masculino (%)	80	83,5
PCR testemunhada por pessoa presente na cena (%)	79	83,5
RCP realizada inicialmente por pessoa presente na cena (%)	58	58,8
PCR em casa (%)	67	64
PCR em local público (%)	30	25
PCR em área urbana (%)	88	80
PCR em outro local (%)	8	8

Informações específicas

	Desfibrilação imediata (N = 105)	3 min e depois desfibrilação (N = 97)	p
Tempo resposta (ligação à chegada da primeira ambulância) (min)	8:14 (7:39 a 8:49)	7:41 (7:08 a 8:14)	0,18
Monitorização até a primeira desfibrilação (min)	1:56 (1:11 a 2:41)	4:26 (3:59 a 4:52)	0,01
Monitorização até o RCE (min:seg)	13:59 (11:22 a 16:36)	13:59 (11:22 a 16:36)	0,32
Primeira desfibrilação até o RCE (min:seg)	12:37 (10:06 a 15:09)	11:19 (8:40 a 13:58)	0,49
Total de desfibrilações	5,02 (4,41 a 5,63)	5,06 (4,44 a 5,68)	0,92
Número de desfibrilações para RCE	3,61 (2,98 a 4,23)	3,47 (2,67 a 4,27)	0,79

	Desfibrilação imediata (N = 105)	3 min e depois desfibrilação (N = 97)	p
RCE (%)	53,3	50,5	0,69
Intubação orotraqueal (%)	79	71,1	0,19
Adrenalina (%)	90,5	87,6	0,52
Amiodarona (%)	31	25	0,55
Lidocaína (%)	11	17	0,16
Atropina (%)	37	34	0,98

Resultados

	Desfibrilação imediata N (%)	3 min e depois desfibrilação N (%)	OR (IC95%)	p
Análise incluindo todos os tempos-respostas					
Sobrevida na alta hospitalar	17,1%	10,3%	0,56 (0,25 a 1,25)	0,16
Admissão na UTI	37,1%	37,1%	0,99 (0,57 a 1,76)	0,89
Sobrevida no departamento de emergência	41,0%	41,2%	1,01 (0,58 a 1,77)	0,97
RCE	53,3%	50,5%	0,89 (0,52 a 1,55)	0,69
Tempo resposta ≤ 5 min				
Sobrevida na alta hospitalar	50,0%	25,0%	0,33 (0,08 a 1,49)	0,16
Admissão na UTI	57,1%	43,8%	0,58 (0,14 a 2,41)	0,71
Sobrevida no departamento de emergência	57,1%	50,0%	0,75 (0,18 a 3,08)	0,70
RCE	71,4%	75,0%	1,20 (0,25 a 5,65)	0,83
Sobrevida na alta hospitalar	12,1%	7,4%	0,58 (0,21 a 1,60)	0,31
Admissão na UTI	34,1%	35,8%	1,08 (0,58 a 2,02)	0,87
Sobrevida no departamento de emergência	38,5%	39,5%	1,05 (0,57 a 1,93)	0,89
RCE	50,6%	45,7%	0,82 (0,45 a 1,50)	0,54

Conclusões

Este estudo não mostrou benefício da PCR por 3 minutos antes da desfibrilação, em relação a desfibrilação imediata, em pacientes vítimas de PCREH por FV, independentemente do tempo-resposta. Assim, os autores do artigo recomendam continuar a prática já estabelecida de desfibrilação imediata.

Perspectivas

O racional para a desfibrilação na PCREH em ritmos chocáveis surgiu de diversos estudos animais, primeiramente em 1899, quando fisiologistas italianos demonstraram que cargas elétricas intensas paravam o coração de animais experimentais. Assim, em 1947, o primeiro desfibrilador foi produzido pela Universidade de Cleveland. Em seguida, vários modelos foram surgindo e a prática de desfibrilação foi sendo incorporada no atendimento da PCR em ritmos chocáveis.

A grande discussão é que, apesar da clara plausibilidade fisiopatológica e da vasta experiência na desfibrilação em ritmos chocáveis, não há ensaios clínicos randomizados, com grupo controle, avaliando a eficácia e redução da mortalidade desta prática. Há dados de diversos estudos observacionais demonstrando a melhora na sobrevida de pacientes que foram submetidos à desfibrilação precoce, quando em PCR por ritmos chocáveis.

Um marco histórico na desfibrilação precoce, apesar de nao ter sido um ensaio clínico randomizado, foi uma série de casos prospectiva, realizada em cassinos norte-americanos e publicada no *NEJM* em 2000. Os seguranças do cassino eram treinados para o uso do desfibrilador externo automático (DEA) e os aparelhos eram colocados em locais estratégicos, de fácil acesso em caso de PCR, para que o primeiro choque pudesse ser administrado em menos de 3 minutos. O protocolo utilizado era desfibrilação primeiro, em caso de ritmos chocáveis, seguida de compressão manual. O desfecho primário foi sobrevida na alta hospitalar. Cento e cinco pacientes foram incluídos no estudo e apresentavam ritmo inicial de FV, recebendo a desfibrilação; 56 pacientes (53%) sobreviveram na alta hospitalar. A taxa de sobrevida foi de 74% para aqueles que foram desfibrilados em menos de 3 minutos e de 49% para os que foram desfibrilados após 3 minutos. Dessa forma, o estudo concluiu que a desfibrilação precoce por pessoas não médicas e treinadas, fora do ambiente hospitalar, pode aumentar a sobrevida na alta hospitalar, sobretudo se realizada em menos de 3 minutos da PCR. A principal limitação deste estudo é não ser um ensaio clínico randomizado com grupo-controle, mas se houvesse um estudo com este desenho certamente não seria ético. Além disso, o estudo não disponibilizou dados da RCP que ocorreu nos cassinos e não houve avaliação de desfechos neurológicos.

Com esses estudos discutidos anteriormente, a desfibrilação precoce foi sendo incorporada em todas diretrizes de RCP. No entanto, outra hipótese foi levantada: será que a realização de um ciclo de RCP antes da desfibrilação não melhoraria sua *performance* e a taxa RCE?

Alguns estudos com animais demonstraram que a RCP antes da desfibrilação reduzia a isquemia miocárdica, aumentando a eficácia da desfibrilação no RCE. Em 2003, um ensaio clínico randomizado com 200 pacientes, publicado no *JAMA*, avaliou pacientes em PCREH em FV, randomizando para 2 grupos: 3 minutos de RCP seguida de desfibrilação *versus* desfibrilação imediata. Não houve diferença de sobrevida na alta hospitalar entre os 2 grupos, porém, na análise de subgrupo, o grupo RCP seguida de desfibrilação apresentou maior sobrevida, se tempo-resposta ≥ 5 minutos. Em 2005, um estudo australiano randomizou 256 pacientes com PCREH por FV para 90 segundos de RCP seguida de desfibrilação *versus* desfibrilação imediata. Não houve diferença na sobrevida na alta hospitalar nem na taxa de RCE. Em 2008, foi publicado o estudo discutido neste capítulo, confirmando a ausência de diferença de sobrevida na alta hospitalar e de RCE entre os dois grupos, inclusive quando a análise foi feita de acordo com diferentes tempos-respostas.

Vale ressaltar algumas limitações no estudo apresentado neste capítulo: não é duplo-cego; houve uma mudança do protocolo de suporte básico e avançado de vida após 300 dias de estudo, sendo completada com 380 de dias do estudo, devido ao lançamento das novas diretrizes do Australian Resuscitation Council (ARC). Dessa forma, foram feitas análises *post-hoc*, com dados da era pré e pós-protocolo. Além disso, notou-se aumento da sobrevida em 2 vezes, em ambos os grupos, após a introdução do novo protocolo. Isso provavelmente alterou os resultados do estudo; dos 3.245 pacientes inicialmente elegíveis, apenas 202 foram randomizados levando à possível amostra de conveniência.

A desfibrilação precoce continua sendo recomendada pelas sociedades de Cardiologia e na diretriz de ressuscitação cardiopulmonar da American Heart Association de 2020. A desfibrilação imediata frente a um ritmo chocável é classificada como grau de recomendação "2a" e nível de evidência "C-LD" e é recomendada caso o paciente já esteja monitorizado e com desfibrilador pronto para uso. Caso contrário, a diretriz coloca com grau de recomendação "2a" e nível de evidência "B-R", a realização de RCP em ritmos chocáveis, enquanto o paciente é monitorizado e o desfibrilador é preparado para o uso.

Referências

- Valenzuela TD, Roe DJ, Nichol G, Clark LL, Spaite DW, Hardman RG. Outcomes of rapid defibrillation by security officers after cardiac arrest in casinos. N Engl J Med. 2000;343(17):1206-1209.
- Wik L, Hansen TB, Fylling F, et al. Delaying defibrillation to give basic cardiopulmonary resuscitation to patients with out-of-hospital ventricular fibrillation: a randomized trial. JAMA. 2003;289(11):1389-1395.
- Jacobs IG, Finn JC, Oxer HF, Jelinek GA. CPR before defibrillation in out-of-hospital cardiac arrest: a randomized trial [published correction appears in Emerg Med Australas. 2009 Oct;21(5):430]. Emerg Med Australas. 2005;17(1):39-45.
- Baker PW, Conway J, Cotton C, et al. Defibrillation or cardiopulmonary resuscitation first for patients with out-of-hospital cardiac arrests found by paramedics to be in ventricular fibrillation? A randomised control trial. Resuscitation. 2008;79(3):424-431.

Estudo

Trombólise durante parada cardiorrespiratória pré-hospitalar

| Título | *Thrombolysis During Resuscitation for Out-of-hospital Cardiac Arrest* |

Revista: *The New England Journal of Medicine* (2008) .

Autores: Böttiger BW, Arntz H-R, Chamberlain DA, Bluhmki E, Belmans A, Danays T et al.

Desenho do estudo

Ensaio clínico randomizado, duplo-cego, controlado com placebo, multicêntrico. O estudo comparou o efeito de trombólise durante a parada cardíaca versus placebo na sobrevida em 30 dias.

Critérios de inclusão

▌ PCR extra-hospitalar testemunhada com suporte iniciado em até 10 minutos, suspeita de causa cardíaca.

Critérios de exclusão

▌ Suspeita de causa não-cardíaca, sangramento conhecido, disfunção neurológica ou paciente institucionalizado, coagulopatias, gestação.

Cálculo da amostra

Mil pacientes eram necessários para obter poder de 90% e nível de significância de 0,05, assumindo incidência do desfecho de 10% e diferença de 7% entre os grupos. Em análises subsequentes, pacientes em assistolia foram excluídos do recrutamento e o cálculo foi refeito para 1.300 pacientes, pois o desfecho no grupo placebo foi maior do que o esperado. Assim, o nível de significância estatística foi reduzido para 0,045. Ainda, análise interina com 653 pacientes demonstraram futilidade em prosseguir com o protocolo, o qual foi então suspenso.

Grupos

▬ Trombólise com tenecteplase (N = 525).

▬ Placebo (N = 525).

Métodos

▌ **Número de pacientes:** 1.050.

▌ **Desfecho primário:** Sobrevida em 30 dias.

▋ **Desfechos secundários:** Admissão hospitalar, retorno à circulação espontânea, sobrevida em 24 horas, sobrevida à alta, *status* neurológico, sangramento intracraniano, sangramento maior.

▋ **Seguimento:** 30 dias.

População

	Trombólise	Placebo
Idade (anos)	64,9	64,7
Sexo feminino (%)	20,8	21,4
Síndrome coronariana aguda (%)	37,2	35
Suspeita de IAM como causa da parada cardiorrespiratória (%)	74,8	68,5
Tempo até início de RCP (min)	2	2
Tempo até suporte avançado de vida (min)	9	9
Tempo até desfibrilação (min)	12	11
Tempo até administração da droga do estudo (min)	18	18
Tempo até retorno da circulação espontânea (min)	8	10
Tempo até admissão hospitalar (min)	36	35
Ritmo inicial em FV/TV (%)	56,4	54,3

Resultados

	Trombólise	Placebo	*p*
Sobrevida em 30 dias (%)	14,7	17	0,36
Sobrevida em 24 h (%)	30,6	33,3	0,39
Hemorragia intracraniana (%)	2,7	0,4	0,006

Conclusões

O uso de trombolíticos não reduz mortalidade em 30 dias em pacientes em PCR extra-hospitalar.

Perspectivas

Infarto agudo do miocárdio (IAM) e tromboembolia de pulmão (TEP) estão entre as principais causas de PCR. Tendo em vista o prognóstico desfavorável da maior parte dos pacientes que apresentam PCR extra-hospitalar, tratamentos que mudem esse desfecho são absolutamente necessários. Tendo em vista que trombolíticos são usados no tratamento de IAM com supra de ST e TEP com instabilidade hemodinâmica, faz sentido hipotetizar que o uso de trombolíticos é benéfico nesse grave grupo de pacientes.

O estudo TROICA foi o primeiro grande estudo randomizado a testar essa hipótese. Estudo bem desenhado, mostrou que esse tratamento não traz benefícios no contexto de PCR extra-hospitalar, com, inclusive, maior risco de hemorragia intracraniana.

Dentre as limitações desse estudo está o fato de não ter sido associado tratamento antiplaquetário, uma vez que a fibrinólise está associada a maior ativação plaquetária e à inibição da agregação de plaquetas está associada a melhores desfechos nos pacientes com síndrome coronariana aguda, grupo em potencial de se beneficiar da trombólise na hipótese do estudo. Essa limitação, no entanto, não invalida de forma alguma os achados do estudo. Outro ponto que deve ser levado em conta é o atendimento excelente do pré--hospitalar, que teve tempos até desfechos curtos, com taxa de sobrevida maior do que a esperada pela literatura prévia.

Por esses motivos, o uso rotineiro de trombolíticos na parada cardíaca não eh indicado pelos *guidelines*.

Referências

- Böttiger BW, Arntz HR, Chamberlain DA, et al. Thrombolysis during resuscitation for out-of-hospital cardiac arrest. N Engl J Med. 2008;359(25):2651-2662.

Estudo

Massagem cardíaca interrompida (30:2) ou contínua durante a ressuscitação cardiopulmonar

| **Título** | *Trial of Continuous or Interrupted Chest Compressions During CPR* |

Revista: *The New England Journal of Medicine* (2015).

Autores: Nichol G, Leroux B, Wang H, Callaway CW, Sopko G, Weisfeldt M et al., for the ROC Investigators.

Desenho do estudo

Ensaio clínico randomizado, não-cegado, em *cluster*, permitindo *crossover* entre grupos. O estudo comparou o uso de compressões contínuas e compressões interrompidas durante ressuscitação cardiopulmonar (RCP).

Critérios de inclusão

▌ Vítimas de parada cardíaca com ≥ 18 anos, extra-hospitalar e não-traumática, que receberam ressuscitação cardiopulmonar pela equipe do atendimento pré-hospitalar.

Critérios de exclusão

▌ Vítimas que tiveram parada cardiorrespiratória (PCR) presenciada; pacientes em cuidados paliativos exclusivos; vítimas de trauma contuso, penetrante ou queimaduras, assim como aqueles com causas óbvias de PCR, como asfixia, asma, afogamento, estrangulamento, enforcamento, obstrução de via aérea por corpo estranho, exsanguinação e hemorragias incontroláveis; também foram excluídos pacientes providos de liberdade e mulheres sabidamente gestantes; foram excluídos os casos em que RCP foi primeiramente realizada por outros além da equipe de APH, ou quando dispositivos de compressão torácica automática foram utilizadas antes de ser iniciada a RCP; pacientes que já apresentavam via aérea avançada antes da equipe do APH chegar; assim como traqueostomizados ou aqueles que previamente se recusaram a participar do estudo.

Cálculo da amostra

Estimado um N de 23.600 pacientes, 11.800 por grupo, para detectar uma diferença de 1,3% em sobrevida entre os grupos contínuo e intermitente (9,4% × 8,1%) com poder de 90% e um alfa de 0,05%. Por conta do método de *cluster* para a randomização, foi esperada perda de 5% de precisão, sendo este valor incluído junto ao cálculo do poder.

Grupos

- **Intervenção:** compressões torácicas contínuas na velocidade 100 compressões por minuto, com ventilação por pressão positiva assíncrona na velocidade de 10 ventilações por minuto;

- **Controle:** compressão torácica interrompida, sendo que para cada 30 compressões torácicas seriam realizadas pausas com 2 ventilações com pressão positiva. A duração dessas pausas não poderia ser maior que 5 segundos.

Métodos

- **Número de pacientes:** 26.148.

- **Desfecho primário:** Sobrevivência até alta hospitalar.

- **Desfecho secundário:** Rankin modificado ≤ 3 na alta hospitalar.

- **Desfechos exploratórios:** tempo até óbito; coma ou despertar após PCR.

- **Seguimento:** O acompanhamento foi mantido até o 30 dia após o evento de PCR, em especial para avaliação de Rankin Modificado.

População

	Intervenção	Controle
Idade (anos)	66,4	66,2
Sexo (masculino) (%)	63,5	64,4
Local público da parada (%)	14,2	14,8
Parada testemunhada por espectador (%)	42	43,5
Choque/RCP iniciado por espectador (%)	46,9	47,1
Tempo de chegada do serviço de emergência (minutos)	5,9	5,9
Receberam suporte avançado de vida (%)	97,1	97,1
Tempo até receber suporte avançado de vida (minutos)	9,0	9,0

Resultados

	Intervenção	Controle	Valor de P
Desfecho primário: sobrevida na alta	9,0%	9,7%	0,07
Desfecho secundário: Rankin modificado ≤ 3	7%	7,7%	0,09

Conclusões

Neste ensaio clínico, o uso da estratégia de compressões contínuas (com ventilações assíncronas) não foi superior, em especial não foi associada a maior taxa de sobrevivência até alta hospitalar ao uso de compressores interrompidos para ventilações com pressão positiva no modelo 30:2.

Financiamento

Os autores declararam que receberam financiamento direto, ou para viagens, de empresas como Abiomed, Cardiac Science, HeartSine Technologies, Philips Healthcare, Physio-Control, ZOLL Medical, Sotera Wire-less, and Neuroprote Xeon. Além disso, um dos autores também declarou que possui patentes em seu nome de sistemas de desfibrilação cardíaca.

Perspectivas

Este artigo foi desenhado com a intenção de comparar de maneira ampla as diferentes estratégias de RCP no ambiente extra-hospitalar. Seu valor prático tem grande importância ponderando o quão dependente é o manejo de uma PCR extra-hospitalar, tanto financeiramente quanto em trabalho humano. O trabalho descrito foi embasado em 3 trabalhos prévios, de cunho observacional – um deles publicado em 2010 no *JAMA*; o segundo, de 2006, foi publicado no *American Journal of Medicine*; e o terceiro, de 2009, no *Circulation*. Nesses trabalhos, o uso de estratégias de RCP com mínima interrupção em paradas cardiorrespiratórias, em especial ritmos chocáveis, foi capaz de aumentar a chance de retorno à circulação espontânea, assim como sobrevivência ao momento de alta hospitalar, efeito este não encontrado no estudo atual. Diversos fatores podem contribuir com esses achados divergentes, como o fato de que os estudos originais realizavam outras mudanças além do protocolo de compressões, como melhoria da qualidade da técnica e estímulo ao uso precoce de adrenalina. Fato este que foi contabilizado no desenho do estudo atual, que encontrou técnicas semelhantes entre os dois grupos.

O estudo também descreve algumas limitações importantes, em especial a pequena diferença de fração de compressões torácicas entre os grupos (tempo de PCR em que compressões foram realizadas), já que era esperado uma fração maior no grupo contínuo o que possivelmente modificaria o resultado. Além disso, houve alguns erros de randomização, em especial os tempos de *cluster* ficaram um tanto desbalanceados e algumas equipe de APH perderam seguimento durante o estudo.

Vale a pena mencionar que, desde 2010, o protocolo internacional de manejo de PCR desenvolvido pela American Heart Association (AHA) estimula que quando realizada por leigos a estratégia de RCP contínua sem ventilações, descrita como *Hands Only*, em que apenas compressões torácicas contínuas sem ventilações assistidas, é uma opção. Nesse contexto, um estudo volumoso foi realizado no Japão e publicado pela *Circulation* em 2015, com um N de 911.596. Esse estudo observacional prospectivo demonstrou, naquele país, um aumento importante na tendência das vítimas de PCR extra-hospitalares em receber qualquer estratégia de RCP (43,6%) e, em especial, um aumento na proporção daqueles que receberam estratégia *Hands Only* (28,3%). Nesse estudo, de maneira secundária, também foi descrita uma menor chance de RCE no grupo com apenas compressões (6,3% × 7,9%), assim como sobrevivência em um mês (4,3% × 5,7%) e escore neurológico melhor (1,9% × 2,7%); mesmo assim, ambos se mostraram superiores àqueles que não receberam nenhuma técnica de RCP.

Por conta desses estudos, a estratégia antiga para ressuscitação cardiopulmonar por profissionais de saúde treinados de compressões interrompidas na sequência de 30:2, foi reforçada e é indicada para uso rotineiro nos serviços de saúde.

Referências

- Iwami T, Kitamura T, Kiyohara K, Kawamura T. Dissemination of Chest Compression-Only Cardiopulmonary Resuscitation and Survival After Out-of-Hospital Cardiac Arrest. Circulation. 2015;132(5):415-422.
- Nichol G, Leroux B, Wang H, et al. Trial of Continuous or Interrupted Chest Compressions during CPR. N Engl J Med. 2015;373(23):2203-2214.

Estudo

Amiodarona, lidocaína e placebo em paradas cardíacas extra-hospitalares

| Título | *Amiodarone, lidocaine, and placebo in out-of-hospital cardiac arrest – ALPS* |

Revista: *The New England Journal of Medicine* (2016).

Autores: Kudenchuk PJ, Brown SP, Daya M, Rea T, Nichol G, Morrison LJ et al., for the Resuscitation Outcomes Consortium Investigators.

Desenho do estudo

Ensaio clínico randomizado, duplo-cego, placebo e análise com intenção de tratar. Lidocaína e amiodarona foram comparadas com placebo (solução salina) em pacientes com parada cardiorrespiratória em pacientes com fibrilação ventricular ou taquicardia ventricular sem pulso submetidos a pelo menos uma tentativa de desfibrilação.

Critérios de inclusão

▌ Parada cardíaca em pacientes ≥ 18 anos, extra-hospitalar e não-traumática, em fibrilação ventricular ou taquicardia ventricular refratária a um ou mais choques com acesso intravenoso ou intraósseo.

Critérios de exclusão

▌ Pacientes que por algum outro motivo já estavam recebendo amiodarona ou lidocaína durante a ressuscitação, hipersensibilidade à amiodarona ou lidocaína, diretivas avançadas conhecidas, crianças, gestantes e prisioneiros.

Cálculo da amostra

Estimado um número de pacientes de 3.000 para detectar uma diferença de 6,3% entre amiodarona e placebo (29,7% × 23,4%) com poder de 90% e um erro alfa de 0,05%.

Grupos

- ▬ Amiodarona: 300 mg, podendo realizar outra dose de 150 mg.
- ▬ Lidocaína: 120 mg, podendo realizar outra dose de 60 mg.
- ▬ Placebo.

Métodos

▍ **Número de pacientes:** 3.026.

▍ **Desfecho primário:** Sobrevivência até alta hospitalar.

▍ **Desfechos secundários:** Escala de Rankin modificada ≤ 3 na alta hospitalar.

▍ **Desfechos exploratórios:** retorno da circulação espontânea no departamento de emergência; admissão ao hospital; rankin modificado em todos os pacientes; rankin modificado nos sobreviventes.

▍ **Seguimento:** Até alta hospitalar.

População

	Amiodarona	Lidocaína	Placebo
Idade (anos)	63,7	63	62,7
Sexo (masculino) (%)	78,3	82,2	79,7
Local público da parada (%)	31,1	31,4	29,9
Parada testemunhada por leigo/ profissional da saúde (%)	65,4/6	65,9/4,6	66,9/5,3
Choque/RCP iniciado por leigo (%)	6,9/61,4	5,5/59,2	5,8/60,2
Tempo de chegada do serviço de emergência (ambulância)	5,8	5,6	5,8
Via aérea avançada (%)	84,1	86	84,3
Tempo da chamada inicial até a primeira dose da medicação testada (min)	19,3	19,3	19,3
Número de choques	5	5	6

Resultados

	Amiodarona	Lidocaína	Placebo
Desfecho primário: sobrevida na alta	24,4%	23,7%	21%
Desfecho secundário: Rankin modificado ≤ 3	18,8%	17,5%	16,6%

Conclusões

Nem amiodarona nem lidocaína levaram à diminuição de mortalidade a alta hospitalar ou melhores desfechos neurológicos comparado com placebo no contexto de paradas extra-hospitalares em ritmo chocável.

Financiamento

O estudo foi financiado pelo The Resuscitation Outcomes Consortion, patrocinado pelo National Heart, Lung and Blood Institute. Além disso, recebeu financiamento adicional pelo U.S. Army Medical Research and Materiel Command, o Canadian Institutes of Health Research Institute of Circulatory and Respiratory Health, Defence Research and Development Canada, o Heart and Stroke Foundation of Canada, e a American Heart Association.

Perspectivas

O artigo não foi capaz de mostrar que amiodarona, lidocaína ou placebo tem diferença na parada cardíaca em ritmo chocável refratário. No entanto, o estudo considerou uma diferença de 6,3% para cálculo da amostra e a diferença encontrada foi de apenas 3,2%. Logo, pode-se considerar que o estudo não teve poder suficiente e talvez com uma amostra maior (de 9.000 pacientes) tivesse obtido um p < 0,05, Outro ponto a se considerar é de que o tempo até a aplicação de amiodarona foi em média 19 minutos a partir do momento que o serviço de emergência foi acionado. Talvez em um contexto em que a droga pudesse ser administrada mais rapidamente (como no caso de paradas intra-hospitalares), os resultados poderiam ser mais significativos.

Além deste estudo, existem outros dois ensaios clínicos randomizados de importância, ambos também publicados no *New England Journal of Medicine*, mas em 1999 e 2002. No estudo de 1999 (ARREST), no qual 504 pacientes foram randomizados para amiodarona em condições similares ao estudo ALPS, os pacientes que receberam amiodarona tiveram 10% maior chance em números absolutos de serem admitidos no hospital com vida. Em relação a mortalidade na alta, o estudo não teve poder suficiente para avaliar, sendo neutro com tendência a favorecer amiodarona (diferença absoluta de 1,6%). O estudo de 2002 (ALIVE) comparou amiodarona com lidocaína em pacientes com fibrilação ventricular. A amiodarona foi superior, com taxa absoluta de admissão hospitalar com vida 10,8% acima da lidocaína.

Por conta desses estudos, a amiodarona é droga de primeira escolha nas diretrizes do ACLS como antiarrítmico para fibrilação ventricular e taquicardia ventricular no contexto de parada cardíaca, apesar das limitações aqui discutidas.

Referências

- Kudenchuk PJ, Cobb LA, Copass MK, et al. Amiodarone for resuscitation after out-of-hospital cardiac arrest due to ventricular fibrillation. N Engl J Med. 1999;341(12):871-878.
- Dorian P, Cass D, Schwartz B, Cooper R, Gelaznikas R, Barr A. Amiodarone as compared with lidocaine for shock-resistant ventricular fibrillation [published correction appears in N Engl J Med 2002 Sep 19;347(12):955]. N Engl J Med. 2002;346(12):884-890.
- Kudenchuk PJ, Brown SP, Daya M, et al. Amiodarone, Lidocaine, or Placebo in Out-of-Hospital Cardiac Arrest. N Engl J Med. 2016;374(18):1711-1722.

Estudo
Ensaio clínico randomizado de epinefrina em parada cardíaca extra-hospitalar

Título	*A Randomized Trial of Epinephrine in Out-of-hospital Cardiac Arrest (PARAMEDIC-2)*

Revista: *The New England Journal of Medicine – NEJM* (2018).

Autores: Perkins GD, Quinn T, Deakin CD, Nolan JP, Lall R, Slowther A-M et al.

Desenho do estudo

Ensaio clínico randomizado, placebo-controlado, duplo-cego, multicêntrico (conduzido por 5 serviços diferentes de ambulância no Reino Unido). Avaliação econômica em paralelo. Análise por intenção de tratar. O estudo avaliou o efeito da adrenalina versus placebo na sobrevida em 30 dias em pacientes com parada cardíaca extra-hospitalar.

Critérios de inclusão
▌ Parada cardiorrespiratória extra-hospitalar, com suporte avançado de vida iniciado por um serviço de ambulância.

Critérios de exclusão
▌ Gestação (aparente ou confirmada), idade < 16 anos, PCREH causada por asma ou anafilaxia, adrenalina administrada antes da chegada da ambulância, trauma como etiologia da PCR (apenas 1 centro excluiu esses pacientes).

Cálculo da amostra

O tamanho da amostra-alvo foi de 8.000, para a qual se espera um intervalo de confiança de 95% estreito (≤ 0,4). Usando um teste convencional para cálculo amostral, o alvo de 8.000 pacientes daria 93% de poder para detectar aumento na sobrevida de 2%, com uma taxa de erro tipo 1 de 5%. Para um risco relativo de 1,25, esperava-se uma taxa de sobrevida de 6% no grupo placebo e 7,5% no grupo adrenalina.

Grupos

■ **Adrenalina:** N = 4.015 inicialmente/N = 4.012 incluídos na análise primária.
■ **Placebo:** N = 3.999 inicialmente/N = 3.995 incluídos na análise primária.

Subgrupos

Algumas variáveis foram desenhadas para avaliar o efeito da adrenalina em grupos especiais, por meio de análise de regressão logística ou linear. São elas: idade; parada cardiorrespiratória (PCR) testemunhada × PCR não testemunhada; ressuscitação cardiopulmonar (RCP) realizada inicialmente por leigo ou não; ritmo inicial; tempo de acionamento do serviço de ambulância até a administração da adrenalina; etiologia da PCR (cardíaca × não cardíaca).

Métodos

▌ **Número de pacientes:** 8.014.

▌ **Desfecho primário:** Sobrevida em 30 dias após PCREH.

▌ **Desfechos secundários:** retorno à circulação espontânea (RCE) até admissão no hospital de destino; sobrevida e desfechos neurológicos na alta da unidade de cuidados agudos; sobrevida e desfechos neurológicos em 3, 6 e 12 meses (desfecho neurológico favorável foi definido como *Modified Rankin Scale* [mRS] ≤ 3); qualidade de vida aos 3 e 6 meses (SF12 e EQ-5D); desfechos cognitivos aos 3 meses (*Mini Mental State Examination* [MMSE]); ansiedade e depressão aos 3 meses (*Hospital Anxiety and Depression Scale* [HADS]); estresse pós-traumático aos 3 meses (*PTSD Civilian Checklist* [PCL-C]); duração da internação hospitalar; duração da internação em UTI.

▌ **Desfechos de segurança:** Eventos adversos e eventos adversos graves (morte, hospitalização e incapacidade)

▌ **Desfecho econômico primário:** Custo incremental por ano de vida ajustado pela qualidade e ganho na perspectiva do National Health Service (NHS) e do serviço social.

▌ **Desfechos econômicos secundários:** custo da internação em UTI; custo da internação hospitalar; utilização de recursos do NHS e do serviço social após a alta; utilização ampla de recursos após a alta.

▌ **Seguimento:** 30 dias.

População

	Adrenalina	Placebo
Idade (anos)	69,7	69,8
Sexo masculino (%)	65	64,6
Sexo feminino (%)	35	35,4
Ritmo inicial chocável (%)	19,2	18,7
Ritmo inicial não chocável (%)	78,4	79,5
Etiologia da PCR:		
Medicamentosa (%)	91,1	92,3
Asfixia (%)	2,9	2

	Adrenalina	Placebo
Etiologia da PCR:		
Overdose de drogas (%)	1,8	1,8
Trauma (%)	1,6	1,4
Afogamento (%)	0,2	0,3
PCR não testemunhada (%)	37,3	37,6
PCR testemunhada por leigo (%)	50,1	49,2
PCR testemunhada por paramédico (%)	11,3	11,8
RCP realizada inicialmente por leigo (%)	59,3	58,7
RCP realizada inicialmente por paramédico (%)	11,3	11,8

Intervalos entre eventos-chaves e ressuscitação inicial

	Adrenalina	Placebo
Intervalo entre ligação para ambulância a administração do agente intervenção (min)	21,5 (16,0 a 27,3)	21,1 (16,1 a 27,4)
Intervalo entre a saída da ambulância da cena até a chegada no hospital (min)	12,9	12,4
Média do início ao término do suporte avançado de vida (min)	47,5 (35,1 a 64,0)	43,1 (33,5 a 56,1)
Retorno à circulação espontânea (%)	36,3	11,7
Transporte do paciente ao hospital (%)	50,8	30,7
Declaração de morte por médico do departamento de emergência	24,6	17,2

Resultados

	Adrenalina	Placebo	OR não ajustado (IC 95%)	OR ajustado* (IC 95%)
Sobrevida em 30 dias (%) – Desfecho primário	3,2	2,4	1,39 (1,06 a 1,82)	1,47 (1,09 a 1,97)
Sobrevida até a admissão hospitalar (%)	23,8	8	3,59 (3,14 a 4,12)	3,83 (3,30 a 4,43)
Sobrevida até alta hospitalar (%)	3,2	2,3	1,41 (1,08 a 1,86)	1,48 (1,10 a 2,00)

	Adrenalina	Placebo	OR não ajustado (IC 95%)	OR ajustado* (IC 95%)
Sobrevida em 3 meses (%)	3	2,2	1,41 (1,07 a 1,87)	1,47 (1,08 a 2,00)
Desfecho neurológico favorável na alta hospitalar (%)	2,2	1,9	1,18 (0,86 a 1,61)	1,19 (0,85 a 1,68)
Desfecho neurológico favorável em 3 meses (%)	2,1	1,6	1,31 (0,94 a 1,82)	1,39 (0,97 a 2,01)
Média de internação em UTI dos sobreviventes (dias)	7,5 (3,0 a 15,0)	7,0 (3,5 a 12,5)	Não aplicável	Não aplicável
Média de internação hospitalar dos sobreviventes (dias)	21,0 (10,0 a 41,0)	20,0 (9,0 a 38,0)	Não aplicável	Não aplicável

*O *odds ratio* (OR) foi calculado para o grupo adrenalina comparado ao placebo. O OR foi ajustado pelos seguintes fatores: idade, sexo, intervalo entre ligação para a ambulância e administração da intervenção, ritmo cardíaco inicial, etiologia da PCR, PCR testemunhada ou não e RCP realizada por leigos ou por paramédicos.

Conclusões

O uso de adrenalina durante a PCREH resultou em maior sobrevida em 30 dias do que o placebo. Além disso, os pacientes do grupo adrenalina tiveram maior taxa de retorno da circulação espontânea, maior frequência de transporte para o hospital e maior taxa de tratamento em UTI. No entanto, apesar de a taxa de sobrevivência ter sido um pouco melhor, não houve diferença entre os grupos na taxa de sobrevivência com resultado neurológico favorável. Esse resultado foi explicado por uma maior proporção de pacientes que sobreviveram com deficiência neurológica grave no grupo da adrenalina.

Perspectivas

O racional de usar a adrenalina na PCR vem do efeito alfa-agonista, que leva à vasoconstricção e ao aumento da pressão arterial. Consequentemente, há um aumento da pressão diastólica da aorta e das coronárias, com aumento da perfusão miocárdica, que está associada a maior chance de RCE. No entanto, a adrenalina pode também ser maléfica, tanto por efeito alfa ou beta agonista, levando à redução do fluxo microvascular cerebral com injúria local, instabilidade cardiovascular no RCE, além de efeitos adversos imunomodulatórios e metabólicos. Ademais, em ritmos chocáveis, o estímulo de receptores beta pode perpetuar as arritmias ventriculares.

A discussão do uso da adrenalina na PCR vem de longa data e faz parte dos protocolos de suporte avançado de vida cardiovascular desde os anos 1960. Naquela época, utilizavam-se doses mais elevadas dessa medicação, variando de 5 a 10 mg. Uma metanálise envolvendo 6 *trials*, totalizando 6.174 pacientes, comparou doses elevadas (5 a 10 mg) *versus* dose padrão (1 mg) de adrenalina. Mostrou maiores taxas de RCE e admissão hospitalar com doses elevadas de adrenalina, porém às custas de maior injúria miocárdica, sem diferença de sobrevida e desfechos neurológicos favoráveis na alta hospitalar. Assim, a partir do ano 2000, os *guidelines* começaram a recomendar a dose de 1 mg. Em 2011, o *PACA trial* comparou a dose padrão de adrenalina *versus* placebo, porém foi inconclusivo, visto que atingiu apenas 10% do tamanho da amostra prevista, além de outros problemas metodológicos graves. Em 2015, uma metanálise publicada no *Critical Care* envolvendo 1 estudo randomizado e 13 observacionais levantou a hipótese de que a adrenalina, apesar de aumentar a taxa de RCE, leva a piores desfechos neurológicos nos sobreviventes. Assim, surgiu a necessidade de um estudo para confirmar essa hipótese.

O estudo PARAMEDIC-2 confirmou a hipótese anterior, porém com algumas limitações:

Não houve avaliação da qualidade da RCP e, inicialmente, a maioria foi realizada por leigos, o que pode ter influenciado em menor sobrevida do que era esperada.

Outro fato que pode ter influenciado na menor sobrevida observada em ambos os grupos foi a pequena porcentagem de ritmos chocáveis.

Inicialmente, foram estimadas taxas de sobrevida de 6% no grupo placebo e 7,5% no grupo adrenalina, além de um aumento de sobrevida esperado de 2% no grupo adrenalina em relação ao placebo. Nenhuma dessas estimativas foram alcançadas. As taxas de sobrevida foram de 3,2% no grupo adrenalina e 2,4% no placebo, com diferença de 0,8%.

Não foram avaliados os cuidados intra-hospitalares, o que pode ter gerado vieses, sobretudo no cuidado de pacientes mais graves.

A média para administração de adrenalina foi de 21 minutos e os pacientes que receberam a medicação antes da chegada da ambulância foram excluídos do estudo. Isso limita extrapolarmos os dados deste estudo para PCR intra-hospitalar, em que a adrenalina é administrada de maneira mais ágil.

O NNT do estudo foi de 112, sendo um valor alto e que, apesar de possuir poder estatístico, dificilmente resulta em alguma diferença clínica significativa. Isso significa que seria necessário usar adrenalina em 112 pacientes em PCREH para prevenir 1 morte. Em comparação com os componentes da cadeia de sobrevivência da RCP, o reconhecimento precoce da PCR tem um NNT de 11, RCP iniciada precocemente na cena tem um NNT de 15 e a desfibrilação precoce tem um NNT de 5. Por outro lado, não houve diferença com significância estatística em relação ao desfecho neurológico favorável.

O uso da adrenalina na PCR permanece ainda um assunto não esgotado e provavelmente novos estudos devem avaliar esta situação nos próximos anos, possivelmente comparando adrenalina com outras medicações, como vasopressina, terlipressina e naloxone.

Referências

- Perkins GD, Ji C, Deakin CD, et al. A Randomized Trial of Epinephrine in Out-of-Hospital Cardiac Arrest. N Engl J Med. 2018;379(8):711-721.

- Loomba RS, Nijhawan K, Aggarwal S, Arora RR. Increased return of spontaneous circulation at the expense of neurologic outcomes: Is prehospital epinephrine for out-of-hospital cardiac arrest really worth it?. J Crit Care. 2015;30(6):1376-1381.

- Jacobs IG, Finn JC, Jelinek GA, Oxer HF, Thompson PL. Effect of adrenaline on survival in out-of-hospital cardiac arrest: A randomised double-blind placebo-controlled trial. Resuscitation. 2011;82(9):1138-1143.

Estudo

Efeito em desfechos funcionais de uma estratégia com dispositivos supraglóticos *versus* intubação orotraqueal em paradas cardíacas extra-hospitalares

| **Título** | *Effect of a strategy of a supraglottic airway device versus tracheal intubation during out-of-hospital cardiac arrest on functional outcome – The AIRWAYS-2 randomized clinical trial* |

Revista: *The Journal of The American Medical Association – JAMA* (2018).

Autores: Benger JR, Kirby K, Black S, Brett SJ, Clout M, Lazaroo MJ et al.

Desenho do estudo

Ensaio clínico randomizado, não-cegado, em *cluster* com dois grupos ocorrendo em paralelo, um grupo sendo submetido à intubação orotraqueal (IOT) pela equipe de atendimento pré-hospitalar (APH) e outro sendo submetido à passagem de dispositivo supraglótico (DSG).

Critérios de inclusão
▌ Vítimas de parada cardíaca, ≥ 18 anos, extra-hospitalar e não-traumática, que foi atendida por um paramédico matriculado no protocolo do estudo, que tenha sido o primeiro ou o segundo paramédico a atender o paciente e manobras de ressuscitação foram iniciadas ou continuadas pela equipe de APH.

Critérios de exclusão
▌ Presidiários, pacientes previamente matriculados no estudo (critério avaliado retrospectivamente), quando ressuscitação foi considerada inapropriada (com base nos critérios do comitê de ambulâncias do Reino Unido), pacientes que receberam via aérea avançada previamente a chegada no paramédico matriculado no estudo, paciente sabidamente matriculado em outro estudo randomizado controlado de ambiente pré-hospitalar, paciente cuja abertura bucal era < 2 cm.

Cálculo da amostra

Cálculo da amostra necessária foi realizado fundamentado nos achados do Revive-Airways Trial, que demonstrou sobrevivência média de 9% na alta hospitalar, assim como de estudos retrospectivos que demonstraram cerca de 2,4% de sobrevivência na alta hospitalar entre pacientes recebendo IOT e DSG. Foi considerada importante clinicamente uma diferença de 2% entre os grupos. Para alcançar esse valor, levando em conta um poder 90% e significância estatística de 5% (p < 0,05), uma amostra de 4.400 foi calculada.

Grupos

■ **Intervenção:** Na presença de apenas 1 paramédico no grupo intervenção, a conduta é tentar alocar o DSG (I-gel®) pelo menos 2 vezes; se a ventilação não for garantida, tentar uso de dispositivo bolsa-válvula-máscara (BVM). Após a chegada de um segundo socorrista, tentar intubação orotraqueal.

Na presença de 2 paramédicos no grupo intervenção, a conduta é tentar alocar o DSG (I-gel®) pelo menos 2 vezes; se a ventilação não for garantida, IOT pode ser tentada pelo menos 2 vezes.

■ **Controle:** Na presença de apenas 1 paramédico no grupo controle, a conduta é tentar alocar o DSG (qualquer dispositivo disponível) pelo menos 2 vezes ou ventilação por dispositivo BVM. Após a chegada do segundo paramédico, tentar IOT pelo menos 2 vezes.

Na presença de 2 paramédicos no grupo controle, tentar realizar IOT pelo menos 2 vezes. Na falha, pode ser tentado alocar qualquer DSG disponível também pelo menos 2 vezes.

Métodos

▌ **Número de pacientes:** 9.296.

▌ **Desfecho primário:** Rankin modificado ≤ 3 na alta hospitalar ou no 30º dia de internação hospitalar se o mesmo ainda se encontrar internado.

▌ **Desfechos secundários:** sobrevivência até alta hospitalar; sucesso de ventilação inicial; perda não intencional de VA previamente garantida; sequência de manipulações de VA realizadas; retorno à circulação espontânea (RCE); técnica de VA alocada no momento que RCE foi alcançado ou óbito foi declarado; fração de compressão torácica; tempo até óbito.

▌ **Seguimento:** Reavaliação aconteceu após 3 e 6 meses do evento de PCR (± 4 semanas). Nesse momento, a escala de mRS foi recalculada avaliando função neurológica.

População

	Intervenção (N = 4.410)	Controle (N = 4.886)
Idade (anos)	73	74
Sexo (masculino) (%)	64,1	63,3
Ritmo da PCR (%)		
■ Assistolia	54,2	54,6
■ Fibrilação ventricular	22,8	22,7
■ Taquicardia ventricular	0,8	1
■ Atividade elétrica sem pulso	22,1	21,7
PCR presenciada (%)	63,5	63,3
Espectador (%)	80,4	80
Paramédico (%)	19,6	20

	Intervenção (N = 4.410)	Controle (N = 4.886)
Tempo de chegada do serviço de emergência (min)	7	8
Manejo de VA já iniciado antes da chegada do paramédico do Estudo (%)	30,1	31,5
Retorno à circulação espontânea (%)	6,8	6,8

Resultados

	Intervenção	Controle	Valor de *P*
Desfecho primário:			
■ Rankin modificado ≤ 3	6,4%	6,8%	0,33
Desfecho secundário:			
■ Sobrevivência em 30 dias ou na alta	8,0%	8,4%	Não calculado
■ Ventilação inicial bem-sucedida	87,4%	79%	< 0,001
■ Perda não intencional de VA já garantida	10,6%	5%	< 0,001
■ Regurgitação	26,1%	24,5%	0,21
■ Aspiração	15,1%	14,9%	0,84
■ RCE na chegada ao Departamento de Emergência	30,6%	28,4%	0,02

Conclusões

Por meio do artigo descrito neste capítulo, podemos concluir que provavelmente o uso de dispositivos supraglóticos foi equivalente ao uso de Intubação Orotraqueal para o manejo inicial do paciente vítimas de parada cardiorrespiratória em ambiente extra-hospitalar.

Financiamento

Os autores descrevem que foram financiados pelo National Institute of Health Research Health Technology Assessment Programme, assim como desenvolvido e aplicado pela UK Clinical Research Collaboration. Também relatam que os financiadores não tiveram nenhuma função em relação ao desenho e desenvolvimento do estudo e que nenhuma instituição privada foi envolvida no processo.

Perspectivas

O ensaio clínico anteriormente descrito pode ser incluído no grupo de artigos que surgiram desde a década de 1970, que tentam organizar as condutas indicadas para o manejo de parada cardiorrespiratória, nesse caso em ambiente extra hospitalar. Nesse contexto, a necessidade de manejo de via aérea, em especial de maneira avançada (por meio de dispositivos que permitam ventilação mecânica invasiva), tem sido a conduta padrão-ouro, em especial o uso da intubação orotraqueal. Isso se deve à antiga perspectiva de que a hipóxia era uma causa importante de paradas cardiorrespiratória e que o manejo invasivo seria a melhor forma de garantir uma oxigenação correta do sangue, aumentando a chance de RCE. Outro ponto importante que justificava a conduta realizada era a ideia de que durante um evento de PCR um estado de hipóxia tecidual generalizada se formava evoluindo com perda de função orgânica frequentemente irreversível e que a suplementação de oxigênio em altos valores seria benéfico em reduzir esse risco, justificando o uso de medidas invasivas.

Nos trabalhos mais modernos, como o AIRWAYS-2, podemos notar que essa conduta isoladamente está se tornando cada vez menos mandatória, especialmente em pacientes adultos e no ambiente extra-hospitalar. Os artigos que valorizaram o uso da manobra *Hands Only*, especialmente para socorristas leigos, são exemplos dessa conduta, como o estudo observacional japonês (*Circulation*, 2015) que descreveu taxas de RCE relativamente comparáveis aos pacientes que receberam ventilações de resgate daqueles que não receberam (6,3% × 7,9%), sendo ambos superiores à ausência de RCP. Também vale a pena mencionar o estudo randomizado francês publicado no *JAMA* em 2018, que comparou o uso de intubação orotraqueal com ventilação por meio de bolsa-válvula-máscara em PCR extra-hospitalar e que não conseguiu chegar a uma diferença estatística significativa sobre a chance de sobrevivência em 30 dias ou desfecho neurológico. Mantém-se a hipótese de que talvez o suporte ventilatório, especialmente em sua forma invasiva, não seja uma prioridade nas vítimas de PCR extra-hospitalar.

Um segundo ponto que nos ajuda a chegar a essa conclusão é o fato de que diversos estudos observacionais e ensaios clínicos encontraram diferenças relativamente importantes entre o tempo até ventilações nos pacientes vítimas de PCR em que IOT foi realizada. Isso se deve provavelmente pela dificuldade técnica do procedimento, fato este que é especialmente exacerbado no ambiente extra-hospitalar em que condições menos ideais se apresentam.

Por fim, vale ser descrito que em pacientes vítimas de PCR extra-hospitalares frequentemente uma etiologia cardiológica é definida e que, nesse contexto, priorizar medidas como compressões torácicas, desfibrilação cardíaca e uso de drogas vasoativas seja mais eficaz em obter RCE.

Referências

- Iwami T, Kitamura T, Kiyohara K, Kawamura T. Dissemination of Chest Compression-Only Cardiopulmonary Resuscitation and Survival After Out-of-Hospital Cardiac Arrest. Circulation. 2015;132(5):415-422.

- Jabre P, Penaloza A, Pinero D, et al. Effect of Bag-Mask Ventilation vs Endotracheal Intubation During Cardiopulmonary Resuscitation on Neurological Outcome After Out-of-Hospital Cardiorespiratory Arrest: A Randomized Clinical Trial. JAMA. 2018;319(8):779-787.

- Benger JR, Kirby K, Black S, et al. Effect of a Strategy of a Supraglottic Airway Device vs Tracheal Intubation During Out-of-Hospital Cardiac Arrest on Functional Outcome: The AIRWAYS-2 Randomized Clinical Trial. JAMA. 2018;320(8):779-791.

Estudo

Cateterismo cardíaco de rotina após PCR em pacientes sem supradesnivelamento do segmento ST

| Título | *Coronary angiography after cardiac arrest without ST-segment elevation – COACT* |

Revista: *The New England Journal of Medicine* (2019).

Autores: Lemkes JS, Janssens GN, van der Hoeven NW, Jewbali LSD, Dubois EA, Meuwissen M et al.

Resumo

Estudo randomizado, aberto, multicêntrico, que testou o papel do cateterismo cardíaco imediato de rotina após PCR extra-hospitalar revertida em pacientes sem supra de ST.

Critérios de inclusão

▌ PCR extra-hospitalar com ritmo inicial chocável e inconsciente após retorno da circulação espontânea.

Critérios de exclusão

▌ Supradesnivelamento do segmento ST, choque ou causa alternativa óbvia.

Cálculo da amostra

Foram calculados 502 pacientes para um poder de 85% para detectar uma diferença de 40% entre os grupos (resultados prévios sugeriam benefício do cateterismo imediato). A amostra foi aumentada em 10% para suplantar perdas de seguimento.

Grupos

■ Cateterismo imediato
■ Cateterismo após recuperação neurológica.

Métodos

▌ **Número de pacientes:** 552.

▌ **Desfecho primário:** Sobrevida em 90 dias.

▌ **Desfechos secundários:** Sobrevida em 90 dias com bom estado neurológico ou disfunção discreta a moderada, injúria miocárdica, duração de suporte com drogas vasoativas, marcadores de choque, recorrência de taquicardia ventricular, duração de ventilação mecânica, sangramento maior, injúria renal aguda, necessidade de diálise, tempo até temperatura alvo, estado neurológico após alta da UTI.

▌ **Seguimento:** 90 dias

População

	Cateterismo imediato	Cateterismo após recuperação
Idade (anos)	65,7	64,9
Sexo masculino (%)	81,7	76,2
IAM prévio (%)	26,7	28,7
DAC prévia (%)	36,3	36,2
DM (%)	20,2	16,6
Tabagismo (%)	20,1	26,9
Dislipidemia (%)	25,9	29,7
DAOP (%)	5,9	8,7
PCR presenciada (%)	79,9	76,6
Tempo até BLS (min)	2	2
Tempo até retorno da circulação espontânea (min)	15	15
Isquemia ao ECG (%)	64,1	69,4
GCS à admissão	3	3
Cateterismo (%)	97,1	64,9
Tempo médio até cateterismo após a PCR (hora)	2,3	121,9
Presença de DAC ao cateterismo (%)	64,5	65,7
Lesão aguda instável (%)	13,6	16,9
Trombose aguda (%)	3,4	7,6
Angioplastia (%)	33	24,2
Revascularização cirúrgica (%)	6,2	8,7

Resultados

	Cateterismo imediato	Cateterismo após recuperação	
Sobrevida em 90 dias (%)	64,5	67,2	OR 0,89 (0,62 a 1,27)
Tempo para temperatura alvo (hora)	5,4	4,7	
Tempo para normotermia (36 a 37°C) (hora)	4,1	2,8	
Sobrevivência com desempenho neurológico bom (%)	62,9	64,4	OR 0,94 (0,66 a 1,31)

Demais desfechos secundários iguais.

Conclusões

Em pacientes com PCR extra-hospitalar revertida sem supradesnivelamento do segmento ST, cateterismo cardíaco imediato de rotina não melhora sobrevida em 90 dias.

Perspectivas

Tendo em vista que doença isquêmica do coração é a principal causa de PCR, e que angioplastia percutânea é um tratamento eficaz em síndromes coronarianas agudas, existe um racional por trás da indicação de cateterismo cardíaco imediato em PCR revertida. No entanto, o estudo COACT não dá suporte a essa proposta, uma vez que mostra que nesse grupo de pacientes, caso não haja elevação do segmento ST, não existe benefício de mortalidade na indicação rotineira do cateterismo cardíaco imediato. Na prática clínica, isso traz diversas implicações. A primeira delas talvez seja em relação à estabilização adequada dos pacientes ressuscitados. Sabe-se que o paciente em pós-PCR é um doente crítico, que frequentemente demanda cuidados hemodinâmicos, respiratórios e neurológicos. Sabendo que o cateterismo imediato não seletivo é igual em termos de mortalidade a uma estratégia inicial conservadora, é permitido à equipe assistente proporcionar estabilização mais adequada antes da transferência ao setor de hemodinâmica nos casos em que a avaliação anatômica coronariana for considerada necessária. Além disso, pacientes em PCR prolongada podem ter dano neurológico irreversível muito grave.

Em 2021, um estudo muito similar chamado TOMAHAWK mostrou resultados bem parecidos. Dessa vez, no entanto, foram incluídos não só apenas pacientes com ritmos chocáveis, mas também não chocáveis. Não houve diferença de mortalidade. Mas, no desfecho composto por mortalidade e prognóstico neurológico severo, o cateterismo imediato mostrou malefício (55,6% no grupo tardio e 64,3% no grupo imediato).

O achado destes estudos permitem maior tempo de avaliação do paciente de forma mais abrangente, a fim de se indicar tratamentos invasivos para pacientes que de fato se beneficiem deles. Importante ressaltar que era previsto crossover do grupo conservador para cateterismo de urgência em algumas condições em ambos os estudos. Por fim, vale lembrar que pacientes pós-PCR com supradesnivelamento do segmento ST ainda têm indicação de cateterismo cardíaco imediato para tratamento da artéria em questão.

Referências

- Lemkes JS, Janssens GN, van der Hoeven NW, et al. Coronary Angiography after Cardiac Arrest without ST-Segment Elevation. N Engl J Med. 2019;380(15):1397-1407.
- Desch S, Freund A, Akin I, et al. Angiography after Out-of-Hospital Cardiac Arrest without ST-Segment Elevation. N Engl J Med. 2021;385(27):2544-2553.

Estudo

Efeito do cálcio intravenoso ou intraósseo versus soro fisiológico no retorno da circulação espontânea em paciente com parada cardiorrespiratória extra-hospitalar

Título

Effect of Intravenous or Intraosseous Calcium vs Saline on Return of Spontaneous Circulation in Adults With Out-of-Hospital Cardiac Arrest: A Randomized Clinical Trial

Revista: Journal of the American Medical Associaton - JAMA (2021)

Autores: Vallentin MF, Granfeldt A, Meilandt C et al.

Desenho do estudo

Ensaio clínico randomizado, multicêntrico, cegado, placebo controlado e análise intenção de tratar com o objetivo de comparar a taxa de retorno da circulação espontânea do cálcio intravenoso ou intraósseo versus placebo

Critérios de inclusão
▮ Adultos maiores de 18 anos que tiveram parada cardiorrespiratória extra-hospitalar e receberam pelo menos 1 dose de epinefrina

Critérios de exclusão
▮ Trauma como causa da parada cardíaca, gestantes confirmada ou suspeita, indicação de cálcio durante a parada cardíaca (hipocalemia, hipercalemia).

Cálculo de amostra

Na primeira análise interina (quando 270 pacientes haviam sido recrutados), realizou-se o cálculo da amostra. Assumiu-se uma incidência de retorno da circulação espontânea 27% no grupo do cálcio e 18% no grupo placebo. Considerando um alfa de 0.05 e um poder de 80%, foi calculado uma amostra de 674 pacientes.

Grupos
▮ Cálcio intravenoso ou intraósseo - 735mg, após primeira dose de epinefrina, podendo ser repetido após a segunda dose de epinefrina

▮ Soro fisiológico em mesmo volume, após a primeira dose de epinefrina, podendo ser repetido após a segunda dose de epinefrina

Métodos

▌ **Número de pacientes:** 397

▌ **Desfecho primário:** retorno da circulação espontânea, definida por circulação espontânea por ao menos 20 minutos

▌ **Desfecho secundário:** sobrevida em 30 dias, sobrevida em 30 dias com desfecho neurológico favorável,

▌ **Outros desfechos:** qualidade de vida em 30 dias,

▌ **Seguimento:** até 90 dias (posterior estudo prolongou o seguimento até 1 ano).

População

	Cálcio (N = 193)	Placebo (N = 198)
Idade (anos)	67	69
Sexo feminino (%)	32	26
Comorbidades (%)		
▪ Doença Arterial Coronariana	24	23
▪ Doença Renal	18	22
▪ Insuficiência Cardíaca	17	18
▪ Fibrilação Atrial	17	25
Local da parada cardíaca (%)		
▪ Em casa	83	80
▪ Local público	17	20
Parada cardíaca presenciada (%)		
▪ Leigo	52	50
▪ Serviço de Emergência	8	7
▪ Não presenciada	39	43
Ritmo Inicial (%)		
▪ Assistolia	53	48
▪ Atividade Elétrica sem Pulso	24	25
▪ Fibrilação Ventricular	20	25
▪ Taquicardia Ventricular	2	2
Indicação da Intubação (%)		
▪ Rebaixamento da consciência	45.1	45.5
▪ Insuficiência respiratória	30.5	30.3
▪ Procedimento	5.8	7.2
▪ Parada cardíaca	5.4	6.6
▪ Outras	13.2	10.4
Doses da droga experimental (%)		
▪ Uma dose	27	27
▪ Duas doses	73	73

Resultados

	Cálcio	Placebo	Valor de p
Retorno da Circulação Espontânea (%)	19	27	0.09
Sobrevivência em 30 dias (%)	5,2	9,1	0.17
Sobrevivência em 30 dias com desfecho neurológico favorável (%)	3,6	7,6	0.12
Sobrevivência em 90 dias	5,2	9,1	NC
Sobrevivência em 90 dias com desfecho neurológico favorável (%)	3,6	9,1	NC

NC = Não calculado

Conclusões

O tratamento de pacientes em parada cardíaca extra-hospitalar com cálcio intravenoso ou intraósseo não levou a melhora significativa de retorno à circulação espontânea. Esses achados não favorecem o uso de cálcio na parada cardíaca extra-hospitalar.

Perspectivas

O cálcio foi usado na parada cardíaca por muitas décadas, sendo primeiramente descrito na década de 1950. Os estudos fisiológicos mostravam que dar cálcio fazia sentido uma vez que o cálcio pode causar vasoconstrição, aumentar a contratilidade cardíaca e melhorar a desfibrilação ventricular. No entanto, alguns estudos a nível celular mostraram que o cálcio também pode estimular a apoptose e piorar a lesão por reperfusão. Então, em 1980 foram realizados os dois primeiros RCTs por Stueven et al. Um deles foi realizado para pacientes em ritmos não chocáveis e outro para ritmos chocáveis. Ambos, estudos tiveram diversas limitações dado que naquela época o rigor metodológico não era tão grande. Além disso, o número de pacientes e eventos era pequeno, sendo que juntos tinham em torno de 180 pacientes. Os dois mostraram que havia uma possível chance do cálcio intravenoso aumentar o retorno da circulação espontânea, no entanto, o resultado foi estatisticamente neutro. Após os dois estudos de Stueven et al., o cálcio foi retirado dos guidelines de ressuscitação cardiopulmonar.

No entanto, apesar das evidências não favoráveis, nos últimos anos o uso de cálcio veio crescendo. Em 2021, foi publicado o trial aqui descrito, também conhecido como COCA trial. Tal estudo foi metodologicamente bem rígido e teve de ser terminado precocemente por sinais de malefício no grupo do cálcio. Desde então, duas meta-análises publicadas no Resuscitation Plus apontam pro malefício do uso do cálcio na parada cardíaca. Além de modificar condutas, essas pesquisas elucidam que muitas vezes o racional fisiológico não está associado com benefício. No caso do cálcio, é possível que tal substância piore desfechos a longo prazo como foi mostrado num estudo publicado posteriormente após seguir os sobreviventes do COCA trial por um ano. Ele revelou que os desfechos neurológicos foram piores nos pacientes que receberam cálcio.

Concluindo, o uso de cálcio intravenoso não é recomendado de rotina. O cálcio só deve ser usado em pacientes que têm indicações formais como intoxicação por magnésio, hipocalcemia e hipercalemia, por exemplo.

Referências

- Vallentin MF, Granfeldt A, Meilandt C, et al. Effect of Intravenous or Intraosseous Calcium vs Saline on Return of Spontaneous Circulation in Adults With Out-of-Hospital Cardiac Arrest: A Randomized Clinical Trial. JAMA. 2021;326(22):2268-2276.
- Stueven HA, Thompson B, Aprahamian C, Tonsfeldt DJ, Kastenson EH. The effectiveness of calcium chloride in refractory electromechanical dissociation. Ann Emerg Med. 1985;14(7):626-629.
- Stueven HA, Thompson B, Aprahamian C, Tonsfeldt DJ, Kastenson EH. Lack of effectiveness of calcium chloride in refractory asystole. Ann Emerg Med.
- Messias Hirano Padrao E, Bustos B, Mahesh A, et al. Calcium use during cardiac arrest: A systematic review. Resusc Plus. 2022;12:100315. Published 2022 Oct 8.
- Vallentin MF, Granfeldt A, Meilandt C, et al. Effect of calcium vs. placebo on long-term outcomes in patients with out-of-hospital cardiac arrest. Resuscitation. 2022;179:21-24. doi:10.1016/j.resuscitation.2022.07.034

Estudo
Hipotermia *versus* Normotermia após PCR Extra Hospitalar

Título	Hipotermia versus Normotermia após PCR Extra Hospitalar (TTM 2)

Revista: *New England Journal of Medicine* (2021)

Autores: J. Dankiewicz, T. Cronberg, G. Lilja, et al for the TTM2 Trial Investigators

Desenho do Estudo

Estudo randomizado, multicêntrico internacional, envolvendo Europa, Austrália, Nova Zelândia e EUA. Profissionais que cuidavam dos pacientes não foram cegados para a intervenção. No entanto, médicos responsáveis pela avaliação de prognóstico neurológico e desfecho funcional, assim como os investigadores foram cegados para qual grupo o paciente pertencia.

Critérios de Inclusão

▌ Pacientes ≥ 18 anos, admitidos no hospital por parada cardiorrespiratória (PCR), presumivelmente por causa cardíaca ou desconhecida, independente do ritmo inicial. Todos os pacientes tinham pelo menos 20 minutos desde o retorno da circulação espontânea (*ROSC*). Além disso, todos pacientes estavam inconscientes, incapazes de obedecer comandos verbais (resposta motora 0-3 na escala *FOUR*), e sem resposta verbal a dor.

Critérios de exclusão

▌ Foram critérios de exclusão: tempo desde ROSC até screening > 180 minutos; PCR não testemunhada com ritmo inicial em assistolia; diretivas antecipadas que limitassem o suporte orgânico; temperatura < 30 °C na admissão; ECMO antes do ROSC; gestação; sangramento intracraniano; DPOC com dependência de oxigênio domiciliar.

Cálculo de amostra

Para detectar uma redução absoluta de 7.5% no risco de morte no grupo Hipotermia, com um poder de 90%, os autores calcularam que seriam necessários 1862 pacientes. Isso corresponderia a 15% de redução relativa no risco de morte, em comparação ao grupo normotermia. O risco relativo foi avaliado com base em estudos prévios sobre hipotermia terapêutica. Com objetivo de obter margem para casos de perda de seguimento e retirada de consentimento, foi escolhida a amostra final de 1900 pacientes.

Grupos

■ Grupo protocolo de controle de temperatura com alvo de Hipotermia (intervenção)
■ Grupo protocolo de controle de temperatura com alvo de Normotermia

Métodos

- **Número de pacientes:** 1850 pacientes

- Desfecho primário: Morte por qualquer causa em 6 meses

- **Desfechos secundários:** O principal desfecho secundário foi "funcionalidade ruim em 6 meses" (definida como escala mRankin 4-6).

- **Seguimento:** 180 dias (6 meses)

População

	Grupo Hipotermia	Grupo Normotermia
Idade (anos)	64	63
Sexo Masculino	80%	79%
Local da PCR Residência Espaço público	52% 36%	53% 34%
PCR testemunhada	91%	92%
PCR em ritmo chocável	72%	75%
PCR em ritmo não-chocável	28%	25%
BLS por transeunte	82%	78%
Intervalo entre PCR e ROSC (IQR)	25 min (16 - 40)	25 min (17 - 40)
IAM com Supra ST na admissão	41%	40%

Resultados:

	Grupo Hipotermia	Grupo Normotermia	RR	Valor de p
Desfecho Primário: Morte por qualquer causa em 6 meses	50%	48%	1,04 (0,94-1,14)	0.37
Desfechos Secundários: - Tempo até morte - HR	-	-	1,08 (0.95-1,23)	NA*
- mRankin 4-6 em 6 meses	55%	55%	1,00 (0,92-1,09)	NA*
- EQ-5D-5L - diferença	-	-	-0,8 (−3,6 a 2,0)	NA*
- Arritmias com instabilidade	24%	16%	-	<0.001
- Sangramentos	5%	5%	0,95 (0,63-1,42)	0.81
- Pneumonia	36%	35%	1,02 (0,90-1,15)	0.75
- Sepse	11%	9%	1,19 (0,90-1,57)	0.23

NA*: Não avaliado, em função da política editorial do jornal, que só avalia p-valor dos desfechos primários.

Conclusões

Em pacientes em coma após PCR extra-hospitalar, a indução de hipotermia não foi capaz de reduzir a mortalidade, em 6 meses, em comparação com a normotermia. Também não houve diferenças no prognóstico neurológico, qualidade de vida, ou taxa de infecções entre os grupos. Os resultados foram consistentes nos subgrupos analisados. No entanto, os pacientes submetidos a hipotermia apresentaram uma maior incidência de arritmias com instabilidade hemodinâmica.

Perspectivas

Em 2002 foram publicados simultaneamente no NEJM dois estudos randomizados a respeito da utilização da hipotermia leve induzida em pacientes que sobreviveram a episódios de PCR por ritmo chocável, ocorrida no cenário extra-hospitalar. O primeiro ("Mild Therapeutic Hypothermia to Improve the Neurologic Outcome After Cardiac Arrest"), realizado na Europa, englobou 275 pacientes, sendo abordado neste capítulo. O segundo trabalho ("Treatment of Comatose Survivors of Out-of-hospital Cardiac Arrest with induced Hypothermia") foi realizado na Austrália, incluiu 77 pacientes. Antes deles, existiam apenas trabalhos realizados em animais indicando o potencial dessa terapia na melhora do desfecho neurológico de pacientes vítimas de PCR.

Em ambos estudos, o grupo hipotermia obteve resultados significativos, em desfechos clinicamente relevantes. No estudo europeu o NNT foi de 6 pacientes com uso da hipotermia para obter um desfecho neurológico favorável, e de 7 pacientes para prevenir uma morte. Atente para o fato que a PCR nesses pacientes ocorreu no contexto extra-hospitalar.

Após a definição do benefício da hipotermia nessa população, ainda faltava definir a melhor meta de temperatura. Em 2013 foi publicado no NEJM o estudo "Targeted Temperature Management at 33°C versus 36°C after Cardiac Arrest" (TTM trial). Esse foi até então o maior estudo sobre o tema, envolvendo 36 UTIs da Europa e Austrália. Neste estudo foi comparada a indução de hipotermia, em pacientes que sobreviveram a PCR por ritmo chocável, com alvo de temperatura central de 33°C versus 36°C. Um dos grandes motivadores para a realização do estudo foi a ocorrência de febre no grupo controle dos estudos de 2002. Assim, seria necessário diferenciar se o benefício neurológico observado nos pacientes era em decorrência da hipotermia em si, ou pela prevenção da febre.

Não houve diferença no desfecho primário de mortalidade durante o seguimento entre os grupos (grupo 33 °C 50% x grupo 36 °C 48%; HR 1.06; IC 95% 0.89–1.28; p=0.51). Também não houve diferença nos desfechos secundários que envolviam desfechos compostos de mortalidade ou desfecho neurológico ruim. Os eventos adversos relacionados à hipotermia foram semelhantes em ambos os grupos, com exceção da hipocalemia, que foi mais frequente no grupo 33 °C (19% x 13%, p=0.02). De forma diferente ao grupo controle dos estudos anteriores, a febre foi evitada ativamente nas primeiras 72h em todos os pacientes. Outra diferença foi a inclusão de pacientes com ritmos não chocáveis (20% da amostra).

Uma análise post hoc do TTM trial demonstrou que no subgrupo de pacientes com ritmos não-chocáveis, não haveria benefício da hipotermia. Assim, o estudo "Targeted Temperature Management for Cardiac Arrest with Nonshockable Rhythm" (HYPERION - NEJM 2019), buscou avaliar se haveria diferença nos desfechos neurológicos com diferentes alvos de temperatura (grupo Hipotermia - alvo 33 °C x grupo Normotermia - alvo 37 °C), especificamente em sobreviventes de PCR em ritmos não-chocáveis. Ele foi conduzido em 25 UTIs da França, incluindo PCR extra e intra hospitalares (¼ da amostra), com causas cardíacas e não cardíacas (⅔ da amostra), de forma diferente aos estudos anteriores. O grupo submetido a hipotermia apresentou melhora no endpoint primário de desfecho neurológico favorável em 90 dias: grupo Normotermia 5.7% x grupo Hipotermia 10.2% (RAR 4.5%; IC95% 0.1 a 8.9; p=0.04). Isso representa um NNT de 22, para obter um paciente sobrevivente com desfecho neurológico favorável (definido como Cerebral Performance Category 1 - 2). Não houve diferença na mortalidade em 90 dias entre os grupos. O trabalho HYPERION apresentou diversos problemas, dentre eles: diferenças no tratamento do grupo intervenção e controle; número significativo de pacientes com febre no grupo controle; baixo índice de fragilidade. O índice de fragilidade do estudo foi de 1, o que significa dizer que a mudança de desfecho em apenas 1 paciente tornaria não significativa a diferença encontrada no desfecho primário. Considerando que houve missing data de 3 pacientes, os resultados deste trabalho não são robustos para mudar nossa conduta.

O estudo atual contrasta com os trabalhos de 2002, pois as práticas dentro da UTI mudaram ao longo dos últimos 20 anos. A sobrevida encontrada em 6 meses foi de 50%, contrastando com dados históricos de pacientes semelhantes com mortalidade de 25%. Ele conclui que em pacientes em coma após PCR extra-hospitalar, a indução de hipotermia não foi capaz de reduzir a mortalidade, em 6 meses, em comparação com um protocolo visando a normotermia. Também não houve diferenças no prognóstico neurológico, qualidade de vida, ou taxa de infecções entre os grupos. Os resultados foram consistentes nos subgrupos analisados. No entanto, os pacientes submetidos a hipotermia apresentaram uma maior incidência de arritmias, e maior uso de bloqueadores neuromusculares (66% versus 45%).

O trabalho TTM2 apresenta menor risco de influência do acaso, em relação a trabalhos anteriores, pelo tamanho da amostra muito maior. Além disso, não sofre das limitações encontradas no HYPERION, conforme assinalado acima. Uma limitação no trabalho foi a ausência de cegamento da equipe que assistia o paciente. Para limitar o risco de vieses, a avaliação do prognóstico neurológico e análise dos desfechos eram feitas por profissionais que não conheciam a alocação do paciente.

Note que ambos os grupos eram submetidos a protocolos de controle de temperatura, que incluíam alvos para utilização de dispositivos de resfriamento, antipiréticos, sedação e bloqueio neuromuscular. É importante salientar que não houve um grupo de pacientes onde não foi realizado nenhum controle de temperatura. Assim, ainda existe um gap de conhecimento: o controle de temperatura (ex: alvo de normotermia) é melhor do que nenhum controle de temperatura?

Esses resultados não devem ser interpretados como ausência de benefício no controle de temperatura. Eles reforçam a necessidade de protocolos de controle de temperatura que incluem evitar febre, mantendo o paciente em normotermia. Note que 46% dos pacientes do grupo normotermia utilizaram dispositivos de resfriamento (31% intravasculares e 69% de superfície).

Referências:

- Dankiewicz J, Cronberg T, Lilja G, Jakobsen JC, Levin H, Ullén S, Rylander C, et al. TTM2 Trial Investigators. Hypothermia versus Normothermia after Out-of-Hospital Cardiac Arrest. N Engl J Med. 2021 Jun 17;384(24):2283-2294. doi: 10.1056/NEJMoa2100591.

- Dankiewicz J, Cronberg T, Lilja G, Jakobsen JC, Bělohlávek J, Callaway C, Cariou A, Eastwood G, Erlinge D, Hovdenes J, Joannidis M, Kirkegaard H, Kuiper M, Levin H, Morgan MPG, Nichol AD, Nordberg P, Oddo M, Pelosi P, Rylander C, Saxena M, Storm C, Taccone F, Ullén S, Wise MP, Young P, Friberg H, Nielsen N. Targeted hypothermia versus targeted Normothermia after out-of-hospital cardiac arrest (TTM2): A randomized clinical trial-Rationale and design. Am Heart J. 2019 Nov;217:23-31. doi: 10.1016/j.ahj.2019.06.012.

- Hypothermia after Cardiac Arrest Study Group. Mild therapeutic hypothermia to improve the neurologic outcome after cardiac arrest. N Engl J Med. 2002 Feb 21;346(8):549-56. doi: 10.1056/NEJMoa012689. Erratum in: N Engl J Med 2002 May 30;346(22):1756.

- Bernard SA, Gray TW, Buist MD, Jones BM, Silvester W, Gutteridge G, Smith K. Treatment of comatose survivors of out-of-hospital cardiac arrest with induced hypothermia. N Engl J Med. 2002 Feb 21;346(8):557-63. doi: 10.1056/NEJMoa003289.

- Nielsen N, Wetterslev J, Cronberg T, Erlinge D, Gasche Y, Hassager C, Horn J, Hovdenes J, Kjaergaard J, Kuiper M, Pellis T, Stammet P, Wanscher M, Wise MP, Åneman A, Al-Subaie N, Boesgaard S, Bro-Jeppesen J, Brunetti I, Bugge JF, Hingston CD, Juffermans NP, Koopmans M, Køber L, Langørgen J, Lilja G, Møller JE, Rundgren M, Rylander C, Smid O, Werer C, Winkel P, Friberg H; TTM Trial Investigators. Targeted temperature management at 33°C versus 36°C after cardiac arrest. N Engl J Med. 2013 Dec 5;369(23):2197-206. doi: 10.1056/NEJMoa1310519.

Seção IV

Apesar de muitas vezes negligenciada, as emergências do trato gastrointestinal são potencialmente fatais. As hemorragias digestivas podem ser devastadoras e o paciente cirrótico é um dos mais complexos no pronto-socorro. Desde o século XX, enorme avanço foi feito em relação a esse tipo de emergência. Se, antigamente, a gastrectomia era comum para pacientes com complicações de úlcera péptica, hoje em dia, quase não vemos esse tipo de abordagem. Por outro lado, com os avanços da medicina, os pacientes cirróticos vivem mais e a prevalência da doença tem aumentado. O manejo das complicações do paciente cirrótico é praticamente rotina no pronto-socorro e deve ser dominado pelo médico da emergência. Este capítulo coloca enfoque nos principais artigos que modificaram condutas e *guidelines* nos pacientes com doenças gastroenterológicas.

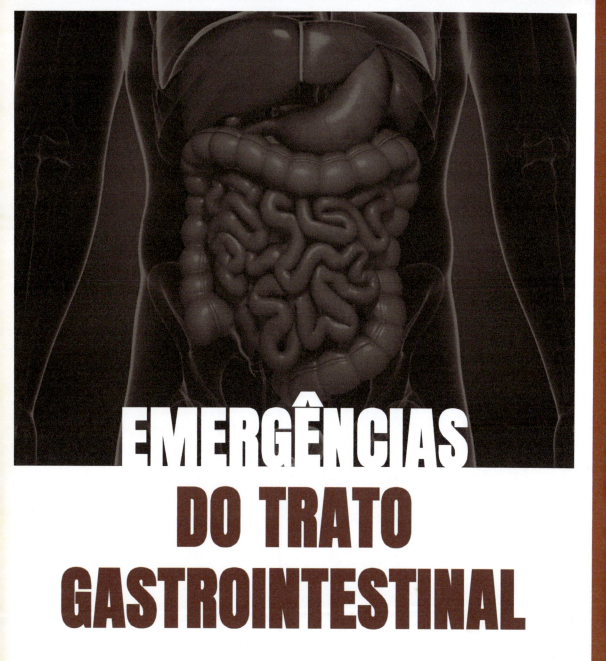

EMERGÊNCIAS DO TRATO GASTROINTESTINAL

CRONOLOGIA DOS *TRIALS* EM EMERGÊNCIAS DO TRATO GASTROINTESTINAL

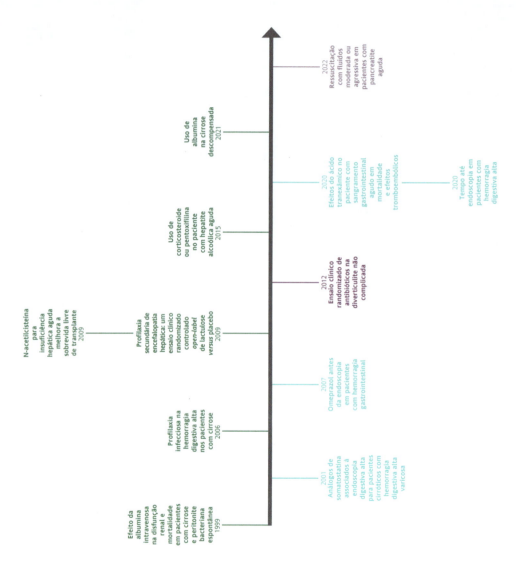

ANO	ESTUDO	TEMA	
1999	Efeito da albumina intravenosa na disfunção renal e mortalidade em pacientes com cirrose e peritonite bacteriana espontânea	Hepatologia	
2001	Análogos de somatostatina associados à endoscopia digestiva alta para pacientes cirróticos com hemorragia digestiva alta varicosa	Hemorragia digestiva	
2006	Profilaxia infecciosa na hemorragia digestiva alta nos pacientes com cirrose	Hepatologia	
2007	Omeprazol antes da endoscopia em pacientes com hemorragia gastrointestinal	Hemorragia digestiva	
2009	Profilaxia secundária de encefalopatia hepática: um ensaio clínico randomizado controlado *open-label* de lactulose *versus* placebo	Hepatologia	
2009	N-acetilcisteína para insuficiência hepática aguda melhora a sobrevida livre de transplante	Hepatologia	
2012	Ensaio clínico randomizado de antibióticos na diverticulite não complicada	Gastroenterologia	
2015	Uso de corticosteroide ou pentoxifilina no paciente com hepatite alcoólica aguda	Hepatologia	
2020	Efeitos do ácido tranexâmico no paciente com sangramento gastrointestinal agudo em mortalidade e efeitos tromboembólicos	Hemorragia digestiva	
2020	Tempo até endoscopia em pacientes com hemorragia digestiva alta	Hemorragia digestiva	
2021	Uso de albumina na cirrose descompensada	Hepatologia	
2022	Ressuscitação com fluidos moderada ou agressiva em pacientes com pancreatite aguda	Pancreatite	

Estudo

Efeito da albumina intravenosa na disfunção renal e mortalidade em pacientes com cirrose e peritonite bacteriana espontânea

| Título | *Effect of intravenous albumin on renal impairment and mortality in patients with cirrhosis and spontaneous bacterial peritonitis* |

Revista: The New England Journal of Medicine – NEJM (1999).

Autores: Sort P, Navasa M, Arroyo V, Aldeguer X, Planas R, Ruiz-del-Arbol L et al.

Desenho do estudo

Ensaio clínico randomizado, open-label e multicêntrico (7 hospitais na Espanha) que avaliou o uso de albumina em pacientes com peritonite bacteriana espontânea.

Critérios de inclusão

▮ Idade entre 18 e 80 anos; contagem de células polimorfonucleares no líquido ascítico > 250 mm³; ausência de sinais sugestivos de peritonite bacteriana secundária; sem uso de antibióticos na última semana, exceto profilaxia com norfloxacino.

Critérios de exclusão

▮ Presença de choque, outras infecções, sangramento gastrintestinal, íleo paralítico, encefalopatia hepática graus 3 ou 4, insuficiência cardíaca, infecção por HIV ou outras doenças com sobrevida esperada curta (p. ex., neoplasia avançada); suspeita de outras nefropatias (presença de proteinúria, hematúria ou alterações no ultrassom de rins); creatinina > 3 mg/dL; potenciais causas de desidratação uma semana antes do diagnóstico de PBE (p. ex., diarreia ou diurese aumentada) OU pressão venosa central (PVC) < 4 mmHg.

Cálculo de Amostra

Assumindo-se uma incidência de disfunção renal de aproximadamente 30% nos pacientes com PBE em uso de antibioticoterapia, foi calculada uma amostra de 100 pacientes para detectar uma diferença de 50% entre os grupos, com um erro tipo I de 5% e tipo II de 20%. Todas as análises foram feitas de acordo com o princípio de intenção de tratar.

Grupos

▮ Tratamento usual (N=63): cefotaxima
▮ Intervenção (N=63): cefotaxima + albumina 1,5g/kg em 6 horas após admissão + 1g/kg no terceiro dia.

Métodos

▌ **Número de pacientes:** 126.

▌ **Tempo de Seguimento:** 90 dias.

▌ **Desfecho primário:** disfunção renal (definida como aumento de 50% da creatinina basal); mortalidade geral hospitalar e em 90 dias.

▌ **Desfechos secundários:** resolução da infecção; tempo de antibioticoterapia; necessidade de paracentese após resolução da infecção; tempo de internação hospitalar.

População do estudo

	Cefotaxima	Cefotaxima + albumina
Idade (anos)	62	60
Homens (%)	60,3	68
Cirrose de etiologia alcoólica (%)	30	29
Escore Child-Pugh	10	10
Células polimorfonucleares no líquido ascítico por mm³	4.228	5.223
Bilirrubina sérica (mg/dL)	6	4
Albumina sérica (mg/dL)	2,5	2,7
Disfunção renal prévia (%)	44	40
Uso prévio de diuréticos (%)	65	71
Uso prévio de norfloxacino (%)	8	10

Resultados

	Cefotaxima	Cefotaxima + albumina	*p* valor
Disfunção renal	33%	10%	0,002
Mortalidade hospitalar	29%	10%	0,01
Mortalidade em 90 dias	41%	22%	0,03
Desfechos secundários			
Resolução da infecção	94%	98%	0,36
Tempo de antibioticoterapia (dias)	6	5	0,48
Necessidade de paracentese após resolução da infecção	25%	22%	0,83
Tempo de internação hospitalar (dias)	13	14	0,48

Conclusão

Em pacientes com cirrose hepática e peritonite bacteriana espontânea, a administração de albumina endovenosa, em adição à antibioticoterapia, reduz a incidência de disfunção renal e a mortalidade geral.

Perspectivas

A incidência de disfunção renal em pacientes com peritonite bacteriana espontânea (PBE) sabidamente é mais alta que em outras infecções. Entre os possíveis mecanismos por trás disso está a vasodilatação da circulação esplênica, que levaria a uma menor perfusão renal, e associada à produção de citocinas inflamatórias e vasodilatação sistêmica da sepse, levaria a um ciclo vicioso de diminuição da perfusão glomerular. Uma vez instalada, a disfunção renal em pacientes com PBE possui altíssima mortalidade.

Neste trabalho, os autores especularam que, aumentando a pressão oncótica intravascular por meio da reposição de albumina (que normalmente também está baixa em pacientes com cirrose), ocorreria um aumento da perfusão glomerular e consequentemente uma menor taxa de disfunção renal nesses pacientes. Para isso, desenharam um ensaio clínico randomizado e multicêntrico sem que fosse necessário um número amostral (N) muito grande, já que a taxa de ocorrência do desfecho primário foi muito alta (cerca 30%). Em relação a amostra analisada, podemos observar na Tabela 1 que se trata em sua maioria de homens, com doença hepática grave (Child-Pugh > 9), em que grande parte deles inclusive já apresentava certo grau de insuficiência renal (~40%) e que vinham adequadamente medicados com diuréticos e norfloxacino para profilaxia secundária. Um achado bastante interessante deste estudo foi que, posteriormente, foi publicado o seguimento de 6 meses e 1 ano desses pacientes e o benefício de mortalidade se manteve, com basicamente a mesma diminuição de risco absoluto. Esse achado em pacientes com doença hepática grave é importante, pois outras terapias que tiveram benefício a curto prazo, como corticoesteroides em hepatite alcoólica grave perderam esse benefício após 6 meses, o que não foi o caso com albumina nos pacientes com PBE.

Entre as principais críticas do trabalho, podemos apontar o fato de não ser um estudo duplo-cego acarretando dessa forma vieses na interpretação dos resultados. Será que o grupo intervenção não foi "melhor tratado" por meio de outras terapias em relação ao grupo controle pelo fato de os pesquisadores estarem interessados em mostrar o benefício da albumina? Por exemplo, os autores não forneceram informações sobre a utilização de drogas vasoativas nos grupos, e sabemos que essa terapia é um dos pilares para o tratamento da Síndrome Hepatorrenal. Além disso, uma vez que se tratavam de pacientes infectados e que a sepse exerce um papel fundamental da fisiopatologia da disfunção renal, será que a reposição de albumina não funcionou apenas como uma "expansão volêmica", melhorando, dessa forma, o desfecho e não necessariamente prevenindo a Síndrome Hepatorrenal? São perguntas que por meio desse estudo infelizmente não conseguimos responder.

Apesar disso, o trabalho de Sort et al. mudou completamente a forma como tratamos pacientes com PBE no pronto-socorro, demonstrando que a albumina endovenosa não só previne disfunção renal, como também diminui mortalidade nesses pacientes. No entanto, trata-se de uma medicação muito cara e que pesa no orçamento hospitalar se usada em larga escala. Dessa forma, com o objetivo de melhor selecionar os pacientes que se beneficiariam desta terapia, Samuel Sigal publicou uma carta na revista *Gut*, em 2007, com um estudo retrospectivo demonstrando que nenhum dos 15 pacientes de baixo risco estudados desenvolveram disfunção renal ou morreram, sendo definidos como baixo risco pacientes com: 1) bilirrubina sérica < 4 mg/dL, 2) creatinina < 1 mg/dL e 3) ureia < 30 mg/dL. Esse estudo foi reproduzido por outros pesquisadores nos anos seguintes, obtendo-se os mesmos achados. É por isso que até hoje alguns especialistas defendem a utilização de albumina endovenosa apenas nos pacientes que não se encaixam nessas condições.

Referências

- Sort P, Navasa M, Arroyo V, et al. Effect of intravenous albumin on renal impairment and mortality in patients with cirrhosis and spontaneous bacterial peritonitis. N Engl J Med. 1999;341(6):403-409.
- Sigal SH, Stanca CM, Fernandez J, Arroyo V, Navasa M. Restricted use of albumin for spontaneous bacterial peritonitis. Gut. 2007;56(4):597-599.

Estudo

Análogos de somatostatina associados à endoscopia digestiva alta para pacientes cirróticos com hemorragia digestiva alta varicosa

Título	*Early administration of vapreotide for variceal bleeding in patients with cirrhosis.*

Revista: *The New England Journal of Medicine – NEJM (2001).*

Autores: Calès P, Masliah C, Bernard B Garnier PP, Silvain C, Szostak-Talbodec N *et al.*

Resumo

Ensaio clínico randomizado, multicêntrico, duplo-cego, placebo-controlado, que testou o uso de vapreotide, um análogo da somatostatina, em pacientes cirróticos com HDA varicosa, com o intuito de demonstrar melhor controle do sangramento em até 5 dias.

Critérios de inclusão

▌ Pacientes com idade entre 18 e 75 anos; cirrose, hematêmese, melena ou os dois, intervalo < 24 horas entre o início do sangramento e a randomização, intervalo menor que 6 horas entre admissão hospitalar e randomização.

Critérios de exclusão mais relevantes

▌ Coma, Child-Pugh > 13, HDA varicosa nas últimas 6 semanas, carcinoma hepatocelular, trombose da veia porta, hipertensão portal não-cirrótica, alergia a somatostatina ou seus análogos, gravidez ou lactação, TIPS ou *shunts* cirúrgicos.

Grupos

■ **Intervenção:** vapreotide – bólus de 50 µg + infusão contínua de 50 µg/h por 5 dias.

■ **Controle:** placebo – bólus + infusão contínua por 5 dias.

■ **Outras intervenções**

Endoscopia digestiva alta:

– Todos os pacientes foram submetidos a EDA .

– Foi realizada em até 12 horas após o início da infusão.

– Terapia: escleroterapia ou ligadura elástica, a critério do endoscopista.

– Após o término da infusão, os pacientes de ambos os grupos foram submetidos a sessões semanais de escleroterapia ou ligadura elástica, até a erradicação das varizes.

- Norfloxacino para profilaxia infecciosa.
- Transfusão de concentrados de hemácias com alvo de Hb > 9 g/dL.

Métodos

▌ **Número de pacientes:** Inicialmente, 227 pacientes foram randomizados. Destes, 31 (14%) foram excluídos, pois se determinou que a causa da HDA não tinha relação com a hipertensão portal. A amostra final foi de 196 pacientes.

▌ **Desfecho primário**

- Composto por controle do sangramento e sobrevida em até 5 dias.

  Vale a pena ressaltar as definições de controle de sangramento: 6 horas após EDA com necessidade de menos que 5 concentrados de hemácias, PAS > 80 mmHg, FC < 100 bpm; ou, então, 7 a 48 horas após EDA com necessidade de menos que 3 concentrados de hemácias, ausência de hematêmese, FC < 100 bpm, queda do hematócrito < 10%.

  Foi definido como sangramento clinicamente importante o sangramento no dia 3 a 5 pós-sangramento e pelo menos um de: queda de pelo menos 20 mmHg na PA, aumento de pelo menos 20 bpm na FC e queda do Ht de pelo menos 5%.

▌ **Desfechos secundários:** Controle do sangramento no momento da EDA inicial, controle do sangramento 6 horas após randomização, número de concentrados de hemácias transfundidos nos primeiros 5 dias, incidência de ressangramento tardio (dias 6 ao 42), sobrevida em até 42 dias.

▌ **Seguimento:** 42 dias.

População

Característica	Vapreotide (N = 98)	Placebo (N = 98)
Idade (anos)	55	55
Sexo masculino (%)	68	83
Episódio prévio de descompensação da cirrose – N (%)	40	41
Varizes de esôfago previamente conhecidas – N (%)	63	58
Tratamento prévio para hipertensão portal – N (%)	50	43
▪ Betabloqueadores	44	46
▪ Endoscopia	24	21
Episódio prévio de sangramento por hipertensão portal – N (%)	39	39

Característica	Vapreotide (N = 98)	Placebo (N = 98)
Child-Pugh – N (%) ■ A ■ B ■ C	15 46 39	15 44 41
Hemoglobina – g/dL	9,5	8,8
PAM – mmHg	89	863

Resultados

Desfecho primário composto	Vapreotide	Placebo	p
Controle de sangramento e sobrevida até 5 dias	66%	50%	0,02

A diferença no controle de sangramento apareceu entre os grupos já na primeira avaliação, 6 horas após a endoscopia.

Desfechos secundários

Houve menor necessidade de transfusão de concentrados de hemácias no grupo vapreotide (2 ± 2,2 *versus* 2,8 ± 2,8).

Conclusões

Em pacientes cirróticos com hemorragia digestiva alta varicosa, o uso de um análogo de somatostatina foi superior ao placebo no desfecho composto de controle do sangramento e mortalidade em até 5 dias.

Perspectivas

A hemorragia digestiva alta varicosa é uma das complicações mais relevantes dos pacientes com cirrose hepática. Seu tratamento envolve a ressuscitação inicial do paciente, realização de endoscopia, uso de antibioticoterapia e medicações com o potencial de controlar o sangramento. As mais utilizadas são os análogos de somatostatina, como o octreotide, e um análogo da vasopressina, a terlipressina.

Este ensaio clínico foi um dos que comparou um análogo da somatostatina (neste caso, vapreotide) com placebo. Foi encontrada uma vantagem no controle de sangramento em até 5 dias e menor necessidade de transfusão. Um dos problemas do estudo foi a perda de 14% da amostra por conta da identificação de uma fonte não-varicosa para a HDA, após os pacientes já terem sido randomizados. Como toda perda grande de amostra, corre-se o risco de ela não ter sido homogênea entre os grupos e, com isso, perde-se a comparabilidade entre eles, conseguida pela randomização. Apesar disso, o resultado é consistente com outros indícios da literatura.

Apesar de haver evidências que não conseguiram demonstrar diferença no desfecho de sangramento precoce entre somatostatina, octreotide e terlipressina (Seo et al., 2014), há um conjunto de trabalhos sugerindo superioridade desta última. Um dos ensaios clínicos mais relevantes nesse sentido é o estudo TEST, publicado por Escorsell et al. em 2000. Nele, a terlipressina teve eficácia igual à da escleroterapia endoscópica no desfecho de controle precoce do sangramento. Por fim, a metanálise publicada na *Cochrane* por Ioannou et al. em 2009 sugeriu melhora da mortalidade com o uso da terlipressina nesses pacientes, o que não ocorreu com octreotide e somatostatina, mas devemos acrescentar que em comparações de análogos da somatostatina com terlipressina em estudos não houve diferença de desfechos. Por conta desse efeito no desfecho mais duro possível, e considerando que temos disponibilidade da medicação no Brasil, ela é nossa primeira escolha no tratamento de pacientes cirróticos que se apresentam com HDA no pronto-socorro. Na falta dela, podemos usar octreotide.

Referências

- Calès P, Masliah C, Bernard B, et al. Early administration of vapreotide for variceal bleeding in patients with cirrhosis. N Engl J Med. 2001;344(1):23-28.

- Seo YS, Park SY, Kim MY, et al. Lack of difference among terlipressin, somatostatin, and octreotide in the control of acute gastroesophageal variceal hemorrhage. Hepatology. 2014;60(3):954-963.

- Escorsell A, Ruiz del Arbol L, Planas R, et al. Multicenter randomized controlled trial of terlipressin versus sclerotherapy in the treatment of acute variceal bleeding: the TEST study. Hepatology. 2000;32(3):471-476.

- Ioannou G, Doust J, Rockey DC. Terlipressin for acute esophageal variceal hemorrhage. Cochrane Database Syst Rev. 2003;(1):CD002147.

Estudo
Profilaxia infecciosa na hemorragia digestiva alta nos pacientes com cirrose

| Título | *Norfloxacin versus ceftriaxone in the prophylaxis of infections in patients with advanced cirrhosis and hemorrhage* |

Revista: *Gastroenterology* (2006).

Autores: Fernandez J, del Arbol LR, Gomez C, Durandez R, Serradilla R, Guarner C et al.

Desenho do estudo

Ensaio clínico randomizado, *open-label*, multicêntrico, análise por intenção de tratar que avaliou o uso de ceftriaxone *versus* norfloxacina para profilaxia de infecções em pacientes com cirrose e hemorragia digestiva alta.

Critérios de inclusão
▌ Pacientes com cirrose avançada (2 ou mais: desnutrição, bilirrubina > 3 mg/dL, ascite ou encefalopatia hepática), entre 18 e 80 anos, com hematêmese e/ou melena nas últimas 24 horas.

Critérios de exclusão
▌ Alergia a cefalosporinas ou quinolonas, presença de qualquer sinal de infecção (nesses casos, o paciente receberia antibiótico guiado para sua infecção), tratamento com antibiótico prévio nas últimas 2 semanas, diagnóstico prévio de carcinoma hepatocelular avançado e HIV.

Cálculo da amostra

A amostra foi calculada embasada na incidência de infecções esperada. No grupo de norfloxacino, esperava-se uma porcentagem de 30% e, no ceftriaxone, de 10%. Chegou-se ao número de 61 pacientes em cada grupo para um poder de 80%, um p < 0,05 e um erro alfa de 5%.

Grupos
▌ Ceftriaxone 1 g por dia por 7 dias.
▌ Norfloxacino 400 mg de 12 em 12 horas por 7 dias.

Métodos
▌ **Número de pacientes:** 111 pacientes.

- **Desfecho primário:** O estudo não deixa claro qual foi o desfecho primário, no entanto, aparentemente o estudo foi desenhado para comparar o número de infecções provadas ou possíveis.

- **Desfechos secundários:** Entre os prováveis desfechos secundários encontram-se infecção possível, infecção provada, peritonite bacteriana espontânea, infecção urinária, bacteremia espontânea e resistência bacteriana a quinolonas.

- **Seguimento:** Até a alta.

População

	Ceftriaxone	Norfloxacino
Idade (anos)	58	57
Sexo masculino (%)	72	82
Cirrose por álcool (%)	57	77
Etilismo ativo (%)	30	40
Laboratório ▪ Bilirrubina total ▪ INR ▪ Creatinina ▪ Sódio	 3,8 1,56 1,2 134	 4,9 1,55 1,0 133
Child-Pugh Child-Pugh B e C	9,7 46/54	9,8 47/53
MELD	17,1	17,1
Insuficiência renal	19	5
Sinais de falência hepática* (%) ▪ 2 sinais ▪ 3 sinais ▪ 4 sinais	 56 43 1	 61 32 7

*Desnutrição severa, bilirrubina > 3 mg/dL, ascite, encefalopatia hepática.

Resultados

	Ceftriaxone	Norfloxacino	Valor de p
Infecção provada ou possível	11%	33%	0,01
Infecção provada	11%	26%	0,07
Mortalidade	6 pacientes	8 pacientes	

Conclusão

Ceftriaxone é superior à norfloxacina na prevenção de infecção em pacientes cirróticos com hemorragia digestiva alta.

Perspectivas

A taxa de infecção em pacientes cirróticos com sangramento de trato gastrointestinal é alta, em torno de 20%. Também se sabe que esses pacientes têm aumento de mortalidade caso se infectem. Em 1985, o primeiro estudo sobre a profilaxia infecciosa no sangramento de trato gastrointestinal foi publicado. Nele, 149 pacientes foram randomizados para um grupo com profilaxia com gentamicina, vancomicina e nistatina ou neomicina, colistina e nistatina *versus* nenhum antibiótico. O grupo que recebeu antibiótico teve menos infecções.

A partir daí, inúmeros artigos compararam múltiplas antibioticoterapias e até 2006 a primeira escolha era norfloxacina devido à principal etiologia ser bactérias gram-negativas, e porque sua biodisponibilidade é baixa, logo atuaria melhor no trato gastrointestinal evitando translocação bacteriana. Depois desse estudo, que mostrou que a taxa de infecção era menor com ceftriaxone do que com norfloxacina, provavelmente pela crescente taxa de resistência a quinolonas, os principais *guidelines* de Gastroenterologia começaram a escolher o ceftriaxone como primeira escolha (também por ser uma droga com menos efeitos adversos). Além disso, geralmente a gravidade dos pacientes com hemorragia de trato gastrointestinal em pacientes cirróticos é tão alta que o paciente não tolera antibiótico via oral e, portanto, uma via endovenosa seria mais apropriada. O estudo apresentado tem diversas limitações como exclusão de mais de 1.200 pacientes antes da randomização, estudo aberto, desbalanço nos grupos, assim como ausência de desfecho primário claramente estabelecido. No entanto, em 2010 foi publicado uma metanálise na *Cochrane* mostrando a importância da antibioticoprofilaxia nesses pacientes. Em 2011, essa mesma metanálise foi atualizada, apontando na mesma direção. Nessa metanálise, o uso de antibiótico estava associado à menor mortalidade (RR 0,48 CI 0,38 a 0,60), além de reduzir infecções bacterianas (RR 0,35 CI 0,26 a 0,47).

A antibioticoprofilaxia é a conduta indicada em todos os pacientes com cirrose e hemorragia digestiva alta. Em particular em pacientes internados, a ceftriaxona parece ser uma melhor opção em relação às quinolonas.

Referências

- Fernández J, Ruiz del Arbol L, Gómez C, et al. Norfloxacin vs ceftriaxone in the prophylaxis of infections in patients with advanced cirrhosis and hemorrhage. Gastroenterology. 2006;131(4):1049-1285.

- Rimola A., Bory F., Teres J., et al. Oral, nonabsorbable antibiotics prevent infection in cirrhotics with gastrointestinal hemorrhage. Hepatology 1985;5:463-7.

- Chavez-Tapia NC, Barrientos-Gutierrez T, Tellez-Avila F, et al. Meta-analysis: antibiotic prophylaxis for cirrhotic patients with upper gastrointestinal bleeding - an updated Cochrane review. Aliment Pharmacol Ther. 2011;34(5):509-518.

- Chavez-Tapia NC, Barrientos-Gutierrez T, Tellez-Avila FI, Soares-Weiser K, Uribe M. Antibiotic prophylaxis for cirrhotic patients with upper gastrointestinal bleeding. Cochrane Database of Systematic Reviews 2010, Issue 9. Art. No.: CD002907

Estudo

Omeprazol antes da endoscopia em pacientes com hemorragia gastrointestinal

Título	*Omeprazole before endoscopy in patients with gastrointestinal bleeding.*

Autores: Lau JY, Leung WK, Wu JCY, Chan FKL, Wong VWS, Chiu PWY et al.

Revista: *The New England Journal of Medicine – NEJM* (2007).

Desenho do estudo

Ensaio clínico randomizado, *open-label*, multicêntrico, análise por intenção de tratar. O estudo avaliou o efeito do omeprazol endovenoso versus placebo em pacientes com hemorragia digestiva alta.

Critérios de inclusão
▌ Todos os pacientes com sinais e sintomas de sangramento gastrointestinal que eram trazidos ao Departamento de Emergência.

Critérios de exclusão
▌ Menores de 18 anos, gestação, alergia a inibidor de bomba de prótons, uso de aspirina por doença cardiovascular, choque refratário.

Cálculo da amostra

Foram estimados 174 pacientes com úlcera péptica sangrante em cada grupo para um poder de 90% e uma redução absoluta de 15% com alfa bicaudado de 5%. Foi assumido que 60% dos pacientes incluídos teriam sangramento por úlcera péptica, logo, concluíram que seriam necessários 290 pacientes. Também foi considerada uma perda de 10% dos pacientes, ampliando o número necessário para 319 em cada grupo.

Grupos
■ **Intervenção:** administração de omeprazol 80 mg endovenoso seguido de omeprazol 8 mg/h até a endoscopia.
■ **Controle:** placebo com aparência idêntica ao omeprazol.

Ambos os grupos eram submetidos aos mesmos protocolos, a depender de discrasias sanguíneas e causa do sangramento. Caso úlcera fosse encontrada e necessitasse de tratamento endoscópico, o uso de omeprazol em bomba contínua era postergado por 72 horas após endoscopia em ambos os grupos. Após esse período, era administrado omeprazol por 8 semanas. Caso *H. pylori* fosse detectada, ela era tratada.

Métodos

▎ **Desfecho primário:** Necessidade de intervenção durante endoscopia na primeira intervenção.

▎ **Desfechos secundários:** Sinais de sangramento, necessidade de endoscopia de urgência, duração hospitalar, necessidade de transfusão, necessidade de cirurgia de emergência, ressangramento e morte por qualquer causa até 30 dias da randomização.

População

Característica	Omeprazol	Placebo
Idade (anos)	61,7	62,3
Sexo masculino (%)	66,2	63,4
Hemoglobina	10,3	10,4
Pressão arterial sistólica (mmHg)	116,2	117,3
Comorbidades (%) ▪ Cirrose ▪ Câncer ▪ Doença cardiovascular ▪ Doença renal crônica ▪ Úlcera péptica prévia	 17 32 18 2 25,5	 19 23 25 3 25,2
Causa do sangramento (%) ▪ Doença péptica ulcerosa ▪ Varizes esofágicas ▪ Outras causas	 59,6 3,2 37,3	 59,9 4,4 35,6
H. pylori associada (%)	53,4	59,8

Resultados

	Omeprazol (N = 314)	Placebo (N = 317)	Valor de *p* e risco relativo (IC 95%)
Necessidade de intervenção durante endoscopia	19,1%	28,4%	p = 0,007 e 0,67 (0,51 a 0,90)
Achados endoscópicos ▪ Sangramento ativo ▪ Base limpa	 12 120	 28 90	p = 0,01 e 0,44 (0,23 a 0,83)
Endoscopia de urgência	7	6	p = 0,79 e 1,18 (0,40 a 3,44)
Tempo de hospitalização (mediana)	3 (1 a 43) dias	3 (1 a 54) dias	p = 0,003
Mortalidade	2,5%	2,2%	p = 0,78
Sangramento recorrente em 30 dias	3,5%	2,5%	p = 0,49

Conclusão

Os autores concluem que a infusão de omeprazol intravenoso em altas doses antes da endoscopia leva à resolução de sinais de sangramento e à menor necessidade de intervenção durante endoscopia. de terapia durante endoscopia.

Perspectivas

Quando pensamos no tratamento de pacientes com hemorragia digestiva alta, geralmente, a primeira medicação que vem à cabeça são os inibidores da bomba de próton (IBP). Acredita-se que o pH ideal para formação de coágulos é muito acima de 2, que é o pH do ácido clorídrico no estômago. Alguns estudos em pacientes com úlceras duodenais mostraram que o uso de IBP leva ao aumento do pH além de 4 em menos de 1 hora. Dessa forma, preconizava-se a supressão ácida do pH estomacal a fim de facilitar a resolução do sangramento pela formação de coágulos.

Um dos primeiros e mais importantes estudos sobre o assunto foi realizado por Daneshmend et al. e publicado em 1992 no *British Medical Journal*. Esse estudo foi um ensaio clínico randomizado, em dois centros, duplo-cego, placebo-controlado e análise por intenção de tratar. Um total de 1.154 pacientes foram randomizados, sendo 578 no grupo Omeprazol e 569 no grupo Placebo. Não houve diferença significativa em ressangramento, necessidade de transfusão, cirurgia e mortalidade. Tais resultados colocaram em questão o uso de omeprazol na hemorragia digestiva alta.

Em 2005, uma metanálise publicada por Leontiadis et al., também publicada no *BMJ*, analisou resultados de 21 ensaios clínicos randomizados. Um total de 2.915 pacientes foram incluídos. Não houve diferença de mortalidade, no entanto, o uso de IBP levou à redução de ressangramento e necessidade de cirurgia, com NNT de 12 e 20, respectivamente.

Por fim, em 2007, o atual estudo foi publicado e confirmou os resultados da metanálise, praticamente encerrando a polêmica do uso de IBP na hemorragia digestiva alta. Desde então, acredita-se que o uso de IBPs reduz a necessidade de terapia hemostática durante endoscopia, ressangramento, necessidade de transfusão, tempo de admissão hospitalar e cirurgia, no entanto, sem impacto na mortalidade.

Referências

- Lau JY, Leung WK, Wu JC, et al. Omeprazole before endoscopy in patients with gastrointestinal bleeding. N Engl J Med. 2007;356(16):1631-1640.
- Daneshmend TK, Hawkey CJ, Langman MJ, Logan RF, Long RG, Walt RP. Omeprazole versus placebo for acute upper gastrointestinal bleeding: randomised double blind controlled trial. BMJ. 1992;304(6820):143-147.
- Leontiadis GI, Sharma VK, Howden CW. Systematic review and meta-analysis of proton pump inhibitor therapy in peptic ulcer bleeding. BMJ. 2005;330(7491):568.

Estudo

Profilaxia secundária de encefalopatia hepática: um ensaio clínico randomizado controlado *open-label* de lactulose *versus* placebo

Título	*Secondary prophylaxis of hepatic encephalopathy: an open-label randomized controlled trial of lactulose versus placebo*

Revista: *Gastroenterology* (2009).

Autores: Sharma BC, Sharma P, Agrawal A, Sarin SK.

Desenho do estudo

Ensaio clínico randomizado, aberto e unicêntrico. Todas as análises foram feitas por protocolo. O estudo avaliou o uso de lactulose na recorrência de encefalopatia hepática.

Critérios de inclusão

▌ Pacientes recuperados de encefalopatia hepática admitidos na enfermaria.

Critérios de exclusão

▌ Uso de lactulose nas últimas 6 semanas; consumo de bebidas alcoólicas nas últimas 6 semanas ou recidiva durante o seguimento; pacientes com carcinoma hepatocelular; cirurgia prévia de *shunt* porto-sistêmico; presença de outras comorbidades graves, como insuficiência cardíaca, respiratória e renal; presença de outras doenças neurológicas, como doença de Alzheimer, Parkinson e outras encefalopatias metabólicas; uso de medicações psicotrópicas.

Cálculo da amostra

De acordo com estudos prévios que estimavam uma eficácia de 60% da lactulose em prevenir recorrência da encefalopatia hepática, foi calculada uma amostra de 35 pacientes em cada braço para detectar uma diferença estatisticamente significativa entre os grupos, com um poder de 90% e um erro tipo I de 5%. Considerando ainda uma taxa de perda de seguimento de 20%, o número amostral foi aumentado para 42 pacientes em cada braço.

Grupos

▌ Controle - placebo (N = 64).

▌ Lactulose (N = 61) – 30 a 60 mL dividido em 2 a 3 doses até 2 a 3 evacuações por dia, iniciada após 7 dias do primeiro quadro de encefalopatia hepática.

Métodos

▌ **Número de pacientes:** 125.

▌ **Tempo de Seguimento:** 14 meses.

▌ **Desfecho primário:** Novo quadro de encefalopatia hepática.

▌ **Desfecho secundário:** Nenhum.

População do estudo

	Lactulose	Controle
Idade (anos)	48,2	44,9
Sexo (masculino) (%)	77,1	71,4
Escore MELD	21,8	20,6
Escore Child-Pugh	9,4	9,8
Uso profilático de betabloqueadores (%)	50	46
Mediana do número de episódios de encefalopatia hepática no último ano	1	1
Fatores precipitantes da encefalopatia hepática:		
▪ Sangramento de varizes (N)	20	28
▪ Peritonite bacteriana (N)	11	7
▪ Constipação (N)	12	11
▪ Outras infecções (N)	14	14

Resultados

	Lactulose	Controle	*p* valor
Novo quadro de encefalopatia hepática	19,6%	46,8%	0,001

Fatores precipitantes do desfecho primário

	Lactulose	Controle
Sangramento de varizes esofágicas (N)	3	4
Peritonite bacteriana espontânea (N)	3	9
Constipação (N)	0	4
Sepse de foco urinário (N)	2	3
Sepse de foco pulmonar (N)	0	4
Desconhecido (N)	4	6

Conclusão

Lactulose é eficaz na prevenção secundária de encefalopatia hepática em pacientes com cirrose.

Perspectivas

Estamos diante de mais um estudo clássico, que mudou a forma como tratamos encefalopatia hepática (EH) no departamento de emergência. Sabemos que entre os mecanismos fisiopatológicos da EH está a maior absorção e produção de amônia no trato gastrointestinal por bactérias da flora intestinal. Além de promover uma diarreia osmótica, a lactulose sofre fermentação local, sendo degradada em ácidos orgânicos que, por sua vez, diminuem o pH intestinal, inibindo a proliferação das bactérias produtoras de urease, além de reagirem com a amônia levando à produção de amônio que não é absorvido pelo intestino. Outro dado importante é que a recorrência de EH está diretamente relacionada à maior mortalidade nos pacientes com cirrose hepática, de tal forma que impedir essa recorrência pode ter impacto na sobrevida desses doentes. No trabalho em questão, os autores se questionaram se lactulose administrada de forma profilática reduziria a recorrência desses episódios.

Como critérios de inclusão, podemos notar que os pacientes não foram selecionados pela etiologia da cirrose hepática, sendo a maior parte delas alcoólica, uma vez que isso fisiopatologicamente não parece ter influência na recorrência de EH. No entanto, podemos observar na Tabela 1 que há uma diferença entre os grupos principalmente nas causas de descompensação, com sangramento de varizes esofágicas sendo mais frequente no grupo que não recebeu lactulose. Tendo em vista que pacientes que tiveram um episódio de sangramento de varizes possuem maior chance de apresentar um novo episódio, e isso sabidamente também é uma causa de recidiva de EH, não podemos excluir completamente um viés de seleção neste estudo.

Um ponto positivo interessante é que o estudo também analisou preditores de descompensação de EH, com alteração de testes psicométricos, sendo os únicos que mostraram correlação com maior risco de recidiva. Curiosamente, o aumento de amônia sérica não mostrou correlação com recorrência de EH, confirmando a inutilidade da sua dosagem nesses casos, embora ainda hoje muitos profissionais solicitam esse exame de rotina.

Por fim, conforme podemos observar, na descrição dos fatores precipitantes do desfecho primário, é nítida a maior ocorrência de complicações infecciosas nos pacientes que não receberam profilaxia com lactulose. A explicação para isso ainda é incerta, mas acredita-se que a mucosa gastrointestinal e sua flora bacteriana devam exercer um papel muito importante na defesa do organismo e na predisposição à translocação de microrganismos patológicos, de modo que pacientes com motilidade intestinal disfuncional estejam mais sujeitos a infecções de qualquer natureza. Dessa forma, o estudo de Sharma et al. foi importante não somente para a confirmação do papel fundamental da lactulose na prevenção secundária de EH, como também trouxe à tona muitas outras questões relevantes. Posteriormente, foi realizado um grande estudo com rifamixina (550 mg de 12/12 horas), associada a administração de lactulose (> 90% dos pacientes recebiam lactulose), que mostrou um benefício adicional na profilaxia da encefalopatia hepática, com diminuição de hospitalizações por EH de 22,6% para 13,6% e um número necessário para tratar (NNT) de 11 apenas.

Referências

- Sharma BC, Sharma P, Agrawal A, Sarin SK. Secondary prophylaxis of hepatic encephalopathy: an open-label randomized controlled trial of lactulose versus placebo. Gastroenterology. 2009;137(3):885-891.e1.
- Bass NM, Mullen KD, Sanyal A, et al. Rifaximin treatment in hepatic encephalopathy. N Engl J Med. 2010;362(12):1071-1081.

Estudo

N-acetilcisteína para insuficiência hepática aguda melhora a sobrevida livre de transplante

| Título | *Intravenous N-Acetylcysteine improves transplant-free survival in early-stage non-acetaminophen acute liver failure.* |

Revista: *Gastroenterology* (2009).

Autores: Lee WM, Hynan LS, Rossaro L, Fontana RJ, Stravitz RT, Larson AM et al. and the Acute Liver Failure Study Group.

Desenho do estudo

Ensaio clínico multicêntrico, randomizado, placebo, duplo-cego, análise por intenção de tratar. O estudo avaliou o efeito da N-acetilcisteína na sobrevida em pacientes com insuficiência hepática aguda não relacionada a paracetamol.

Critérios de inclusão
▐ Pacientes > 18 anos, evidência de falência hepática aguda (qualquer grau de encefalopatia, ou INR > 1,5) com duração menor de 24 semanas desde a instalação da doença.

Critérios de exclusão
▐ Causa sabida ou suspeita de intoxicação por paracetamol, causa sabida de hepatite isquêmica, gestação ou câncer. Pacientes com hipotensão refratária, choque séptico ou com previsão de transplante < 8 horas ou > 70 anos foram excluídos.

Cálculo da amostra

Com base nos próprios dados dos pesquisadores, prévio ao estudo, a mortalidade de insuficiência hepática aguda era de 57%. Considerando uma sobrevivência (definida como a sobrevivência livre de transplante + transplante e vivo) de 57% (25% + 32%) no grupo do placebo e esperada melhora na sobrevivência geral para 75% no braço do tratamento (45% + 30%), 170 pacientes deveriam ser randomizados considerando um poder de 80%.

Grupos

▬ N-acetilcisteína 150 mg/kg/h por 1 hora, seguida de 12,5 mg/kg/h por 4 horas e, depois, 6,25 mg/kg/h por 67 horas (para completar 3 dias de tratamento).

▬ Dextrose 5%.

Métodos

▌ **Número de Pacientes:** 173

▌ **Desfecho primário:** Sobrevida em 3 semanas após a randomização.

▌ **Desfecho secundário:** Sobrevivência livre de transplante, taxa de transplante, tempo de hospitalização, desfecho composto de falência de órgãos (encefalopatia hepática, edema cerebral, uso de vasopressor, necessidade de suporte ventilatório, nível de creatinina ou bacteremia).

População

	Placebo	N-acetilcisteína
Sexo feminino (%)	68	47
Grau de insuficiência hepática I-II (%)	62	73
Idade (anos)	40,5	42
Dias de sintomas até o coma	17	15
Bilirrubina (mg/dL)	20,3	22,3
Creatinina (mg/dL)	1,0	1,3
INR	2,9	2,4
MELD	33	32

Resultados

	Placebo	N-acetilcisteína	OR e valor de p
Dias livres de transplante 21 dias			
Escala de Coma Grau I a II	30%	52%	2,46 (1,14 a 5,3) p = 0,01
Escala de Coma Grau III a IV	22%	9%	0,33 (0,06 a 1,74) p = 0,92
Total	27%	40%	p = 0,043
Sobrevivência geral em 21 dias			
Escala de Coma Grau I a II	5%	79%	1,28 (0,53 a 3,07) p = 0,292
Escala de Coma Grau III a IV	53%	48%	0,82 (0,29 a 2,34) p = 0,645
Total	66%	70%	p = 2,83

Conclusão

N-acetilcisteína intravenosa aumenta a sobrevivência livre de transplante em pacientes com insuficiência hepática aguda não induzida por paracetamol.

Perspectivas

Diferentemente de insuficiência hepática aguda por paracetamol, não há nenhuma medicação definida para outras etiologias. Neste estudo, o uso de N-acetilcisteína levou a um aumento na sobrevida sem transplante, principalmente nos pacientes com quadro de encefalopatia mais leve (escala de coma grau I a II), o que representaria uma doença em estágios mais iniciais. Vale a pena mencionar que o estudo, apesar de cego, tem inúmeras limitações, como a alta seletividade (foram excluídos quase 4 vezes o valor de pacientes randomizados), a decisão do transplante ser um desfecho subjetivo, baixo recrutamento em alguns sítios, recrutamento lento (8 anos e 170 pacientes) e sobrevida maior do que o esperado no grupo placebo. Após a publicação deste estudo, a N-acetilcisteína foi incorporada como medicação passível de uso em insuficiências hepáticas agudas não induzidas por paracetamol. Apesar de que, de forma geral, a recomendação se baseia no fato de que a N-acetilcisteína é segura. Ainda mais estudos são necessários para recomendações mais robustas. Além disso, se houver algum mínimo componente de uso de paracetamol ou a causa for desconhecida, o uso da N-acetilcisteína é fortemente recomendado.

No caso de insuficiência hepática aguda por paracetamol, a N-acetilcisteína já tinha um papel importante que se confirmou após um estudo publicado no *The New England Journal of Medicine*, em 1988. O estudo foi multicêntrico, com a participação de 2.540 pacientes. Apesar de o estudo ser retrospectivo e não um ensaio clínico cego e randomizado, ele avaliou o uso de N-acetilcisteína em pacientes com intoxicação por paracetamol e comparou os diferentes protocolos da droga e seu tempo de iniciação. Pacientes que tiveram o uso da N-acetilcisteína mais precoce tiveram desfechos significativamente superiores. Alguns outros estudos randomizados, publicados antes de 1988, comparando N-acetilcisteína com metionina também apontaram para eficácia com o uso da N-acetilcisteína. Com base nisso, a recomendação de seu uso para intoxicação por paracetamol é forte. Partindo dessa premissa, até hoje, nenhum estudo comparando-a com placebo foi feito, pois não seria considerado ético.

Neste estudo, o uso de medicações (45 casos), hepatite autoimune (26 casos) e hepatite B (37 casos) foram as principais etiologias de insuficiência hepática, assim, os achados não são necessariamente aplicáveis a todos pacientes com insuficiência hepática aguda. Outro estudo sobre o uso da N-acetilcisteína em pacientes com hepatites agudas foi publicado por Nguyen-Khac et al. no *NEJM* em 2011. Neste caso, em pacientes com hepatite alcoólica em que a combinação de N-acetilcisteína e glicocorticoides comparada aos glicocorticoides isoladamente demonstrou um benefício de mortalidade (8% *versus* 24%) em 1 mês, mas que desapareceu em 6 meses.

O papel da N-acetilcisteína em pacientes com insuficiência hepática aguda com outras etiologias, que não sejam a intoxicação por paracetamol, ainda permanece duvidoso e deve ser alvo de outros estudos para uma melhor definição.

Referências

- Lee WM, Hynan LS, Rossaro L, et al. Intravenous N-acetylcysteine improves transplant-free survival in early stage non-acetaminophen acute liver failure [published correction appears in Gastroenterology. 2013 Sep;145(3):695. Dosage error in article text]. Gastroenterology. 2009;137(3):856-864.e1.

- Smilkstein MJ, Knapp GL, Kulig KW, Rumack BH. Efficacy of oral N-acetylcysteine in the treatment of acetaminophen overdose. Analysis of the national multicenter study (1976 to 1985). N Engl J Med. 1988;319(24):1557-1562.

Estudo

Ensaio clínico randomizado de antibióticos na diverticulite não complicada

Título	*Randomized clinical trial of antibiotics in acute uncomplicated diverticulitis.*

Revista: British Journal of Surgery 2012.

Autores: Chabok A, Påhlman L, Hjern F, Haapaniemi S, Smedh K; AVOD Study Group.

Desenho do estudo

Ensaio clínico randomizado, aberto, multicêntrico (Suiça e Islândia) que avaliou o efeito de antibióticos versus tratamento sintomático de pacientes com diverticulite não complicada.

Critérios de inclusão
▌ Pacientes maiores de 18 anos com sinais clínicos de diverticulite e febre de 38C ou mais, até 12 horas da admissão com tomografia de abdome confirmando diverticulite não complicada.

Critérios de exclusão
▌ Sinais de diverticulite complicada na TC de abdome (abscesso, fístula, pneumoperitônio), ausência de diverticulite na TC de abdome, imunossuprimidos, gestação, em antibiótico por outros motivos, sepse.

Cálculo de amostra

Usando uma taxa de complicação de 1,5%, um aumento na complicação no grupo sem antibiótico de até 6,5% foi considerado aceitável. Com um alfa de 0,05 e um poder de 0,80, foi calculado uma amostra de 240 pacientes em cada grupo. Foi estimado uma perda de seguimento de 20% portanto a amostra foi aumentada para 300 pacientes em cada grupo, um total de 600 pacientes.

Grupos
■ Sem antibióticos com cuidados usuais
■ Antibióticos de amplo espectro (meropenem sozinho ou piperacilina-tazobactam sozinho ou cefalosporina de segunda ou terceira geração com metronidazol) com cuidados usuais

Métodos

▮ **Número de pacientes:** 669 incluídos

▮ **Desfecho primário:** complicações e cirurgia de emergência durante a estadia hospitalar

▮ **Desfecho secundário:** necessidade de cirurgia tardia no seguimento, recorrência, sintomas com 1 ano, mortalidade

▮ **Seguimento:** 1 ano

População

	Sem antibióticos (N = 309)	Com antibióticos (N = 314)
Idade (anos)	57,1	57,4
Sexo feminino (%)	64,4	64,9
Comorbidades (%)	29,4	29,5
IMC (kg/m²)	28,2	27,9
Leucocitose (x10⁹/L)	12,3	12,6
PCR (mg/L)	91	100
Temperatura (C)	38,1	38,1

Resultados

	Sem antibióticos (N = 309)	Com antibióticos (N = 314)	Valor de p
Complicações Totais (%)	1,9	1,0	0,302
Perfuração de Sigmóide (%)	1,0	1,0	0,985
Abscesso (%)	1,0	0,0	0,080
Necessidade de ressecção de sigmóide (%)	2,3	1,6	0,541
Tempo de internação (dias)	2,9	2,9	0,717
Recorrência da diverticulite (%)	16,2	15,8	0,881

Conclusões

Terapia com antibióticos em diverticulite não complicada não previne complicações, recorrência ou diminui tempo de internação. Antibióticos devem ser reservados para pacientes com diverticulite complicada.

Perspectivas

Este estudo foi um dos maiores marcos no tratamento da diverticulite e é de enorme importância para o médico emergencista. Até o estudo aqui discutido, era recomendado o uso de antibiótico para todos os quadros de diverticulite. No entanto, após a publicação desse estudo, muitos autores passaram a questionar o uso de antibióticos em casos não complicados de diverticulite, embora ainda houvesse muito receio por parte da comunidade médica em não prescrever antibiótico para uma infecção abdominal como diverticulite.

Após esse estudo, alguns estudos foram publicados e confirmaram a segurança em não prescrever antibióticos. O estudo DIABOLO, publicado em 2016, foi um estudo prospectivo observacional que avaliou os desfechos de pacientes com diverticulite não complicada tratada sem antibióticos. Dos 140 pacientes incluídos no estudo, nenhum necessitou de abordagem cirúrgica ou teve complicações, mas 9% acabaram necessitando de antibióticos. Posteriormente, em 2021, o estudo DINAMO bateu o martelo. Com metodologia muito similar, 480 pacientes foram incluídos para receber ou não receber antibióticos. O estudo mostrou não haver diferença no uso de antibióticos para tratar diverticulite aguda não complicada. As taxas de hospitalização, controle da dor e de necessidade de nova visita médica foram similares. Vale a pena ressaltar que outros estudos, posteriormente, mostraram que o tratamento da diverticulite não complicada pode ser realizado ambulatorialmente.

Dessa forma, os guidelines atuais recomendam o tratamento da diverticulite não complicada de forma ambulatorial e apenas sintomático. Esse estudo impactou fortemente o emergencista, o médico que decide se o paciente irá internar e como será o tratamento inicial.

Referências

- Chabok A, Påhlman L, Hjern F, Haapaniemi S, Smedh K; AVOD Study Group. Randomized clinical trial of antibiotics in acute uncomplicated diverticulitis. Br J Surg. 2012;99(4):532-539.
- Mali JP, Mentula PJ, Leppäniemi AK, Sallinen VJ. Symptomatic Treatment for Uncomplicated Acute Diverticulitis: A Prospective Cohort Study. Dis Colon Rectum. 2016;59(6):529-534.
- Mora-López L, Ruiz-Edo N, Estrada-Ferrer O, et al. Efficacy and Safety of Nonantibiotic Outpatient Treatment in Mild Acute Diverticulitis (DINAMO-study): A Multicentre, Randomised, Open-label, Noninferiority Trial. Ann Surg. 2021;274(5):e435-e442.

Estudo

Uso de corticosteroide ou pentoxifilina no paciente com hepatite alcoólica aguda

Título	*Prednisolone or pentoxifylline for acute alcoholic hepatitis (STOPAH).*

Revista: *New England Journal of Medicine - NEJM* (2015).

Autores: Thursz MR, Richardson P, Allison M, Austin A, Bowers M, Day CP et al. for the STOPAH Trial.

Desenho do estudo

Ensaio clínico randomizado, multicêntrico, fatorial 2 × 2, placebo controlado, duplo-cego. O estudo avaliou o efeito do uso de corticoide ou pentoxifilina na mortalidade em pacientes com hepatite alcoólica aguda.

Critérios de inclusão

▪ Pacientes com diagnóstico clínico de hepatite alcóolica, história recente de excesso de álcool (> 80 g por dia para homens e 60 g por dia para mulheres), ausência de outras causas de doença hepática, > 18 anos, bilirrubina > 4,7 mg/dL, a função discriminante > 32 (escore de Maddrey).

Critérios de exclusão

▪ Pacientes com insuficiência renal aguda severa, sepse, sangramento de trato gastrointestinal ativo, necessidade de vasopressor, icterícia por mais de 3 meses, cessação do uso de álcool nos últimos 2 meses antes da randomização, presença de outras causas de doença hepática, AST sérica > 500 UI/L ou ALT sérica > 300 UI/L e participação no estudo nos 6 meses anteriores.

Cálculo da amostra

Estimada uma amostra de 513 pacientes recebendo cada agente ativo e 513 pacientes não recebendo cada agente ativo. Com tal amostra, seria possível mostrar uma redução na mortalidade em 28 dias de 30% para 21%. Permitiram uma taxa de retirada e perda de seguimento de aproximadamente 10% e, portanto, estabeleceram como meta 1.200 pacientes recrutados.

Grupos

▪ Prednisolona 40 mg/dia + placebo.
▪ Prednisolona 40 mg/dia + pentoxifilina 400 mg de 8/8 horas.

- Pentoxifilina 400 mg de 8/8 horas + placebo.
- Placebo + placebo.

Métodos

❚ **Número de pacientes:** 1.103.

❚ **Desfecho primário:** Mortalidade em 28 dias.

❚ **Desfechos secundários:** Mortalidade ou transplante hepático em 90 dias e 1 ano.

❚ **Seguimento:** 1 ano.

População

	Placebo-placebo	Prednisolona-placebo	Pentoxifilina-placebo	Prednisolona-pentoxifilina
Idade (anos)	48,8	49,3	47,9	48,6
Sexo (masculino) (%)	60	65	60	67
Consumo de álcool (g/dia) ❚ Homem ❚ Mulher	195,4 153,7	209,9 141,7	192,4 145,7	201,7 157
Encefalopatia (%) ❚ Sem ❚ Grau I ❚ Grau II ❚ Grau III ❚ Grau IV	70 17 7 2 0	75 14 7 < 0,5 0	77 12 6 2 0	70 18 4 3 0
Sepse na admissão (%)	11	10	8	11
Sangramento gastrointestinal (%)	6	8	5	5
Scores Prognósticos ❚ Maddrey ❚ MELD	61,9 20,7	60,7 21,2	65,5 21,4	62,4 21,5

Resultados

	Prednisolona	Pentoxifilina
Mortalidade em 28 dias	OR 0,72 (0,52 a 1,01) p = 0,06	OR 1,07 (0,77 a 1,49) p = 0,69
Mortalidade ou transplante de fígado em 90 dias	OR 1,02 (0,77 a 1,35) p = 0,87	OR 0,97 (0,73 a 1,28) p = 0,81
Mortalidade ou transplante de fígado em 1 ano	OR 1,01 (0,76 a 1,35) p = 0,94	OR 0,99 (0,74 a 1,33) p = 0,97

Conclusão

Em pacientes com hepatite alcoólica aguda, nem a pentoxifilina nem a prednisolona tiveram impactos estatisticamente significativos em mortalidade.

Perspectivas

O STOPAH é o maior estudo na literatura médica analisando o uso de corticoide e/ou pentoxifilina em pacientes com hepatite alcoólica severa. Antes dele, e talvez ainda hoje, a indicação dessas medicações é controversa. Devido ao seu resultado negativo e seu grande número de pacientes, hoje em dia, muitos especialistas tendem a não prescrever nenhuma das medicações, especialmente se o paciente tiver alguma tendência a infecção ou sangramento gastrointestinal. De qualquer forma, devemos lembrar que, nos estudos que mostraram benefício com glicocorticoides, este ocorria nos primeiros 30 dias. O benefício era significativo, com número necessário para tratar que chegava a 5 para evitar uma morte, mas com 6 meses esse benefício era perdido como observado no estudo STOPAH.

Alguns especialistas preferem utilizar a pentoxifilina em casos mais brandos. Deve-se frisar que antes do STOPAH, o maior estudo tinha apenas 90 pacientes no grupo da prednisona e não achou diferença em relação ao placebo. O tema permanece controverso e uma metanálise, publicada em 2017, com 15 ensaios clínicos randomizados, não mostrou benefício do uso de corticosteroide em 28 dias nem em todos os pacientes nem em análise ajustada para hepatite alcóolica com Maddrey > 32. No entanto, outra metanálise menor, de 2015, mostrou um benefício de mortalidade em 28 dias como os verificados nos estudos descritos. Recentemente, um estudo combinando a N-acetilcisteína com glicocorticoide mostrou benefício em relação à mortalidade, mas também falhou em manter o benefício além de 30 dias.

Em relação à pentoxifilina no STOPAH *trial*, a grande crítica é que pacientes com insuficiência renal aguda foram excluídos do estudo. Isso afetaria o benefício da pentoxifilina, uma vez que se acredita que grande parte do seu efeito seria reduzir a chance de progressão para síndrome hepatorrenal. A tabela a seguir resume a principal literatura.

Tabela comparando os principais estudos que avaliaram corticoide em hepatite alcóolica aguda

	Pacientes	Grupos	Desfechos
Mendehal et al. (1984)	131	Prednisolona *versus* oxandrolona *versus* placebo	Prednisolona não teve diferença em relação ao placebo
Nguyen-Khac et al. (2011)	174	Prednisolona *versus* N-acetilcisteina + prednisolona	Diminuição de mortalidade no primeiro mês no grupo N-acetilcisteína + prednisolona; sem diferença em 3 meses
STOPAH (2015)	1.103	Factorial	Sem diferença em mortalidade

Referências

- Thursz MR, Richardson P, Allison M, et al. Prednisolone or pentoxifylline for alcoholic hepatitis. N Engl J Med. 2015;372(17):1619-1628.

- Mendenhall CL, Anderson S, Garcia-Pont P, et al. Short-term and long-term survival in patients with alcoholic hepatitis treated with oxandrolone and prednisolone. N Engl J Med. 1984;311(23):1464-1470.

- Nguyen-Khac E, Thevenot T, Piquet MA, et al. Glucocorticoids plus N-acetylcysteine in severe alcoholic hepatitis. N Engl J Med. 2011;365(19):1781-1789.

Estudo

Efeitos do ácido tranexâmico no paciente com sangramento gastrointestinal agudo em mortalidade e efeitos tromboembólicos

Título	*Effects of a high-dose 24-h infusion of tranexamic acid on death and thromboembolic events in patients with acute gastrointestinal bleeding (HALT-IT): an international randomized, double-blind, placebo-controlled trial*

Revista: *The Lancet* (2020).

Autores: HALT-IT Trial Collaborators.

Desenho do estudo

Ensaio clínico, randomizado, duplo-cego, placebo-controlado, multicêntrico e análise por intenção de tratar. O estudo avaliou o efeito do ácido tranexâmico versus placebo na hemorragia digestiva alta.

Critérios de inclusão

▌ Adultos (> 16 ou 18 anos de acordo com a legislação local), com suspeita de hemorragia digestiva e algum grau de instabilidade (definido como risco de morte), que incluía hipotensão, taquicardia, sinais de choque ou necessidade de transfusão, endoscopia ou cirurgia.

Critérios de exclusão

▌ Não houve critérios de exclusão.

Cálculo da amostra

A amostra inicial era baseada em mortalidade por todas as causas, pois os autores esperavam que a maioria das mortes se daria por sangramento. No entanto, durante a pesquisa, eles notaram que metade das mortes era por causas não relacionadas ao sangramento. Com base nisso e no fato de que outros artigos demonstraram ausência de benefício do ácido tranexâmico em outras causas de morte, o desfecho primário foi modificado para morte em 5 dias por sangramento. Assim, considerando um risco de morte por sangramento de 4%, um estudo com 12.000 pacientes teria um poder de 85% com um alfa bicaudado de 5% para detectar uma redução relativa na morte de 25%, ou seja, de 4% para 3%.

Grupos

▌ **Intervenção:** 1 g de ácido tranexâmico em 10 minutos, seguido de 3 g em 24 horas.

▌ **Placebo:** volume equivalente de soro fisiológico em 10 minutos, seguido de 1 litro de soro fisiológico em 24 horas.

Métodos

▌ **Desfecho primário:** Morte por sangramento em 5 dias (o desfecho inicial era morte por todas as causas, mas os autores mudaram durante a pesquisa).

▌ **Desfechos secundários:** Morte por sangramento em 24 horas e 28 dias, mortalidade por todas as causas em 28 dias, ressangramento em 24 horas, 5 dias e 28 dias, necessidade de intervenção cirúrgica ou radiológica, necessidade de hemoconcentrados, fenômenos tromboembólicos, convulsões, dias em UTI e outras complicações.

▌ **Número de pacientes:** 12.009.

▌ **Seguimento:** 28 dias.

Financiamento

United Kingdom National Institute of Health.

População

	Ácido tranexâmico (N = 5.994)	Placebo (N = 6.015)
Idade (anos)	58,1	58,1
Sexo masculino (%)	64	65
Tempo até randomização (%)		
▪ < 3 h	16	16
▪ 3 a 8 h	27	26
▪ > 8 h	57	58
Hemorragia alta (%)	11	11
Hemorragia baixa (%)	89	89
PAS > 90 mmHg (%)	87	87
Taquicardia > 107 bpm (%)	31	31
Sinais de choque (%)	43	44
Comorbidades (%)		
▪ Uso de anticoagulantes	9	8
▪ Cardiovascular	18	19
▪ Respiratória	6	5
▪ Hepática	41	42
▪ Renal	5	5
▪ Malignidade	7	6

Resultados

	Ácido tranexâmico	Placebo	Risco Relativo (IC 95%)
Morte por sangramento			
■ 24 h	2,1%	2%	1,04 (0,81 a 1,33)
■ 5 dias	3,7%	3,8%	0,99 (0,82 a 1,18)
■ 28 dias	4,2%	4,4%	0,97 (0,82 a 1,15)
Morte por todas as causas	9,5%	9,2%	1,03 (0,92 a 1,16)
Uso de concentrado de Hemácias	2,4%	2,7%	-0,06 (0,05 a -0,18)
TVP	0,8%	0,4%	1,85 (1,15 a 2,98)

Apesar de não demonstrado aqui, todos os desfechos secundários foram neutros. O único desfecho estatisticamente significativo foi o de trombose venosa profunda.

Perspectivas

Até a publicação do HALT-IT *trial*, havia 8 ensaios clínicos randomizados que totalizavam 1.701 pacientes, sendo a maioria muito antigos, com diversas limitações. Tais estudos foram analisados em conjunto em uma metanálise realizada pela Cochrane por Bennett C et al. em 2014. De acordo com os dados obtidos e a análise sequencial de estudos, deduziu-se que, para informações mais conclusivas, seriam necessários ao menos 2.714 pacientes. No entanto, até aquele momento, poderia se dizer que o uso do ácido tranexâmico levaria a uma redução do risco relativo de morte em 40% (RR 0,6; 0,42 a 0,87), de sangramento em 28% (RR 0,72; 0,50 a 1,03) às custas de um possível aumento de trombose em 86% (RR 1,86; 0,66 a 5,24).

Para acabar com a dúvida sobre o uso do ácido tranexâmico na HDA, o estudo HALT-IT foi realizado. De 2013 a 2019, foram randomizados 12.009 pacientes para a pesquisa. Inicialmente, o estudo previa analisar como desfecho primário a mortalidade por qualquer causa. No entanto, após análise preliminar, o desfecho primário foi modificado para mortalidade por sangramento em 5 dias. Isso se deu pois os pesquisadores acreditaram inicialmente que a maioria dos pacientes morreria por sangramento, o que não se confirmou. Logo, houve necessidade de recálculo de amostra e mudança do desfecho primário. Mudanças ao longo de pesquisas podem ocorrer, desde que de forma clara e transparente, seguindo regras previamente estabelecidas (geralmente no próprio protocolo do estudo). Mudar desfechos, muitas vezes, é uma tática feita por pesquisadores para obter resultados positivos, conhecido como *data dredging*. Nesse caso em especial, mesmo com a mudança de desfecho, o resultado foi neutro. Logo, muitos pesquisadores consideram que a mudança não alterou a qualidade do estudo.

O HALT-IT é o maior estudo sobre o assunto, sendo quase 7 vezes maior que a maior metanálise. O grande número de pacientes, a ausência de critérios de exclusão e amplos critérios de inclusão (o que permite generalização), o protocolo bem estabelecido, a randomização adequada e o fato de ser internacional e multicêntrico faz com que, mesmo com a alteração no desfecho primário, seja um estudo de ótima qualidade. Devido a esse estudo, hoje podemos afirmar que o ácido tranexâmico no contexto de hemorragia digestiva não tem papel, além de poder aumentar o risco de trombose venosa profunda, com um NNH de 2.500. A seguir são apresentados os principais *trials* sobre o assunto.

Tabela comparando os diversos estudos sobre ácido tranexâmico na hemorragia digestiva alta

Estudo	Número de pacientes	Grupos	Desfecho
Cormack et al. (1979)	150	Ácido tranexâmico 1,5 g 8/8 h *versus* placebo	Possível redução no número de transfusões
Bareer et al. (1983)	519	Ácido tranexâmico 1 g 6/6 h *versus* placebo	Diminuição de mortalidade em 6,2%
Holstein et al. (1987)	154	Não informado	Diminuição de necessidade cirúrgica e de número de transfusões
Hawkey et al. (2001)	206	Ácido tranexâmico 2 g seguidos de 1 g de 6/6 h *versus* placebo	Sem diferença em ressangramento e morte
HALT-IT (2020)	12009	Ácido tranexâmico 1 g em 10 min *versus* 3 g em 24 h *versus* placebo	Sem diferença em morte, mas aumento do risco de TVP

Referências

- HALT-IT Trial Collaborators. Effects of a high-dose 24-h infusion of tranexamic acid on death and thromboembolic events in patients with acute gastrointestinal bleeding (HALT-IT): an international randomised, double-blind, placebo-controlled trial. Lancet. 2020;395(10241):1927-1936.

- Cormack F, Chakrabarti RR, Jouhar AJ, Fearnley GR. Tranexamic acid in upper gastrointestinal haemorrhage. Lancet. 1973;1(7814):1207-1208.

- Barer D, Ogilvie A, Henry D, Dronfield M, Coggon D, French S, et al. Cimetidine and tranexamic acid in the treatment of acute upper-gastrointestinal-tract bleeding. New England Journal of Medicine 1983;308:1571-5.

- von Holstein CC, Eriksson SB, Källén R. Tranexamic acid as an aid to reducing blood transfusion requirements in gastric and duodenal bleeding. Br Med J (Clin Res Ed). 1987;294(6563):7-10.

- Hawkey GM, Cole AT, McIntyre AS, Long RG, Hawkey CJ. Drug treatments in upper gastrointestinal bleeding: value of endoscopic findings as surrogate end points. Gut 2001;49:372-9.

Estudo
Tempo até endoscopia em pacientes com hemorragia digestiva alta

Título | *Timing of endoscopy for acute upper gastrointestinal bleeding*

Revista: *The New England Journal of Medicine – NEJM* (2020).

Autores: Lau JYW, Yu Y, Tang RSY, Chan HCH, Yip H-C, Chan SM et al.

Desenho do estudo

Ensaio clínico randomizado 1:1, unicêntrico, não-cegado, dividindo os pacientes em dois grupos – um grupo submetido à endoscopia nas primeiras 6 horas, e outro submetido à endoscopia em até 24 horas, chamado grupo da Endoscopia Precoce.

Critérios de inclusão
▌ Paciente > 18 anos admitidos com quadro de melena ou hematêmese com Escala de Glasgow-Blatchford ≥ 12, foram incluídos pacientes admitidos pelo Departamento de Emergência, assim como pacientes nas unidades de internação admitidos por outros motivos clínicos e que evoluíram com quadro compatível com hemorragia digestiva alta.

Critérios de exclusão
▌ Paciente < 18 anos, gestantes, incapazes de assinar termo de consentimento, ou pacientes moribundos com doenças terminais. Pacientes que se mantinham instáveis hemodinamicamente após ressuscitação inicial também foram excluídos; o estudo assumiu que esses pacientes teriam indicação de EDA de urgência.

Cálculo da amostra

Cálculo da amostra necessária de 258 pacientes por grupo foi feito para descrever uma diferença 8% em mortalidade entre os grupos, com um valor de alfa de 5%. Essa diferença foi descrita utilizando o ensaio clínico de validação do Glasgow-Blatchford que descreveu uma mortalidade de 16% em pacientes com Escore ≥ 12, sendo considerada significativa uma diferença de 50% de mortalidade relativa.

Grupos
▌ **Intervenção:** chamado grupo Endoscopia de Urgência, em que o procedimento era realizado nas primeiras 6 horas a partir do momento em que avaliação pela equipe de endoscopia era solicitado.

▌ **Controle:** chamado grupo Endoscopia Precoce, pacientes nesse grupo recebiam EDA em até 24 horas.

Paciente alocados no grupo EDA Precoce que evoluíram com novos episódios de hematêmese ou hematoquezia, e/ou evoluindo com hipotensão poderiam receber EDA de urgência, permitindo cruzamento entre os grupos.

Métodos

- **Número de pacientes:** 516 pacientes.
- **Desfecho primário:** Morte por qualquer etiologia nos primeiros 30 dias após randomização.
- **Desfechos secundários:** Necessidade de terapia endoscópica na primeira endoscopia, sangramento recorrente ou persistente, tempo de internação hospitalar, tempo de permanência em unidade de terapia intensiva, necessidades de novas endoscopias digestivas, necessidade de cirurgia de emergência ou de embolização por arteriografia para garantir hemostasia, necessidade de transfusão sanguínea, eventos adversos nos primeiros 30 dias após randomização.
- **Seguimento:** 30 dias.

População

	Intervenção – EDA urgente (N = 258)	Controle – EDA precoce (N = 258)
Idade (anos)	69,6	71,4
Sexo masculino	60,9%	65,1%
Hemoglobina na admissão (g/dL)	7,4	7,2
Pacientes com PAS < 90 mmHg	17,8%	14,3%
Pacientes com FC > 100 bpm	32,9%	35,7%
Escore de Glasgow-Blatchford médio	13,7	13,7
Sangramento durante a internação	8,5%	7,8%
Cirrose hepática	4,3%	3,9%
Uso de AINE	16,3%	17,4%
Uso de aspirina	29,8%	25,2%
Endoscopia (%) ■ Úlcera péptica ■ Varizes esofágicas ou gástricas	61,2 9,7	61,6 7,4
Tempos endoscópicos ■ Tempo da admissão até avaliação da equipe de EDA (horas) ■ Tempo da solicitação até EDA (horas)	7,4 2,5	8,0 16,8

	Intervenção – EDA urgente (N = 258)	Controle – EDA precoce (N = 258)
Distribuição de tempo entre os grupos (%)		
■ < 6 h	97,6	5,9
■ 6 a 12 h	2	17,4
■ 12 a 18 h	0	23,7
■ 18 a 24 h	0	51,8
■ > 24 h	1	1,2

Resultados

	Intervenção (N = 258)	Controle (N = 258)
Desfecho primário: Mortalidade em até 30 dias*	8,9%	6,6%
Novos sangramentos (recorrente ou persistente)	10,9%	7,8%
Tratamento endoscópico na primeira endoscopia	60,1%	48,4%
Tratamento endoscópico para úlceras	109/158	81/159
Tratamento endoscópico para varizes	20/25	17/19
Tratamento cirúrgico	0,8%	0,4%
Média de tempo de hospitalização (dias)	5	5
Admissão em UTI	1,6%	1,2%
Necessidade de transfusão de hemácias	89,5%	90,7%
Quantidade média de unidades de concentrado de hemácias	2,4	2,4

*p = 0,34.

Conclusões

Esse estudo conclui que, em pacientes hemodinamicamente estáveis, o uso de endoscopia precoce, nas primeiras 6 horas, quando comparado com postergada entre 6 e 24 horas, não reduziu mortalidade.

Financiamento

Os autores descrevem que o estudo foi financiado pelo Fundo para Saúde e Alimentação do Departamento de Saúde do governo de Hong Kong, Boston Scientific, Triangle Pharmaceuticals, Pfizer, Astrazeneca, Rome Foundation, Antibe Therapeutics, Eisai, EA Pharma, Pfizer Upjohn Korea e Fuji Film, Takeda Pharmaceuticals, Takeda Holdings (China), Olympus Hong Kong and China.

Perspectivas

O uso da endoscopia digestiva para o manejo de pacientes com quadro de hemorragia digestiva alta mudou a forma como a doença é manejada pela medicina moderna, mudando o foco do manejo que antigamente era feito por meio de cirurgias de grande porte com grande morbidade agora é feito por meio de um procedimento rápido, beira-leito que frequentemente não necessita de anestesia profunda, tornando mais seguro. Com o desenvolver do cuidado endoscópico novas perguntas surgiram como qual a melhor técnica a ser utilizada, ou qual é o melhor momento para indicar o procedimento.

Laursen et al. fizeram um estudo similar em 2017, mas retrospectivo, descrevendo alterações em mortalidade fundamentado no tempo de realização do procedimento endoscópico, sendo que, diferentemente do estudo atual, eles incluíram pacientes com instabilidade hemodinâmica associada. Nesses pacientes, descreveram que provavelmente um tempo entre 6 e 24 horas desde a admissão hospitalar reduz mortalidade hospitalar (OR 0,73, p = 0,035). Entre os pacientes com estabilidade hemodinâmica, o tempo até 24 horas também mostrou benefício em reduzir mortalidade (OR 0,55 com CI 0,38 a 0,79), como o descrito pelo estudo atual. Outros estudos, como o de Lee et al., compararam o uso de EDA no Departamento de Emergência com a realização do procedimento após internação em enfermaria, e mostraram que o procedimento realizado mais precocemente reduziu o tempo de internação hospitalar, assim como o custo da internação.

Pelo estudo atual, que apresentou uma metodologia bem descrita, com grupos randomizados de maneira muito semelhante ao protocolo prático de manejo da doença, os resultados encontrados modificaram de maneira importante a forma como vemos o manejo da hemorragia digestiva no Departamento de Emergência. O achado de mortalidade semelhante entre os grupos, com desfechos de segurança iguais entre os grupos, sugere que a conduta de aguardar equipes principais durante o turno diurno garantindo um tempo até endoscopia entre 6 e 24 horas deve ser considerada de escolha, sendo sempre importante ponderar os custos hospitalares envolvidos na conduta, assim como o tempo de estadia do paciente no departamento de emergência.

Referências

- Lau JYW, Yu Y, Tang RSY, et al. Timing of Endoscopy for Acute Upper Gastrointestinal Bleeding. N Engl J Med. 2020;382(14):1299-1308.
- Laursen SB, Leontiadis GI, Stanley AJ, Møller MH, Hansen JM, Schaffalitzky de Muckadell OB. Relationship between timing of endoscopy and mortality in patients with peptic ulcer bleeding: a nationwide cohort study. Gastrointest Endosc. 2017;85(5):936-944.e3.
- Lee JG, Turnipseed S, Romano PS, et al. Endoscopy-based triage significantly reduces hospitalization

rates and costs of treating upper GI bleeding: a randomized controlled trial. Gastrointest Endosc. 1999;50(6):755-761.

- Pang SH, Ching JY, Lau JY, Sung JJ, Graham DY, Chan FK. Comparing the Blatchford and pre-endoscopic Rockall score in predicting the need for endoscopic therapy in patients with upper GI hemorrhage. Gastrointest Endosc. 2010;71(7):1134-1140.

Estudo
Uso de albumina na cirrose descompensada

Título	*A randomized trial of albumin infusions in hospitalized patient with cirrhosis.*

Revista: *The New England Journal of Medicine – NEJM (2021).*

Autores: China L, Freemantle N, Forrest E, Kallis Y, Ryder SD, Wright G et al. for the ATTIRE Trial Investigators.

Desenho do estudo

Ensaio clínico randomizado, multicêntrico, aberto, análise por intenção de tratar. O estudo avaliou o efeito do uso rotineiro de albumina na mortalidade em pacientes com cirrose descompensada.

Critérios de inclusão
▌ Pacientes > 18 anos de idade e diagnóstico clínico de complicações agudas de cirrose até 72 horas da admissão e com hospitalização prevista > 5 dias.

Critérios de exclusão
▌ Carcinoma hepatocelular avançado com expectativa de vida > 8 semanas e cuidados paliativos.

Cálculo da amostra

Foi estimado que o desfecho primário ocorreria em 30% dos pacientes e que o uso da albumina diminuiria infecções em 30%, com base em estudos anteriores. Chegou-se a uma amostra de 389 pacientes por grupo para um poder de 80% e um alfa bicaudado de 5%. Assumindo 10% de perda de seguimento, 433 pacientes por grupo seriam necessários.

Grupos

A randomização foi embasada no MELD, número de disfunções orgânicas, uso ou não de antibióticos e nível de albumina.

■ **Intervenção:** administração de albumina 20% com alvo de albumina de 3,5 g/dL ou mais caso os valores fossem menores do que 3 g/dL por no máximo 14 dias.

■ **Controle:** cuidado padrão.

Observação: a administração de albumina por outras indicações não estava contraindicada em nenhum dos grupos.

Métodos

▌ **Número de pacientes:** 828 pacientes foram suficientes, uma vez que a perda de seguimento não foi de 10%.

▌ **Desfecho primário:** Desfecho composto de infecção por qualquer causa, disfunção renal ou morte até o dia 15, ou alta hospitalar até o dia 15.

▌ **Desfechos secundários:** Morte em 28 dias, 3 meses e 6 meses; transplante em 6 meses; uso total de albumina; duração da hospitalização; números de dia na UTI; incidência de outras disfunções orgânicas; MELD no final do seguimento; necessidade de terlipressina e eventos graves.

▌ **Seguimento:** 3 a 6 meses.

População

	Grupo da albumina	Grupo controle
Idade (anos)	53,8	53,8
Sexo feminino (%)	32,4	26,2
Admissão à UTI (%)	2,1	2,5
Causa da cirrose (%) ▪ Álcool ▪ Hepatite C ▪ Esteatose hepática não alcóolica	91,3 6,3 6,8	88,2 8,8 7,3
Causa de admissão (%) ▪ Encefalopatia hepática ▪ Varizes esofágicas ▪ Piora de ascite	21,1 13,7 62,1	17,4 15,9 70,8
Nível de albumina na admissão (%) ▪ < 2 g/dL ▪ 2 a 2,5 g/dL ▪ 2,6 a 2,9 g/dL	16,1 54,5 29,5	15,1 56,4 28,5
MELD	19,6 (15,4 a 22,9)	19,5 (15,4 a 23,4)
Disfunções (%) ▪ Cerebral ▪ Circulatório ▪ Respiratória ▪ Renal	2,6 2,6 8,9 9,5	2 1,5 7,1 11,6

Resultados

	Albumina	Controle	OR e valor de p
Desfecho primário	29,7%	30,2%	0,98 (0,71 a 1,33) p = 0,87
Infecção nova	20,8%	17,9%	1,22 (0,85 a 1,75)
Disfunção renal	10,5%	14,4%	0,68 (0,44 a 1,11)
Mortalidade	7,9%	8,3%	0,95 (0,56-1,59)
Morte em 28 dias Morte em 3 meses Morte em 6 meses	14% 24,2% 34,7%	15,6% 23,4% 30%	0,86 (0,57 a 1,3) 1,05 (0,74 a 1,48) 1,27 (0,93 a 1,73)
Albumina total	200 g	20 g	143 (127 a 158)
Efeito adverso severo Edema pulmonar ou congestão	28 23	11 8	

Conclusão

O uso de albumina com alvo de 3 g/dL em pacientes com cirrose descompensada não foi superior ao tratamento convencional.

Perspectivas

O uso de albumina em pacientes cirróticos é realizado desde 1948, quando Kunkel et al. utilizaram albumina humana pela primeira vez nesses pacientes. A ideia da administração de albumina é aumentar a pressão oncótica, manter o carreamento de íons e hormônios, prevenir infecções e diminuir disfunção renal, culminando em uma possível redução de mortalidade. É sabido que baixos níveis de albumina estão relacionados com maior risco de morte e infecções. No entanto, até este estudo aqui discutido, o ATTIRE, a maioria dos ensaios clínicos apontava para direções diversas. Com o intuito de finalizar a discussão do uso de albumina para pacientes com cirrose descompensada, o estudo foi realizado.

Como limitações, podemos citar o fato de o estudo ser aberto e não duplo-cego, o que pode levar a viés de *performance*, viés do observador e viés de catalogação. Os autores citam uma boa justificativa para não cegar, afirmando que os pacientes continuariam a receber fluido placebo caso a albumina não atingisse o alvo. Além disso, o desfecho composto com inúmeras variáveis traz também vieses à análise, uma vez que múltiplos desfechos agregados podem amplificar resultados além de múltiplas artimanhas estatísticas para poder comparar diferentes tipos de variáveis. Outro ponto significativo é que 9.273 pacientes foram triados para o estudo e menos de 10% foram selecionados, ou seja, é uma amostra extremamente selecionada, levando à amostra de conveniência. A randomização também não produziu grupos similares em alguns aspectos, podendo levar a resultados por viés de confusão.

Apesar das limitações, o estudo tem suas qualidades como o fato de ser um ensaio clínico randomizado, multicêntrico, de grande tamanho (o maior sobre o assunto), com a diferença da quantidade de albumina administrada entre os dois grupos. Vale ressaltar que, além de não mostrar diferença no desfecho composto, cada desfecho individualizado também não mostrou diferença, apesar do estudo não ter poder nem ter sido feito para isso. Dessa forma, podemos concluir que usar albumina em pacientes cirróticos de forma rotineira, sem indicação precisa, como profilaxia de síndrome hepatorrenal, muito provavelmente não tem mais lugar no manejo desses pacientes.

Assim, as indicações de albumina continuam a ser as mesmas, como peritonite bacteriana espontânea para profilaxia de síndrome hepatorrenal, reposição após paracentese e tratamento síndrome hepatorrenal.

Referências

- China L, Freemantle N, Forrest E, et al. A Randomized Trial of Albumin Infusions in Hospitalized Patients with Cirrhosis. N Engl J Med. 2021;384(9):808-817.

Estudo

Ressuscitação com fluidos moderada ou agressiva em pacientes com pancreatite aguda

| Título | *Aggressive or Moderate Fluid Resuscitation in Acute Pancreatitis* |

Revista: New England Journal of Medicine – NEJM (2022)

Autores: Enrique de-Madaria, James L. Buxbaum, Patrick Maisonneuve et al. for the ERICA Consortium

Desenho do estudo

Ensaio clínico controlado randomizado, multicêntrico, internacional, aberto que comparou resuscitação com fluidos agressiva versus moderada em pacientes com pancreatite aguda

Critérios de inclusão

▮ Pacientes maiores de 18 anos, com diagnóstico de pancreatite aguda recente (menos de 8 horas) pela classificação de Atlanta Revisada

Critérios de exclusão

▮ Pacientes inicialmente com critério para pancreatite moderadamente severa ou severa (choque, insuficiência respiratória ou insuficiência renal) ou com comorbidades tais como insuficiência cardíaca, hipertensão descontrolada, hipernatremia, hiponatremia, hipercalemia, hipercalcemia, pancreatite cronica, doença renal crônica, cirrose descompensada ou expectativa de vida menor de 1 ano

Cálculo de amostra

A incidência de evolução para pancreatite moderadamente severa ou severa foi considerada de 35%. Foi calculada uma amostra de 744 (372 em cada grupo) com um poder de 80% para detectar uma diferença de 10% com um alfa bicaudado. Foi considerado uma perda de seguimento de 10%.

Grupos

▬ Resuscitação moderada: ringer lactato 10mL/kg de bolus em 2 horas, seguido de 1.5mL/kg/h por 20 horas, normovolemia ou quando dieta fosse introduzida e tolerada por 8 horas

▬ Resuscitação agressiva: ringer lactate 20mL/kg de bolus em 2 horas, seguido de 3mL/kg/h até normovolemia, seguido de 1.5mL/kg/h por 48 horas ou quando dieta fosse introduzida e tolerada por 8 horas

Observação: caso o paciente apresentasse sinais de congestão os fluidos eram parados.

Métodos

❚ **Número de pacientes:** 247 pacientes

❚ **Desfecho primário:** evolução para pancreatite moderadamente severa ou severa (pela classificação Revisada de Atlanta) durante hospitalização

❚ **Desfecho secundário:** falência orgânica, necessidade de admissão à UTI, duração da estadia na UTI, SIRS, morte

❚ **Desfecho de segurança:** sobrecarga volêmica (sintomas, exame físico e imagem)

❚ **Seguimento:** até alta

População

	Agressiva (N = 122)	Moderada (N = 127)
Idade (anos)	56	57
Sexo feminino (%)	55,7	46,5
Pancreatite Biliar (%)	65,6	55,9
Escores ❚ BISAP ❚ PAN-PROMISE ❚ Charlson	1 (0-1) 31 (21-45) 2 (0-3)	1 (0-1) 27 (20-40) 2 (0-3)
SIRS (%)	28,7	22,8
Hipovolemia	52,5	51,2

Resultados

	Agressiva (N = 122)	Moderada (N = 127)	Risco Relativo Ajustado (IC 95%)
Desfecho Primário ❚ Progressão para moderadamente severa ou severa (%)	22,1	17,3	1,30 (0,78-2,18)
Complicações Locais ❚ Pancreatite Necrotizante (%) ❚ Pancreatite Necrotizante Infectada (%)	13,9 4,1	7,1 2,4	1,95 (0,87-4,38) 1,45 (0,38-5,49)
SIRS persistente (%)	10	7	1,32 (0,52-3,38)
Admissão em UTI (%)	6,6	1,6	2,71 (0,64-11,51)
Mortalidade (%)	3,3	0,8	3,05 (0,32-28,76)
Congestão (%)	20,5	6,3	2,85 (1,36-5,94)
Congestão Moderada a Severa (%)	4,9	1	3,62 (0,37-35,22)

Observação: o estudo foi parado na análise interina devido aos dados mostrarem ausência de benefício e malefício

Conclusões

Resuscitação volêmica agressiva não mostrou benefício mas mostrou aumento da chance de sobrecarga volêmica quando comparada a resuscitação moderada

Perspectivas

A pancreatite aguda leva a inflamação substancial e, consequentemente, a síndrome da resposta inflamatória sistêmica. Tal resposta leva a vasodilatação significativa e aumento da extravação do fluido intravascular para o extravascular, o que pode levar a falência orgânica e choque. Baseado na fisiopatologia, sempre foi recomendado o uso de resuscitação volêmica agressiva com fluidos em pacientes com pancreatite aguda. A ideia é resuscitar o espaço intravascular, e consequentemente o débito cardíaco e a perfusão orgânica. No entanto, é notável que a resuscitação de fluido leva a extravasamento do conteúdo intravascular para o extravascular. Dessa forma, funções orgânicas podem ser prejudicadas. Exemplos clássicos de sobrecarga volêmica na pancreatite são congestão pulmonar e síndrome compartimental abdominal.

Antes do Waterfall Trial, o estudo aqui discutido, os guidelines recomendavam 250 a 500mL/h nas primeiras 24 a 48 horas. Infelizmente, isso era baseado em dados fisiológicos e não baseados em evidência clara. Muitos pacientes chegavam a receber mais de 10L nos primeiros dias. O estudo Waterfall nos mostra a importância da medicina baseada em evidência para testar hipóteses fisiológicas. Num estudo relativamente bem conduzido (com limitações que serão discutidas), foi mostrado que resuscitação agressiva teve uma tendência a aumentar mortalidade e causou maior sobrecarga volêmica. Deve-se deixar claro que mesmo a resuscitação considerada agressiva no estudo não atingiu o volume que antigamente se utilizava (média de 8,3 L em 72 horas). Possivelmente, se o braço de resuscitação agressiva tivesse recebido maior quantidade de fluidos o resultado do estudo teria sido estatisticamente significativo ou, pelo menos, a diferença entra os grupos seria mais divergente.

Como limitações do estudo devemos ressaltar que é um estudo não cegado, principalmente pois o desfecho congestão tem subjetividade e está sujeito a viés do observador. A amostra foi calculada com base num incidência de 35% e foi obtida uma incidência de 20%, podendo levar a erro tipo II. A randomização não obteve grupos homogêneos. Além disso, o estudo foi parado antes, o que pode ter afetado os resultados.

Mesmo com as limitações descritas, o estudo Waterfall mudou o manejo da pancreatite aguda. Alguns guidelines já mudaram suas recomendações para resuscitações menos agressivas e alguns utilizam os mesmo 10mL/kg de bolus seguido de 1,5mL/h como utilizado no estudo.

Referências

- de-Madaria E, Buxbaum JL, Maisonneuve P, et al. Aggressive or moderate fluid resuscitation in acute pancreatitis. N Engl J Med 2022;387:989-1000.

Seção V

Apesar de não serem tão comuns no pronto-socorro, as emergências hematológicas são bem mais comuns hoje em dia do que foram no passado. Isso se dá em razão das próprias terapias instituídas aos pacientes com neoplasias, que podem levar a complicações como mucosites, sangramentos, neutropenia febril e pancitopenias. A neutropenia febril tornou-se tão comum que é considerada uma doença que o médico emergencista deve saber tratar. De forma similar, a doença tromboembólica está cada vez mais comum no pronto-socorro. Felizmente, nas últimas décadas, temos um arsenal terapêutico bem mais promissor que apenas a heparina e a varfarina. Neste capítulo, discutimos os melhores ensaios clínicos no manejo das emergências onco-hematológicas e também no tratamento da doença tromboembólica.

EMERGÊNCIAS
HEMATOLÓGICAS

CRONOLOGIA DOS *TRIALS* EM EMERGÊNCIAS HEMATOLÓGICAS

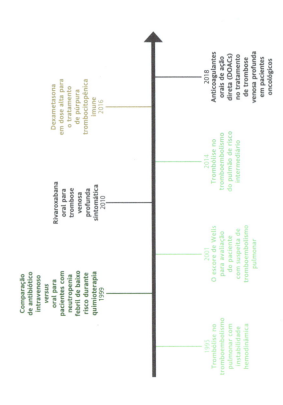

ANO	ESTUDO	TEMA	
1995	Trombólise no tromboembolismo pulmonar com instabilidade hemodinâmica	Tromboembolismo Pulmonar	
1999	**Comparação de antibiótico intravenoso *versus* oral para pacientes com neutropenia febril de baixo risco durante quimioterapia**	Neutropenia febril	
2001	O escore de Wells para avaliação do paciente com suspeita de tromboembolismo pulmonar	Tromboembolismo Pulmonar	
2010	**Rivaroxabana oral para trombose venosa profunda sintomática**	Trombose venosa profunda	
2014	Trombólise no tromboembólismo do pulmão de risco intermediário	Tromboembolismo Pulmonar	
2016	Dexametasona em dose alta para o tratamento de púrpura trombocitopênica imune	Púrpura trombocitopênica imune	
2018	**Anticoagulantes orais de ação direta (DOACs) no tratamento de trombose venosa profunda em pacientes oncológicos**	Trombose venosa profunda	

Estudo

Trombólise no tromboembolismo pulmonar com instabilidade hemodinâmica

| Título | *Streptokinase and heparin versus heparin alone in massive pulmonary embolism: a randomized controlled trial* |

Revista: *Journal of Thrombosis and Thrombolysis* (1995).

Autores: Jerjes-Sanchez C, Ramirez-Rivera A, Garcia ML, Arriaga-Nava R, Valencia S, Rosa-do-Buzzo A et al.

Desenho do estudo

Ensaio clínico, aberto, randomizado, unicêntrico. O estudo avaliou o efeito do uso de trombólise na mortalidade em pacientes com TEP instável.

Critérios de inclusão

▌ Todos os critérios a seguir: alta suspeita clínica de tromboembolismo pulmonar (TEP), exame complementar alterado (cintilografia V/Q de alta probabilidade, USG de membros inferiores mostrando TVP ou ecocardiograma sugestivo), TEP 'maciço' (> 9 segmentos à cintilografia V/Q) ou < 9 segmentos, mas com disfunção de ventrículo direito e/ou trombose venosa profunda extensa, sintomas iniciados no máximo 14 dias antes.

Critérios de exclusão

▌ TEP prévio, pacientes com < 3 segmentos à cintilografia V/Q sem TVP e sem alterações ao eco, contraindicação absoluta ao trombolítico.

Cálculo da amostra

Não descreve.

Grupos

■ Estreptoquinase (1.500.000 U em 1 hora) + heparina.
■ Heparina.

Métodos

▌ **Número de pacientes:** 8 (interrompido após desfechos drasticamente opostos, segundos os autores).

▌ **Desfecho primário:** Não descreve.

▌ **Desfechos secundários:** Não descreve.

▌ **Seguimento:** 2 anos.

População

	Estreptoquinase	Controle
Idade (anos)	51	46,5
Sexo masculino (%)	75	50
Choque cardiogênico (%)	100	100
Tempo do primeiro TEP (h)	2,5	34,75
Tempo do choque cardiogênico (h)	2,25	1,75
PSAP pré-tratamento (mmHg)	97	93,75

Resultados

	Estreptoquinase	Controle	Estatística
Mortalidade	0	100%	p = 0,02
PSAP pós-tratamento (mmHg)	32	91,25	–

Conclusões

O autor conclui que trombólise em pacientes com instabilidade por TEP pode reduzir mortalidade.

Perspectivas

As principais diretrizes de TEP recomendam a trombólise para pacientes com choque secundário a essa doença. As evidências para tal são escassas. Entre os anos 1960 e 1970, diversos estudos mostraram de forma mecanicista benefício da trombólise em pacientes com embolia pulmonar, com impacto em desfechos como pressão sistólica da artéria pulmonar e índice angiográfico de gravidade e reduções modestas nas pressões de ventrículo direito. No entanto, não havia nenhum estudo controlado e randomizado que demonstrasse benefício clínico dessa terapia, principalmente em doentes instáveis. O estudo de Jerjes-Sanchez incluiu 8 pacientes em choque. O estudo foi positivo, com 100% de mortalidade no grupo não trombolisado (mortalidade bastante alta no grupo controle). Obviamente, o número diminuto de pacientes dificulta qualquer conclusão enfática que os resultados podem ter mostrado. Outra limitação importante do estudo é que, por seu número pequeno de pacientes, a randomização não foi suficiente para distribuir certas características que podem ter causado viés de confusão, como o fato de que todos os pacientes do grupo Estreptoquinase eram provenientes diretamente do Departamento de Emergência, enquanto todos os pacientes do grupo Controle eram provenientes de outro serviço, no qual foram admitidos por um primeiro episódio de TEP e, então, encaminhados à instabilização, frente a um segundo "hit" da doença.

Este estudo também não mostrou complicações hemorrágicas, as quais são bem documentadas na literatura. Além da pequena população estudada, pode-se atribuir essa baixa taxa de sangramento ao perfil mais jovem de pacientes. Apesar disso, esse é o único ensaio clínico que tentou validar essa terapia consagrada.

Ao encontro dos achados deste estudo, há uma análise realizada por Stein em 2012, utilizando-se de cerca de 2 milhões de pacientes registrados em um banco de dados dos Estados Unidos. O autor descreve diferenças de mortalidade em torno de 8% para o grupo Trombólise e 42% para o grupo Não-trombólise. Evidentemente que é um estudo retrospectivo e observacional, sujeito a graves vieses, mas compõe o corpo de evidências vigente. Além disso, há uma metanálise de 2014 realizada por Marti et al, que avaliou o uso de trombolíticos no TEP agudo. Foram incluídos 15 estudos, somando 2057 pacientes, e foi encontrada redução da mortalidade em pacientes submetidos à terapia fibrinolítica, às custas de aumento em sangramentos maiores e intracranianos. Importante salientar que os estudos incluídos não eram apenas de pacientes de alto risco, e os critérios utilizados para a definição de alto risco eram heterogêneos e em geral não se tratava do conceito atual de alto risco, o qual necessita que o paciente esteja hipotenso/em choque.

Outro dado interessante, proveniente de um dos maiores estudos sobre o tema, o UPET, mostra que os benefícios hemodinâmicos ocorrem de maneira rápida e duram pouco tempo, sendo que as taxas de reperfusão são maiores no grupo tratado com trombolítico nos primeiros dias, mas não há diferença entre os grupos em 2 semanas.

Em relação à trombólise nos pacientes instáveis, é importante ressaltar que a ausência de evidências não pressupõe evidência de neutralidade. Há plausibilidade biológica ancorada por estudos mecanicistas que demonstram reduções das pressões na circulação pulmonar e ventrículo direito, o mecanismo pelo qual há o colapso circulatório. Além disso, é notável que os pacientes do estudo melhoraram 1 hora após a medicação, o que corrobora uma alta probabilidade pré-teste de que esse é um tratamento benéfico em pacientes em franca deterioração e baixo risco de sangramento.

Referências

- Jerjes-Sanchez C, Ramírez-Rivera A, de Lourdes García M, et al. Streptokinase and Heparin versus Heparin Alone in Massive Pulmonary Embolism: A Randomized Controlled Trial. J Thromb Thrombolysis. 1995;2(3):227-229.

- Miller GA, Sutton GC, Kerr IH, Gibson RV, Honey M. Comparison of streptokinase and heparin in treatment of isolated acute massive pulmonary embolism. Br Med J. 1971;2(5763):681-684.

- Stein PD, Matta F. Thrombolytic therapy in unstable patients with acute pulmonary embolism: saves lives but underused [published correction appears in Am J Med. 2012 Jul;125(7):e13]. Am J Med. 2012;125(5):465-470.

- Marti C, John G, Konstantinides S, et al. Systemic thrombolytic therapy for acute pulmonary embolism: a systematic review and meta-analysis. Eur Heart J. 2015;36(10):605-614.

- Hyers TM, Stengle JM, Sherry S. Treatment of pulmonary embolism with urokinase. Results of clinical trial (phase 1). Circulation. 1970;42(6):979-980.

Estudo

Comparação de antibiótico intravenoso *versus* oral para pacientes com neutropenia febril de baixo risco durante quimioterapia

Título	*A double-blind comparison of empirical oral and intravenous antibiotic therapy for low-risk febrile patients with neutropenia during Cancer Chemotherapy.*

Revista: *The New England Journal of Medicine* (1999).

Autores: Freifeld A, Marchigiani D, Walsh T, Chanock S, Lewis L, Hiemenz J et al.

Desenho do estudo

Ensaio clínico randomizado de não inferioridade, placebo-controlado, duplo-cego, intenção de tratar. O estudo comparou o sucesso da terapia com uso de antibióticos orais versus endovenosos em pacientes com neutropenia febril.

Critérios de inclusão
▪ Pacientes > 5 anos e episódio de neutropenia (< 500 neutrófilos ou expectativa de queda para < 500 nas próximas 24 horas) febril (3 medidas de temperatura orais de 38°C separadas por 4 horas ou uma medida de ≥ 38,5).

Critérios de exclusão
▪ Neutropenias com expectativa de duração maior que 10 dias, alterações neurológicas, instabilidade hemodinâmica, dor abdominal, náusea e vômitos, diarreia (> 6 episódios/dia), infecção de cateter venoso central, pneumonia, infecção de cateter tunelizado, inabilidade de medicação via oral, lesão hepática (aminotransferases > 5 vezes o limite superior de normalidade), injúria renal (CrCl < 30), alergia a qualquer agente do estudo.

Cálculo da amostra

Um total de 115 episódios por grupo foram calculados para determinar se os dois tratamentos eram equivalentes, com nível de alfa de 0,20 e erro beta de 0,05. Foi assumido que haveria sucesso no tratamento em 70% dos casos, permitindo uma diferença absoluta de no máximo 15% entre os grupos.

Grupos
▪ Ciprofloxacino (30 mg/kg dividido em 3 doses com máximo de 750 mg 8/8 horas) + amoxicilina-clavulanato (40 mg/kg dividido com máximo de 500 mg em 3 doses) + placebo intravenoso.
▪ Ceftazidima (90 mg/kg por dia, dividido em 3 doses, com máximo de 2g 8/8 horas) + placebo via oral.

Métodos

▌ **Desfecho primário:** Sucesso da terapia (sobreviver ao episódio sem nenhuma modificação no tratamento inicial e sem evidência de infecção no momento de resolução da neutropenia). Falha de tratamento foi considerada se a terapia inicial necessitou da adição de um ou mais antibióticos, antivirais e/ou antifúngicos.

▌ **Desfechos secundários:** Hepatotoxicidade, nefrotoxicidade, toxicidade hematológica, episódios de diarreia (> 6 por dia), náuseas e vômitos.

▌ **Número de pacientes:** 163 pacientes no total (84 pacientes no grupo oral *versus* 79 pacientes no grupo intravenoso).

▌ **Número de eventos:** 232 episódios no total (116 em cada grupo).

▌ **Seguimento:** Até resolução da neutropenia febril.

População

	Ciprofloxacina + amoxicilina-clavulanato	Ceftazidima
Idade (anos)	45 (5-74)	41 (8-69)
Sexo masculino (%)	22	23
Tipo de câncer (%) ▪ Leucemia ou linfoma ▪ Tumor sólido	25 75	29 71
Neutropenia count on admission (cells/mm^3)	81	84
Duration of Neutropenia (dias)	3,4 (1 a 8)	3,8 (1 a 14)

Resultados

	Ciprofloxacina + amoxicilina-clavulanato	Ceftazidima	Diferença (IC 95%) e valor de *p*
Sucesso da terapia	71%	67%	3% (-8 a 15%) e p = 0,48
Falha de terapia	29%	33%	-19% (-29% a -9%) e p < 0,001
Novo antibiótico	7%	32%	
Novo antifúngico	0,8%	18%	
Novo antiviral	8%	7%	
Intolerância por droga oral	16%	8%	9% (0 a 17) p = 0,07
Intolerância por droga intravenosa	0	1%	
Efeitos adversos ▪ Diarreia ▪ Náuseas e vômitos ▪ Elevação de creatinina ▪ Rash	20% 8% 1% 1%	3% 3% 0 1%	

Conclusão

Pacientes hospitalizados e de baixo risco que têm febre e neutropenia durante quimioterapia podem ser tratados de forma efetiva e segura com ciprofloxacina e amoxicilina-clavulanato.

Perspectivas

No final do século XX, o tratamento da neutropenia febril era feito primariamente apenas no ambiente intra-hospitalar e com antibioticoterapia endovenosa. Tais práticas se baseavam nos primeiros estudos de antibioticoterapia empírica da década de 1980. Tal abordagem trazia altos custos para o sistema de saúde, além de riscos associados à internação prolongada (principalmente em um paciente imunossuprimido) e desconforto para o paciente oncológico. Perguntava-se se a terapia oral no contexto extra-hospitalar era possível, mas como pacientes com neutropenia febril são, de forma geral, pacientes graves, optava-se pela admissão. No entanto, dentro da zona de pacientes graves, é possível identificar pacientes de baixo e alto riscos com neutropenia febril. Com base nisso, estudos começaram a surgir comparando tratamento oral *versus* intravenoso e/ou internado *versus* ambulatorial. O primeiro estudo comparativo foi publicado no *The Lancet*, em 1992, por Malik et al. Em seu estudo, a terapia com ofloxacina oral foi equivalente à terapia com amicacina com um betalactâmico. Antes dele, em 1989, já havia um estudo com resultados positivos avaliando a substituição precoce do tratamento intravenoso por oral. Múltiplos estudos foram realizados até 1999, quando, na mesma edição do *New England Journal of Medicine*, foram publicados o artigo deste capítulo e o *"Oral versus intravenous empirical antimicrobial therapy for fever in patients with granulocytopenia who are receiving Cancer Chemotherapy "*. Ambos foram positivos e praticamente finalizaram todos os receios que existia sobre o tratamento oral na neutropenia febril.

Sobre o presente estudo, é interessante analisar que o autor fez uma análise estatística invertendo a lógica do err o alfa e beta, com um erro beta menor e um erro alfa maior. Ou seja, a ausência de diferença encontrada entre os dois grupos torna o resultado muito improvável de ter ocorrido por acaso. Assim, aumentando a segurança do tratamento com ciprofloxacina e amoxicilina/clavulanato oral.

Em 2013, uma metanálise da Cochrane sobre o assunto, com 22 estudos, reforçou ainda mais os benefícios da terapia ambulatorial e oral nesses pacientes.

Um ano após a publicação do estudo discutido, o *score* de MASCC foi publicado como forma de quantitativamente classificarmos os pacientes em neutropenias de alto e baixo risco. O artigo inicial foi uma pesquisa prospectiva multinacional com 756 pacientes. Aqueles com MASCC > 21 eram considerados de baixo risco. Nele, o valor preditivo positivo foi de 91%, a sensibilidade de 68% e a especificidade de 71%. Após o MASCC, existiram ao menos 8 validações externas. Alguns especialistas afirmam que o uso do MASCC para pacientes com neoplasias hematológicas é indevido, pois a sensibilidade e a especificidade caem.

No entanto, outros afirmam que seu uso é válido, uma vez que a maioria dos estudos que analisaram o MASCC englobam pacientes hematológicos e 40% dos pacientes do estudo inicial tinham câncer hematológico. Outros escores foram desenvolvidos, como o CISNE, exclusivo para cânceres sólidos. Vale a pena ressaltar que nenhum escore deve ser utilizado como ferramenta única para tomada de decisão no pronto-socorro, mas, sim, como uma ferramenta de auxílio. Posteriormente, múltiplos estudos randomizados compararam o tratamento oral em pacientes internados *versus* ambulatoriais mostrando a segurança do tratamento ambulatorial.

Em suma, este é um estudo que modificou o manejo dos pacientes com neutropenia febril, criando a possibilidade do tratamento ambulatorial de muitos pacientes com neutropenia febril associada à quimioterapia. Posteriormente, outras opções de tratamento ambulatorial oral, como a levofloxacina, foram introduzidas no manejo desses pacientes.

Tabela comparando os principais estudos avaliando o uso de antibióticos orais na neutropenia febril

	Malik et al. (1992)	Freifeld et al. (1999)	Kern (1999)
Revista	*Lancet*	*NEJM*	*NEJM*
Número de pacientes	60 *versus* 62	116 *versus* 116	177 *versus* 176
Antibiótico	Ofloxacina *versus* amicacina + betalactâmico	Ciprofloxacina + amoxicilina/clavulanato *versus* ceftazidima	Ciprofloxacina + amoxicilina/clavulanato *versus* amicacina
Mortalidade	Sem diferença	Sem diferença (0 evento em cada grupo)	Sem diferença
Falha de tratamento	Sem diferença	Sem diferença	Sem diferença

Referências

- Freifeld A, Marchigiani D, Walsh T, et al. A double-blind comparison of empirical oral and intravenous antibiotic therapy for low-risk febrile patients with neutropenia during cancer chemotherapy. N Engl J Med. 1999;341(5):305-311.

- Malik IA, Abbas Z, Karim M. Randomised comparison of oral ofloxacin alone with combination of parenteral antibiotics in neutropenic febrile patients [published correction appears in Lancet 1992 Jul 11;340(8811):128]. Lancet. 1992;339(8801):1092-1096.

- Kern WV, Cometta A, De Bock R, Langenaeken J, Paesmans M, Gaya H. Oral versus intravenous empirical antimicrobial therapy for fever in patients with granulocytopenia who are receiving cancer chemotherapy. N Engl J Med. 1999;341(5):312-318.

- Vidal L, Ben Dor I, Paul M, et al. Oral versus intravenous antibiotic treatment for febrile neutropenia in cancer patients. Cochrane Database Syst Rev. 2013;2013(10):CD003992. Published 2013 Oct 9.

- Klastersky J, Paesmans M, Rubenstein EB, et al. The Multinational Association for Supportive Care in Cancer risk index: A multinational scoring system for identifying low-risk febrile neutropenic cancer patients. J Clin Oncol. 2000;18(16):3038-3051.

- Carmona-Bayonas A, Gómez J, González-Billalabeitia E, et al. Prognostic evaluation of febrile neutropenia in apparently stable adult cancer patients. Br J Cancer. 2011;105(5):612-617.

O escore de Wells para avaliação do paciente com suspeita de tromboembolismo pulmonar

Título	Excluding pulmonary embolism at the bedside without diagnostic imaging: management of patients with suspected pulmonary embolism presenting to the emergency department by using a simple clinical model and D-dimer

Revista: *Annals of Internal Medicine* (2001).

Autores: Wells PS, Anderson DR, Rodger M, Stiell I, Dreyer JF, Barnes D et al.

Desenho do estudo

Coorte prospectiva, multicêntrica, análise por intenção de tratar. O estudo avaliou o uso de um escore com d-dímero para aumentar a acurácia do diagnóstico de TEP.

Critérios de inclusão
▪ Suspeita de tromboembolismo pulmonar (TEP) com início a menos de 30 dias e com sintomas de dispneia ou dor torácica no Departamento de Emergência.

Critérios de exclusão
▪ Suspeita de trombose venosa profunda (TVP) de membros superiores, ausência de sintomas de TEP, anticoagulação por mais de 24 horas, sobrevida < 3 meses, contraindicação a contraste, gestação, impossibilidade de seguimento, < 18 anos.

Cálculo da amostra

Calcularam a amostra necessária para conseguir um intervalo de confiança (IC) estreito com limite superior de 1%. Com base em estudos anteriores, para determinar a prevalência de tromboembolismo, chegaram a um número de pacientes de 930.

Grupos

▪ Os pacientes eram classificados em três grupos: baixa (0-1 pontos), moderada (2-6) e alta (7 ou mais) probabilidade de TEP, com base na pontuação da tabela apresentada a seguir. Todos pacientes eram submetidos ao D-dímero, mas pacientes de baixo risco com D-dímero < 500 ng/mL tinham TEP excluído. Pacientes de baixo risco dom D-dímero > 500 ng/mL e pacientes de moderado ou alto risco, independentemente do D-dímero, eram submetidos à cintilografia V/Q. Caso os pacientes tivessem cintilografia V/Q normal, TEP era excluído. Caso o resultado fosse alta probabilidade, o diagnóstico seria confirmado. Todas as outras possibilidades levaram o paciente a receber Doppler de membros inferiores. Se fosse positivo, o paciente era tratado como TEP. Caso, ainda assim, o médico considerasse a probabilidade alta, o paciente era enviado à angiografia. Caso contrário, o diagnóstico era excluído.

Fator de risco	Pontuação
Sinais e sintomas de TVP	3
TEP como primeira hipótese diagnóstica*	3
Taquicardia	1,5
TVP ou TEP previamente diagnosticado	1,5
Imobilidade por 3 dias ou mais ou cirurgia nas últimas 4 semanas	1
Hemoptise	1
Malignidade ativa (em tratamento ou que finalizou tratamento) nos últimos 6 meses ou em cuidados paliativos	1

* O julgamento clínico poderia contar com exames laboratoriais (exceto D-dímero), eletrocardiograma e imagem.

▌ **Número de pacientes:** 946 (16 perderam seguimento).

▌ **Desfecho primário:** Número de pacientes que tiveram qualquer fenômeno tromboembólico no período e TEP havia sido excluído com o algoritmo inicial.

▌ **Desfechos secundários:** Determinar o valor preditivo negativo do D-dímero para cada grupo.

▌ **Seguimento:** 3 meses.

População

	Total (N = 930)	Com TEP (N = 86)	Sem TEP (N = 844)
Idade	50,5	55,5	50
Homem/mulher	347/583	46/40	301/543
Duração dos sintomas	3,2	4	3,2
Câncer (%)	7,2	21,3	5,7
Cirurgia (%)	8,4	19,1	7,1
Imobilização (%)	7,6	11,2	7,2
D-dímero ▪ Positivo ▪ Negativo ▪ Não testado	 250 675 5	 66 18 2	 184 657 3

Resultados

	Baixa probabilidade	Moderada probabilidade	Alta probabilidade
Diagnóstico de TEP com o algoritmo inicial	6/527	52/339	23/64
Pacientes com algoritmo inicial negativo, com TEP/TVP no seguimento	1	3	1
Valor preditivo negativo do D-dímero com o escore de Wells*	99,5%	93,9%	88,5%
Número de mortes nos pacientes inicialmente incluídos	0 morte por TEP		

*O valor preditivo de toda população foi de 97,3%.

Conclusões

O uso do escore de Wells associado com o D-dímero é seguro para exclusão de TEP em pacientes de baixo risco e pode diminuir o uso de procedimentos desnecessários.

Perspectivas

O estudo do Wells sobre TEP no Departamento de Emergência mudou a abordagem da doença. Antes do estudo, o cálculo da probabilidade pré-teste era fundamentado apenas no julgamento clínico do médico. Estudos recentes mostram que a razão de verossimilhança da maioria dos estudos que avaliou o julgamento clínico varia entre 0,13 a 0,5 para baixo risco, 1 a 2 para moderado, e 2 a 12 para alto risco. Enquanto isso, o escore de Wells garante uma razão de verossimilhança de 0,17, 1,8 e 17 para baixo, moderado e alto risco, respectivamente. Alguns anos depois da publicação do Wells, o escore de Geneva também foi publicado e mostrou-se similar ao Wells, com razão de verossimilhança de 0,31, 1,7 e 11 para baixo, moderado e alto risco, respectivamente. Tanto o Wells como o Geneva foram posteriormente reavaliados em múltiplos estudos. Hoje em dia, com os D-dímeros de alta sensibilidade, conseguimos excluir TEP em ambos pacientes de baixa e moderada probabilidades com segurança, o que não era possível com os D-dímeros antigos para pacientes com moderada probabilidade, pois eles não eram sensíveis o suficiente.

Um potencial problema do estudo é o número muito baixo de pacientes com baixa probabilidade e o fato de que o exame confirmatório era a cintilografia pulmonar de ventilação e perfusão, e a prática atual utiliza principalmente a angiotomografia de tórax, mas ainda assim, sem dúvida, o estudo permitiu a mudança na prática clínica.

No início da década de 2010, percebeu-se que os valores do D-dímero aumentavam com a idade, e talvez houvesse algum benefício em ajustar os valores de acordo com a idade. Em 2013, foi publicada uma metanálise no *British Medical Journal*. Eles utilizaram os cortes de < 500 ng/mL ou < idade × 10 (o maior valor) para excluir TEP em pacientes de baixo risco. Nesse estudo, 12.497 pacientes foram analisados e mostraram que o uso dessa abordagem é seguro. Em 2014, foi publicado no *JAMA* o estudo multicêntrico ADJUSTED PE, com 19 hospitais na Bélgica, França, Holanda e Suíça. Foram incluídos 3.346 pacientes, os quais foram abordados com Wells ou com Geneva. O uso da abordagem do D-dímero com um corte de 1000 para baixo risco e de 500 para moderado risco levou a menos uso de recursos hospitalares de forma segura. Em pacientes com mais de 75 anos, deixou-se de pedir 23,3% de imagem e excluiu-se TEP com segurança.

O estudo PROPER adicionou ainda outro degrau menos invasivo na investigação do TEP. Ele foi um ensaio clínico randomizado que comparou o escore de Wells com D-dímero para baixo risco *versus* um questionário rápido de 8 perguntas (conhecidas como PERC). Caso todas perguntas fossem negativas, não seria necessário D-dímero para excluir TEP. Houve redução de 10% da necessidade de imagem e apenas 1 paciente com TEP foi perdido no grupo que utilizou o questionário PERC.

Outras abordagens estão surgindo no atual contexto. O estudo Years, publicado no *Lancet* em 2017, foi uma coorte prospectiva que também incluiu gestantes (elas foram excluídas na maioria dos estudos). Nele, 3.465 pacientes foram analisados. A abordagem do Years consiste em três itens do escore de Wells (TEP como principal diagnóstico, hemoptise e sinais de TVP). Caso o paciente tivesse 0 ponto e D-dímero < 1.000 ng/mL, ou ≥ 1 pontos e D-dímero < 500 ng/mL, TEP estava excluído. Houve redução de angiotomografia protocolo TEP em 13% quando comparado ao Wells tradicional e em 7,6% com D-dímero ajustado. Dos pacientes, 18 foram diagnosticados com TVP em 3 meses (0,6%) e 6 mortes apenas, sem autópsia realizada (logo, não sabemos se ocorreram por conta de fenômenos tromboembólicos). Em 2019, foi publicado o estudo PEGeD no *The New England Journal of Medicine*. Eles usaram o Wells com o corte de D-dímero de 1.000 ng/mL para baixo risco e 500 ng/mL para risco moderado. Houve 17,6% de redução de angiotomografias nos pacientes de baixo risco quando comparado ao corte convencional de 500 ng/mL.

Referências

- Wells PS, Anderson DR, Rodger M, et al. Excluding pulmonary embolism at the bedside without diagnostic imaging: management of patients with suspected pulmonary embolism presenting to the emergency department by using a simple clinical model and d-dimer. Ann Intern Med. 2001;135(2):98-107.

- Schouten HJ, Geersing GJ, Koek HL, et al. Diagnostic accuracy of conventional or age adjusted D-dimer cut-off values in older patients with suspected venous thromboembolism: systematic review and meta-analysis. BMJ. 2013;346:f2492. Published 2013 May 3.

- Righini M, Van Es J, Den Exter PL, et al. Age-adjusted D-dimer cutoff levels to rule out pulmonary embolism: the ADJUST-PE study [published correction appears in JAMA. 2014 Apr 23-30;311(16):1694]. JAMA. 2014;311(11):1117-1124.

- Freund Y, Cachanado M, Aubry A, et al. Effect of the Pulmonary Embolism Rule-Out Criteria on Subsequent Thromboembolic Events Among Low-Risk Emergency Department Patients: The PROPER Randomized Clinical Trial. JAMA. 2018;319(6):559-566.

- van der Hulle T, Cheung WY, Kooij S, et al. Simplified diagnostic management of suspected pulmonary embolism (the YEARS study): a prospective, multicentre, cohort study [published correction appears in Lancet. 2017 Jul 15;390(10091):230]. Lancet. 2017;390(10091):289-297.

- Kearon C, de Wit K, Parpia S, et al. Diagnosis of Pulmonary Embolism with d-Dimer Adjusted to Clinical Probability. N Engl J Med. 2019;381(22):2125-2134.

Estudo
Rivaroxabana oral para trombose venosa profunda sintomática

Título	Oral rivaroxaban for symptomatic venous thromboembolism (EINSTEIN trial).

Revista: *The New England Journal of Medicine* (2010).

Autores: Bauersachs R, Berkowitz SD, Brenner B, Buller HR, Decousus H, Gallus AS et al.

Desenho do estudo

Ensaio clínico randomizado, aberto, de não-inferioridade, cujo objetivo foi comparar a eficácia e segurança da rivaroxabana em relação ao tratamento padrão (enoxaparina + varfarina) em pacientes com TVP em 3, 6 ou 12 meses. Em paralelo, foi conduzido outro ensaio clínico (EINSTEIN-Extension) duplo-cego, randomizado, de superioridade que comparou rivaroxabana com placebo por um tempo adicional de 6 ou 12 meses em pacientes que haviam completado o tratamento inicial para TVP.

Critérios de inclusão (EINSTEIN-DVT)
▮ Idade > 18 anos; trombose venosa profunda (TVP) confirmada; ausência de tromboembolismo pulmonar sintomático.

Critérios de não-inclusão (EINSTEIN-DVT)
▮ Uso de enoxaparina, fondaprinux ou HNF por mais de 48 horas; uso de mais que uma dose de varfarina antes da randomização; realização de trombectomia; uso de filtro de veia cava; uso de fibrinolíticos; contraindicações ao uso de enoxaparina ou varfarina.

Critérios de inclusão (EINSTEIN-Extension)
▮ Idade > 18 anos; TVP ou TEP confirmado; em tratamento por 6 a 12 meses com Varfarina ou Rivaroxabana; pacientes com indicação de anticoagulação por tempo estendido, nos quais o risco de trombose fosse parecido com o de sangramento.

Critérios de exclusão (ambos estudos)
▮ Outra indicação de antagonistas de vitamina K; *Clearance* de creatinina < 30 mL/min.; hepatopatia ou AST > 3 vezes valor normal; suspeita de endocardite; sangramento ativo ou alto risco de sangramento; contraindicação ao uso de anticoagulantes; PA > 180/110 mmHg; mulheres em idade gestacional sem usar anticoncepcionais; gestantes ou amamentando; uso de potentes interferentes do citocromo P450 (p. ex., inibidores de proteases, cetoconazol, rifampicina, carbamazepina ou fenitoína); participação em outro estudo; expectativa de vida menor do que 3 meses.

Cálculo de Amostra

Assumindo-se uma eficácia igual entre os 2 grupos, seriam necessários 88 eventos para garantir um poder de 90% e demonstrar a não-inferioridade da rivaroxabana em relação ao tratamento usual, com um intervalo de confiança de 95% e um erro tipo alfa de 0,05. Para isso, considerando-se uma incidência do desfecho primário de 3%, foi calculada uma amostra de 3.000 pacientes. Ambos os estudos foram analisados de acordo com o princípio de intenção de tratar.

Grupos

- **EINSTEIN-DVT**
  - Tratamento usual (N = 1718): enoxaparina 1 mg/kg 12/12 horas + varfarina até INR = 2 a 3 por dois dias consecutivos, com suspensão da enoxaparina após.
  - Rivaroxabana (N = 1731): rivaroxabana 15 mg/dia por 3 semanas, seguido de 20 mg/dia.
- **EINSTEIN-Extension**
  - Placebo (N = 595).
  - Rivaroxabana 20 mg/dia (N = 602).

Métodos

- **Número de pacientes:** 3.449.
- **Tempo de Seguimento:** 25 meses.
- **Desfecho primário (ambos estudos):** Recorrência da trombose (TVP ou TEP).
- **Desfechos secundários:** Mortalidade geral; eventos cardiovasculares (infarto agudo do miocárdio, AVC, AIT ou embolia sistêmica); benefício líquido (desfecho composto definido por recorrência de trombose ou sangramento maior).

População do estudo

	EINSTEIN-DVT		EINSTEIN-Extension	
	Rivaroxabana	Tratamento usual	Rivaroxabana	Placebo
Idade (anos)	55,8	56,4	58,2	58,4
Sexo (masculino) (%)	57,4	56,3	58,8	57,1
Peso > 100 kg (%)	14,2	14,3	14,1	14,6
Clearance de creatinina < 50 mL/min (%)	6,9	7,5	6,1	7,4
Trombose não-provocada (%)	60,0	63	73,1	74,2
Neoplasia (%)	6,8	5,2	4,7	4,4

	EINSTEIN-DVT		EINSTEIN-Extension	
	Rivaroxabana	Tratamento usual	Rivaroxabana	Placebo
TVP prévio (%)	19,4	19,2	17,9	14,1
Expectativa de duração do tratamento de 6 meses (%)	62,6	63	59,8	60,1
Descontinuação precoce do tratamento (%)	11,3*	14,2*	12,6	15,7

* Diferença estatística entre os grupos (p<0,05).

Resultados

	EINSTEIN-DVT			EINSTEIN-Extension		
	Rivaro-xabana	Trata-mento usual	*p*	Rivaro-xabana	Placebo	*p*
Recorrência da trombose	2,1%	3%	< 0,001	1,3%	7,1%	< 0,001
Desfechos secundários						
Mortalidade geral	2,2%	2,9%	0,06	0,2%	0,3%	–
Benefício líquido	2,9%	4,2%	0,03	–	–	–
Sangramento maior ou clinicamente relevante	8,1%	8,1%	0,77	6%	1,2%	< 0,001

Conclusão

Rivaroxabana oral na dose de 15 mg, duas vezes ao dia, por 3 semanas, seguido de 20 mg por dia, sem necessidade de monitorização laboratorial, mostrou-se uma alternativa eficaz e segura no tratamento da trombose venosa.

Perspectivas

Durante muito tempo, os antagonistas da vitamina K foram a única opção para tratamento da trombose venosa profunda. Nas últimas décadas, com o advento dos anticoagulantes orais de ação direta (DOACs), houve muito entusiasmo em relação ao seu uso na prática clínica, principalmente por não precisarem de monitorização laboratorial frequente. Essa característica por si só favorece a realização de um ensaio clínico de não-inferioridade comparando as duas medicações, uma vez que, mesmo que não seja possível demonstrar que os DOACs são superiores à varfarina, o simples fato de não serem inferiores já justifica seu uso.

Além de tentar responder uma pergunta extremamente relevante, o estudo EINSTEIN chama atenção por se tratar de 2 ensaios clínicos simultâneos que buscam: 1) comprovar a não-inferioridade da rivaroxabana em comparação com a varfarina; e 2) garantir a segurança do uso prolongado de um DOAC no tratamento da TVP. Apesar desse desenho elegante, devemos ter em mente que se trata de um estudo aberto, ou seja, sujeito a viés, embora os pesquisadores tentem justificar por meio dos resultados que não parece haver discordância nos dados obtidos. Outro problema frequentemente encontrado nesse tipo de estudo é em relação ao tempo total que o INR se mantém na faixa terapêutica, o chamado TTR (tempo em alvo terapêutico), que ficou em torno de 58%. Mas, embora pareça um valor baixo, devemos lembrar que, por se tratar de um ensaio clínico, essa dificuldade de manter o INR 2 a 3 reflete a dificuldade da vida real com o uso de varfarina e aumenta a validade externa do trabalho.

Como resultados principais, o estudo mostrou menor taxa de recorrência da trombose venosa em relação à varfarina, significativa para não-inferioridade. E no uso estendido, uma menor taxa de recorrência em relação ao grupo placebo, com um NNT de 17, às custas de 4 sangramentos importantes. No entanto, como esperado, o número de sangramentos leves também foi significativamente maior no grupo da rivaroxabana, com um NNH de 24. A fim de quantificar o benefício líquido do tratamento, os autores optaram por somar a taxa de trombose com a taxa de sangramentos maiores, uma vez que esses dois eventos tendem a aumentar com o uso de anticoagulantes, e o resultado também foi não-inferior em relação à varfarina.

Além disso, uma questão ética que pode ser levantada neste estudo é a comparação de rivaroxabana com placebo em pacientes que sabidamente tinham indicação de uso prolongado de anticoagulantes. Como expor pacientes com alto risco de trombose a um risco de receberem placebo e apresentarem um novo evento trombótico, por vezes fatal? No entanto, os autores são bastante claros no início do trabalho ao afirmar que esses pacientes tinham critérios ambíguos para anticoagulação estendida, que favoreciam tanto o uso de anticoagulantes quanto sua contraindicação. Dessa forma, essa questão ética se torna irrelevante nesse contexto.

Por fim, podemos concluir que o estudo EINSTEIN abriu caminho para o uso seguro da rivaroxabana no tratamento da trombose venosa profunda, reduzindo complicações agudas, custos hospitalares e tempo de internação hospitalar. Depois dele, outros estudos também tentaram comprovar os benefícios dos outros DOACs nesse contexto, resumidos na tabela a seguir.

Tabela comparando os principais estudos sobre DOACs em pacientes com trombose venosa profunda

	EINSTEIN	RE-COVER	AMPLIFY	HOKUSAI-VTE
Ano	2010	2009	2013	2013
DOAC	Rivaroxabana 15 mg/dia por 3 semanas – > 20 mg/dia	Dabigatrana 150 mg/dia com ponte de heparina ou enoxaparina por 5 dias	Apixabana 10 mg 2 vezes ao dia por 1 semana – > 5 mg 2 vezes ao dia por 6 meses	Edoxabana 60 mg/dia ou 30 mg/dia (se ClCr < 30) com ponte de heparina ou enoxaparina por 5 dias
Grupos	Rivaroxabana (N = 1.731) *versus* tratamento usual (N = 1.718)	Dabigatrana (N = 1.274) *versus* tratamento usual (N = 1.265)	Apixabana (N = 2.609) *versus* tratamento usual (N = 2.635)	Edoxabana (N = 4.143) *versus* tratamento usual (N = 4.149)
Resultado	Taxas de trombose venosa semelhante entre os grupos	Taxas de trombose venosa semelhante entre os grupos	Taxas de trombose venosa semelhante entre os grupos; menor taxa de sangramento	Taxas de trombose venosa semelhante entre os grupos

Referências

- EINSTEIN Investigators, Bauersachs R, Berkowitz SD, et al. Oral rivaroxaban for symptomatic venous thromboembolism. N Engl J Med. 2010;363(26):2499-2510.

- Schulman S, Kearon C, Kakkar AK, et al. Dabigatran versus warfarin in the treatment of acute venous thromboembolism. N Engl J Med. 2009;361(24):2342-2352.

- Agnelli G, Buller HR, Cohen A, et al. Apixaban for extended treatment of venous thromboembolism. N Engl J Med. 2013;368(8):699-708.

- Hokusai-VTE Investigators, Büller HR, Décousus H, et al. Edoxaban versus warfarin for the treatment of symptomatic venous thromboembolism [published correction appears in N Engl J Med. 2014 Jan 23;370(4):390]. N Engl J Med. 2013;369(15):1406-1415.

EMERGÊNCIAS HEMATOLÓGICAS

Estudo
Trombólise no tromboembolismo do pulmão de risco intermediário

Título	Fibrinolysis for patients with intermediate risk pulmonary embolism (PEITHO trial).

Revista: The New England Journal of Medicine (2014).

Autores: Meyer G, Vicaut E, Danays T, Agnelli G, Becattini C, Beyer-Westendorf J, Bluhmki E et al.

Desenho do estudo

Ensaio clínico randomizado, controlado, duplo-cego, multicêntrico. Randomização por estratos. Análises por intenção de tratar. O estudo avaliou o uso de trombólise versus placebo em pacientes com TEP de risco intermediário.

Critérios de inclusão
■ Todos os critérios devem ser incluídos: diagnóstico de TEP confirmado, até 15 dias de sintomas, disfunção de ventrículo direito confirmada por exame de imagem (ecocardiograma ou tomografia), injúria miocárdica documentada por troponina.

Critérios de exclusão
■ Instabilidade hemodinâmica, contraindicação à trombólise.

Cálculo de amostra

Tendo esperado 7% de incidência do desfecho no grupo Placebo, eram necessários 474 pacientes em cada grupo para um poder de 80% de detectar um *odds ratio* de 0,41. Para compensar a perda de pacientes, foi optado por aumentar para 500 pacientes em cada grupo, totalizando 1.000 pacientes.

Grupos
■ Tenecteplase em bolus 30 mg a 50 mg a depender do peso.
■ Placebo.

Métodos
■ **Número de pacientes:** 1.005.

■ **Desfecho primário:** Morte por qualquer causa ou instabilidade hemodinâmica em 7 dias.

- **Desfechos secundários:** Morte por qualquer causa em 7 dias, instabilidade em 7 dias, recorrência de TEP em 7 dias, morte em 30 dias, eventos adversos maiores em 30 dias, AVC em 7 dias, sangramento extracraniano em 7 dias.

- **Seguimento:** 30 dias.

População

	Tenecteplase (N = 506)	Placebo (N = 499)
Idade (anos)	66,5	65,8
Sexo masculino (%)	47,8	46,3
PA sistólica (mmHg)	130,8	131,3
Necessidade de O_2 suplementar (%)	86,2	84,4

Resultados

	Tenecteplase	Placebo	Estatística
Morte ou instabilidade hemodinâmica (%)	2,6	5,6	p = 0,02
Morte (%)	1,2	1,8	p = 0,42
Instabilidade hemodinâmica (%)	1,6	5	p = 0,002
Sangramento maior extracraniano (%)	6,3	1,2	p < 0,001
AVC até 7 dias (%)	2,4	0,2	p = 0,003
AVC hemorrágico (%)	2	0,2	-

Conclusões

Trombólise em pacientes com TEP de risco intermediário reduz o desfecho composto de morte por qualquer causa e instabilidade hemodinâmica, principalmente em razão da redução de deterioração hemodinâmica, às custas de maior risco de sangramento, inclusive intracraniano.

Perspectivas

Diferentemente do tromboembolismo de pulmão (TEP) com instabilidade hemodinâmica, as diretrizes não recomendam de forma rotineira trombólise em pacientes de risco intermediário, ou seja, sem instabilidade hemodinâmica. As evidências disponíveis mostram benefício hemodinâmico nos pacientes com TEP submetidos à trombólise, conforme discutido no capítulo de TEP com instabilidade. Novamente, citando alguns exemplos, temos como conceito que há redução em pressões pulmonares e gravidade angiográfica, além de reduções nas pressões do ventrículo direito. Esses benefícios ocorrem em poucas horas após a trombólise e duram pouco tempo, sendo dissipados em até 2 semanas, segundo os dados do estudo UPPET. Também temos bem estabelecido o aumento do risco de sangramento com a terapia trombolítica, não ficando claro se há benefício clínico – principalmente benefício líquido – ao se empregar esta medida terapêutica.

No estudo PEITHO, o desfecho primário é reduzido às custas de redução principalmente de instabilidade hemodinâmica. Por outro lado, a contrapartida trazida pelo fibrinolítico é uma taxa de sangramentos graves estatisticamente maior em relação ao placebo, inclusive de sangramento intracraniano. O NNT para o desfecho primário foi de 33, enquanto o NNH para sangramento maior foi de 20 e para AVC hemorrágico de 56.

De forma complementar, há outro estudo que também avaliou trombólise nesses pacientes com risco intermediário, o MOPETT *trial*. A ideia deste era estudar uma dose menor de trombolítico, sob a plausibilidade de que a circulação pulmonar recebe a maior parte da medicação injetada em acesso venoso periférico, diferentemente de sítios arteriais como coronárias e circulação cerebral, outros alvos dos fibrinolíticos. Com essa estratégia, o autor visava manter os benefícios, aumentando na verdade o benefício líquido, às custas de redução de sangramentos. Este mostrou melhora da hipertensão pulmonar a curto e médio prazos, sem avaliar, no entanto, desfechos clínicos. Além disso, neste estudo há risco de viés por conta de seu desenho aberto. Curiosamente, não houve sangramentos com a dose ajustada de trombolítico associada ao uso de enoxaparina ou de heparina não fracionada com alvo de TTPa entre 1,5 e 2 de relação.

Referências

- Meyer G, Vicaut E, Danays T, et al. Fibrinolysis for patients with intermediate-risk pulmonary embolism. N Engl J Med. 2014;370(15):1402-1411.
- Sharifi M, Bay C, Skrocki L, Rahimi F, Mehdipour M; "MOPETT" Investigators. Moderate pulmonary embolism treated with thrombolysis (from the "MOPETT" Trial). Am J Cardiol. 2013;111(2):273-277.

Estudo

Dexametasona em dose alta para o tratamento de púrpura trombocitopênica imune

Título	High-dose dexamethasone versus prednisone for treatment of adult immune thrombocytopenia: a prospective multicenter randomized trial.

Revista: Blood (2016).

Autores: Wei Y, Ji X-B, Wang Y-W, Wang J-X, Yang E-Q, Wang Z-C et al.

Resumo

Ensaio clínico multicêntrico, aberto, não-cego, realizado na China, intenção de tratar, que comparou curso curto de dose alta de dexametasona com dose e duração padrão de prednisona para o tratamento de púrpura trombocitopênica imune.

Critérios de inclusão

▌ ≥ 18 anos de idade, diagnóstico de púrpura trombocitopênica imune (PTI) (análise da medula óssea era necessária em pacientes com mais de 60 anos de idade ou com outras citopenias no sangue periférico), plaquetas < 30.000 ou sangramentos.

Critérios de exclusão

▌ Sangramentos ameaçadores à vida, qualquer terapia específica prévia para PTI, uso de corticosteroides ou terapias imunossupressoras para outros diagnósticos nos 3 meses anteriores, neoplasia, doenças do tecido conjuntivo, HIV, hepatite B, hepatite C, gravidez ou lactação, infecção ativa, HAS, DM, doenças cardiovasculares, osteoporose, psicose, disfunção hepática ou renal.

Cálculo da amostra

Estimou-se que 85% dos pacientes no grupo dexametasona apresentariam resposta inicial, em comparação com 65% dos pacientes do grupo prednisona. Foi determinado que seriam necessários 81 pacientes por grupo para detectar essa diferença de 20% com 90% de poder estatístico. Para compensar possíveis perdas de amostra, os autores decidiram recrutar 20% a mais de pacientes, totalizando 97 por grupo.

Grupos

- **Dexametasona:** 40 mg ao dia por 4 dias (se não houvesse resposta inicial, os pacientes poderiam receber mais um tratamento de 4 dias).
- **Prednisona:** 1 mg/kg por 4 semanas, seguida de retirada gradual.

Métodos

- **Número de pacientes:** 192.

- **Desfecho primário:** Resposta inicial e resposta sustentada; no grupo dexametasona, a resposta inicial foi medida em 10 dias e a resposta sustentada em 6 meses; no grupo prednisona, a resposta inicial foi medida em 28 dias e a resposta sustentada em 6 meses. Resposta foi classificada em resposta completa (plaquetas de pelo menos 100.000 e ausência de sangramento) e resposta (plaquetas de pelo menos 30.000, que cuja concentração tenha dobrado e com ausência de sangramento).

- **Desfechos secundários:** Escores de sangramento, tempo até resposta, duração da resposta, eventos adversos.

População

Característica	Dexametasona	Prednisona
Idade (anos) – intervalo	43 (18 a 73)	44 (18 a 75)
Sexo feminino (%)	64 (67,4)	72 (74,2)
Mediana de plaquetas, x10^9/L (intervalo)	7 (0 a 29)	8 (0 a 36)
Mediana do escore de sangramento (intervalo)	4 (0 a 13)	4 (0 a 12)

Resultados

Desfechos	Dexametasona	Prednisona	OR	IC
Resposta global (%)	82,1	69,1	2.054	1.042 a 4.050
Resposta completa (%)	50,5	26,8	2.789	1,526 a 5,097
Mediana de tempo até resposta, dias (intervalo)	3 (1 a 9)	6 (2 a 24)		
Resposta sustentada (%)	40	41,2	0,950	0,534 a 1.690
Resposta completa sustentada (%)	27,4	17,5	1.773	0,889 a 3.539

Outros achados

▪ Menos eventos de sangramento no grupo dexametasona (12 *versus* 25, p = 0,028), além de escore de sangramento menor.

▪ A duração da resposta foi similar nos dois grupos.

▪ Apresentar resposta inicial completa teve correlação com resposta sustentada.

▪ Em um ano após o tratamento inicial, 36,8% dos pacientes do grupo dexametasona mantiveram resposta contra 33% no grupo prednisona, sem diferença estatisticamente significativa.

▪ O grupo dexametasona manteve níveis plaquetários mais altos durante todo o estudo

▪ Aproximadamente 60% dos pacientes receberam prednisona por menos de 3 meses, 32% entre 4 e 12 meses e 8% por mais de um ano.

Segurança e eventos adversos

Houve mais eventos adversos no grupo prednisona. Os mais significativos foram ganho de peso e aparência cushingoide, que ocorreram em mais de 10% dos pacientes.

Conclusões

O uso de dexametasona em dose alta e por pouco tempo, em comparação com o tratamento usual com prednisona, levou a mais resposta completa, em menos tempo, com menos sangramento e menor taxa de eventos adversos dos corticosteroides, como ganho de peso.

Perspectivas

Plaquetopenia é um problema com o qual o médico que trabalha no departamento de emergência se depara frequentemente. Existem muitas causas possíveis e a plaquetopenia imune é uma das mais comuns. O tratamento inicial usual envolvia o uso de prednisona em dose alta (1 mg/kg) por períodos relativamente longos (semanas a meses). Isso expõe o paciente a eventos adversos relacionados aos corticosteroides. Surgiu, ao longo do tempo, interesse em buscar alternativas a esse tratamento, que pudessem ter eficácia similar, porém serem mais eficientes (levar à resposta em menos tempo) e seguros. Pensou-se na possibilidade de utilizar dexametasona em dose alta (40 mg ao dia), mas por curto espaço de tempo.

Primeiramente, surgiram estudos retrospectivos sobre o assunto. Depois, uma coorte prospectiva de Yunfeng Cheng et al., publicada no *New England Journal of Medicine* em 2003. Nela, 85% dos pacientes que receberam 4 dias de 40 mg de dexametasona apresentaram resposta inicial e 42% tiveram resposta sustentada. Além disso, 10 dias após a primeira dose de dexametasona, dos pacientes cujas plaquetas permaneciam abaixo de 90.000, 70% apresentou recidiva. Foi um estudo importante por ter sugerido um tratamento que expõe o paciente a uma dose cumulativa menor de corticosteroide, com resposta mais rápida, e permitiu a possibilidade de prever rapidamente a manutenção da resposta e possível necessidade de outros tratamentos.

O ensaio clínico em questão veio para tentar confirmar os achados desta coorte. Não foi encontrada a mesma taxa de resposta inicial do estudo de Yunfeng Cheng et al. Entretanto, mostrou-se que o uso de dexametasona em dose alta por curto período levou à resposta mais rápida, com menos eventos de sangramento, menos eventos adversos e com taxa similar de resposta sustentada. O conjunto dessas evidências mudou a prática de muitos médicos que trabalham em departamentos de emergência, pois permitiram o uso de um tratamento com resposta rápida, menor exposição cumulativa a corticosteroides e que permite uma permanência curta no hospital. Sabendo das dificuldades de acesso à saúde no nosso país e considerando problemas de adesão, eventos adversos e risco de uma retirada longa da prednisona, se feita de forma errada, também podemos considerar a dexametasona uma alternativa mais segura.

Atualmente, a pulsoterapia oral com dexametasona tem sido usada em muitas circunstâncias em pacientes com plaquetopenia autoimune, como uma opção em relação à imunoglobulina endovenosa e como terapia adjuvante em pacientes com plaquetopenia autoimune refratária em combinação com a imunoglobulina, embora poucas evidências desse segundo uso existam na literatura (apenas séries de casos), mas a conduta em pacientes com plaquetopenia autoimune certamente foi modificada após este estudo.

Referências

- Cheng Y, Wong RS, Soo YO, et al. Initial treatment of immune thrombocytopenic purpura with high--dose dexamethasone. N Engl J Med. 2003;349(9):831-836.
- Wei Y, Ji XB, Wang YW, et al. High-dose dexamethasone vs prednisone for treatment of adult immune thrombocytopenia: a prospective multicenter randomized trial. Blood. 2016;127(3):296-370.

Estudo

Anticoagulantes orais de ação direta (DOACs) no tratamento de trombose venosa profunda em pacientes oncológicos

Título	*Edoxaban for the treatment of cancer-associated venous thromboembolism (HOKUSAI-VTE Cancer trial).*

Revista: The New England Journal of Medicine (2018).

Autores: Raskob GE, van Es N, Verhamme P, Carrier M, Di Nisio M, Garcia D et al.

Desenho do estudo

Ensaio clínico multicêntrico (13 países), randomizado, aberto e de não-inferioridade. O estudo comparou o uso de edoxaban em pacientes oncológicos com trombose venosa profunda.

Critérios de inclusão

▎ Idade > 18 anos, neoplasia ativa há 6 meses ou diagnosticada há pelo menos 2 anos (exceto tumores de pele), diagnóstico de tromboembolismo venoso (TVP ou TEP), programação de receber heparina de baixo peso molecular por > 6 meses.

Critérios de exclusão

▎ Tratamento da TVP com trombólise, trombectomia ou filtro de veia cava, uso de anticoagulantes por > 72 horas antes da randomização, uso de anticoagulantes por outro motivo, presença de sangramento ativo ou contraindicação ao uso de anticoagulantes, ECOG PS 3 a 4 no momento da randomização, *clearance* de creatinina < 30 mL/min, antecedente de trombocitopenia induzida por heparina (HIT), hepatopatia aguda ou crônica, TGO/TGP > 3 vezes valor normal ou bilirrubina > 2 vezes valor normal, expectativa de vida < 3 meses, plaquetas < 50.000, hipertensão descontrolada, mulheres em idade gestacional que não estão em uso de contraceptivos, gestantes ou mulheres que estão amamentando, uso prévio de AINEs, AAS > 100 mg/dia ou DAPT, uso de inibidores do citocromo P450 (p. ex., ritonavir, cetoconazol, etc.).

Cálculo da amostra

Foi considerado que o edoxabana seria não-inferior à dalteparina com um limite de IC 95% para um *hazard ratio* de 1,5 e um alfa bicaudal de 0,05. Com base em um *hazard ratio* de 1,0 entre edoxabana e dalteparina e uma taxa de desfecho primário em 12 meses seria de 20%, foi estimada uma amostra de 1.000 pacientes, com 191 desfechos esperados, dando um poder de 80%.

Grupos

- **Edoxabana (N = 525):** uso de HBPM por pelo menos 5 dias, seguido de edoxabana VO 60 mg/dia (ou 30 mg/dia se ClCr < 30 mL/min).
- **Dalteparina (N = 525):** dalteparina 200 UI/kg/dia SC por 30 dias, seguido de 150 UI/kg/dia (máximo de 18.000 UI/dia).

Métodos

- **Número de pacientes:** 1.050.
- **Tempo de Seguimento:** 9 meses.
- **Desfecho primário:** Recorrência da trombose ou sangramento maior.
- **Desfechos secundários:** Recorrência de TVP ou TEP; recorrência de TEP; recorrência de TVP; sobrevida livre de evento.

População do estudo

	Edoxabana	Dalteparina
Idade (anos)	64,3	63,7
Sexo (masculino) (%)	53,1	50,2
ClCr 30 a 50 mL/min (%)	7,3	6,5
Presença de TVP (%)	37,2	37,2
Presença de TVP ou TEP (%)	62,8	62,8
Neoplasia ativa (%)	98,3	97,5
ECOG 2 (%)	23,6	23,7
Fatores de risco para sangramento* ≥ 3	20,7	23,3

* Cirurgia 2 semanas antes, uso de antiplaquetários, tumor ou metástase cerebral, neoplasia avançada, neoplasia gastrintestinal ou urotelial ou tratamento com bevacizumabe até 6 semanas antes da randomização.

Resultados

	Edoxabana	Dalteparina	*p*
Trombose venosa ou sangramento maior	12,8%	13,5%	0,006
Desfechos secundários			
Recorrência de TVP ou TEP	7,9%	11,3%	0,09
Recorrência de TVP	3,6%	6,7%	
Recorrência de TEP	5,2%	5,3%	
Sobrevida livre de evento	55%	56,5%	

	Edoxabana	Dalteparina	p
Desfechos de segurança			
Sangramento maior	6,9%	4%	0,04
Mortalidade geral	39,5%	36,6%	

Conclusão

Em pacientes com tromboembolismo venoso associado ao câncer, edoxabana foi não-inferior a dalteparina em relação ao desfecho composto por recorrência de trombose ou sangramento maior.

Perspectivas

O tratamento de tromboembolismo venoso em pacientes oncológicos é bastante desafiador. Ao mesmo tempo ao mesmo tempo que sabidamente possuem maior risco tromboembólico, também há maior risco de sangramento grave. Em 2003, o estudo CLOT mostrou que heparina de baixo peso molecular é uma melhor opção para esses pacientes, reduzindo a taxa de recorrência de trombose em comparação com inibidores da vitamina K (varfarina). No entanto, a maior parte das HBPM são de aplicação subcutânea, o que dificulta a adesão e o tratamento dos pacientes. Com o surgimento dos DOACs, criou-se uma expectativa no tratamento dessa condição.

O estudo HOKUSAI-VTE Cancer chama a atenção primeiramente por selecionar pacientes, em sua maioria portadores de tumores sólidos (90%), com destaque para neoplasias de cólon, pulmão e genitourinárias. Uma boa parcela deles já teve trombose prévia (37%), o que aumenta o risco de um novo evento, além de serem indivíduos com boa independência funcional (ECOG 0-1). Como limitações, podemos apontar o fato de ser um estudo sem cegamento, que certamente, acarreta vieses na análise dos dados. No entanto, tratando-se de medicações com formas de administração diferentes, é difícil imaginarmos como tornar o estudo cego.

Apesar disso, a maior limitação do estudo, no nosso entender, é ter se restringido a analisar os desfechos somente com 12 meses de tratamento, sendo que todas as diretrizes atuais recomendam anticoagulação de pacientes oncológicos por tempo indeterminado. Será que se o estudo fosse estendido por mais tempo a taxa de sangramento não seria maior? Apesar disso, é inegável a contribuição do HOKUSAI para o entendimento e a consolidação de uma nova opção terapêutica em pacientes oncológicos, pois, desde então, a maioria dos *guidelines* já considera o uso de DOACs para o tratamento de TVP e TEP em pacientes oncológicos. Ensaios clínicos posteriores, como o SELECT-D e o CARAVAGGIO, validaram o uso da rivaroxabana e do apixaban em pacientes oncológicos.

Tabela comparando os principais estudos de DOACS em pacientes oncológicos e trombose venosa profunda

	CLOT (2003)	HOKUSAI-VTE Cancer (2018)	SELECT-D (2018)	CARAVAGGIO (2020)
Pacientes	676	1.050	406	1.155
Grupos	Dalteparina *versus* varfarina	Dalteparina *versus* edoxaban	Dalteparina *versus* rivaroxabana	Dalteparina *versus* apixabana
Desfecho	Superioridade da dalteparina (8% *versus* 16%) para eventos trombóticos	Não inferioridade. No entanto, menos recorrência e mais sangramento no grupo da edoxabana	Não inferioridade. No entanto, menos recorrência e mais sangramento no grupo da rivaroxabana	Não inferioridade. No entanto, menos recorrência e mesmo sangramento no grupo da apixabana

Referências

- Lee AY, Levine MN, Baker RI, et al. Low-molecular-weight heparin versus a coumarin for the prevention of recurrent venous thromboembolism in patients with cancer. N Engl J Med. 2003;349(2):146-153.

- Raskob GE, van Es N, Verhamme P, et al. Edoxaban for the Treatment of Cancer-Associated Venous Thromboembolism. N Engl J Med. 2018;378(7):615-624.

- Young AM, Marshall A, Thirlwall J, et al. Comparison of an Oral Factor Xa Inhibitor With Low Molecular Weight Heparin in Patients With Cancer With Venous Thromboembolism: Results of a Randomized Trial (SELECT-D). J Clin Oncol. 2018;36(20):2017-2023.

- Agnelli G, Becattini C, Meyer G, et al. Apixaban for the Treatment of Venous Thromboembolism Associated with Cancer. N Engl J Med. 2020;382(17):1599-1607.

Seção VI

É indubitável que o médico no departamento de emergência vai se deparar com pacientes em insuficiência renal aguda. Não apenas saber a investigação e o manejo desses pacientes é essencial, mas como saber as evidências por trás das indicações e o tempo apropriado para início de hemodiálise. Apesar de ter revolucionado a medicina, a hemodiálise também tem suas complicações, limitações e custos. Saber os pormenores é crucial para, não só evitar procedimentos e exposições a complicações desnecessários, mas como também não acabar definindo um paciente como dependente de diálise.

EMERGÊNCIAS
NEFROLÓGICAS

CRONOLOGIA DOS *TRIALS* EM EMERGÊNCIAS NEFROLÓGICAS

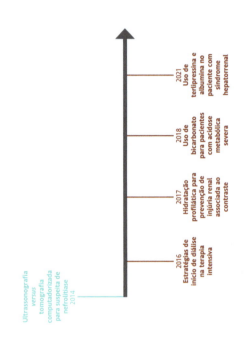

- 2014 — Ultrassonografia *versus* tomografia computadorizada para suspeita de nefrolitíase
- 2016 — Estratégias de início de diálise na terapia intensiva
- 2017 — Hidratação profilática para prevenção de injúria renal associada ao contraste
- 2018 — Uso de bicarbonato para pacientes com acidose metabólica severa
- 2021 — Uso de terlipressina e albumina no paciente com síndrome hepatorrenal

ANO	ESTUDO	TEMA
2014	Ultrassonografia *versus* tomografia computadorizada para suspeita de nefrolitíase	Nefrolítiase
2016	Estratégias de início de diálise na terapia intensiva	Injúria renal aguda
2017	Hidratação profilática para prevenção de injúria renal associada ao contraste	Injúria renal aguda
2018	Uso de bicarbonato para pacientes com acidose metabólica severa	Injúria renal aguda
2021	Uso de terlipressina e albumina no paciente com síndrome hepatorrenal	Injúria renal aguda

Estudo

Ultrassonografia *versus* tomografia computadorizada para suspeita de nefrolitíase

Título	*Ultrasonography versus computed tomography for suspected nephrolithiasis.*

Revista: *The New England Journal of Medicine – NEJM* (2014).

Autores: Smith-Bindman R, Aubin C, Bailitz J, Bengiamin RN, Camargo CA, Corbo Jr. J et al.

Desenho do estudo

Ensaio clínico randomizado 1:1:1, multicêntrico, não-cegado, com 3 grupos paralelos em pacientes com suspeita de cólica nefrética, análise intenção de tratar. O estudo avaliou o uso de tomografia, versus ultrassom versus ultrassom a beira-leito para o diagnóstico de nefrolitíase.

Critérios de inclusão

▌ Paciente entre 18 e 75 anos de idade, com dor em flancos ou abdominal, em que o médico emergencista tenha decidido solicitar exames de imagem para descartar cólica nefrética.

Critérios de exclusão

▌ Pacientes que pela avaliação do médico emergencista eram de alto risco para outras patologias, como apendicite, colecistite, aneurisma de aorta, ou eram gestantes foram excluídos do estudo. Pacientes com obesidade importante (homens com mais de 129 kg e mulheres com mais de 113 kg) também foram excluídos, já que a sensibilidade da ultrassonografia estaria muito reduzida nesses pacientes. Também foram excluídos pacientes com rim único, transplantados renais e pacientes em esquema de diálise ambulatorial.

Cálculo da amostra

Cálculo da amostra necessária de 2.500 pacientes foi realizado para permitir um poder 80% para demonstrar diferença de 5% entre eventos adversos de 10% de prevalência, assim como 0,34% em eventos de prevalência de 10% e 0,14SD para exposição à radiação. Os autores do artigo não descreveram qual estudo de base foi utilizado para prever esse valor de poder.

Grupos

■ **Grupo ultrassonografia point-of-care (POCUS):** pacientes alocados a esse grupo recebiam ultrassonografia de vias urinárias à beira leito, realizada por médico emergencista com treinamento de acordo com os padrões estabelecidos pelo Colégio Americano de Médicos Emergencistas .

- **Grupo ultrassonografia padrão (USG Padrão):** os pacientes alocados a esse grupo recebiam ultrassonografia de vias urinárias, realizado por médico radiologista com treinamento padronizado pelo Colégio Americano de Radiologistas.
- **Grupo tomografia de abdome (TC):** os pacientes alocados a esse grupo recebiam tomografia de abdome conforme padrões locais de qualidade.

Métodos

- **Número de pacientes:** Ao todo, 2.759 foram incluídos na análise intenção de tratar, porém 113 foram perdidos durante a fase de *follow-up*, sobrando 876 pacientes no grupo POCUS, 844 no grupo USG Padrão e 926 no grupo TC.

- **Desfecho primário:** Diagnósticos e complicações de alto risco atrasados ou perdidos pelo método de imagem do grupo, dose acumulada de radiação, custos totais (não foi descrito pelo estudo).

- **Desfechos secundários:** Eventos adversos graves, eventos adversos importantes diretamente relacionados à alocação no estudo, novas consultas em departamento de emergência, escores de dor subjetiva e objetivas, acurácia diagnóstica para nefrolitíase.

- **Seguimento:** Após alta hospitalar, os pacientes eram reavaliados pela equipe pesquisadora com 3, 7, 30, 90 e 180 dias após alocação.

População

	POCUS	USG Padrão	TC
Idade, média (anos)	40,1	40,4	40,7
Sexo feminino (%)	48,8	46,6	49,3
Escore de dor média, autodeclarado (0 a 11)	8,3	8	8,1
Internação hospitalar de urgência (%) (realizada pelo departamento de emergência)	8	8,6	9
História patológica pregressa (%)			
■ Histórico de calculose renal	41,5	43,1	40,4
■ Histórico de neoplasia	6,8	5,4	6,1
■ Histórico de diabetes	7,9	10,5	10,4
■ Histórico de hipertensão	26	24,5	28,2
Presença de hematúria (%)	61,9	66,2	61,9
Suspeita diagnóstica pelo emergencista (%)			
■ Alta suspeição para apendicite	2,6	3,7	2,9
■ Alta suspeição para aneurisma de aorta abdominal	0,6	1,1	0,7
■ Alta suspeição para abdome agudo obstrutivo	3,9	2,9	3,9

	POCUS	USG Padrão	TC
Risco estimado de nefrolitíase			
■ 0 a 5%	26 (2,9)	24 (2,7)	26 (2,7)
■ 6 a 25%	126 (13,9)	121 (13,5)	126 (13,2)
■ 26 a 50%	184 (20,3)	164 (18,4)	159 (16,6)
■ 51 a 75%	227 (25,0)	195 (21,8)	244 (25,5)
■ 76 a 100%	320 (35,2)	370 (41,4)	366 (38,2)
■ Risco desconhecido	25 (2,8)	19 (2,1)	37 (3,9)

Resultados

	POCUS	USG padrão	TC	Valor de p
Desfecho primário				
Diagnósticos e complicações de alto risco	0,7%	0,3%	0,2%	0,3
Exposição à radiação (mSv)				
■ Total	10,1	9,3	17,2	< 0,001
■ No DE	6,5	4,7	14,1	< 0,001
■ em 30 dias	1,2	1,8	1,0	0,19
■ entre 30 a 180 dias	1,5	2,1	1,2	0,08
Desfecho secundário				
Eventos adversos graves	12,4%	10,8%	11,2%	0,5
Eventos adversos associados ao estudo	0,3%	0,4%	0,5%	0,88
Tempo de estadia no DE, médio em horas	6,3	7,0	6,4	< 0,001
Novas visitas ao DE				
■ em 7 dias	10,3%	9,4%	11,4%	0,43
■ em 30 dias	16,3%	14,8%	16,4%	0,62
■ em 180 dias	27,7%	28,3%	29,2%	0,77
Novas internações após alta hospitalar pelo DE				
■ em 7 dias	3,2%	3,1%	1,9%	0,21
■ em 30 dias	5,3%	5,9%	3,9%	0,16
■ em 180 dias	10,4%	10,3%	9,5%	0,80
Escore de dor autorrelatado (0 a 11)				
■ Na alta do DE	3,2	3,0	3,3	0,05
■ em 3 dias	3,0	2,8	3,0	0,42
■ em 7 dias	2,0	2,0	2,0	0,84
Acurácia para o diagnóstico de nefrolitíase				
■ Sensibilidade	85%	84%	86%	0,74
■ Especificidade	50%	53%	53%	0,38

Conclusões

Podemos concluir pelo artigo descrito que o uso de ultrassonografia é provavelmente útil como ferramenta de rastreamento da nefrolitíase no pronto-socorro, em especial quando realizado à beira-leito, já que possui acurácia semelhante ao uso de outros métodos de imagem, porém permitindo maior agilidade de conduta e reduzindo o tempo de permanência do paciente no departamento de emergência.

Financiamento

Os autores descrevem que receberam uma bolsa da Agency for Healthcare Research and Quality Through its Clinical and Health Outcomes Initiative in Comparative Effectiveness.

Perspectivas

O manejo do paciente com suspeita de cólica nefrética em ambiente de pronto-socorro sofreu uma mudança importante nos últimos anos, com um foco muito maior em manejo da dor e avaliação de possíveis complicações e cada vez menos foco nas técnicas de desobstrução, o que culminou com a disseminação da ultrassonografia como método para identificar complicações. Ma e Matters, por exemplo, descreveram sensibilidade e especificidade do POCUS > 80% em identificar hidronefrose; outros benefícios como o não uso de radiação e rapidez de uso também estimulam o uso da ultrassonografia nesse ambiente.

Porém, é sempre necessário descrever que como todo achado clínico indireto, já que o grande foco da USG é identificar presença de hidronefrose em um contexto clínico compatível e não do cálculo propriamente dito. O POCUS termina por apresentar uma falha diagnóstica mais importante em pacientes cuja probabilidade pré-teste para cólica nefrética não é tão alta, o que pode levar a eventos adversos nesses pacientes. No estudo atual, uma taxa de 12,4% do POCUS, quando comparado à 11,2% da tomografia, porém sem significância estatística, foi encontrada e o quanto isso contraindica o uso do USG ainda não é bem definido. Logo, a maioria dos médicos emergencistas e especialistas na área orienta que o uso do USG isoladamente deve ser evitado quando houver dúvida diagnóstica, valorizando o uso da tomografia de abdome para esse fim.

Com a intenção de orientar o manejo desses pacientes com dor em flanco, um escore diagnóstico foi estabelecido o Score STONE, com uma pontuação entre 0 e 13, envolvendo sexo masculino, duração da dor, presença de náusea e vômitos, presença de hematúria e raça. Em 2016, Daniels et al. adicionaram ao STONE o uso do POCUS para investigação de hidronefrose e chamaram esse novo escore "STONE PLUS", demonstrando que, na presença de hidronefrose, uma sensibilidade de 65% com especificidade de 75% foram encontradas melhorando a qualidade da avaliação desses pacientes.

Referências

- Smith-Bindman R, Aubin C, Bailitz J, et al. Ultrasonography versus computed tomography for suspected nephrolithiasis. N Engl J Med. 2014;371(12):1100-1110.

- Moore CL, Bomann S, Daniels B, et al. Derivation and validation of a clinical prediction rule for uncomplicated ureteral stone--the STONE score: retrospective and prospective observational cohort studies. BMJ. 2014;348:g2191. Published 2014 Mar 26.

- Daniels B, Gross CP, Molinaro A, et al. STONE PLUS: Evaluation of Emergency Department Patients With Suspected Renal Colic, Using a Clinical Prediction Tool Combined With Point-of-Care Limited Ultrasonography. Ann Emerg Med. 2016;67(4):439-448.

Estudo
Estratégias de início de diálise na terapia intensiva

Título	*Initiation strategies for renal-replacement therapy in the intensive care unit (AKIKI trial).*

Revista: *The New England Journal of Medicine* (2016).

Autores: Gaudry S, Hajage D, Schortgen F, Martin-Lefevre L, Pons B, Boulet E et al.

Desenho do estudo

Ensaio clínico randomizado, prospectivo, aberto e multicêntrico, análise por intenção de tratar. O estudo avaliou o efeito da iniciação da diálise precoce *versus* tardia.

Critérios de inclusão
▌ Idade > 18 anos, pacientes em ventilação mecânica ou que estejam recebendo drogas vasoativas (adrenalina ou noradrenalina), pacientes admitidos na UTI com lesão renal aguda (LRA) KDIGO estágio 3 por conta de necrose tubular aguda (isquêmica ou por nefrotoxicidade), ou seja, pelo menos 1 dos seguintes: creatinina sérica > 4 mg/dL ou 3 vezes o valor basal, débito urinário ≤ 100 mL/dia por > 12 horas ou < 0,3 mL/kg/h por > 24 horas.

Critérios de exclusão
▌ Ureia > 112 mg/dL, potássio > 6 mmol/L ou > 5,5 mmol/L com terapia otimizada, pH < 7,15 em razão de acidose metabólica pura ou acidose mista, hipoxemia grave com necessidade de fluxo O_2 > 5 L/min para manter Sat > 95% ou FiO_2 > 50% por conta de edema pulmonar apesar do uso de diuréticos, doença renal crônica prévia com ClCr < 30 mL/min, tempo para inclusão no estudo > 5 horas, LRA secundária à síndrome de lise tumoral, microangiopatia trombótica, glomerulopatia aguda ou obstrução do trato urinário, intoxicação por agente dialisável, pacientes submetidos à hemodiálise por conta de quadro atual antes da randomização, pacientes sob assistência circulatória extracorpórea (ECMO), pacientes transplantados renais, pacientes com cirrose hepática *Child C*, pós-parada cardiorrespiratória, expectativa de vida < 24 horas.

Grupos
▬ **Diálise precoce:** terapia de substituição renal (TSR) iniciada logo após a randomização (em até 6 horas após confirmação da LRA KDIGO 3).

▬ **Diálise tardia:** terapia de substituição renal (TSR) iniciada apenas se: 1) presença de uma alteração laboratorial listada nos Critérios de exclusão ou 2) oligoanúria por mais de 72 horas após a randomização.

Métodos

▌ **Número de pacientes:** 620.

▌ **Tempo de seguimento:** 60 dias.

▌ **Desfecho primário:** Mortalidade geral em 60 dias.

▌ **Desfechos secundários:** Recebimento de TSR em cada grupo, mediana dos dias livres de TSR nos primeiros 28 dias, dependência de TSR no dia 28 e no dia 60, mediana dos dias livres de ventilação mecânica nos primeiros 28 dias, mediana dos dias livres de uso de vasopressores nos primeiros 28 dias, escala de SOFA nos dias 3 e 7, mediana dos dias de permanência no hospital, taxa de infecção relacionada a cateter central, taxa de transfusão sanguínea, complicações relacionadas a TSR (hemorragia, plaquetopenia, trombose, hipocalemia, hipercalemia, hipofosfatemia, arritmias graves).

População do estudo

	Diálise precoce	Diálise tardia
Idade (anos)	64,8	67,4
Doença renal crônica prévia (%)	7	12
SAPS III na admissão	72,6	73,7
NTA por toxicidade (%)	62	63
Ventilação mecânica (%)	86	87
Necessidade de drogas vasoativas (%)	85	85
Choque séptico (%)	67	66
Creatinina sérica (mg/dL)	3,25	3,2
Ureia sérica (mg/dL)	53	54
Potássio sérico (mmol/L)	4,4	4,4
Bicarbonato sérico (mmol/L)	18,7	18,8

Resultados:

	Diálise precoce	Diálise tardia	p-valor
Mortalidade em 60 dias	48,5%	49,7%	0,79
Desfechos secundários			
Pacientes que receberam TSR	98%	51%	< 0,001
Mediana dos dias livres de TSR nos primeiros 28 dias	17	19	< 0,001
Dependência de TSR após 60 dias	2%	5%	0,12

Conclusão

Em pacientes críticos com lesão renal aguda grave, não há diferença de mortalidade com a estratégia de terapia de substituição renal precoce em comparação com a tardia.

Perspectivas

Motivo de grande debate entre intensivistas e nefrologistas, o momento ideal para início da terapia de substituição renal (TSR) em pacientes críticos sempre foi uma dúvida bastante pertinente ao longo da história. É verdade que muitos pacientes com lesão renal aguda não precisarão de hemodiálise ao longo da internação, recuperando completamente a função renal com o tratamento da doença de base, e indicar precocemente TSR poderia não só trazer mais complicações (p. ex., infecção de cateter), como também aumentar o custo da internação. No entanto, havia dúvidas se o início da TSR em uma fase mais precoce poderia trazer benefícios ao paciente crítico, como a retirada de substâncias tóxicas, correção rápida de distúrbios eletrolíticos, correção da acidose metabólica e manutenção da euvolemia, reduzindo assim a mortalidade desses indivíduos.

O estudo AKIKI (*Artificial Kidney Initiation in Kidney Injury*) foi ambiciosamente desenhado para tentar responder a esta pergunta, envolvendo mais de 30 centros na França, o que levou quase 4 anos para sua conclusão. Já pelo desenho do estudo, podemos notar a preocupação dos investigadores em selecionar bem a população interessada: pacientes críticos, com lesão renal aguda grave causada por necrose tubular aguda (a principal causa de LRA neste cenário). A extensa lista de critérios de exclusão também diminui a chance de outras variáveis de confusão. No entanto, ao mesmo tempo que isso torna a amostra mais homogênea, também limita a generalização do estudo, não sendo, por exemplo, aplicáveis a pacientes com lesão renal leve a moderada. Por último, também podemos observar que os pacientes estudados possuem, em sua maioria, doenças clínicas (cerca de 79%), de alta gravidade (SAPS III > 70) e com uma boa parcela internada por choque séptico.

Entre outras limitações do estudo, podemos destacar também o fato de que a mortalidade encontrada foi um pouco inferior à estimada, aumentando a probabilidade de um erro tipo II. Outro dado interessante é de que cerca de metade dos pacientes no grupo da TSR precoce foram submetidos a hemodiálise intermitente. Sabendo que a maioria deles, como descrito na Tabela 1, estavam hemodinamicamente instáveis no momento da randomização, necessitando de drogas vasoativas, será que o ideal não seria realizar hemodiálise contínua? E será ainda que isso não contribuiu para mortalidade mais elevada nesse grupo?

Essas questões ficaram ainda mais evidentes depois que outro ensaio clínico, o ELAIN (*Early versus Late Initiation of renal replacement therapy in critically ill patients with acute Kidney Injury*), foi publicado no *JAMA* em 2023. Diferentemente no AKIKI, esse estudo demonstrou uma redução de mortalidade geral em 90 dias no grupo submetido à TSR precoce em comparação com a tardia. Como limitações havia o fato de ser um estudo unicêntrico e que incluiu principalmente pacientes cirúrgicos, com lesão renal aguda não tão grave (KDIGO 2). Entretanto, nos anos subsequentes, outros grandes ensaios clínicos foram publicados, confirmando os achados principais do AKIKI, Hoje em dia, os guidelines não recomendam hemodiálise precoce a não ser que o paciente tenha algum critério de urgência refratário as medidas clínicas. Abaixo sumarizamos as principais evidências sobre o assunto.

Tabela comparando os principais estudos sobre a iniciação de diálise em pacientes críticos

	AKIKI (2016)	ELAIN (2016)	IDEAL-ICU (2018)	STARRT-AKI (2020)
Desenho	Randomizado, aberto, multicêntrico	Randomizado, aberto, unicêntrico	Randomizado, aberto multicêntrico	Randomizado, aberto, multicêntrico
Número de pacientes	620	231	488	2927
Critérios de inclusão	Pacientes críticos com LRA KDIGO 3	Pacientes críticos com LRA KDIGO 2-3	Pacientes com choque séptico e LRA KDIGO 3	Pacientes críticos com LRA KDIGO 2-3
Resultado	Sem diferença de mortalidade em 60 dias	Menor mortalidade em 90 dias no grupo TSR precoce	Sem diferença de mortalidade em 90 dias	Sem diferença de mortalidade em 90 dias
Observações	Menor tempo de TSR e aumento da taxa de infecção de cateter no grupo precoce	Baixo índice de fragilidade do estudo, ou seja, os resultados podem ser facilmente mudados com a inclusão de mais pacientes	Menor tempo de TSR e menor ocorrência de hipercalemia no grupo precoce Estudo interrompido precocemente	Menor tempo de internação em UTI e maior dependência de TSR no grupo precoce

Referências

- Gaudry S, Hajage D, Schortgen F, et al. Initiation Strategies for Renal-Replacement Therapy in the Intensive Care Unit. N Engl J Med. 2016;375(2):122-133.

- Zarbock A, Kellum JA, Schmidt C, et al. Effect of Early vs Delayed Initiation of Renal Replacement Therapy on Mortality in Critically Ill Patients With Acute Kidney Injury: The ELAIN Randomized Clinical Trial. JAMA. 2016;315(20):2190-2199.

- Barbar SD, Clere-Jehl R, Bourredjem A, et al. Timing of Renal-Replacement Therapy in Patients with Acute Kidney Injury and Sepsis. N Engl J Med. 2018;379(15):1431-1442.

- STARRT-AKI Investigators; Canadian Critical Care Trials Group; Australian and New Zealand Intensive Care Society Clinical Trials Group; Timing of Initiation of Renal-Replacement Therapy in Acute Kidney Injury [published correction appears in N Engl J Med. 2020 Jul 15;:]. N Engl J Med. 2020;383(3):240-251.

Estudo
Hidratação profilática para prevenção de injúria renal associada ao contraste

Título	Prophylactic hydration to protect renal function from intravascular iodinated contrast material in patients at high risk of contrast-induced nephropathy (AMACING): a prospective, randomised, phase 3, controlled, open-label, non-inferiority trial.

Revista: *The Lancet* (2017).

Autores: Nijssen EC, Rennenberg RJ, Nelemans PJ, Essers BA, Janssen MM, Vermeeren MA et al.

Desenho do estudo

Ensaio clínico randomizado, aberto, de não-inferioridade, randomização com estratificação (diabetes, *clearance* de creatinina, via de administração do contraste e tipo do procedimento). Análises por intenção de tratar e por protocolo (não houve *crossover*). Contraste usado no estudo era não-iônico, monomérico, de baixa osmolaridade.

Critérios de inclusão

■ Adultos que seriam submetidos a procedimento com contraste de forma eletiva e são grupo de risco, definido por: 1. *Clearance* de creatinina entre 45 e 59 mL/min/1,73 m² e diabetes ou 2 dos fatores de risco adicionais a seguir: > 75 anos, anemia (hematócrito < 39% para homens e < 36% para mulheres), doença cardiovascular, uso de anti-inflamatórios não esteroidais ou diuréticos. 2. Clearance de creatinina entre 30 e 45 mL/min/1,73 m². 3. Mieloma múltiplo ou linfoma linfoplasmocítico com proteinúria de cadeias leves.

Critérios de exclusão

■ *Clearance* de creatinina < 30 mL/min/1,73 m², diálise, procedimentos de emergência, pacientes críticos, sem solicitação de hidratação profilática.

Cálculo de amostra

Foram estimados que 1.300 pacientes seriam necessários para detectar uma diferença de 2,1% (margem de não-inferioridade) com poder de 80% e erro alfa de 5%, tomando por base incidência de 2,4% de nefropatia associada ao contraste nos pacientes que receberam profilaxia em registros da literatura. Por questões de factibilidade, os autores revisaram, em parceria com o Comitê de Ética, o cálculo amostral e referem ter sido possível reduzir a amostra para 600 pacientes.

Grupos

- **Hidratação profilática:** protocolo padrão (NaCl 0,9% 3 a 4 mL/kg por 4 horas antes e 4 horas após o procedimento)/protocolo estendido (NaCl 0,9% 1mL/kg 12 horas antes e 12 horas após o procedimento).
- **Sem hidratação.**

Métodos

- **Número de pacientes:** 660.

- **Desfecho primário:** 1. Incidência de nefropatia associada ao contraste, definida por aumento da creatinina sérica em 25% do basal ou 0,5 mg/dL em 2 a 6 dias. 2. Custo-efetividade de não realizar profilaxia.

- **Desfechos secundários:** Variação da creatinina em 2 a 6 dias e em 26 a 35 dias; eventos adversos maiores (mortalidade, diálise, admissão em UTI, evento adverso da administração de volume [disnatremias, congestão pulmonar sintomática, arritmias ventriculares e supraventriculares]); eventos adversos maiores renais (*clearance* de creatinina < 15 mL/min/1,73 m² ou queda de 10 mL/min/1,73 m², piora de função renal para *clearance* de creatinina < 30 mL/min/1,73 m²) em 26 a 35 dias.

- **Seguimento:** 35 dias.

População

	Profilaxia	Sem profilaxia
Sexo masculino (%)	59	64
Idade (anos)	71,9	72,6
Via intra-arterial (%)	48	48
Procedimento invasivo (%)	16	15
Clearance de creatinina basal (mL/min/1,73 m²)	47,3	47,6
Creatinina basal (mg/dL)	1,34	1,33
Diabetes (%)	32	33
Hidratação total (mL)	1.637	0

Resultados

	Profilaxia	Sem profilaxia	Estatística
Nefropatia associada ao contraste (%)	2,7	2,6	IC 95%: −2,25 ~ 2,06
Congestão pulmonar sintomática em 26-35 dias (%)	4	0	$p = 0,0001$

Acerca da custo-efetividade, foram realizadas análises com base nos custos do país do estudo (Holanda), evidenciando menores gastos em favor de não realizar profilaxia, mantendo custo-efetividade. Eventos adversos relacionados à hidratação ocorreram em 5,5% dos pacientes em 26 a 35 dias, principalmente às custas de congestão pulmonar sintomática, conforme demonstrado acima.

Conclusões

Não realizar nenhuma profilaxia é não-inferior a realizar profilaxia com hidratação, além de possivelmente reduzir eventos adversos e custos.

Perspectivas

Tanto exames quanto intervenções utilizando radiocontraste são frequentes no Departamento de Emergência. Na maior parte dos casos, os exames e procedimentos são indispensáveis para o melhor manejo do paciente, e não há alternativa equivalente sem o uso do contraste. A principal dificuldade cotidiana ao se indicar um destes exames é a apreensão quanto à nefropatia associada ao contraste, que consiste em elevação de creatinina poucos dias após a administração dessa substância. Sua relevância clínica é altamente questionável, uma vez que é difícil atribuir causalidade clara no contexto de pacientes muitas vezes graves e com outros fatores que podem contribuir para disfunção renal aguda. Sociedades internacionais recomendam profilaxia com hidratação, fundamentado em alguns poucos estudos, inclusive um estudo com solução com bicarbonato, mas a evidência para a recomendação dessas diretrizes é bastante fraca.

Desse conflito surgem as tentativas de se evitar o desenvolvimento da nefropatia associada ao contraste. Estudos no contexto de IAMCSST sugerem benefício da hidratação pré-angiografia, mas com taxas bastante altas de injúria renal, sendo difícil atribuir a piora de função renal ao contraste. O estudo AMACING, por sua vez, investigou pacientes em exames e procedimentos eletivos, incluindo diversos tipos de administração de contraste, utilizando a principal estratégia usada no dia a dia, que é a hidratação com solução salina. Essa prática é difundida, mas a evidência que a embasa é escassa. Nesse estudo, não houve melhores desfechos quando realizada a profilaxia com hidratação. Importante ressaltar que a incidência de eventos foi baixa nos dois grupos e que estes estudos não incluíram pacientes no Departamento de Emergência. No entanto, não há estudo randomizado que avalie adequadamente hidratação *versus* placebo neste contexto.

Vale a pena ressaltar que nesse estudo os pacientes receberam contraste intra-arterial ou intravenoso, a depender do procedimento. Mais recentemente, a nefropatia induzida por contraste intravenoso tem sido questionada inclusive por sociedades de radiologia e de emergência. Após inúmeras pesquisas e uma grande meta-análise com mais de 100.000 pacientes acredita-se que o risco de nefropatia induzida por contraste intravenoso é ínfimo.

A associação da nefropatia com contraste intravenoso foi estabelecida inicialmente por estudos com múltiplas limitações metodológicas. A partir do século XXI, estudos com metodologia mais acurada foram realizados e não mostraram nenhuma associação. Em 2020, um *guideline* publicado pelo Colégio Americano de Radiologia e a Fundação Nacional do Rim (EUA) baixou o grau de cuidado que o médico deve estabelecer com o uso de contraste intravenoso.

Referências

- Nijssen EC, Rennenberg RJ, Nelemans PJ, et al. Prophylactic hydration to protect renal function from intravascular iodinated contrast material in patients at high risk of contrast-induced nephropathy (AMACING): a prospective, randomised, phase 3, controlled, open-label, non-inferiority trial. Lancet. 2017;389(10076):1312-1322.
- Aycock RD, Westafer LM, Boxen JL, Majlesi N, Schoenfeld EM, Bannuru RR. Acute Kidney Injury After Computed Tomography: A Meta-analysis. Ann Emerg Med. 2018;71(1):44-53.e4.
- Davenport MS, Perazella MA, Yee J, et al. Use of Intravenous Iodinated Contrast Media in Patients with Kidney Disease: Consensus Statements from the American College of Radiology and the National Kidney Foundation. Radiology. 2020;294(3):660-668.

Estudo
Uso de bicarbonato para pacientes com acidose metabólica severa

Título	Sodium bicarbonate therapy for patients with severe metabolic acidemia in the intensive care unit (BICAR-ICU): a multicenter, open-label, randomized controlled, phase 3 trial

Revista: *The Lancet* (2018).

Autores: Jaber S, Paugam C, Futier E, Lefrant J-Y, Lasocki S, Lescot T et al.

Desenho do estudo

Estudo multicêntrico, aberto, randomizado, análise por intenção de tratar. O estudo comparou os efeitos do bicarbonato na função renal em pacientes com acidose metabólica.

Critérios de inclusão
- Todos os seguintes critérios – > 18 anos, admissão em UTI há menos de 48 horas, acidose de causa metabólica (pH $\leq$ 7,2, pCO_2 $\leq$ 45 mmHg, bicarbonato $\leq$ 20 mmHg), escore SOFA $\geq$ 4 ou lactato arterial $\geq$ 2 mmol/L.

Critérios de exclusão
- Uso de bicarbonato nas últimas 24 horas (incluindo hemodiálise), acidose respiratória, condições que promovam perda de bicarbonato via trato urinário ou gastrointestinal, doença renal crônica estágio IV, cetoacidose.

Cálculo de amostra

Com base em um estudo piloto, os autores calcularam que seria necessária uma amostra de 376 pacientes para obter um poder de 80% para demonstrar uma redução absoluta de risco de 15% no desfecho primário composto, com um *p*-valor bicaudado de 0,03 (0,02 na análise interina e 0,03 na análise final). Foi assumida mortalidade esperada de 45% no grupo controle. Para compensar uma perda de seguimento de até 8%, foi planejada uma amostra final de 400 pacientes.

Grupos
- Grupo intervenção (administração de bicarbonato de sódio 4,2% para manter pH $\geq$ 7,30).
- Grupo cuidado habitual (não receberam bicarbonato).

Métodos

▮ **Número de pacientes:** 389 pacientes.

▮ **Desfecho primário:** Desfecho composto de mortalidade por qualquer causa em 28 dias ou pelo menos uma disfunção orgânica em 7 dias.

▮ **Desfechos secundários:** Foram definidos, a princípio, os seguintes desfechos: uso, duração e dias livres de suporte orgânico (diálise, ventilação mecânica, vasopressor); escore SOFA na admissão, dia 1, dia 2 e dia 7 após randomização; administração total de fluidos até dia 2; distúrbios eletrolíticos na UTI (alcalose, hipercalemia, hipocalemia, hipernatremia, hipocalcemia); tempo de internação na UTI.

▮ **Seguimento:** 28 dias.

População

	Controle	Bicarbonato
Idade (anos)	65	66
Sexo masculino (%)	63	59
SAPS II – média	60	59
Grau de lesão renal aguda (AKIN) (%) ▪ AKIN 0–1 ▪ AKIN 2–3	 54 46	 53 47
Principal condição relacionada à acidose (%) ▪ Parada cardiorrespiratória ▪ Choque séptico	 9 51	 9 55
Choque hemorrágico (%)	21	23
Uso de ventilação mecânica (%)	82	84
Uso de vasopressor (%)	80	79
Laboratórios ▪ pH arterial – média ▪ PaO_2/FiO_2 média ▪ $PaCO_2$ (mmHg) – média ▪ Bicarbonato (mEq/L) – média ▪ Lactato (mmol/L) – média ▪ Creatinine (mg/dL) – média	 7,15 229 37 13 5,3 1,76	 7,15 264 38 13 6,3 1,67

Resultados

	Controle	Bicarbonato	Redução absoluta de risco (IC 95%)	valor de p
Desfecho primário				
Desfecho composto (mortalidade em 28 dias ou ≥ 1 disfunção orgânica no 7º dia)	71%	66%	-5,5 (-15,2 a 4,2)	0,24
▪ Mortalidade em 28 dias	54%	45%	-9,0 (-19,4 a 1,4)	0,07
▪ ≥ 1 disfunção orgânica no 7º dia	69%	62%	-2,8 (-15,4 a 9,8)	0,15
Desfechos secundários – população geral				
▪ Necessidade de terapia substitutiva renal na UTI	52%	35%	-16,7 (-26,4 a -7,0)	0,0009
▪ Dias livres de ventilação mecânica – média	0	4	0 (0 a 0)	0,48
▪ Dias livres de vasopressor – média	9	19	0,0 (0,0 a 1,0)	0,10
Subgrupo de pacientes com LRA AKIN 2 a 3				
▪ Desfecho composto*	82%	70%	-12,3 (-26,0 a -0,1)	0,0462
▪ Mortalidade em 28 dias	63%	46%	-17,7 (-33,0 a -2,3)	0,0166
▪ ≥ 1 disfunção orgânica no 7º dia	82%	66%	-15,9 (-28,4 a -3,4)	0,0142
▪ Necessidade de terapia substitutiva renal	73%	51%	-22,2 (-36,0 a -8,5)	0,0020
▪ Dias livres de ventilação mecânica – média	0	2	0 (0 a 0)	0,13
▪ Dias livres de vasopressor – média	1	18	1,0 (0 a 4)	0,022

*Mortalidade em 28 dias ou ≥ 1 disfunção orgânica no 7º dia.

Conclusões

Em pacientes com acidose metabólica, de diferentes causas, a infusão de bicarbonato não levou a diferença no desfecho primário de mortalidade em 28 dias ou presença de pelo menos uma disfunção orgânica em 7 dias. No entanto, houve redução da necessidade de terapia substitutiva renal com o uso da terapia. Além disso, na subanálise definida *a priori* de pacientes com lesão renal aguda AKIN 2 a 3, houve redução de mortalidade no grupo intervenção.

Perspectivas

A terapia com bicarbonato de sódio é amplamente utilizada tanto em situações ambulatoriais quanto na terapia intensiva. Ambulatorialmente, nos pacientes com doença renal crônica estágio IV, seu uso é indicado para impedir os efeitos deletérios da acidose metabólica a médio e longo prazos. No entanto, seu uso em pacientes instáveis ainda não era consenso.

O receio com uso de bicarbonato era que o uso em infusões rápidas poderia promover rápido aumento no pCO_2 plasmático, que então se difundiria amplamente para os tecidos, causando acidose intracelular. Até hoje esse conceito é citado em textos sobre o assunto, a despeito das frágeis bases em que foi concebido, com estudos em animais. O artigo citado para embasar essa ideia, publicado na *CHEST* em 2000, relata que os estudos fisiológicos que analisaram diretamente mudanças de pH intracelular com a infusão de bicarbonato obtiveram resultados inconsistentes. Enquanto uns demonstram queda, outros observaram ausência de alterações ou mesmo elevação do pH intracelular. O único estudo em humanos foi realizado em 1996, em apenas 5 voluntários saudáveis, no qual o pH intracelular foi avaliado por ressonância magnética com espectroscopia do fósforo (P^{31}), sugerindo queda no pH intracelular em função do aumento da produção de CO_2. Nesse trabalho, foi utilizada a inacreditável quantidade de 3,5 mL/kg de bicarbonato de sódio 7%, infundidos em 15 minutos.

No entanto, esse possível efeito colateral é dependente da velocidade de infusão, de modo que infusões lentas permitem ao pulmão tempo hábil para eliminar o excesso de CO_2 produzido. Além disso, não se sabia se esse possível efeito negativo seria sobrepujado por um importante benefício clínico, ao impedir os efeitos deletérios da acidose nos demais órgãos.

O BICAR-ICU utilizou um desenho pragmático para avaliar a questão. No grupo intervenção foram infundidas alíquotas de 125 a 250 mL de bicarbonato de sódio 4,2%, em 30 minutos. O pH era reavaliado de forma seriada, com novas infusões se necessário, para o manter acima de 7,30, com o limite de 1.000 mL da solução por dia. Na nossa prática, com uso da solução de bicarbonato 8,4%, isso representaria infusões de 62,5 a 125 mL (independentemente do peso), com dose máxima de 500 mL ao dia. Alguns fatores reduziram o poder do estudo, como a utilização de bicarbonato em 26% dos pacientes no grupo controle, e o fato de apenas 60% dos pacientes no grupo intervenção atingirem o pH alvo acima de 7,30. Esse efeito foi contrabalanceado por uma mortalidade maior do que a esperada, no cálculo na amostra.

Uma crítica ao trabalho foi a utilização de múltiplos desfechos primários e secundários, ainda que definidos de antemão. Apesar de relatar a utilização do método de Bonferroni para correção por multiplicidade, não foi oferecido ao leitor o valor de p corrigido no texto principal. Por exemplo, se utilizado o número de desfechos apresentado na tabela de resultados (56 desfechos), o p-valor ajustado para considerar uma diferença significativa seria um p < 0,00089. Isso sem considerar o fato de ter sido realizada uma análise interina, o que implica a necessidade de outro ajuste no valor de p. Nenhum dos desfechos relevantes analisados atingiu esse grau de significância estatística, de modo que os resultados podem representar um erro tipo I.

Deixando de lado esse ponto, o estudo demonstrou que o bicarbonato não foi capaz de reduzir o desfecho primário de mortalidade em 28 dias ou pelo menos uma disfunção orgânica no 7º dia. No entanto, o grupo que recebeu bicarbonato obteve uma redução na necessidade de terapia substitutiva renal. Além disso, no subgrupo de pacientes com lesão renal aguda (LRA) AKIN 2 a 3, houve redução da mortalidade em 28 dias e da necessidade de diálise durante a internação em UTI. Foi observada maior taxa de hipocalcemia, alcalose metabólica e hipernatremia no grupo intervenção, sem acarretar nenhum evento adverso grave. O estudo BICAR-ICU 2 está sendo conduzido, com inclusão apenas de pacientes com LRA KDIGO 2-3, para avaliar se a infusão de bicarbonato conseguirá reduzir a mortalidade em 90 dias, conforme sugerido no BICAR-ICU.

Referências

- Jaber S, Paugam C, Futier E, et al. Sodium bicarbonate therapy for patients with severe metabolic acidaemia in the intensive care unit (BICAR-ICU): a multicentre, open-label, randomised controlled, phase 3 trial [published correction appears in Lancet. 2018 Dec 8;392(10163):2440]. Lancet. 2018;392(10141):31-40.

- Forsythe SM, Schmidt GA. Sodium bicarbonate for the treatment of lactic acidosis. Chest. 000;117(1):260-267.

Estudo

Uso de terlipressina e albumina no paciente com síndrome hepatorrenal

Título	*Terlipressin plus albumin for the treatment of type 1 hepatorenal syndrome*

Revista: *The New England Journal of Medicine* (2021).

Autores: Wong F, Pappas C, Curry MP, Reddy KR, Rubin RA, Porayko MK et al., for the CONFIRM Study Investigators.

Desenho do estudo

Ensaio clínico, randomizado, placebo-controlado, duplo-cego, análise intenção de tratar. O estudo avaliou o uso de terlipressina versus placebo na resolução da síndrome hepatorrenal.

Critérios de inclusão

▮ Pacientes diagnosticados com síndrome hepatorrenal tipo 1, cirrose com ascite e insuficiência renal progressiva (dobrar valores da creatinina sérica para o mínimo de 2,25 mg/dL em 14 dias antes da randomização).

Critérios de exclusão

▮ Pacientes com melhora da função renal de mais de 20% ou para menos de 2,25 mg/dL nas 48 horas após retirada dos diuréticos e infusão de albumina. Também foram excluídos pacientes com creatinina > 7 mg/dL, uma ou mais paracenteses com remoção de mais de 4 litros ou mais 2 dias antes da randomização, presença de sepse ou infecção bacteriana descontrolada ou doença cardiovascular severa ou início de terapia de substituição renal 4 semanas antes da randomização.

Cálculo da amostra

Considerando uma randomização 2:1 (terlipressina/placebo), 300 pacientes foram estimados para um poder de 90% e a detecção de uma redução de 12,5% para 8,4%.

Grupos

▮ **Intervenção:** pacientes receberam albumina com terlipressina 1 mg a cada 6 horas (a dose de terlipressina era aumentada após 10 doses e no 4º dia caso o paciente tivesse melhora da creatinina em 30%, ela era descontinuada); albumina era administrada 1 g/kg até 100 g no dia 1 seguido de 20 g a 40 g após.

▮ **Controle:** pacientes receberam albumina com placebo 1 mg a cada 6 horas; albumina era administrada da mesma forma que no grupo intervenção.

Métodos

▌ **Desfecho primário:** Reversão da síndrome hepatorrenal (duas creatininas séricas consecutivas menor que 1,5 mg/dL até o dia 14 e sobrevida sem necessidade de terapia de substituição renal por pelo menos mais 10 dias). Falha na reversão foi considerada terapia de substituição renal, cirurgia de TIPS, receber vasopressor ou ausência de melhora da creatinina.

▌ **Desfechos secundários:** Melhora da creatinina (duas creatininas séricas consecutivas menor que 1,5 mg/dL até o dia 14), duração da reversão da síndrome hepatorrenal, reversão da síndrome hepatorrenal no subgrupo com Síndrome da Resposta Inflamatória Sistêmica.

▌ **Desfecho de segurança:** Mortalidade em 90 dias, efeitos adversos em até 30 dias.

▌ **Número de pacientes:** 300 pacientes.

▌ **Seguimento:** 90 dias após primeira dose do tratamento.

Financiamento

Foi financiado pela Mallinckrodt. O desenho e as estatísticas foram realizados pela empresa financiadora.

População

	Terlipressina	Placebo
Idade (anos)	54	53,6
Sexo masculino (%)	60	58
Causa da cirrose (%)		
▪ Etilismo	67	66
▪ NASH	21	24
▪ Hepatite viral	18	8
▪ Hepatite autoimune	5	5
▪ Cirrose biliar primária	3	3
▪ Outras ou criptogênicas	8	8
Hepatite alcoólica (%)	41	41
SIRS (%)	42	48
Pressão arterial média	78,7	77,5
Sódio sérico	133,1	133,3
Creatinina	3,5	3,5
Bilirrubina total	13,1	15
Albumina	3,7	4
Child-Pugh	10	10,2
MELD score	32,7	33,1

Resultados

	Terlipressina	Placebo	Valor de p ou IC 95%
Desfecho primário Reversão da síndrome hepatorrenal	32%	17%	0,006
Melhora da creatinina	39%	18%	<0,001
Reversão da síndrome hepatorrenal sem necessidade de diálise	34%	17%	0,001
Reversão da síndrome hepatorrenal nos pacientes com SIRS	37%	6%	<0,001
Ausência de recorrência da síndrome hepatorrenal em 30 dias	26%	17%	0,08
Mortalidade em 90 dias	51%	45%	6% (-6 a 18%)
Efeitos adversos severos	88%	89%	
Insuficiência respiratória	14%	5%	
Interrupção permanente do tratamento devido a efeito adverso	14%	5%	

Conclusão

No estudo CONFIRM, o uso de terlipressina com albumina foi mais eficaz que placebo com albumina em reverter síndrome hepatorrenal em pacientes com cirrose descompensada e síndrome hepatorrenal tipo 1. No entanto, a terlipressina foi associada a maior risco de insuficiência respiratória.

Perspectivas

O manejo da síndrome hepatorrenal em pacientes cirróticos é desafiador. A grande controvérsia do uso da terlipressina no manejo dessa síndrome vem do fato de que apesar de ser aceita e recomendada por muitos países e continentes, o FDA só a aprovou recentemente. Um dos primeiros estudos a avaliar a eficácia da terlipressina na síndrome hepatorrenal foi o estudo OT-0401. Ele foi um ensaio clínico, multicêntrico, randomizado com 56 pacientes em cada grupo, que comparou as mesmas intervenções do CONFIRM. Apesar de ser um estudo negativo, uma vez que o desfecho primário era sucesso no tratamento (25% no grupo da terlipressina *versus* 12,5% no placebo com p = 0,09), a reversão da síndrome hepatorrenal foi positiva (34% no grupo da terlipressina *versus* 13% no placebo, com p = 0,008). Naquela época, o FDA anunciou que a droga poderia ter eficácia, no entanto, era necessário mais um estudo com significância estatística.

Com esse intuito, foi realizado o REVERSE *trial*, um estudo multicêntrico, randomizado, placebo-controlado. Um total de 196 pacientes foram randomizados para as mesmas intervenções. Nesse estudo, 19,6% responderam ao tratamento com terlipressina e 13,1%

ao placebo. No entanto, o valor de p foi de 0,2214, não tendo significância estatística. A queda de creatinina foi maior no grupo da terlipressina, com significância estatística. Dessa forma, o FDA não aprovou o uso da terlipressina para o tratamento da síndrome hepatorrenal.

Por fim, em 2021, o estudo CONFIRM foi publicado com os resultados aqui já apresentados. A análise conjunta dos três principais estudos foi apresentada ao FDA mesmo antes da publicação do estudo, e inicialmente foi rejeitada, mas em Setembro de 2022 foi finalmente aprovada. Nela, a incidência de terapia substitutiva renal em 90 dias foi de 42,6% no grupo da terlipressina *versus* 61,5% no grupo do placebo.

Inúmeros outros estudos foram realizados comparando terlipressina com outras terapias. O uso de noradrenalina como vasoconstrictor em pacientes em UTI também é recomendado. No entanto, um estudo publicado em 2020 na Hepatology mostrou superioridade da terlipressina em relação à noradrenalina. Outra possível terapia, seria o uso conjunto de octreotide com midodrine e albumina, que mostrou diminuição de mortalidade em um estudo retrospectivo, mas, assim como em relação a noradrenalina, a terlipressina aparenta ser superior a esta combinação de medicações.

Tabela comparando os principais estudos sobre terlipressina na síndrome hepatorrenal

	Terapias comparadas	Reversão da síndrome hepatorrenal
OT-0401 *trial – Gastroenterology* (2008)	Terlipressina *versus* placebo	Sem diferença em sucesso de terapia, mas maior reversão no grupo da terlipressina
REVERSE *trial – Gastroenterology* (2016)	Terlipressina *versus* placebo	Sem diferença em reversão, mas melhore creatinina no grupo da terlipressina
CONFIRM *trial – NEJM* (2021)	Terlipressina *versus* placebo	Diferença na reversão de hepatorenal e necessidade de diálise
Cavallin M et al. – *Hepatology* (2015)	Octreotide com midodrine e albumina *versus* terlipressina com albumina	4,8% no grupo do octreotide com midodrine *versus* 55,5% na terlipressina, p < 0,001
Arora V et al. – *Hepatology* (2020)	Noradrenalina *versus* terlipressina	16,7% no grupo da noradrenalina *versus* 40% na terlipressina, p = 0,004

Referências

- Sanyal AJ, Boyer T, Garcia-Tsao G, et al. A randomized, prospective, double-blind, placebo-controlled trial of terlipressin for type 1 hepatorenal syndrome. Gastroenterology. 2008;134(5):1360-1368.
- Boyer TD, Sanyal AJ, Wong F, et al. Terlipressin Plus Albumin Is More Effective Than Albumin Alone in Improving Renal Function in Patients With Cirrhosis and Hepatorenal Syndrome Type 1. Gastroenterology. 2016;150(7):1579-1589.e2.
- Wong F, Pappas SC, Curry MP, et al. Terlipressin plus Albumin for the Treatment of Type 1 Hepatorenal Syndrome. N Engl J Med. 2021;384(9):818-828.
- Cavallin M, Kamath PS, Merli M, et al. Terlipressin plus albumin versus midodrine and octreotide plus albumin in the treatment of hepatorenal syndrome: A randomized trial. Hepatology. 2015;62(2):567-574.
- Arora V, Maiwall R, Rajan V, et al. Terlipressin Is Superior to Noradrenaline in the Management of Acute Kidney Injury in Acute on Chronic Liver Failure. Hepatology. 2020;71(2):600-610.

Seção VII

Quando pensamos no paciente neurológico no pronto-socorro, imediatamente nos vem à mente o paciente com acidente vascular encefálico, seja ele isquêmico ou hemorrágico. A doença vascular cerebral, infelizmente, é a segunda causa de morte no mundo. Aproximadamente 6 milhões de pessoas morrem anualmente por conta de acidentes vasculares cerebrais e outros milhões sofrem com suas complicações a longo prazo. Nas últimas décadas, enormes avanços têm sido realizados no tratamento das doenças neurológicas. Novas medicações, como trombolíticos, e novas técnicas, como a trombectomia mecânica, foram incorporadas ao arsenal terapêutico do tratamento do acidente vascular isquêmico. Além disso, outras medicações e outros tratamentos foram descobertos para doenças neurológicas que, antigamente, apenas tinham o suporte médico como terapia. Prepare-se para ir a fundo nos principais ensaios clínicos que mudaram a história da neurologia no departamento de emergência.

EMERGÊNCIAS
NEUROLÓGICAS

CRONOLOGIA DOS *TRIALS* EM EMERGÊNCIAS NEUROLÓGICAS

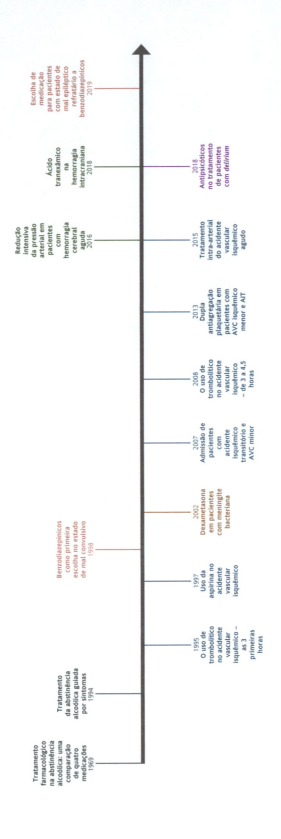

ANO	ESTUDO	TEMA
1969	Tratamento farmacológico na abstinência alcoólica: uma comparação de quatro medicações	Abstinência alcoólica
1994	Tratamento da abstinência alcoólica guiada por sintomas	Abstinência alcoólica
1995	O uso de trombolítico no acidente vascular isquêmico – as 3 primeiras horas	Acidente vascular cerebral isquêmico
1997	Uso da aspirina no acidente vascular isquêmico	Acidente vascular cerebral isquêmico
1998	Benzodiazepínicos como primeira escolha no estado de mal convulsivo	Estado de mal convulsivo
2002	Dexametasona em pacientes com meningite bacteriana	Meningite
2007	Admissão de pacientes com acidente isquêmico transitório e AVC minor	Acidente vascular cerebral isquêmico
2008	O uso de trombolítico no acidente vascular isquêmico – de 3 a 4,5 horas	Acidente vascular cerebral isquêmico
2013	Dupla antiagregação plaquetária em pacientes com AVC isquêmico menor e AIT	Acidente vascular cerebral isquêmico
2015	Tratamento intra-arterial do acidente vascular isquêmico agudo	Acidente vascular cerebral isquêmico
2016	Redução intensiva da pressão arterial em pacientes com hemorragia cerebral aguda	Acidente vascular cerebral hemorrágico
2018	Antipsicóticos no tratamento de pacientes com *delirium*	*Delirium*
2018	Ácido tranexâmico na hemorragia intracraniana	Acidente vascular cerebral hemorrágico
2019	Escolha de medicação para pacientes com estado de mal epiléptico refratário a benzodiazepínicos	Estado de mal convulsivo

Estudo
Tratamento farmacológico na abstinência alcoólica: uma comparação de quatro medicações

Título	*Treatment of the acute alcohol withdrawal state: a comparison of four drugs.*

Revista: *American Journal of Psychiatry* (1969).

Autores: Kaim SC, Klett CJ, Rohfeld B.

Desenho do estudo

Ensaio clínico randomizado, duplo-cego, multicêntrico. O estudo comparou o efeito de diferentes medicações (clordiazepóxido, clorpromazina, hidroxizina, tiamina) e placebo em pacientes com abstinência alcoólica.

Critérios de inclusão

▮ Pacientes admitidos a um dos hospitais do Veterans Affairs (VA) que apresentaram consumo significativo de álcool por pelo menos 2 semanas antes da admissão com pelo menos quatro dos oito sintomas: desconforto gastrointestinal (anorexia, náusea ou vômitos), sudorese ou *flush*, insônia, tremor, irritabilidade, apreensão, depressão e confusão mental.

Critérios de exclusão

▮ Pacientes > 55 anos, esquizofrenia, qualquer sequela ou doença crônica cerebral, epilepsia, diabetes, complicações necessitando atenção médica primária ou cirúrgica, *delirium tremens* na admissão.

Cálculo da amostra

O estudo não calculou a amostra necessária, uma vez que, naquela época, não era algo rotineiramente realizado.

Grupos

▮ Clordiazepóxido 50 mg IM.
▮ Clorpromazina 100 mg oral.
▮ Hidroxizina 100 mg IM.
▮ Tiamina 100 mg IM.
▮ Placebo.

Todos os pacientes receberam a dose estabelecida no primeiro dia, seguida de desmame entre o 2º e o 10º dia.

Métodos

▎ **Número de pacientes:** 537.

▎ **Desfechos primário e secundários:** Antigamente não havia a padronização que hoje em dia se tem na realização de ensaios clínicos randomizados. Por conta disso, os desfechos não foram divididos em primários e secundários, mas foram englobados: alta a pedido, *delirium tremens*, convulsão, piora do padrão comportamental, vômitos refratários, hipertensão, pneumonia, tuberculose, sensação de calafrios, *rash*, pedido de troca de medicação, morte e terapia inadequada.

População

O estudo não provê tabela comparando os grupos de pacientes.

Resultados

	Clordiaze-póxido N = 103	Clorpro-mazina N = 98	Hidroxi-zina N = 103	Tiamina N = 103	Placebo N = 130
Delirium tremens	1	4	2	4	7
Convulsão	1	9	6	7	8
Ambos	0	3	2	0	1
Total	2	16	10	11	16

Perspectivas

O primeiro artigo que comparou a eficácia de benzodiazepínicos para tratamento de abstinência alcóolica foi este, publicado em 1969. Até aquele momento, não era claro qual medicação era mais indicada para o tratamento da abstinência alcóolica. Múltiplos estudos posteriores a este ensaio clínico randomizado preconizavam o uso de diferentes drogas e, por esse motivo, o estudo escolheu as quatro drogas mais comumente usadas. Apesar das limitações estatísticas e metodológicas da época, foi demonstrado que o uso de clordiazepóxido deve ser superior às outras terapias em relação à evolução para *delirium tremens* e convulsões, e que o uso de clorpromazina pode estar associado ao aumento de convulsões nos pacientes em abstinência alcóolica. O estudo é de tamanha importância que ainda hoje – benzodiazepínicos são a primeira escolha – e, além disso, o uso de antipsicóticos é contraindicado no uso rotineiro.

Desde este artigo, dezenas de outras pesquisas foram realizadas. Em 2011, uma metanálise da Cochrane foi publicada e reuniu os dados de 114 estudos, com total de 7.333 pacientes. Ela comparou cinco diferentes tratamentos, incluindo placebo, anticonvulsivantes, antipsicóticos, ácido gama-hidroxibutírico e baclofeno. Limitações dessa metanálise incluem 28% de estudos de moderada qualidade e 48% de baixa qualidade. De forma geral, a metanálise mostrou melhores resultados com benzodiazepínicos principalmente no que se refere à profilaxia de convulsões. Infelizmente, a metanálise não pode concluir nenhuma diferença entre os benzodiazepínicos, mas, de forma geral, escolhe-se o benzodiazepínico pensando na meia vida, no contexto clínico do paciente e na função hepática. Atualmente, o lorazepam é considerado a droga benzodiazepínica de escolha, embora as evidências em relação a um benzodiazepínico em relação a outro continuam limitada.

Referências

- Kaim SC, Klett CJ, Rothfeld B. Treatment of the acute alcohol withdrawal state: a comparison of four drugs. Am J Psychiatry. 1969;125(12):1640-1646.
- Amato L, Minozzi S, Davoli M. Efficacy and safety of pharmacological interventions for the treatment of the Alcohol Withdrawal Syndrome. Cochrane Database Syst Rev. 2011;2011(6):CD008537. Published 2011 Jun 15.

Estudo
Tratamento da abstinência alcoólica guiada por sintomas

Título	*Individualized treatment for alcohol withdrawal – A Randomized Double-blind Controlled Trial.*

Revista: *The Journal of American Medical Association – JAMA* (1994).

Autores: Saitz R, Mayo-Smith MF, Roberts MS, Redmond HA, Bernard DR, Calkins DR.

Desenho do estudo

Ensaio clínico, unicêntrico, placebo-controlado, duplo-cego, intenção de tratar. O estudo comparou a abordagem guiada por sintomas versus dose fixa de benzodiazepínicos em pacientes com abstinência alcoólica.

Critérios de inclusão
▮ Todos os adultos com quadro clínico de abstinência alcoólica admitidos no período do estudo.

Critérios de exclusão
▮ Doença psiquiátrica aguda simultânea que exigia internação, doença clínica aguda simultânea que exigia internação, história de convulsões por qualquer causa, contraindicação a medicação via oral, recusa em participar do estudo e uso concomitante ou abstinência por alguma das seguintes substâncias: opioide, betabloqueador, benzodiazepinas, barbitúricos, clonidina.

Cálculo da amostra

O cálculo da amostra foi baseado num poder de 90%, um alfa bicaudado de 5%, para detectar uma diferença de 12 horas de duração entre os dois grupos.

Grupos

▮ Guiado por sintomas (51 pacientes).
▮ Dose fixa (50 pacientes).

Métodos

▮ **Número de pacientes:** 101.

▮ **Desfecho primário:** Duração de tratamento (tempo da primeira dose até a última dose de benzodiazepínico) e total da dose de benzodiazepínicos recebido.

Desfechos secundários: Quantidade total de doses "se necessário", gravidade da abstinência pelo escore de CIWA-Ar, quantidade de pacientes que deixaram hospital contra recomendação médica, desenvolvimento de alucinações, convulsões e *delirium tremens*, nível de alerta dos pacientes, desconforto de forma geral e fissure por álcool, taxas de reabilitação, readmissão e adesão ao seguimento pós-alta.

População

	Guiado por sintoma	Dose fixa
Idade (anos)	47	47
Sexo masculino (%)	100	98
História de doença gastrointestinal* (%)	31	46
Delirium tremens prévio (%)	14	29
Alucinação alcoólica prévia (%)	20	35
Tempo da última bebida	9 (4 a 18)	10 (4 a 15)
CIWA-Ar inicial	9	8
AST U/L	44 (26 a 92)	47 (34 a 81)

*Inclui pancreatite, hepatite ou sangramento de TGI.

Resultados

	Guiada por sintoma	Dose fixa	Valor de p
Duração do tratamento	9 h (0 a 43)	68 h (64 a 73)	$p < 0,001$
Dose total	100 mg (0 a 400)	425 mg (350 a 750)	$p < 0,001$
Pior CIWA-Ar	11	11	$p = 0,73$
Letargia	35%	44%	$p = 0,42$
Alta a pedido	4%	6%	$p = 0,68$
Alucinação	2%	4%	$p = 0,62$
Delirium tremens	2%	6%	$p = 0,36$
Início de reabilitação	69%	50%	$p = 0,06$
Readmissão	6%	8%	$p = 0,68$

Conclusão

O uso de terapia guiada por sintomas para pacientes com abstinência alcoólica se mostrou seguro e mais eficaz do que por dose fixa, levando à menor duração de tratamento e menos doses.

Perspectivas

Na década de 1980 e 1990, o tratamento da abstinência alcoólica era fundamentada em doses fixas de medicações, principalmente benzodiazepínicos. Em 1989, a escala do CIWA--Ar foi criada e publicada no *British Journal of Addiction*. Após esse marco, alguns estudos retrospectivos avaliaram o uso da escala para manejo do paciente com abstinência alcoólica guiada por sintomas ou com dose fixa. Por fim, em 1994 foi publicado o primeiro ensaio clínico comparando as duas abordagens. Esse estudo, apesar de todas suas limitações como grupos iniciais diferentes, apenas 101 pacientes, ausência de demonstração do cálculo de amostra, mostrou que pacientes com tratamento guiado por sintomas têm menos dias de tratamento (9 horas *versus* 68 horas) e uma diminuição da dose total de benzodiazepínico. Além disso, a partir dos desfechos secundários, é possível dizer que a abordagem foi segura, sem diferenças em complicações como convulsões, *delirium tremens*, alucinose alcoólica e que o tratamento não trouxe mais desconforto aos pacientes, nem levou a pior adesão a reabilitação, admissão e seguimento.

No início dos anos 2000, outros ensaios clínicos randomizados testaram a abordagem guiada por sintomas. No *Archives of Internal Medicine* (atual *JAMA Int Med*), um ensaio clínico randomizado com 44 pacientes apontou para o mesmo benefício em relação ao estudo de 1994 do *JAMA*. Em 2003, outro ensaio clínico randomizado foi publicado, desta vez no *Intensive Care Medicine*, também com 44 pacientes. A terapia guiada por sintomas foi superior à terapia de infusão contínua na UTI. Os resultados também demonstraram que pacientes com terapia guiada por sintomas tiveram muito menor tempo de tratamento. Em 2011, no *Emergency Medicine Journal*, foi publicado outro ensaio clínico, com 99 pacientes, que mostrou benefício do uso de dose guiada por sintomas em relação à diminuição de tempo no pronto-socorro e dose total . Uma metanálise de 2019 incluiu seis ensaios clínicos randomizados em sua análise desde 1994 e concluiu que há evidência de moderada importância para o uso de terapia guiada por sintomas ao invés de dose fixa. Vale salientar que devido ao pequeno número de estudos, com abstinências geralmente mais leves do que graves, os autores da metanálise informam que não há evidências suficientes para afirmar que a terapia guiada por sintomas tem maior ou menor segurança em relação à terapia por dose fixa.

O tratamento guiado por sintomas é considerado hoje o padrão de tratamento dos pacientes com síndrome de abstinência alcoólica, sendo a abordagem recomendada em diretrizes e livros de referência.

Tabela comparando os principais estudos que avaliaram dose guiada por sintoma em pacientes com abstinência alcoólica

Jornal	JAMA (1994) – Saitz et al.	Archives of IM (2002) – Daeppen et al.	Intensive Care Med (2003) – Spies et al.	Emergency Medicine Journal (2012) – Cassidy et al.
Pacientes	101	117	44	99
Duração de tratamento	9 h *versus* 68 h	20 h *versus* 62 h	8 dias *versus* 14 dias	2 dias *versus* 3 dias
Dose total	100 mg *versus* 425 mg Clordiazepoxido	37,5 mg *versus* 231,4 mg Oxazepam	69,7 mg *versus* 162 mg Flutrinazepam	80 mg *versus* 170 mg Diazepam
Complicações da abstinência	Sem diferenças	Sem diferenças	Menores nos pacientes com terapia guiada por sintomas*	Sem diferenças

*Inclui: necessidade de intubação e pneumonia.

Referências

- Saitz R, Mayo-Smith MF, Roberts MS, Redmond HA, Bernard DR, Calkins DR. Individualized treatment for alcohol withdrawal. A randomized double-blind controlled trial. JAMA.

- Daeppen JB, Gache P, Landry U, et al. Symptom-triggered vs fixed-schedule doses of benzodiazepine for alcohol withdrawal: a randomized treatment trial. Arch Intern Med. 2002;162(10):1117-1121.

- Spies CD, Otter HE, Hüske B, et al. Alcohol withdrawal severity is decreased by symptom-orientated adjusted bolus therapy in the ICU. Intensive Care Med. 2003;29(12):2230-2238.

- Cassidy EM, O'Sullivan I, Bradshaw P, Islam T, Onovo C. Symptom-triggered benzodiazepine therapy for alcohol withdrawal syndrome in the emergency department: a comparison with the standard fixed dose benzodiazepine regimen. Emerg Med J. 2012;29(10):802-804.

Estudo

O uso de trombolítico no acidente vascular isquêmico – as 3 primeiras horas

| Título | Tissue plasminogen activator for acute ischemic stroke (NINDS). |

Revista: The New England Journal of Medicine – NEJM (1995).

Autores: The National Institute of Neurological Disorders and Stroke – rt-PA Stroke Study Group.

Desenho do estudo

Ensaio clínico randomizado, duplo-cego, análise por intenção para tratar, dividido em duas partes: a primeira parte avalia os efeitos da trombólise com alteplase nas primeiras 24 horas e a segunda parte avalia se os desfechos neurológicos seriam sustentados até 3 meses. Todas as análises foram feitas por intenção de tratar.

Critérios de inclusão
▌ Pacientes com AVC com claro de início de sintomas TC de crânio inicial sem evidência de hemorragia intracraniana.

Critérios de exclusão
▌ AVC isquêmico nos últimos 3 meses, cirurgia de grande porte nos últimos 14 dias, história de hemorragia intracerebral, PA > 185 × 110 mmHg, melhora rápida nos sintomas, sintomas mínimos, sintomas sugestivos de hemorragia subaracnóidea, hemorragia gastrointestinal ou genitourinária nos últimos 21 dias, punção arterial em sítio não compressível nos últimos 7 dias ou convulsões, pacientes recebendo anticoagulantes ou heparina (nas 48 horas antes) e com TTPA elevado, PT > 15 segundos, plaquetas < 100.0000 por mm^3, hipoglicemia < 50 mg/dL ou hiperglicemia > 400 mg/dL, ou necessidade de terapia agressiva para controle pressórico.

Cálculo da amostra

O cálculo da amostra para parte 1 foi de inclusão de 140 pacientes no grupo intervenção e 140 pacientes no grupo controle. A estimativa era de detectar uma diferença absoluta de 24% entre placebo e grupo intervenção. O poder seria de 90% e o erro alfa bicaudado seria de 5%. Já o cálculo da amostra para a parte 2 seria de uma diferença detectada de 20% entre os grupos. O estudo não especifica a taxa esperada no grupo placebo. O poder utilizado seria de 95% com o erro alfa bicaudado de 5%. Para isso, seriam necessários 160 pacientes em cada grupo. O estudo também não deixa claro se os pacientes incluídos no primeiro estudo seriam também incluídos na segunda parte do estudo, embora se deduza que isso não tenha ocorrido.

Grupos

- ■ Alteplase 0,9 mg/kg – 10% em bolus e 90% em 1 hora.
- ■ Placebo.

Em ambos os grupos, antiplaquetários e anticoagulação eram proibidos nas primeiras 24 horas após administração do fármaco.

Métodos

▍ **Número de pacientes: Parte 1:** 291.

▍ **Número de pacientes: Parte 2:** 333.

▍ **Desfecho primário:**

- ▬ **Parte 1:** NIHSS nas primeiras 24 horas.

- ▬ **Parte 2:** NIHSS dicotomizado em 3 meses, Índice de Barthel, Escore de Glasgow para desfechos neurológicos e Escore de Rankin Modificado.

▍ **Desfechos secundários:** Análise em 3 meses dos escores de funcionalidade (NIHSS, Barthel, Glasgow para desfechos neurológicos e Rankin Modificado) divididos de acordo com tempo para tratamento (subgrupos de 0 a 90 minutos e 91 a 180 minutos).

▍ **Seguimento:** 3 meses para ambas as partes.

População

	Parte 1		Parte 2	
	t-PA	Placebo	t-PA	Placebo
Idade (anos)	67	66	69	66
NIHSS				
■ Mediano	14	14	14	15
■ Mínimo	1	1	2	2
■ Máximo	37	32	37	33
Uso prévio de aspirina (%)	41	31	40	26
Ausência de déficit neurológico (%)	90	91	95	93
Diabetes (%)	24	21	20	20
Hipertensão (%)	66	64	67	67
TC de crânio (%)				
■ Edema	5	3	4	6
■ Efeito de massa	3	2	3	4

Resultados

	Parte 1		
	Alteplase	Placebo	Risco relativo
Melhora do NIHSS ≥ 4 em 24 h	67/144 (47%)	57/147 (39%)	RR 1,2 (0,9 a 1,6) p = 0,21

	Parte 2 (pacientes com desfecho favorável)		
	Alteplase	Placebo	
Índice global	X	X	RR 1,7 (1,2 a 2,6) p = 0,008
Índice de Barthel	50%	38%	RR 1,3 (1 a 1,7) p = 0,026
Rankin Modificado	39%	26%	RR 1,5 (1,1 a 2,0) p = 0,019
Glasgow para desfechos neurológicos	44%	32%	RR 1,4 (1,1 a 1,8) p = 0,025
NIHSS	31%	20%	RR 1,5 (1 a 2,2) p = 0,033

Hemorragia intracraniana	Parte 1 t-PA	Parte 1 Placebo	Parte 2 t-PA	Parte 2 Placebo
Sintomática	8	0	12	2
Fatal	4	0	5	1
Assintomática	5	3	9	6

Conclusão

O uso de t-PA até 3 horas do ictus de sintomas melhora desfechos neurológicos em 3 meses, mas leva a um aumento de hemorragia cerebral sintomática.

Perspectivas

O estudo NINDS mudou a abordagem do AVC isquêmico no mundo. Após sua publicação, em dezembro de 1995, o FDA aprovou o tPA para trombólise no AVC isquêmico em 1996 e seu uso começou a surgir nos *guidelines*. No entanto, muita controvérsia gira em torno desse estudo. O estudo do NINDS acumulou em torno de 65.000 dados e, infelizmente, só foram publicadas 6 tabelas e 2 figuras, em um total de 7 páginas. Naquela época, não eram comum estudos grandes terem os protocolos e apêndices suplementares.

Estudos publicados na mesma época, como o ECASS e o MAST-Italy, foram negativos. O que se afirmava era que o problema dos dois estudos negativos era o tempo até a trombólise. Neles, foram incluídos pacientes até 6 horas do ictus, diferentemente do NINDS, que incluiu até 3 horas. Concluiu-se pela plausibilidade biológica de que tempo é cérebro e que provavelmente o ECASS e o MAST-Italy foram negativos porque a área isquêmica perdida não conseguiria se recuperar após um certo tempo. Além disso, deve-se frisar que o MAST-Italy utilizou estreptoquinase.

Estudos que vieram depois incluem ASK, MAST-Europe, ECASS-II, ATLANTIS-A, ATLANTIS-B e IST-3. Desses, nenhum tentou replicar o resultado obtido pelo NINDS, até 3 horas após o ictus. Todos envolveram tempos do ictus até trombólise mais tardios, incluindo 4 ou 5 horas. Desses estudos, MAST-E, ASK e ATLANTIS-A tiveram que ser parados antes por aumento de mortalidade no grupo da trombólise. O ATLANTIS-B foi parado antes por futilidade e teve um desvio importante, mas não significativo, para aumento de mortalidade. O ECASS-II foi negativo. O IST-3, que foi o maior ensaio clínico com alteplase já publicado, com 3.033 pacientes e incluiu trombólise até 6 horas, foi negativo para morte ou independência em 6 meses, no entanto, a análise ajustada e com desfecho de sequelas neurológicas mínimas ou morte mostrou benefício no grupo da alteplase. A análise de subgrupo dos pacientes que receberam alteplase nas 3 primeiras horas, com 849 pacientes, foi benéfica. O que foi homogêneo entre todos os estudos é que a hemorragia intracraniana foi mais frequente no grupo da trombólise, geralmente com aumento absoluto entre 5% e 7%. Com base nesses estudos, questionou-se os resultados do NINDS. Uma reanálise foi publicada no *Stroke*, em 2004, e mostrou que os pacientes no grupo placebo do NINDS eram mais graves na apresentação dado que seus escores de NIHSS eram maiores e, talvez, isso tenha levado a diferentes desfechos. No entanto, a análise ajustada para todas as diferenças ainda manteve o benefício da trombólise. Cinco anos depois, uma nova análise dos dados disponibilizados pelo NINDS mostrou que talvez a trombólise não seja efetiva e que mais estudos seriam necessários para melhores conclusões sobre o assunto. Metanálises com dados da maioria dos estudos apontam para um benefício do uso da alteplase para pacientes com ictus < 3 horas. Apesar da controvérsia, mas embasado nas metanálises, as diretrizes recomendaram o uso de alteplase para AVC isquêmico.

Tabela comparando os principais estudos que avaliaram trombólise no AVC isquêmico

	Desfecho	Droga	Pacientes	Conclusão
NINDS2	Déficit neurológico severo em 3 meses	Alteplase	333 Até 3 horas do ictus	Melhora do desfecho neurológico
ECASS	Déficit neurológico severo em 3 meses	Alteplase	620 Até 6 horas do ictus	Sem diferença na análise por intenção de tratar
MAST-I	Morte ou déficit neurológico severo em 6 meses	Estreptoquinase	622 Até 6 horas do ictus	Parado antes por aumento de mortalidade
ASK	Morte ou déficit neurológico severo em 3 meses	Estreptoquinase	340 Até 4 horas do ictus	Parado antes por aumento de morbimortalidade
MAST-E	Morte ou déficit neurológico severo em 3 meses	Estreptoquinase	310 Até 6 horas do ictus	Parado antes por aumento de mortalidade

	Desfecho	Droga	Pacientes	Conclusão
ECASS-II	Morte ou déficit neurológico severo em 3 meses	Alteplase	800 Até 6 horas do ictus	Sem diferença na análise por intenção de tratar
ATLANTIS-A	Déficit neurológico severo em 3 meses	Alteplase	142 Até 6 horas do ictus	Parando antes por aumento de mortalidade, o protocolo foi revisado e iniciado o ATLANTIS-B
ATLANTIS-B	Déficit neurológico severo em 3 meses	Alteplase	613 Até 5 horas do ictus	Parado antes por futilidade e aumento de transformação hemorrágica
IST-3	Independência ou morte em 6 meses	Alteplase	3.033 Até 6 horas do ictus	Não mostrou diferença no desfecho primário, mas sub análises mostraram benefício

Referências

- National Institute of Neurological Disorders and Stroke rt-PA Stroke Study Group. Tissue plasminogen activator for acute ischemic stroke. N Engl J Med. 1995;333(24):1581-1587.

- Hacke W, Kaste M, Fieschi C, et al. Intravenous thrombolysis with recombinant tissue plasminogen activator for acute hemispheric stroke. The European Cooperative Acute Stroke Study (ECASS). JAMA.

- Randomised controlled trial of streptokinase, aspirin, and combination of both in treatment of acute ischaemic stroke. Multicentre Acute Stroke Trial--Italy (MAST-I) Group. Lancet.

- Donnan GA, Davis SM, Chambers BR, et al. Streptokinase for acute ischemic stroke with relationship to time of administration: Australian Streptokinase (ASK) Trial Study Group. JAMA. 1996;276(12):961-966.

- Jaillard A, Cornu C, Durieux A, et al. Hemorrhagic transformation in acute ischemic stroke. The MAST-E study. MAST-E Group. Stroke. 1999;30(7):1326-1332.

- Ford G, Freemantle N. ECASS-II: intravenous alteplase in acute ischaemic stroke. European Co-operative Acute Stroke Study-II. Lancet. 1999;353(9146):65-68.

- Clark WM, Wissman S, Albers GW, Jhamandas JH, Madden KP, Hamilton S. Recombinant tissue-type plasminogen activator (Alteplase) for ischemic stroke 3 to 5 hours after symptom onset. The ATLANTIS Study: a randomized controlled trial. Alteplase Thrombolysis for Acute Noninterventional Therapy in Ischemic Stroke. JAMA. 1999;282(21):2019-2026.

- IST-3 collaborative group, Sandercock P, Wardlaw JM, et al. The benefits and harms of intravenous thrombolysis with recombinant tissue plasminogen activator within 6 h of acute ischaemic stroke (the third international stroke trial [IST-3]): a randomised controlled trial [published correction appears in Lancet. 2012 Aug 25;380(9843):730]. Lancet. 2012;379(9834):2352-2363.

Estudo

Uso da aspirina no acidente vascular isquêmico

Título	*The international stroke trial (IST): a randomized trial of aspirin, subcutaneous heparin, both or neither among 19435 patients with acute ischaemic stroke.*

Revista: *The Lancet* (1997).

Autores: International Stroke Trial Collaborative Group.

Desenho do estudo

Ensaio clínico multicêntrico, randomizado, multifatorial, cego apenas para analistas, aberto, análise por intenção de tratar. O estudo avaliou o uso de heparina e/ou aspirina em pacientes com AVC isquêmico.

Critérios de inclusão
▌ Acidente vascular isquêmico com ictus < 48 horas, sem evidência de hemorragia intracraniana e sem contraindicação ou indicação clara de aspirina e/ou heparina.

Critérios de exclusão
▌ Probabilidade de benefício limitado julgada pelo médico assistente (como acidente isquêmico transitório) ou alto risco de efeitos adversos como sangramento, alergia a aspirina, HIT prévia.

Cálculo da amostra

Foi considerado que o protocolo instituído em relação à ausência de tratamento levaria a uma redução relativa da mortalidade de 15%. Consideraram que 10% dos pacientes sem tratamento evoluiriam para óbito. Foram calculados 20.000 pacientes para a amostra total. Embora os pesquisadores tenham considerado que 10.000 pacientes poderiam demonstrar a diferença, eles partiram do princípio que a inclusão de 20.000 pacientes teria um risco negligível de ser um estudo falso negativo (erro tipo II). Além disso, a inclusão de 20.000 pacientes ao invés de 10.000 pacientes possibilitaria maior poder para detectar eventos adversos raros, mas potencialmente fatais como transformações hemorrágicas.

Grupos
▌ Aspirina 300 mg + heparina 5.000 UI 2 vezes/dia.
▌ Aspirina 300 mg + heparina 12.500 UI 2 vezes/dia.
▌ Aspirina 300 mg.

- Heparina 5.000 UI 2 vezes/dia.
- Heparina 12.500 UI 2 vezes/dia.
- Sem terapia.

Métodos

- **Número de pacientes:** 19.435.

- **Desfecho primário:** Morte em 14 dias e morte ou dependência em 6 meses.

- **Desfechos secundários:** Hemorragia intracraniana sintomática nos primeiros 14 dias, acidente vascular isquêmico nos primeiros 14 dias, hemorragia extracraniana maior (qualquer sangramento que necessitou transfusão ou causou morte) em 14 dias, morte por qualquer causa em 6 meses.

- **Seguimento:** 6 meses.

População

	Pacientes
Idade (ano)	
< 50	5%
50 a 59	11%
60 a 69	23%
70 a 79	35%
> 80	26%
Sexo masculino (%)	54%
AVC durante o sono (%)	29
Fibrilação atrial (%)	84
Localização do AVCi (%)	
Anterior	24
Parcial anterior	40
Posterior	12
Lacunar	24
Terapia prévia (%)	
Aspirina	20
Heparina	2

O estudo não provê a tabela comparando os grupos, apenas uma tabela geral.

Resultados

	Heparina	Sem heparina	*p*	Aspirina	Sem aspirina	*p*
Morte por qualquer causa 14 dias	9%	9,3%	Não significativo	9%	9,4%	Não significativo
Morte ou dependência em 6 meses	62,9%	62,9%	Não significativo	61,2%	63,5%	0,03

Conclusão

Os autores concluem que os resultados mostram que regimes mais intensos de heparina não são benéficos e que em contraste o uso de heparina de baixa dose (5000 UI) teve evidência de benefício a curto prazo e menos evidência de danos. Aspirina também deve ser iniciada em pacientes com AVCi e a combinação de aspirina com heparina em doses baixas parece ser superior do que o uso de aspirina apenas e provavelmente não adiciona riscos maiores.

Perspectivas

Antes do IST e do CAST (*Chinese Acute Stroke Trial*), que foram publicados na mesma revista (*Lancet*) e no mesmo ano, havia muita variação na prática clínica em relação ao manejo da fase aguda do AVC isquêmico em relação à terapia antiplaquetária e anticoagulação. As terapias variam desde anticoagulação plena com terapia antiplaquetária até apenas terapia antiplaquetária sem outro tipo de profilaxia. Esses dois artigos, contabilizando quase 40.000 pacientes, apresentaram uma resposta para a questão. Tanto o IST quanto o CAST mostraram resultados similares ao se comparar pacientes que foram alocados no grupo de aspirina comparados ao grupo sem aspirina. No estudo IST, a aspirina promoveu uma redução absoluta de 1,1% de novo AVC em 14 dias sem aumento significativo em transformações hemorrágicas e teve uma redução absoluta significativa de morte ou qualquer novo AVC de 1,1%. Além disso, reduziu morte ou dependência em 6 meses com redução de 1,4% após ajuste para gravidade do AVCi. No entanto, vale ressaltar que a aspirina aumentou o risco de sangramentos extracranianos fatais ou que requerem transfusão em 0,5%. Em 6 meses, o grupo da aspirina teve também redução de morte ou dependência em análise ajustada. O CAST confirmou os benefícios e o baixo risco de malefício com o uso da aspirina. Em análises posteriores de dados de ambos os estudos, chegou-se a um NNT de 79 para morte ou dependência com o uso da aspirina. Quanto à heparina, no IST, o grupo com a dose 12.500 UI não teve benefício e, ao contrário, houve aumento de eventos adversos. No grupo de dose profilática, os benefícios foram modestos e pouca evidência de mal. A seguir são apresentados os dados ajustados da metanálise de 2014.

Benefício da aspirina na fase aguda do AVC

	IST	CAST	Metanálise
Morte ou dependência	OR 0,95 (0,89 a 1)	OR 0,95 (0,9 a 1,1)	0,95 (0,91 a 0,99)
Morte por todas as causas	OR 0,94 (0,88 a 1,01)	0,86 (0,75 a 0,99)	0,92 (0,87 a 0,98)

A metanálise ajustou dados para *odds ratio*. Apenas o IST e o CAST estão listados, eles correspondem 98% dos pacientes.

Referências

- The International Stroke Trial (IST): a randomised trial of aspirin, subcutaneous heparin, both, or neither among 19435 patients with acute ischaemic stroke. International Stroke Trial Collaborative Group.

- CAST: randomised placebo-controlled trial of early aspirin use in 20,000 patients with acute ischaemic stroke. CAST (Chinese Acute Stroke Trial) Collaborative Group. Lancet. 1997;349(9066):1641-1649.

Estudo

Benzodiazepínicos como primeira escolha no estado de mal convulsivo

Título	A comparison of four treatments for generalized convulsive status epilepticus.

Revista: *The New England Journal of Medicine – NEJM* (1998).

Autores: Treiman DM, Meyers PD, Walton NY, Collins JF, Colling C, Rowan J et al. for the Veterans Affair Status Epilepticus Cooperative Study Group.

Desenho do estudo

Ensaio clínico, randomizado, duplo-cego, multicêntrico, análise por intenção de tratamento. O estudo comparou diferentes medicações (lorazepam, fenobarbital, diazepam com fenitoina e fenitoína) em pacientes com estado de mal epiléptico.

Critérios de inclusão
▮ Evidência de estado de mal epilético, seja convulsivo ou não convulsivo.

Critérios de exclusão
▮ Pacientes que receberam tratamento antes da randomização, outros estados de mal que não sejam por crises tônicas-clônicas generalizadas, < 18 anos, gestantes, necessidade de neurocirurgia de emergência, contraindicações específicas as medicações do estudo e reinclusão no estudo.

Cálculo da amostra

Todos os pacientes que preenchessem os critérios de inclusão e tivessem consentimento seriam incluídos no período predeterminado do estudo. Não foi realizado cálculo de amostra.

Grupos
▮ Lorazepam 0,1 mg/kg.
▮ Fenobarbital 15 mg/kg.
▮ Diazepam 0,15 mg/kg e fenitoína 18 mg/kg.
▮ Fenitoína 18 mg/kg.

Métodos
▮ **Desfecho primário e secundários:** O estudo não delimita desfechos primário e secundário.

- **Número de pacientes:** 570.
- **Seguimento:** 30 dias.

População

O estudo não coloca tabela comparando as diferentes populações, no entanto, afirma no texto que as populações não tiveram diferenças em todas as características coletadas. Além disso, os pacientes foram divididos em estado de mal evidente, em que havia movimentos tônico-clônicos evidentes, e em estado de mal sutil, em que os movimentos eram pouco perceptíveis ou o estado de mal era não epiléptico.

Característica	Estado de mal evidente	Estado de mal sutil
Idade (anos)	58,6	62,0
Sexo masculino (%)	82,3	85,1
História de epilepsia (%)	42,4	12,7
História de estado de mal (%)	12,8	4,5
Duração média de estado de mal (horas)	2,8	5,8
Causas (%) ■ Causa neurológica remota ■ Causa neurológica aguda ■ Estado agudo ameaçador a vida ■ Parada cardiorrespiratória ■ Abstinência alcoólica	 69,5 27,3 32 6,3 6,5	 34,3 37,3 56,7 38,1 0,7

Resultados

Análise por intenção de tratar – Resolução do estado de mal.

	Lorazepam	Fenobarbital	Diazepam e fenitoína	Fenitoína
Estado de mal evidente	67%	63%	59,6%	51%
Estado de mal sutil	26,1%	24,4%	23,4%	19,5%

$p = 0,12$ na comparação entre todas as medicações; $p = 0,02$ na comparação entre todas as medicações no estado de mal evidente; $p = 0,18$ na comparação entre todas as medicações no estado de mal sutil; $p = 0,001$ na comparação entre lorazepam e fenitoína. Lorazepam não mostrou p significativo quando comparado isoladamente com fenobarbital e diazepam com fenitoína.

Não houve diferenças estatisticamente significantes entre efeitos adversos.

Conclusão

O estudo conclui que o lorazepam é superior a fenitoína, mas não é superior a fenobarbital ou diazepam com fenitoína.

Perspectivas

O uso de benzodiazepínicos para o manejo da crise convulsiva no Departamento de Emergência é uma recomendação de primeira linha em provavelmente todas as diretrizes. O estudo aqui apresentado foi um dos primeiros ensaios clínicos que deram suporte ao uso do benzodiazepínico. Desde então, dá-se preferência ao lorazepam ao invés de outros anticonvulsivantes como a fenitoína e o fenobarbital, apesar de apresentar superioridade apenas em relação à fenitoína. Essa prioridade não se deve somente à provável maior eficácia, mas também à provável menor gama de efeitos adversos. Diversas limitações se apresentam neste estudo: não há dados sobre as características iniciais dos pacientes, o que não permite checar se a randomização foi adequada (apesar de relatarem que os grupos eram similares); presença de 82% de homens e apenas 18% de mulheres; diferente definição de estado de mal epiléptico comparado com a mais atual; uso de doses de fenitoína e fenobarbital abaixo do habitual; entre outros.

No mesmo ano, e também no *NEJM*, foi publicado um estudo comparando diazepam retal líquido *versus* placebo em 125 pacientes por Dreifuss et al. Foi um estudo duplo-cego, randomizado. Diazepam foi superior ao placebo em ambos os grupos de crianças e adultos. Não houve diferença de efeitos adversos significativos em ambos os grupos. Tal estudo deu maior validação para o uso de benzodiazepínicos.

Em relação ao diazepam e lorazepam, o primeiro ensaio clínico foi realizado em 1983 por Leppik et al. e publicado no *JAMA*. Nele, os pacientes eram randomizados para lorazepam 4 mg intravenoso ou diazepam 10 mg intravenoso. Um total de 70 pacientes foram randomizados e o estudo revelou resolução da crise convulsiva em 78% no grupo do lorazepam e 58% no grupo do diazepam. Uma segunda dose para aqueles que não responderam não foi suficiente para controle das crises em 11% dos pacientes no grupo do lorazepam e 21% no grupo do diazepam.

Por todos os ensaios clínicos apresentados aqui, hoje em dia a maioria das diretrizes coloca como primeira escolha o uso de benzodiazepínicos, dando preferência para o lorazepam se disponível, e na sua ausência, recomendam o uso do diazepam ou midazolam.

Referências

- Treiman DM, Meyers PD, Walton NY, et al. A comparison of four treatments for generalized convulsive status epilepticus. Veterans Affairs Status Epilepticus Cooperative Study Group. N Engl J Med. 1998;339(12):792-798.
- Dreifuss FE, Rosman NP, Cloyd JC, et al. A comparison of rectal diazepam gel and placebo for acute repetitive seizures. N Engl J Med. 1998;338(26):1869-1875.
- Leppik IE, Derivan AT, Homan RW, Walker J, Ramsay RE, Patrick B. Double-blind study of lorazepam and diazepam in status epilepticus. JAMA. 1983;249(11):1452-1454.

Estudo
Dexametasona em pacientes com meningite bacteriana

| **Título** | *Dexamethasone in Adults with Bacterial Meningitis.* |

Revista: *The New England Journal of Medicine – NEJM* (2002).

Autores: de Gans J e van de Beek D for the European Dexamethasone in Adulthood Bacterial Meningitis Study Investigators.

Desenho do estudo

Ensaio clínico multicêntrico, randomizado, duplo-cego, placebo e análise por intenção de tratar. O estudo analisou o efeito do uso de dexametasona *versus* placebo em pacientes com meningite bacteriana.

Critérios de inclusão
- Pacientes > 17 anos, meningite suspeita com líquor turvo, coloração de gram com bactéria no líquor ou contagem de leucócitos no líquor > 1.000 células/mm^3.

Critérios de exclusão
- Hipersensibilidade a betalactâmicos ou corticosteroides, gravidez, *shunt* cerebroespinhal, tratamento prévio com antibióticos nas últimas 48 horas, tuberculose ou infecção fúngica ativa, trauma cranioencefálico recente, neurocirurgia, doença péptica ulcerosa, ou participação em outro *trial*.

Cálculo da amostra

Basearam-se na estimativa de que a dexametasona reduziria a proporção de pacientes com desfecho desfavorável de 40% para 25%. Com um teste bicaudado e um alfa de 0,05% e poder de 80%, chegaram a um número de 300 pacientes.

Grupos
- Dexametasona 10 mg 6/6 horas por 4 dias.
- Placebo.

Métodos
- **Número de pacientes:** 301.

- **Desfecho primário:** Desfecho favorável de acordo com a escala de desfecho de Glasgow (*Glasgow Outcome Scale*) que varia de 1 a 5, sendo apenas 5 pontos considerados favoráveis. Nessa escala, 1 ponto é dado para morte; 2 pontos, estado vegetativo; 3 pontos, debilidade severa (segue comandos, mas é dependente); 4 pontos, debilidade moderada (é dependente, mas não pode trabalhar); e 5, debilidade leve (alguma sequela, mas pode voltar ao trabalho) ou sem debilidade.

▌ **Desfechos secundários:** Morte, déficits neurológicos focais, perda auditiva, sangramento gastrointestinal, infecção fúngica, herpes zóster e hiperglicemia.

▌ **Seguimento:** 8 semanas.

População

	Dexametasona	Placebo
Idade (anos)	44	46
Sexo masculino (%)	57	56
Bactéria no LCR (coloração gram) (%)	74	69
Hemocultura positiva (%)	53	47
Convulsões (%)	10	5
Escala de Coma de Glasgow na entrada	12 (3 a 14)	12 (3 a 14)
Escala de Coma de Glasgow < 8 (%)	16	16
Papiledema (%)	7	10

Resultados

	Dexametasona	Placebo	Valor de p
Desfecho neurológico desfavorável			
▪ Todos os pacientes	15%	25%	0,03
▪ *Streptococcus pneumoniae*	26%	52%	0,06
▪ *Neisseria meningitidis*	8%	11%	0,74
Morte			
▪ Todos os pacientes	7%	15%	0,04
▪ *Streptococcus pneumoniae*	14%	34%	0,02
▪ *Neisseria meningitidis*	4%	2%	1
Desfechos de segurança			
▪ Sangramento gastrointestinal	1%	3%	0,27
▪ Hiperglicemia	32%	26%	0,24
▪ Zóster	4%	3%	0,75
▪ Infecção fúngica	5%	3%	0,38

Conclusão

Tratamento precoce com dexametasona melhora desfechos neurológicos em pacientes com meningite bacteriana.

Perspectivas

Neste artigo holandês, o uso precoce de dexametasona antes ou concomitantemente à antibioticoterapia levou à redução absoluta de desfechos desfavoráveis em 10% e de morte em 8%. Vale ressaltar que as análises de subgrupos revelaram que todos os resultados foram estatisticamente significativos no grupo do pneumococo. Para pacientes com cultura negativa, *N. meningitidis* ou outras bactérias, não houve benefício.

Posteriormente, uma análise prospectiva feita por Brouwer et al. na Holanda, comparou os desfechos neurológicos pré-introdução (1998 a 2002) e pós-introdução (2006 a 2009) da dexametasona como tratamento no *guideline* nacional. Apesar de todas suas limitações de um estudo populacional observacional, ela demonstrou que mortalidade e déficits neurológicos foram menores após introdução da dexametasona.

Em contraste, dois outros estudos foram publicados no *The New England Journal of Medicine*. Um deles, na África Subsaariana, demonstrou que o uso da dexametasona não teve nenhum benefício, nem para desfecho neurológico nem mortalidade. O estudo teve 465 pacientes, no entanto, 90% deles tinham HIV e muitos pacientes estavam desnutridos, o que foi considerado limitação importante do estudo. Um estudo similar, publicado no mesmo jornal, feito no Vietnam, também não mostrou benefício. Desses pacientes, apenas 1% tinha HIV. No entanto, ao analisar aqueles pacientes, que tinham meningite bacteriana confirmada, houve redução de mortalidade e desfecho neurológico desfavorável. A mais recente metanálise da *Cochrane* mostra que o uso de dexametasona provavelmente só tem benefício nos pacientes com infecção por *S. pneumoniae* em relação a desfecho neurológico desfavorável e mortalidade, embora perda auditiva diminua nas meningites bacterianas de todas as etiologias com o uso de dexametasona.

Apesar dos resultados diferentes nos estudos, o uso de corticosteroide previamente ou durante a dose do primeiro antibiótico é recomendado pela maioria das diretrizes. As diretrizes da Sociedade Europeia de Microbiologia de 2021 sugerem que pacientes em que a etiologia da meningite bacteriana for diferente de *S. pneumoniae* ou *H. influenzae* devem ter o uso de dexametasona descontinuado.

Benefícios da dexametasona na meningite bacteriana

	Holanda (*NEJM*, 2002)	África Subsaariana (*NEJM*, 2007)	Vietnam (*NEJM*, 2007)	Metanálise (*Cochrane*, 2015)
Desfecho neurológico favorável (todas as bactérias)	RR 0,59 (0,37 a 0,94)	OR 1,04 (0,6 a 1,79)	OR 0,56 (0,32 a 0,98) – desfecho composto com mortalidade	RR 0,72 (0,51 a 1,01)
Mortalidade (todas as bactérias)	RR 0,48 (0,24 a 0,96)	OR 1,13 (0,67 a 1,90)	RR 0,43 (0,20 a 0,94)	RR 0,74 (0,53 a 1,05)
Mortalidade (pneumococo)	RR 0,41 (0,19 a 0,86)	OR 1,1 (0,68 a 1,77)	RR 0,1 (0,01 a 1,74)	RR 0,84 (0,72 a 0,98)

Referências

- de Gans J, van de Beek D; European Dexamethasone in Adulthood Bacterial Meningitis Study Investigators. Dexamethasone in adults with bacterial meningitis. N Engl J Med. 2002;347(20):1549-1556.

- Scarborough M, Gordon SB, Whitty CJ, et al. Corticosteroids for bacterial meningitis in adults in sub-Saharan Africa. N Engl J Med. 2007;357(24):2441-2450.

- Thwaites GE, Nguyen DB, Nguyen HD, et al. Dexamethasone for the treatment of tuberculous meningitis in adolescents and adults. N Engl J Med. 2004;351(17):1741-1751.

- Brouwer MC, McIntyre P, Prasad K, van de Beek D. Corticosteroids for acute bacterial meningitis. Cochrane Database Syst Rev. 2015;2015(9):CD004405. Published 2015 Sep 12.

Estudo
Admissão de pacientes com acidente isquêmico transitório e AVC minor

Título	*Effect of urgent treatment of transient ischaemic attack and minor stroke on early recurrent stroke (EXPRESS study): a prospective population-based sequential comparison.*

Autores: Rothwell PM, Giles MF, Chandratheva A, Marquardt L, Geraghty O, Redgrave JNE et al. on behalf of the early use of Existing Preventive Strategies for Stroke (EXPRESS) study.

Revista: *The Lancet* (2007).

Desenho do estudo

Ensaio prospectivo, dois períodos, aberto, análise intenção de tratar. O estudo avaliou, em dois períodos diferentes, a tratamento imediato versus tratamento ambulatorial do AVC isquêmico menor e AIT.

Cálculo da amostra

O poder do estudo foi baseado na taxa de recorrência de AIT e AVCi menor da própria clínica do estudo. Com 300 pacientes com AIT ou AVC menor e um risco de recorrência de 15% em 90 dias na fase 1, a amostra teria um poder de 80% para detectar 50% de redução na fase 2 em 90 dias, com nível de confiança em 95%.

Grupos

■ **Fase 1:** entre abril de 2002 a setembro de 2004. Os médicos assistentes dos pacientes contatavam a clínica de AVC na suspeita de AVCi menor ou AIT. Os pacientes eram agendados para uma consulta ambulatorial o mais rápido possível em dias úteis. No mesmo dia da primeira consulta, TC de crânio e ECG eram obtidos. Ultrassom de carótida e ecocardiograma eram agendados na semana seguinte. Iniciar o tratamento era deixado por conta do médico generalista, que recebiam todas as informações dos exames.

■ **Fase 2:** outubro de 2004 a março de 2007. Os agendamentos não eram mais necessários e os pacientes eram encaminhados pelos médicos assistentes generalistas no mesmo dia. O tratamento para o AVC menor ou AIT era começado imediatamente e os exames realizados no mesmo dia.

Métodos

❙ **Desfecho primário:** Recorrência de acidente vascular cerebral isquêmico (AVCi) ou acidente isquêmico transitório (AIT) em 90 dias do primeiro episódio (AVCi menor ou AIT).

- **Desfechos secundários:** Tempo até cirurgia de carótida, pressão arterial após diagnóstico de AVCi menor ou AIT, número de medicações para controle de pressão arterial, uso de estatina e uso de antiplaquetário ou anticoagulante após o evento.

- **Seguimento:** 24 meses.

Financiamento

Nenhuma agência que financia a OXVASC participou do estudo.

População

	Fase 1	Fase 2
Idade > 80 anos (%)	60	58
Sexo masculino (%)	47	46
Hipertensão (%)	58	59
Diabetes (%)	12	12
Infarto prévio (%)	13	12
Previamente em (%) ■ Antiplaquetário ■ Estatina	46 20	44 28

Resultados

	Fase 1	Fase 2	Valor de p
Em antiplaquetário ou anticoagulante	97%	97%	1
Aspirina e clopidogrel	10%	49%	< 0,0001
Estatina	65%	84%	< 0,0001
Em uma ou mais medicações para hipertensão	62%	83%	< 0,0001
Tempo para cirurgia de carótida < 7 dias < 30 dias	N = 17 0% 12%	N = 15 40% 67%	 0,006 0,001
Recorrência de AVC em 90 dias	9,9%	4,2%	< 0,0001
Tempo para primeira avaliação (dias)	3 (2 a 5)	1 (0 a 3)	< 0,0001
Tempo para primeira prescrição (dias)	20 (8 a 53)	1 (0 a 3)	< 0,0001

Conclusão

Nesse estudo, mostrou-se que o tratamento rápido do AIT ou AVC menor pode prevenir AVCs recorrentes. Mais estudos são necessários para avaliar os benefícios a longo prazo.

Perspectivas

O estudo EXPRESS foi um marco no manejo de AITs e AVCs menores. Como mostrado anteriormente, a diferença de tempo da primeira avaliação foi de 3 dias *versus* < 1 dia. Além disso, o tempo para primeira prescrição foi de 20 dias *versus* 1 dia. Os resultados mostraram benefício na prevenção de recorrência de AVC em 90 dias de 2,1 *versus* 10,3%. Outros estudos, com desenhos e propósitos diferentes, como CHANCE, POINT, IST-1 e CAST, mostram que o tratamento precoce, seja com aspirina ou dupla antiagregação plaquetária, tem benefícios significativos na prevenção de recorrência de AVC.

No mesmo ano, e também no *Lancet*, foi publicado o estudo SOS-TIA. Diferentemente do EXPRESS, foi um estudo puramente observacional. Foram analisados 1.085 pacientes com AIT suspeito. Os pacientes com AIT receberam o tratamento precocemente além de endarterectomia quando necessário. A taxa de novo AVC no estudo do SOS-TIA, quando comparado com dados esperados baseado no ABCD2 foi muito menor nos pacientes que tiveram atendimento precoce. Diversas limitações se impõem aos dois estudos. O estudo EXPRESS não foi cegado nem randomizado (apesar de os grupos serem similares), além disso, a época de inclusão dos pacientes foi diferente, o que pode ter levado a tratamentos diferentes. O SOS-TIA foi um estudo observacional sem grupo controle. Assim, apesar dos dois estudos serem positivos e promissores, não temos evidência baseada em ensaios clínicos randomizados.

Outro estudo, também publicado no *Lancet*, mas em 2004, aponta nessa direção. Nele, 5.893 pacientes provenientes de dois *trials* randomizados anteriores (ECST e NASCET) foram incluídos. Concluiu-se que a endarterectomia, quando realizada antes de 2 semanas, têm efeito benéfico para desfecho composto de morte ou recorrência de AVC. Escores foram realizados para avaliar o risco de recorrência de AVC e, dessa forma, sabemos priorizar os pacientes que merecem avaliação mais rápida. O ABCD2 é um escore famoso, muitas vezes utilizado. Deve-se ter cuidado com ele, uma vez que uma recente metanálise publicada em 2015 mostrou que o escore não é confiável, além disso, não considera pacientes com fibrilação atrial, uma considerável causa de AVC. Com base em todos os dados acumulados até o momento, pode-se concluir que a abordagem precoce de pacientes com AVC menor ou AIT deve ser de forma mais rápida possível; muitas diretrizes colocam essa recomendação como Grau 1B.

Assim, verificamos que a conduta de realizar uma abordagem diagnóstica agressiva nos primeiros dias após AIT com a indicação das intervenções necessárias pode ser benéfica em prevenir eventos cerebrovasculares maiores, lembrando que pacientes com AIT apresentam alto risco de desenvolver AVC e esse risco é maior nos primeiros dias após o AIT.

Referências

- Rothwell PM, Giles MF, Chandratheva A, et al. Effect of urgent treatment of transient ischaemic attack and minor stroke on early recurrent stroke (EXPRESS study): a prospective population-based sequential comparison [published correction appears in Lancet. 2008 Feb 2;371(9610):386. Carasco-Alexander, Faye [corrected to Alexander, Faye C]]. Lancet. 2007;370(9596):1432-1442.

- Lavallée PC, Meseguer E, Abboud H, et al. A transient ischaemic attack clinic with round-the-clock access (SOS-TIA): feasibility and effects. Lancet Neurol. 2007;6(11):953-960.

- Rothwell PM, Eliasziw M, Gutnikov SA, Warlow CP, Barnett HJ; Carotid Endarterectomy Trialists Collaboration. Endarterectomy for symptomatic carotid stenosis in relation to clinical subgroups and timing of surgery. Lancet. 2004;363(9413):915-924.

Estudo

O uso de trombolítico no acidente vascular isquêmico – de 3 a 4,5 horas

| Título | *Thrombolysis with alteplase 3 to 4,5 hours after acute ischemic stroke.* |

Revista: *The New England Journal of Medicine – NEJM* (2008).

Autores: Hacke W, Kaste M, Bluhmki E, Brozman M, Dávalos A, Guidetti D et al. for the ECASS Investigators.

Desenho do estudo

Ensaio clínico randomizado, duplo-cego, multicêntrico com análise por intenção de tratar. O estudo avaliou o efeito do uso da trombólise versus placebo nos déficits neurológicos em 90 dias em pacientes com AVC isquêmico.

Critérios de inclusão

■ Pacientes com idade entre 18 e 80 anos, que tiveram o diagnóstico de AVCi com 3 a 4 horas do início dos sintomas, sem melhora nos últimos 30 minutos. Posteriormente, devido à publicação de uma metanálise que sugeriu benefício até 4,5 horas e porque a taxa de recrutamento estava muito lenta, foi optado por estender a janela até 4,5 horas.

Critérios de exclusão

■ Hemorragia intracraniana, tempo de início de sintomas desconhecido, melhora rápida dos sintomas, sintomas muito leves, NIHSS > 25 ou AVC grave pela imagem, convulsões à admissão, trauma nos últimos 3 meses, AVCi prévio e diabetes *mellitus*, heparina nas últimas 48 horas com TTPa acima do valor da normalidade, plaquetas menor do que 100.000, pressão sistólica maior que 185 × 110 mmHg ou necessidade de tratamento muito agressivo para deixar abaixo disso, hipoglicemia < 50 mg/dL, hiperglicemia > 400 mg/dL, sintomas sugestivos de hemorragia subaracnoide (mesmo com TC normal), tratamento com anticoagulantes orais, cirurgia maior ou trauma importante nos últimos 3 meses, outras doenças associadas com aumento do risco de sangramento.

Cálculo da amostra

Foi fundamentado na coorte de pacientes dos estudos passados que receberam trombólise entre 3 e 4,5 horas. Com base nesses dados, foram calculados 400 por grupo para um poder de 90% e um *odds ratio* de 1,4 para o desfecho primário.

Grupos

- ■ Alteplase 0,9 mg/kg sendo 10% em bólus e 90% em 60 minutos com dose máxima de 90 mg.
- ■ Placebo.

Métodos

❚ **Número de pacientes:** 821.

❚ **Desfecho primário:** Déficit neurológico em 90 dias, acessado pelo Rankin Modificado dicotomizado como prognóstico favorável se 0 e 1 e desfavorável se 2 a 6.

❚ **Desfechos secundários:** Como desfecho secundário foi avaliado o desfecho neurológico global (desfecho combinado de escore de 0 a 1 no Rankin Modificado ou 95% ou melhor no Índice de Barthel, escore de 0 a 1 no NIHSS e um escore de 1 na escala de desfecho de Glasgow) em 90 dias. Além disso, cada escala foi avaliada isoladamente em 30 e 90 dias.

❚ **Desfecho de segurança:** Mortalidade em 90 dias, qualquer sangramento intracraniano, edema intracraniano sintomático e outros eventos adversos.

❚ **Seguimento:** 90 dias.

População

	Alteplase	Placebo
Idade (anos)	64,9	65,6
Sexo masculino (%)	63,2	57,3
NIHSS		
■ Média	10,7	11,6
■ Mediana	9	10
Tempo até tratamento		
■ Mediana	3h59min	3h58min
■ 3 a 3,5 h	9,6%	10,4%
■ 3,5 a 4 h	45,7%	47,9%
■ 4 a 4,5 h	41,6%	36,7%
Comorbidades (%)		
■ AVCi prévio	7,7	14,1
■ Hipertensão	62,4	62,8
■ Diabetes	14,8	16,6

Resultados

Desfecho neurológico favorável	Alteplase	Placebo	OR (IC 95%) – Valor de p
Rankin Modificado			
■ Não-ajustado	52,4%	45,2%	1,34 (1,02 a 1,76) $p = 0,04$
■ Ajustado	–	–	1,42 (1,02 a 1,98) $p = 0,04$

	Alteplase	Placebo	OR (IC 95%) – Valor de p
Global outcome	–	–	1,28 (1,00 a 1,65) $p = 0,05$
Barthel Index	63,4%	58,6%	1,23 (0,93 a 1,62) $p = 0,16$
NIHSS outcome	50,2%	43,2%	1,33 (1,01 a 1,75) $p = 0,04$
Glasgow outcome	51%	45,4%	1,25 (0,95 a 1,64) $p = 0,11$

Conclusão

Neste estudo, o uso de altaplase entre 3 e 4,5 horas trouxe benefício em desfechos neurológicos em 90 dias. A alteplase levou a mais hemorragias intracranianas.

Perspectivas

Como discutido anteriormente neste livro, após o NINDS, a trombólise havia sido liberada pelo FDA para a janela de 3 horas. Como todos os estudos com janela de até 5 ou 6 horas haviam sido negativos, a alteplase não podia ser usada para além disso. No entanto, uma metanálise de 2009 da *Cochrane* sugeria que talvez houvesse benefício com aumento da janela em até 6 horas. Quando a sociedade europeia aprovou o uso da alteplase, foram colocados dois requerimentos: que os pacientes fossem seguidos em uma *database* observacional para avaliação de efeitos adversos, a *Safe Implementation of Thrombolysis in Stroke – Monitoring Study* (SITS-MOST) e um estudo para avaliar o benefício da alteplase em janela estendida (o estudo apresentado neste capítulo). Pelos dados do estudo SITS-MOST, a trombólise realizada em 14 países mostrou dados similares de complicações dos mostrados em ensaios clínicos e metanálises, sendo considerada segura para administração.

O ECASS-III mostrou que a alteplase administrada entre 3 horas e 4 horas e 30 minutos levou a melhores desfechos neurológicos avaliados pela Escala de Rankin Modificada em 90 dias, com resultado estatisticamente significativo. Vale ressaltar que o estudo tem suas limitações e seu resultado não foi reproduzido como mostrado na tabela a seguir. Como limitação, pode-se citar que o uso do Rankin Modificado e o NIHSS foram os únicos escores com diferença significativa, enquanto o Barthel e o Glasgow foram não significativos. O ATLANTIS-B foi um estudo que não mostrou benefício para pacientes com janela de até 5 horas, sendo que a maioria dos seus pacientes (70%) estavam entre 4 e 5 horas. O IST-3, até hoje o maior ensaio clínico randomizado sobre o assunto, não mostrou benefício na subanálise de pacientes entre 3 e 4,5 horas, sendo que apenas nesse grupo havia 1.177 pacientes, um número maior que no ECASS-III. Quando analisados os dados individuais em conjunto, como feito na metanálise publicada no *Lancet* em 2014 por Emberson et al. foi visto que há benefício da trombólise em relação a melhores desfechos na janela estendida até 4,5 horas.

Como novidade no tratamento trombolítico, vale citar o estudo EPITHET e WAKE-UP, publicado em 2008 no *Lancet Neurology* e, em 2018, no *NEJM*, respectivamente. O EPITHET foi um estudo pequeno que incluiu 101 pacientes entre 3 e 6 horas de ictus e comparou resultados da ressonância magnética em difusão e FLAIR, não mostrando benefício. Já o WAKE-UP, incluiu pacientes com tempo de ictus desconhecido e comparou resultados de ressonância magnética em difusão e FLAIR. Tal discrepância poderia indicar se os pacientes teriam volume de cérebro salvável a despeito do tempo do ictus ser desconhecido. O estudo revelou que o grupo que recebeu alteplase foi superior ao placebo em relação a desfecho neurológico favorável avaliado pela escala de Rankin Modificada em 90 dias. Os desfechos de segurança mostraram uma tendência a aumento de mortalidade e sangramento intracraniano no grupo da alteplase. Em 2019, foi publicado o estudo EXTEND que também foi positivo e utilizou um critério de ressonância magnética similar ao WAKE-UP e teve de ser encerrado antes devido à publicação do próprio WAKE-UP.

O ECASS-III mostrou que a trombólise pode ter benefício em pacientes com AVCi e se apresentam ao pronto-socorro em janela estendida. Outros estudos ainda avaliam o uso de trombolíticos em janelas de tempo ainda maiores ou em pacientes que acordam com sintomas de AVC.

Comparação dos diversos estudos sobre janela extendida de trombólise

	Análise	Tempo para desfecho	Pacientes	Conclusão
ECASS III	Primária	3 meses	821 3 a 4,5 h	Melhora de desfechos neurológicos
ATLANTIS-B	Primária	Desfecho neurológico em 3 meses	613 3 a 5 h	Parado antes por futilidade e aumento de transformação hemorrágica
IST-3	Secundária/subgrupo	Desfecho neurológico em 6 meses (análise de subgrupo)	1.177 3 a 4,5 h	Sem melhora de desfechos neurológicos
EPITHET	Secundária	Desfecho neurológico em 3 meses	101 3 a 6 h + RM cérebro	Sem melhora de desfechos neurológicos
WAKE-UP	Primária	Desfecho neurológico em 3 meses	495 RM cérebro	Melhora de desfechos neurológicos
EXTEND	Primária	Desfecho neurológico em 3 meses	225 4,5 a 9 h + RM cérebro	Melhora de desfechos neurológicos

Referências

- Wahlgren N, Ahmed N, Dávalos A, et al. Thrombolysis with alteplase for acute ischaemic stroke in the Safe Implementation of Thrombolysis in Stroke-Monitoring Study (SITS-MOST): an observational study [published correction appears in Lancet. 2007 Mar 10;369(9564):826]. Lancet. 2007;369(9558):275-282.
- Clark WM, Wissman S, Albers GW, Jhamandas JH, Madden KP, Hamilton S. Recombinant tissue-type plasminogen activator (Alteplase) for ischemic stroke 3 to 5 hours after symptom onset. The ATLANTIS Study: a randomized controlled trial. Alteplase Thrombolysis for Acute Noninterventional Therapy in Ischemic Stroke. JAMA. 1999;282(21):2019-2026.

- IST-3 collaborative group, Sandercock P, Wardlaw JM, et al. The benefits and harms of intravenous thrombolysis with recombinant tissue plasminogen activator within 6 h of acute ischaemic stroke (the third international stroke trial [IST-3]): a randomised controlled trial [published correction appears in Lancet. 2012 Aug 25;380(9843):730]. Lancet. 2012;379(9834):2352-2363.

- Davis SM, Donnan GA, Parsons MW, et al. Effects of alteplase beyond 3 h after stroke in the Echoplanar Imaging Thrombolytic Evaluation Trial (EPITHET): a placebo-controlled randomised trial. Lancet Neurol. 2008;7(4):299-309.

- Thomalla G, Simonsen CZ, Boutitie F, et al. MRI-Guided Thrombolysis for Stroke with Unknown Time of Onset. N Engl J Med. 2018;379(7):611-622.

- Ma H, Campbell BCV, Parsons MW, et al. Thrombolysis Guided by Perfusion Imaging up to 9 Hours after Onset of Stroke [published correction appears in N Engl J Med. 2021 Apr 1;384(13):1278]. N Engl J Med. 2019;380(19):1795-1803.

Estudo
Dupla antiagregação plaquetária em pacientes com AVC isquêmico menor e AIT

| Título | *Clopidogrel with aspirin in acute minor stroke or transient ischemic attack (CHANCE trial).* |

Revista: *The New England Journal of Medicine – NEJM (2013).*

Autores: Wang Y, Wang Y, Zhao X, Liu L, Wang D, Wang C et al.

Desenho do estudo

Ensaio clínico randomizado, duplo-cego, controlado por placebo e multicêntrico (114 instituições chinesas). Todas as análises foram realizadas de acordo com o princípio de intenção de tratar. O estudo comparou o uso de dupla agregação plaquetária com aspirina e clopidogrel versus aspirina e placebo em pacientes com AVC isquêmico menor e AIT.

Critérios de inclusão
▋ Idade > 40 anos, sintomas iniciados há < 24 horas, pelo menos 1 dos seguintes: 1) AIT de alto risco (escore ABCD2 ≥ 4) ou 2) AVC isquêmico minor (escore NIHS ≤ 3).

Critérios de exclusão
▋ TC/RM crânio com hemorragia, malformações vasculares, tumor, abscesso ou outras doenças, alterações de sensibilidade ou visuais isoladas, tontura ou vertigem sem evidência de infarto cerebral, escore de Rankin > 2 antes do evento, pacientes com indicação de anticoagulação oral, história prévia de AVC hemorrágico, necessidade de dupla antiagregação por tempo prolongado, uso de anticoagulantes nos últimos 10 dias, sangramento intestinal ou cirurgia nos últimos 3 meses, possibilidade de revascularização miocárdica nos próximos 3 meses, possibilidade de cirurgia ou intervenção que requeira suspensão das medicações do estudo, AIT ou AVCi minor relacionado a procedimento cirúrgico, expectativa de vida < 3 meses, mulheres em idade fértil que não usam anticoncepcionais e não possuam teste de gravidez negativo, uso de outras drogas em investigação.

Cálculo de Amostra

Foi calculada uma amostra de 5.100 pacientes capaz de garantir 90% de poder para detectar uma redução de 22% do risco relativo, com um erro alfa de 0,05, assumindo-se uma taxa de 14% do desfecho primário (AVC) no grupo Intervenção.

Grupos

- **Aspirina (N = 2.586):** AAS 75 a 300 mg no D1, seguido de AAS 75 mg + placebo até D90.
- **Clopidogrel + aspirina (N = 2.584):** AAS 75 a 300 mg + clopidogrel 300 mg no D1, seguido de AAS 75 mg + clopidogrel 300 mg até D21 e apenas clopidogrel 75 mg até D90.

Métodos

- **Número de pacientes:** 5.170.
- **Tempo de seguimento:** 90 dias.
- **Desfecho primário:** Novo AVC (isquêmico ou hemorrágico).
- **Desfechos secundários:** Eventos cardiovasculares (AVCi, AVCh, IAM ou morte cardiovascular), mortalidade por todas as causas, taxa de novo AIT.

População do estudo

	Aspirina	Aspirina + clopidogrel
Idade (anos)	62	63
Mulheres (%)	34,7	33
IMC (kg/m²)	25	25
PA sistólica (mmHg)	150	150
Hipertensos (%)	65,1	66,4
Diabéticos (%)	21	21,3
AVC prévio (%)	20	20
Tempo para randomização > 12 horas (%)	50,5	50
Pacientes com AIT	28,2%	27,7%
Pacientes com AVC minor	71,8%	72,3%

Resultados

	AAS	AAS + clopidogrel	*p*
AVC	11,7%	8,2%	< 0,001
Desfechos secundários			
AVCi, AVCh, IAM ou morte cardiovascular	11,9%	8,4%	< 0,001
AVCi	11,4%	7,9%	< 0,001
AVCh	0,3%	0,3%	0,98

Desfechos secundários			
IAM	0,1%	0,1%	0,69
Morte cardiovascular	0,2%	0,2%	0,81
Morte geral	0,4%	0,4%	0,94
AIT	1,8%	1,5%	0,36
Desfechos de segurança			
Sangramento	1,6%	2,3%	0,09

Conclusão

Em pacientes com AIT ou AVC minor e sintomas há menos de 24 horas, o tratamento com AAS + clopidogrel por 21 dias, seguido de apenas clopidogrel por 90 dias, em comparação com AAS isoladamente, mostrou reduzir o risco de um novo AVC sem aumentar o risco de sangramento.

Perspectivas

Já há muito tempo se conhece o benefício dos antiagregantes plaquetários na prevenção de novos eventos isquêmicos cerebrais, sendo os estudos CAPRIE (1996) e IST (1997) os primeiros a explorarem essa questão. No entanto, uma dúvida pertinente é se a combinação de dois antiagregantes plaquetários, chamada dupla antiagregação, reduziria ainda mais a incidência de novos eventos isquêmicos, assim como ocorre, por exemplo, no infarto agudo do miocárdio. Foi nesse contexto que o estudo CHANCE foi desenvolvido.

Logo no desenho do estudo percebemos uma preocupação dos autores em selecionar muito bem a população a ser estudada. Foram escolhidos indivíduos de alto risco para eventos ateroscleróticos (escore ABCD2 > 4) e que não possuíam muitas sequelas neurológicas, uma vez que, em pacientes de maior gravidade, o benefício em prevenir novos eventos se torna mais fútil. Assim como foram excluídos pacientes com alto risco de fenômeno cardioembólico (p. ex., fibrilação atrial), pois o mecanismo fisiopatológico desse tipo de AVC é completamente diferente do aterotrombótico. Da mesma forma, o tempo de início do tratamento também é importante, pois sabemos que o risco de novo evento isquêmico é muito maior nas primeiras horas após o AIT, motivo pelo qual os pacientes foram randomizados em média apenas 13 horas após o diagnóstico do quadro.

A incidência do desfecho primário (AVC) nos grupos foi um pouco abaixo do esperado (14%), no entanto, com diferença clara entre eles, mostrando redução de 3,5% do risco absoluto, o que equivale a um NNT (número necessário para tratar) de 29. Ou seja, a cada 29 pacientes tratados com dupla antiagregação, conseguimos prevenir um novo AVC em 1 deles. Esse resultado fica ainda mais evidente quando, na análise dos desfechos secundários, essa diferença estatística se mantém apenas no grupo com AVC isquêmico e não no hemorrágico.

E apesar de também mostrar uma maior incidência não-significativa de sangramentos no grupo da dupla antiagregação (2,3% *versus* 1,6%), estes foram, em sua maioria, sangramentos leves, confirmando a segurança da estratégia terapêutica.

Entre os problemas do estudo, vale a pena ressaltarmos o fato de ter sido incluída apenas a população chinesa. Sabemos que a incidência de doença aterosclerótica não só é maior nessa população, como também os fatores de risco não foram muito bem controlados: repare que na Tabela 1 , por exemplo, a média da pressão sistólica dos pacientes é muito alta (150 mmHg). Será que, se os demais fatores de risco para AVC fossem melhor controlados, a dupla antiagregação ainda se mostraria benéfica? Além disso, sabe-se que a frequência de polimorfismos que configuram resistência à ação do clopidogrel é maior na população chinesa, e o estudo não nos fornece esse dado. Caso houvesse maior quantidade de pessoas com resistência ao clopidogrel no grupo dupla Antiagregação em relação ao grupo Placebo, o resultado poderia ser diferente.

O estudo CHANCE representa uma mudança de paradigma no tratamento dos pacientes com AIT ou AVC minor, comprovando que a dupla antiagregação plaquetária com AAS + clopidogrel nessa população específica é capaz de prevenir um novo AVC isquêmico. Devemos tomar cuidado para não generalizar os resultados do trabalho para outros antiagregantes (p. ex., ticagrelor, prasugrel). Da mesma forma, não podemos concluir que os benefícios se estendam para indivíduos com alto risco de sangramento, uma vez que esta também não foi a população estudada. Sendo assim, foram desenvolvidos outros dois grandes estudos com o objetivo de reproduzir os achados do CHANCE, resumidos a seguir.

Comparação dos estudos com dupla agregação plaquetária no AVC

	CHANCE	POINT	THALES
Ano	2013	2018	2020
População	Pacientes chineses com AIT ou AVC minor	Pacientes com AIT ou AVC minor (estudo internacional)	Pacientes com AIT ou AVC minor (estudo internacional)
Grupos	AAS (N = 2.586) *versus* AAS + clopidogrel 300 mg (N = 2.584)	AAS (N = 2.449) *versus* AAS + clopidogrel 600 mg (N = 2.432)	AAS (N = 5.493) *versus* AAS + ticagrelor 90 mg (N = 5.523)
Resultado	Redução do risco de AVC em 90 dias, sem aumentar risco de sangramento	Redução do risco de eventos isquêmicos (AVC, IAM ou morte cardiovascular) em 90 dias. Aumento do risco de sangramento.	Redução do risco de morte ou AVC em 30 dias. Aumento do risco de sangramento grave.

Referência

- Wang Y, Pan Y, Zhao X, et al. Clopidogrel With Aspirin in Acute Minor Stroke or Transient Ischemic Attack (CHANCE) Trial: One-Year Outcomes. Circulation. 2015;132(1):40-46.
- Johnston SC, Easton JD, Farrant M, et al. Clopidogrel and Aspirin in Acute Ischemic Stroke and High-Risk TIA. N Engl J Med. 2018;379(3):215-225.
- Johnston SC, Amarenco P, Denison H, et al. Ticagrelor and Aspirin or Aspirin Alone in Acute Ischemic Stroke or TIA. N Engl J Med. 2020;383(3):207-217.

Estudo

Tratamento intra-arterial do acidente vascular isquêmico agudo

| Título | *A randomized trial of intraarterial treatment for acute ischemic stroke (MR CLEAN trial).* |

Revista: The New England Journal of Medicine – NEJM (2015).

Autores: Berkhemer OA, Fransen PSS, Beumer D, van den Berg LA, Lingsma HF, Yoo AJ et al.

Desenho do estudo

Ensaio clínico multicêntrico (16 centros holandeses), randomizado e aberto. Todas as análises foram realizadas de acordo com o princípio de intenção de tratar. O estudo comparou o uso de terapia endovascular versus tratamento atual em pacientes com AVC isquêmico.

Critérios de inclusão

▍ Idade > 18 anos, pacientes com AVC isquêmico devido à oclusão dos ramos M1/M2 da a. cerebral média ou dos ramos A1/A2 da a. cerebral anterior, identificadas por angiotomografia de crânio, ressonância magnética, angiografia de subtração digital ou doppler transcraniano, escala NIHS ≥ 2, possibilidade de tratamento em < 6 horas do início dos sintomas.

Critérios de exclusão

▍ História de AVC hemorrágico, presença de hemorragia intracraniana no exame de imagem, trauma cranioencefálico grave há menos de 1 mês, PA > 185 × 110 mmHg, glicemia < 50 mg/dL ou > 400 mg/dL, plaquetas < 90mil, TTPA > 50s ou INR > 1,7, dose de alteplase EV > 0,9 mg/kg ou 90 mg, administração de alteplase EV na presença de contraindicações a trombolíticos, AVC em território da artéria culpada nas últimas 6 semanas.

Cálculo de Amostra

Foi calculada uma amostra de 500 pacientes, a fim de garantir um poder de 82% para detectar um aumento de 10% no número de pacientes do grupo Intervenção com uma Escala de Rankin Modificada entre 0 e 3, assumindo-se uma taxa de crossover de 10% entre os grupos.

Grupos

▬ **Grupo controle:** tratamento usual com trombólise (N = 267).

▬ **Grupo intervenção:** tratamento usual + tratamento intrarterial percutâneo (N = 233). As principais intervenções foram: alteplase intrarterial (0,4%); tromboaspiração, retração ou angioplastia (83,7%); sem intervenção (15,9%).

Métodos

▎ **Número de pacientes:** 500.

▎ **Tempo de seguimento:** 90 dias.

▎ **Desfecho primário :**Escala de Rankin Modificada em 90 dias.

▎ **Desfechos secundários:** Escala NIHS em 24 horas, escala NIHS após 7 dias ou na alta hospitalar (se mais antes de 7 dias), atividades de vida diária medida pelo Índice de Barthel em 90 dias, qualidade de vida medida pelo escore EuroQol em 90 dias, recanalização arterial observada na TC/RM em 24 horas, volume médio da área infartada observada em TC sem contraste após 7 dias.

População do estudo

	Intervenção	Controle
Idade (anos)	65,8	65,7
Homens (%)	57,9	58,8
Escore NIHS	17	18
Escore de Rankin – N = 0 (%)	81,5	80,1
PA sistólica (mmHg)	146	145
Fibrilação atrial (%)	66	69
Diabéticos (%)	14,6	12,7
AVC prévio (%)	12,4	9,4
Tratamento com alteplase (%)	87,1	90,6
Tempo para início do trombolítico (min)	85	87
Oclusão do segmento M1 (%)	66,1	62
Tempo médio para punção arterial (min)	260	–

Resultados

	Intervenção	Controle	
Escala de Rankin Modificada em 90 dias (mediana)	3	4	OR ajustado: 1,67 (95% CI 1,21 a 2,30)
Desfechos secundários			
Escala NIHS em 24 h (mediana)	13	16	Beta ajustado: 2,3 (95% CI 1,0 a 3,5)
Escala NIHS após 7 dias ou na alta hospitalar (mediana)	8	14	Beta ajustado: 2,9 (95% CI 1,5 a 4,3)
Índice de Barthel de 19 a 20 em 90 dias (%)	46	29,8	OR ajustado: 2,1 (95% CI 1,4 a 3,2)

Desfechos secundários			
Escore EuroQol em 90 dias (mediana)	0,69	0,66	Beta ajustado: 0,06 (95% CI -0,01 a 0,13)
Recanalização arterial observada em 24 h (%)	75,4	32,9	OR ajustado: 6,88 (95% CI 4,34 a 10,94)
Volume médio da área infartada após 7 dias (mL)	49	79	Beta ajustado: 19 (95% CI 3 to 34)
Desfechos de segurança			
Morte em 30 dias (%)	18,9	18,4	Diferença não significativa
Hemorragia intracraniana (%)	7,7	6,4	Diferença não significativa
Novo AVC isquêmico em um território diferente (%)	5,6	0,4	p < 0,001

Conclusão

A trombectomia mecânica no AVC isquêmico com oclusão proximal da circulação anterior foi efetiva e segura quando realizada em até 6 horas do início dos sintomas.

Perspectivas

Quem já se deparou com um AVC sabe o quanto pode ser frustrante, uma vez que essa sequela causa grande impacto na qualidade de vida do paciente. Ao longo das décadas, isso motivou inúmeros ensaios clínicos que deram origem aos atuais protocolos de trombólise e abriram caminho para o surgimento de novas tecnologias. O que não podemos, no entanto, é tirar conclusões precipitadas sobre os novos tratamentos disponíveis. O estudo MR CLEAN é um exemplo de como uma leitura desatenta pode levar a uma interpretação errada do benefício da trombectomia mecânica nesse contexto.

O tratamento intrarterial percutâneo (trombectomia mecânica) no AVC isquêmico não é uma novidade. Vários estudos já haviam mostrado a ausência de benefício com o procedimento, como o IMS III, o MR RESCUE e o SYNTHESIS. Apesar disso, também sabemos que a reperfusão após trombólise endovenosa com alteplase ocorre em somente 20% dos AVCs isquêmicos com oclusão da circulação anterior. As hipóteses dos autores do MR CLEAN sobre o porquê de os estudos prévios com trombectomia mecânica darem resultados negativos são: 1) não tinham selecionado apenas pacientes com oclusão proximal de circulação anterior (por limitação dos exames de imagem da época) e 2) os *stents* utilizados na época tinham uma maior taxa de insucesso.

Para comprovar essas hipóteses, os autores do estudo selecionaram pacientes com critérios de inclusão bastante rigorosos, como a oclusão proximal comprovada da artéria cerebral anterior e média, a fim de eliminar o viés de seleção apontado nos estudos prévios. Ainda assim, percebemos que o número de pacientes randomizados nos dois grupos não ficou muito parecido (267 *versus* 233). Além disso, também podemos observar na Tabela 1 que se trata de uma população em sua maioria previamente independente (Escala de Rankin de 0) e com déficit agudo importante (NIHSS médio de 18), o que, com certeza, impacta o desfecho primário estudado (grau de melhora clínica do paciente). Outra particularidade do estudo é que ele não diferenciou a etiologia do AVC entre aterosclerótico ou cardioembólico. Por último, mas não menos importante, vale ressaltar que a estratégia de recanalização arterial ficou a critério exclusivamente do hemodinamicista, sem um protocolo previamente estabelecido, tendo a maior parte optado pela utilização de *stents* arteriais (82%).

Como resultado principal, o estudo mostrou queda de 1 ponto na Escala de Rankin Modificada (3 *versus* 4) com a trombectomia mecânica (NNT = 7,4), que em um primeiro momento pode parecer uma diferença pequena, sem relevância clínica, mas que, na prática, demonstra uma redução do número de pacientes com incapacidade grave, ou seja, totalmente dependentes para realizar suas atividades. Além disso, também houve concordância de benefício em alguns outros desfechos secundários estudados, como observado na tabela de resultados. Em relação aos desfechos de segurança, primeiramente chama a atenção a alta taxa de mortalidade nos 2 grupos (cerca de 20%), refletindo a gravidade da doença, sem que houvesse aumento na taxa de sangramento intracraniano. No entanto, observamos aumento significativo da taxa de AVC isquêmico no grupo intervenção, o que é no mínimo preocupante, apesar de não ter impacto na funcionalidade ao fim do estudo. Os autores tentaram justificar esse aumento referindo que muitos pacientes do grupo trombectomia também foram submetidos à colocação de *stents* na artéria carótida simultaneamente, e isso seria responsável por tal achado. Dessa forma, voltamos novamente à discussão de como seria importante diferenciar a etiologia do AVC e de estabelecer protocolos de intervenção percutânea mais rígidos.

Independentemente de todas as críticas, o estudo MR CLEAN foi o primeiro a ir além da trombólise endovenosa e mostrar que ainda temos muito a fazer pelos pacientes com AVC agudo. Logo após sua publicação, muitos outros estudos com trombectomia foram interrompidos, uma vez que seria antiético continuá-los. Atualmente outros estudos vêm sendo realizados com o objetivo de ampliar a janela terapêutica da trombectomia mecânica. Recentemente essa janela foi estendida graças aos estudos DEFUSE-3 (até 16 horas) e DAWN (até 24 horas), como demonstrado na tabela a seguir..

Descrição dos estudos que avaliaram o tratamento endovascular do AVC

Estudo e ano	População	Janela	Desfecho
IMS-III (2013)	656	3 h	Sem benefício
MR Rescue (2013)	118	8 h	Sem benefício
SYNTHESIS (2013)	362	4,5 h	Sem benefício, tendência de melhora no grupo da trombectomia
MR CLEAN (2015)	500	6 h	Benefício, maior independência
ESCAPE (2015)	316	12 h	Benefício, maior independência
EXTEND IA (2015)	70	4,5 h	Benefício, maior independência
SWIFT PRIME (2015)	196	6 h	Benefício, maior independência
REVASCAT (2015)	206	8 h	Benefício, maior independência
THRACE (2016)	414	5 h	Benefício, maior independência
DEFUSE 3 (2018)	182	16 h	Benefício, maior independência
DAWN (2018)	206	24 horas	Benefício, maior independência
RESILIENT (2020)	300	8 h	Benefício, maior independência, mas aumento de hemorragia intracraniana

Referências

- Broderick JP, Palesch YY, Demchuk AM, et al. Endovascular therapy after intravenous t-PA versus t-PA alone for stroke [published correction appears in N Engl J Med. 2013 Mar 28;368(13):1265]. N Engl J Med. 2013;368(10):893-903.

- Kidwell CS, Jahan R, Gornbein J, et al. A trial of imaging selection and endovascular treatment for ischemic stroke. N Engl J Med. 2013;368(10):914-923.

- Ciccone A, Valvassori L, Nichelatti M, et al. Endovascular treatment for acute ischemic stroke. N Engl J Med. 2013;368(10):904-913.

- Berkhemer OA, Fransen PS, Beumer D, et al. A randomized trial of intraarterial treatment for acute ischemic stroke [published correction appears in N Engl J Med. 2015 Jan 22;372(4):394]. N Engl J Med. 2015;372(1):11-20.

- Goyal M, Demchuk AM, Menon BK, et al. Randomized assessment of rapid endovascular treatment of ischemic stroke. N Engl J Med. 2015;372(11):1019-1030.

- Campbell BC, Mitchell PJ, Kleinig TJ, et al. Endovascular therapy for ischemic stroke with perfusion-imaging selection. N Engl J Med. 2015;372(11):1009-1018.

- Saver JL, Goyal M, Bonafe A, et al. Stent-retriever thrombectomy after intravenous t-PA vs. t-PA alone in stroke. N Engl J Med. 2015;372(24):2285-2295.

- Jovin TG, Chamorro A, Cobo E, et al. Thrombectomy within 8 hours after symptom onset in ischemic stroke. N Engl J Med. 2015;372(24):2296-2306.

- Bracard S, Ducrocq X, Mas JL, et al. Mechanical thrombectomy after intravenous alteplase versus alteplase alone after stroke (THRACE): a randomised controlled trial [published correction appears in Lancet Neurol. 2016 Nov;15(12):1203]. Lancet Neurol. 2016;15(11):1138-1147.

- Albers GW, Marks MP, Kemp S, et al. Thrombectomy for Stroke at 6 to 16 Hours with Selection by Perfusion Imaging. N Engl J Med. 2018;378(8):708-718.

- Nogueira RG, Jadhav AP, Haussen DC, et al. Thrombectomy 6 to 24 Hours after Stroke with a Mismatch between Deficit and Infarct. N Engl J Med. 2018;378(1):11-21.
- Martins SO, Mont'Alverne F, Rebello LC, et al. Thrombectomy for Stroke in the Public Health Care System of Brazil. N Engl J Med. 2020;382(24):2316-2326.

Estudo

Redução intensiva da pressão arterial em pacientes com hemorragia cerebral aguda

| Título | Intensive blood-pressure lowering in patients with acute cerebral hemorrhage (ATACH-2 trial) |

Revista: *The New England Journal of Medicine – NEJM* (2016).

Autores: Qureshi AI, Palesch YY, Barsan WG, Hanley DF, Hsu CY, Martin RL et al.

Desenho do estudo

Estudo randomizado, controlado, multicêntrico, não-cego, com análise. Por intenção de tratar. O estudo avaliou o efeito do controle da pressão arterial intensivo versus controle convencional na mortalidade e incapacidade em pacientes com AVC hemorrágico.

Critérios de inclusão

▌ Todos os seguintes: > 18 anos e < 90 anos, com escala de coma de Glasgow (ECG) ≥ 5 na admissão, < 4,5 horas do início de sintomas, ≥ 1 medida de PAS > 180 mmHg, TC crânio com hematoma de < 60 cm^3.

Critérios de exclusão

▌ Qualquer um dos seguintes: AVCh infratentorial (p. ex., ponte e cerebelo), PAS > 240 mmHg em duas medidas (com intervalo de 5 minutos), PAS reduzida para < 140 mmHg, Presença de aneurisma, malformação arteriovenosa ou neoplasia intracraniana, sangramento relacionado à trauma, sangramento intraventricular, preenchendo completamente um dos ventrículos laterais ou metade de ambos ventrículos, necessidade de neurocirurgia imediata, gestantes, lactantes ou puerpério nos últimos 30 dias, coagulopatia, uso de varfarina (últimos 5 dias), plaquetopenia < 50.000, Escala de Rankin Modificada de base ≥ 4.

Cálculo de amostra

Com base em estudos prévios, foi calculado que seria necessária uma amostra de 1.042 pacientes, para demonstrar uma redução de 10% no desfecho de morte ou incapacidade moderada-grave (Rankin Modificado entre 4 a 6), no grupo com controle pressórico intensivo, assumindo incidência de 60% desse desfecho no grupo controle pressórico convencional, considerando um poder de 90% e erro alfa bicaudado de 0,05. A amostra foi inflacionada para 1.280 pacientes para antecipar perdas de seguimento ou violações no protocolo. Foram planejadas duas análises interinas. Ocorreu também uma análise interina não planejada, solicitada pelo comitê de segurança do estudo, em função de diferenças em eventos adversos entre os grupos. A randomização foi interrompida após a 2ª análise interina planejada em função de futilidade.

Grupos

- Grupo controle intensivo de PAS (alvo: < 140; entre 110 e 139 mmHg)
- Grupo controle convencional (alvo: < 180; entre 140 e 179 mmHg). O controle pressórico era mantido por 24 horas.

Métodos

- **Número de pacientes:** 1.000 (recrutamento interrompido precocemente).

- **Desfecho primário:** Proporção de pacientes com Escala de Rankin Modificado (mRankin) de 4 a 6, significando incapacidade moderada-grave ou morte.

- **Desfechos secundários:** Qualidade de vida pelo questionário *European Quality of Life–5 Dimensions* (EQ-5D) em 3 meses, expansão do hematoma (definido como aumento em 33% na TC de crânio de controle em 24 horas), deterioração neurológica (definida como queda na Escala de Coma de Glasgow em ≥ 2 pontos ou aumento de ≥ 4 pontos na *NIH Stroke Scale*, em relação aos valores de base), eventos adversos graves em 3 meses atribuídos ao tratamento, eventos adversos renais em 7 dias (não foi fornecida definição no texto ou suplemento), morte em 3 meses.

- **Seguimento:** 3 meses.

População

	Tratamento intensivo	Tratamento convencional
Idade (anos)	62	61,9
Sexo masculino (%)	60,8	63,2
Etnia (autodeclarada) (%)		
Asiáticos	55,4	57
Negros	14,6	11,6
Brancos	28,4	29
PAS na admissão	200 mmHg	201,1 mmHg
Volume do hematoma		
Média	10,3 mL	10,2 mL
> 30 mL	9,1%	10,4%
Localização do hematoma (%)		
Tálamo	38,9	36,6
Gânglios da base	51,4	51
Lobos cerebrais	9,7	12,2
NIH Stroke Scale (média)	11	11
Escala de coma de Glasgow (%)		
3 a 11	14,6	14,8
12 a 14	30,4	28,4
15	55	56,8

Resultados

	Controle Intensivo	Controle convencional	Risco relativo (IC 95%)	Valor de p
Desfecho primário:				
■ mRankin 4 a 6	38,7%	37,7%	1,02 (0,83 a 1,25)	0,84
Desfechos secundários:				
■ Expansão do hematoma	18,9%	24,4%	0,78 (0,59 a 1,04)	0,09
■ Morte	6,6%	6,8%	0,97 (0,60 a 1,57)	0,90
■ Deterioração neurológica	11%	8%	1,38 (0,92 a 2,07)	0,13
■ Escore EQ-5D (média)	0,7	0,7		
■ Eventos adversos graves em 3 meses	25,6%	20%	1,28 (0,99 a 1,66)	0,06
■ Eventos adversos renais em 7 dias	9%	4%		0,002

A análise da escala ordinal do mRankin em 3 meses também não demonstrou diferenças. Os resultados foram os mesmos nas análises ajustadas para idade, Glasgow de admissão, e presença ou ausência de hemorragia intraventricular. Os resultados também foram consistentemente os mesmos (ausência de diferença) em todas as análises de subgrupos.

Conclusões

Em pacientes com hemorragia intracerebral (ICH ou AVCh), a meta de pressão arterial sistólica (PAS) entre 110 e 139 mmHg não foi capaz de melhorar o desfecho neurológico dos pacientes, em relação à meta de PAS entre 140 e 179 mmHg.

Perspectivas

A elevação da pressão arterial é muito comum após um episódio de acidente vascular cerebral hemorrágico (AVCh). O principal objetivo do controle pressórico após o AVCh é impedir a expansão do hematoma, a fim de evitar hipertensão intracraniana e edema perilesional. Esse evento é mais pronunciado nas primeiras 24 horas do sangramento inicial. No entanto, ainda não sabemos se esse é um mecanismo potencialmente protetor (preservação da pressão de perfusão cerebral) ou deletério (expansão do hematoma e do edema perilesional). Os estudos INTERACT2 (*NEJM*, 2013) e ATACH-2 (*NEJM*, 2016) tentaram responder essa dúvida.

O primeiro deles, INTERACT2, envolveu 144 hospitais, em 21 países diferentes, randomizando 2.839 pacientes para um alvo de PAS < 140 mmHg *versus* < 180 mmHg. A duração do controle pressórico era de 7 dias. Não houve diferença no desfecho primário de proporção de pacientes com mRankin 3 – 6, representando morte ou incapacidade moderada-grave (grupo tratamento intensivo 52% × grupo tratamento convencional 55,6% [OR 0,87; IC 95% 0,75 a 1,01; *p*-valor 0,06]). Também não houve diferença em: deterioração neurológica nas primeiras 24 horas, mortalidade, ou expansão do hematoma. Logo, foi um estudo negativo.

No entanto, durante a condução do estudo, os autores resolveram incluir uma nova análise nos desfechos secundários, que não estava programada no desenho proposto, chamada "análise ordinal" do mRankin. Nessa análise, houve uma sugestão de benefício com a terapia intensiva (OR 0,87; IC 95% 0,77 a 1,00; *p*-valor 0,04). Apesar de ovacionada como a demonstração do benefício do controle pressórico intensivo, essa análise deve ser olhada com muita cautela, pois é um desfecho secundário, não era proposta no planejamento inicial, o intervalo de confiança cruza o valor da unidade e análises ordinais tendem a facilitar o encontro de diferenças com significâncias estatísticas.

O ATACH-2 envolveu 1.000 pacientes, de 110 centros nos Estados Unidos, no Japão, na China, em Taiwan, na Coreia do Sul e na Alemanha. Os alvos de PAS no grupo intensivo de convencional foram semelhantes, porém com a intervenção mantida por apenas 24 horas. A PAS média na admissão foi de 200 mmHg. Conforme discutido anteriormente, ele também não demonstrou diferença no desfecho primário de mRankin 4 a 6 (grupo tratamento intensivo 38,7% × grupo tratamento convencional 37,7% [RR 1,02; IC 95% 0,83 a 1,25; p-valor 0,84]). Também não houve diferença nos desfechos secundários de expansão do hematoma, deterioração neurológica, morte, escore EQ-5D, ou eventos adversos graves, não especificado no estudo. No entanto, foi observada uma maior incidência de eventos adversos renais em 7 dias: 9% × 4% (p-valor 0,002) no grupo tratamento intensivo. Outra grande falha do estudo foi não fornecer o *flow-chart*, ou qualquer justificativa para que dos 8.532 pacientes avaliados para inclusão, apenas 1.000 tenham sido randomizados. O estudo também perdeu poder pela interrupção precoce do recrutamento (por futilidade) e pela mortalidade de 37,7%, inferior à estimativa de 60% utilizada para cálculo da amostra. Note também que seus resultados não podem ser extrapolados para pacientes com ICH extensos ou com HIC, uma vez que essa população foi excluída do estudo.

Assim, podemos afirmar que o INTERACT2 e o ATACH-2 trazem as mesmas informações para o atendimento de pacientes com AVCh: não há benefício em perseguir um controle intensivo de pressão arterial. O alvo de PAS < 180 mmHg provavelmente é tão eficaz quanto o alvo intensivo, talvez com menor risco de lesão renal aguda. Mais recentemente, uma análise *post-hoc* do ATACH-2 publicada em dezembro de 2020 no *JAMA*, observou que mesmo entre pacientes com PAS > 220 mmHg na admissão, não houve diferença entre tratamento intensivo ou convencional, na taxa de expansão do hematoma, morte ou incapacidade dos pacientes.

Ainda assim, alguns profissionais defendem a busca pelo alvo de PAS < 140 mmHg nessa população. A justificativa é de que, apesar de buscar um alvo de PAS < 140 mmHg, a média de PAS nos pacientes no grupo Tratamento Intensivo foi, na verdade, de 120 mmHg. No grupo Tratamento Convencional, apesar do alvo de PAS < 180 mmHg, a média de PAS foi de 140 mmHg. Assim, poderia ser almejado o alvo de PAS < 140 mmHg, a fim de reduzir a incidência de lesão renal. Entretanto, deve-se considerar que esses estudos foram conduzidos para avaliar dois alvos diferentes de PAS, e ainda assim houve essa diferença entre a média de PAS esperada e a obtida. Dessa forma, provavelmente em nossa prática, se procurarmos obter um alvo de PAS < 140 mmHg, fatalmente obteremos uma média abaixo disso. Assim, a melhor evidência atualmente nos direciona para buscar um alvo de PAS < 180 mmHg nas primeiras 24 horas, ou até 7 dias, nessa população.

Referências

- Qureshi AI, Palesch YY, Barsan WG, et al. Intensive Blood-Pressure Lowering in Patients with Acute Cerebral Hemorrhage. N Engl J Med. 2016;375(11):1033-1043.

- Anderson CS, Heeley E, Huang Y, et al. Rapid blood-pressure lowering in patients with acute intracerebral hemorrhage. N Engl J Med. 2013;368(25):2355-2365.

- Qureshi AI, Huang W, Lobanova I, et al. Outcomes of Intensive Systolic Blood Pressure Reduction in Patients With Intracerebral Hemorrhage and Excessively High Initial Systolic Blood Pressure: Post Hoc Analysis of a Randomized Clinical Trial. JAMA Neurol. 2020;77(11):1355-1365.

Estudo

Antipsicóticos no tratamento de pacientes com *delirium*

Título	*Haloperidol and ziprasidone for treatment of delirium in critical illness (MIND-USA)*

Revista: *The New England Journal of Medicine – NEJM* (2018).

Autores: Girard TD, Exline MC, Carson SS, Hough CL, Rock P, Gong MN et al., for the MIND-USA Investigators.

Desenho do estudo

Ensaio clínico randomizado, multicêntrico, fase 3, placebo-controlado, intenção de tratar e duplo-cego. O estudo avaliou o efeito do uso de antipsicóticos versus placebo em pacientes críticos com *delirium*.

Critérios de inclusão

▐ Pacientes ≥ 18 anos, em leito de ITU em uso de ventilação invasiva, não-invasiva, vasopressores ou balão intraaórtico. Os pacientes eram triados antes de apresentarem *delirium*, e caso apresentassem (pelo CAM-ICU), eram incluídos no estudo e randomizados.

Critérios de exclusão

▐ Transtorno cognitivo severo (determinado pelo score de IQCODE ≥ 4,5), gestação, amamentação, história prévia de Torsades de Pointes, prolongamento de QT (> 550 ms), história de síndrome neuroléptica maligna, moribundo, melhora rápida das disfunções orgânicas, cegueira, surdez, pacientes que não falam inglês, presidiários ou incluídos em outros estudos.

Cálculo da amostra

Com um poder de 80% para detectar uma diferença em 2 dias vivo sem *delirium* ou coma com alfa bicaudado de 2,5% (após ajuste de Bonferroni), chegou-se ao número de 561 pacientes. Foi estimado que os pacientes no grupo Placebo teriam 6,8 ± 5,2 dias livres de *delirium* ou coma. Inicialmente, foi aventado um poder de 98%, para o qual seriam necessários 876 pacientes. No entanto, devido a um recrutamento mais lento do que o previsto, foi aceito um poder de 80%.

Grupos

▬ **Haloperidol:** 2,5 mg de haloperidol (se > 75 anos, 1,25 mg de haloperidol), titulados para um máximo de 10 mg por dose e/ou 20 mg/dia.

- **Ziprasidona:** 5 mg de ziprasidona (se > 75 anos, 2,5 mg de ziprasidona), titulados para um máximo de 20 mg por dose e/ou 40 mg/dia.

- **Placebo:** 0,5 mL de placebo (soro fisiológico 0,9%).

Métodos

▌ **Desfecho primário:** Dias vivo sem *delirium* ou coma nos 14 dias da intervenção.

▌ **Desfechos secundários:** Duração do *delirium*, dias livres de ventilação mecânica, tempo para alta da UTI, tempo para readmissão à UTI, tempo para alta hospitalar, sobrevida em 30 dias e 90 dias.

▌ **Desfechos de segurança:** Frequência de Torsades de Pointes, síndrome neuroléptica maligna, severidade de sintomas extrapiramidais.

▌ **Número de pacientes:** 566.

▌ **Seguimento:** 90 dias.

Financiamento

National Institute of Health (NIH) e Department of Veterans Affairs Geriatric Research Education and Clinical Center.

População

	Placebo (N = 184)	Haloperidol (N = 192)	Ziprasidona (N = 190)
Idade (anos)	59 (52 a 67)	61 (51 a 69)	61 (50 a 69)
Sexo feminino (%)	42	44	43
IQCODE score	3,1 (3,0 a 3,3)	3,0 (3,0 a 3,2)	3,1 (3,0 a 3,3)
Tipo de *delirium* (%) ▪ Hiperativo ▪ Hipoativo	 12 88	 10 90	 8 91
Gravidade na admissão ▪ APACHE II ▪ SOFA	 30 (24 a 34) 11 (8 a 14)	 28,5 (23 a 34) 11 (8 a 13)	 28 (23 a 34) 10 (8 a 13)
Ventilação invasiva (%) Ventilação não-invasiva (%)	92 3	93 4	95 3
Dias de UTI antes da randomização	2,2 (1,4 a 3,4)	2,4 (1,5 a 3,4)	2,5 (1,5 a 3,4)

Resultados

	Placebo (N = 184)	Haloperidol (N = 192)	Ziprasidona (N = 190)
Dias vivo sem *delirium* ou coma	7 (0 a 11)	8 (0 a 11)	8 (2 a 11)
Odds Ratio (IC 95%)	Referência	0,88 (0,64 a 1,21)	1,04 (0,73 a 1,48)
Dias com *delirium*	4 (2 a 8)	4 (2 a 7)	4 (2 a 6)
Odds Ratio (IC 95%)	Referência	1,12 (0,86 a 1,46)	1,02 (0,69 a 1,51)
Dias com *delirium* hiperativo	0 (0 a 1)	0 (0 a 1)	0 (0 a 1)
Odds Ratio (IC 95%)	Referência	1,18 (0,86 a 1,46)	1,09 (0,7 a 1,7)
	Placebo (N = 184)	Haloperidol (N = 192)	Ziprasidona (N = 190)
Dias com *delirium* hipoativo	3 (2 a 8)	4 (2 a 6)	3 (2 a 6)
Odds Ratio (IC 95%)	Referência	1,1 (0,81 a 1,48)	1 (0,68 a 1,47)
Dias com coma	1 (0 a 2)	1 (0 a 2)	1 (0 a 3)
Odds Ratio (IC 95%)	Referência	1,01 (0,74 a 1,39)	1,1 (0,77 a 1,61)
Morte em 30 dias	27%	26%	28%
Odds Ratio (IC 95%)	Referência	1,03 (0,73 a 1,46)	1,07 (0,77 a 1,47)
Morte em 90 dias	34%	38%	34%
Odds Ratio (IC 95%)	Referência	1,17 (0,99 a 1,4)	1,02 (0,79 a 1,3)

Todos os desfechos secundários e de segurança não mostrados nesta tabela também não tiveram diferenças, exceto prolongamento de QT, que foi mais frequente na ziprasidona. Os valores com intervalo de confiança representam o *odds ratio* ajustado, comparados com o placebo.

Conclusão

Neste estudo, não foi encontrado benefício do uso de haloperidol e ziprasidona na duração do *delirium* em pacientes críticos.

Perspectivas

O uso de antipsicóticos no manejo do *delirium* é comum entre médicos na UTI, enfermaria e emergência. O *delirium* hiperativo pode colocar em risco a própria saúde do paciente, assim como da equipe de saúde. Já o *delirium* hipoativo está associado à maior mortalidade, talvez por não conseguirmos acessar sintomas do paciente ou até mesmo por não darmos a devida atenção a esse perfil de paciente.

No entanto, até hoje, ainda não temos um tratamento farmacológico específico para o *delirium*. Apesar disso, mais de 50% dos médicos em UTI utilizam algum tipo de antipsicótico para manejo do *delirium*. O MINDS-USA é o mais importante ensaio clínico randomizado sobre o assunto e mostrou-se negativo. Diversas críticas aplicam-se ao estudo, como: alta seletividade dos pacientes levando a uma possível amostra de conveniência (20.914 pacientes foram triados, 1.183 pacientes entraram no estudo e só 566 pacientes desenvolveram *delirium*); e a maioria dos pacientes teve *delirium* hipoativo e talvez o benefício seja maior nos pacientes com *delirium* hiperativo (uma vez que utilizamos medicações sedativas).

Estudos menores, como o HOPE-ICU, publicado no *The Lancet Respiratory Medicine* em 2013, e o MIND *trial*, publicado no *Critical Care Medicine* em 2010, foram estudos, com aproximadamente 100 pacientes que também não demonstraram benefício dos antipsicóticos em pacientes com *delirium*. Mais recentemente, o AID-ICU, com 1000 pacientes, confirmou os achados do MIND-USA e também não mostrou benefício do uso de antipsicóticos.

O uso de medicações neurolépticas não tem benefício para melhorar o quadro de *delirium*, assim como o uso de benzodiazepínicos e outras medicações. Assim, o uso dessa medicação é restrito ao controle de agitação em pacientes com delirium hiperativo, situação com risco a saúde para o paciente, equipe médica e família do paciente e em que o uso de neurolépticos é menos deletério do que o uso de benzodiazepínicos.

Referências

- Girard TD, Pandharipande PP, Carson SS, et al. Feasibility, efficacy, and safety of antipsychotics for intensive care unit delirium: the MIND randomized, placebo-controlled trial. Crit Care Med. 2010;38(2):428-437.

- Girard TD, Exline MC, Carson SS, et al. Haloperidol and Ziprasidone for Treatment of Delirium in Critical Illness. N Engl J Med. 2018;379(26):2506-2516.

- Page VJ, Ely EW, Gates S, et al. Effect of intravenous haloperidol on the duration of delirium and coma in critically ill patients (Hope-ICU): a randomised, double-blind, placebo-controlled trial [published correction appears in Lancet Respir Med. 2013 Oct;1(8):592]. Lancet Respir Med. 2013;1(7):515-523.

- Andersen-Ranberg NC, Poulsen LM, Perner A, et al. Haloperidol for the Treatment of Delirium in ICU Patients. N Engl J Med. 2022;387(26):2425-2435.

Estudo
Ácido tranexâmico na hemorragia intracraniana

| Título | *Tranexamic acid for hyperacute primary intracerebral haemorrhage (TICH-2): an international randomised placebo-controlled, phase 3 superiority trial.* |

Revista: *The Lancet* (2018).

Autores: Sprigg N, Flaherty K, Appleton JP, Al-Shahi Salman R, Bereczki D, Beridze M et al. for the TICH-2 Investigators.

Desenho do estudo

Ensaio clínico randomizado, placebo-controlado, duplo-cego, grupos paralelos, fase 3, multicêntrico com análise por intenção de tratar. O estudo avaliou o efeito do ácido tranexâmico versus placebo na hemorragia intracraniana.

Critérios de inclusão
▌ Hemorragia intracerebral com início dos sintomas até 8 horas da randomização.

Critérios de exclusão
▌ Pacientes em anticoagulação, que receberam trombólise, trauma, doença estrutural cerebral, contraindicações ao ácido-tranexâmico, Rankin Modificado > 4 na inclusão, expectativa de vida < 3 meses e Escala de Coma de Glasgow < 5 na inclusão.

Cálculo da amostra

Para obtenção de um poder de 90% e um alfa de 5% considerando um *odds ratio* de 0,79 e a distribuição do Rankin Modificado no estudo ENOS (citado no capítulo de controle pressórico no AVC isquêmico), foram estimados 2.000 participantes. Considerou-se também 5% de perda de seguimento e 20% de redução para ajuste de covariáveis na linha de base.

Grupos
▬ **Ácido tranexâmico:** 1 g em 100 mL de soro fisiológico em 10 minutos seguidos de 1 g em 250 mL de soro fisiológico em 8 horas.

▬ **Placebo:** soro fisiológico 100 mL em 10 minutos seguidos de 250 mL de soro fisiológico em 8 horas.

Métodos
▌ **Desfecho primário:** Escala de Rankin Modificada em 90 dias.

- **Desfechos secundários:** Escala de NIHSS em 7 dias, qualidade de vida mensurada pelo EuroQoL-5, atividades diárias pelo índice de Barthek, cognição pelo TICS, depressão pela Escala de Zung, custos hospitalares, duração de internação e destino na alta, variação no volume do hematoma em 24 horas.

- **Desfechos de segurança:** Morte, trombose venosa profunda, eventos isquêmicos (infarto agudo do miocárdio, AVC isquêmico, acidente isquêmico transitório, convulsões nos primeiros 7 e 90 dias).

- **Número de pacientes:** 2.325.

População

	Ácido tranexâmico (N = 1161)	Placebo (N = 1.164)
Idade (anos)	69,1 (29 a 97)	68,7 (20 a 101)
Sexo masculino (%)	55	57
Etnia branca (%)	85	85
Outras (%)	15	15
Tempo para randomização (%)		
■ ≤ 3 h	36	35
■ ≤ 4,5 h	67	68
Escala de Glasgow	13 (5 a 15)	14 (5 a 15)
NIHSS	13 (0 a 41)	13 (0 a 42)
Volume do hematoma (mL)	14,1	12,5
Hemorragia ventricular (%)	33	31
Localização do hematoma (%)		
■ Supratentorial lobar	33	31
■ Supratentorial profundo	58	60
■ Infratentorial	6	7
■ Combinação	3	3

Resultados

	Ácido tranexâmico	Placebo	Efeito
Desfecho primário			
Escala de Rankin mRS > 3	71%	72%	p = 0,08
Escala de Rankin ordinal	–	–	p = 0,11
Variação do hematoma	3,72 mL	4,9 mL	p = 0,0432
Expansão do hematoma	25%	29%	p = 0,03
Morte em 7 dias	9%	11%	p = 0,0406
Morte em 90 dias	22%	21%	p = 0,37
Tempo de hospitalização (dias)	63,12	63,73	p = 0,16

Não houve diferença em outros desfechos secundários como qualidade de vida, depressão, atividades diárias e funcionalidade neurológica.

Conclusão

Ácido tranexâmico não afetou o estado funcional em 90 dias, no entanto, houve melhora de desfechos secundários como menor variação do hematoma e expansão do hematoma.

Financiamento

O estudo foi financiado pelo National Institute of Health Research Health Technology Assessment Programme e Swiss Heart Foundation.

Perspectivas

Acidentes vasculares cerebrais hemorrágicos são potencialmente catastróficos e infelizmente não há nenhuma terapia específica até o momento. Resta ao emergencista prover suporte ao paciente, o que muitas vezes é desafiador. Algumas terapias já foram testadas para diminuir a progressão do hematoma, uma vez que se sabe que o volume de sangramento está associado com maior mortalidade. Nesse contexto, vem a ideia do uso da terapia antifibrinolítica com o ácido tranexâmico e a realização do estudo aqui discutido.

O estudo TICH-2 tem múltiplas qualidades como o fato de ser multicêntrico, randomizado, placebo controlado, com excelente metodologia e pragmatismo. Como limitações podemos citar o recrutamento lento, o fato de 82% terem sido recrutados no Reino Unido e 85% serem caucasianos (levando à menor validação externa). Outra limitação é o número pequeno de pacientes quando comparado com outros *trials* com ácido tranexâmico, sendo que talvez o benefício seja muito pequeno e, portanto, a amostra de eventos não foi suficiente para detectar diferenças. Outra possível limitação é de que incluíram pacientes até 8 horas, diferentemente do CRASH-2, em que os pacientes receberam o bólus em até 3 horas. Talvez o efeito do ácido tranexâmico seja mais significativo nesse curto intervalo de tempo.

No contexto da hemorragia subaracnoidea espontânea (HSA), foi publicado em 2021 o estudo ULTRA, com 955 pacientes. Foi testado o uso de ácido tranexâmico *versus* placebo por 24 horas (1 g em bolus seguido de 1 g a cada 8 em 8 horas) e a mediana do tempo de inclusão foi de menos de 3 horas do ictus. Pacientes com HSA têm risco de ressangramento e, por esse motivo, talvez o benefício fosse maior que nos pacientes com AVC hemorrágico intraparenquimatoso. Assim como no TICH-2, não houve benefício na Escala de Rankin Modificada em 6 meses, nem na mortalidade em 30 dias e 6 meses.

Como desfechos de segurança, não foi encontrado nenhum aumento da incidência de tromboses no TICH-2 e no ULTRA, assim como em outros *trials* com ácido tranexâmico, exceto pelo HALT-IT (em que uma dose maior foi usada).

Concluindo, o uso rotineiro de ácido tranexâmico não é recomendado de rotina em pacientes com AVC hemorrágico ou HSA.

Referências

- Sprigg N, Flaherty K, Appleton JP, et al. Tranexamic acid for hyperacute primary IntraCerebral Haemorrhage (TICH-2): an international randomised, placebo-controlled, phase 3 superiority trial. Lancet. 2018;391(10135):2107-2115.
- Post R, Germans MR, Tjerkstra MA, et al. Ultra-early tranexamic acid after subarachnoid haemorrhage (ULTRA): a randomised controlled trial. Lancet. 2021;397(10269):112-118.

Estudo

Escolha de medicação para pacientes com estado de mal epiléptico refratário a benzodiazepínicos

| Título | *Randomized trial of three anticonvulsant medications for status epilepticus (ESETT).* |

Revista: *The New England Journal of Medicine – NEJM* (2019).

Autores: Kapur J, Elm J, Chamberlain JM, Barsan W, Cloyd J, Lowenstein D et al.

Resumo

Ensaio clínico randomizado, cego e multicêntrico, que comparou o uso de três medicações diferentes – levetiracetam, fosfenitoína e valproato – no tratamento de pacientes com estado de mal epiléptico e refratários a benzodiazepínico, no contexto do departamento de emergência.

Critérios de inclusão
▌ Ter > 2 anos de idade, crise convulsiva generalizada, por pelo menos 5 minutos, tratada com dose adequada de benzodiazepínico e recorrência ou manutenção por 5 a 30 minutos após última dose.

Critérios de exclusão
▌ Fator precipitante da crise convulsiva: trauma, hipoglicemia, hiperglicemia, parada cardiorrespiratória, anóxia, paciente gestante, paciente privado de liberdade, paciente que optou previamente por não participar do estudo, paciente intubado, paciente já tratado com qualquer medicação antiepiléptica que não benzodiazepínicos, alergia ou contraindicação a qualquer medicação do estudo.

Cálculo da amostra

Máximo de 795 pacientes para ter 90% de poder para mostrar uma diferença absoluta de 15%, considerando uma resposta basal em torno de 50%. O estudo foi pensado para ser adaptativo, com mudanças na randomização a partir de regras pré-definidas. A randomização foi estratificada de acordo com faixas etárias. Foram planejadas análises interinas, nas quais o estudo poderia ser interrompido por futilidade ou benefício. Foi usado um método bayesiano para estimar a probabilidade de cada medicação ser a mais ou a menos efetiva no controle das crises convulsivas.

Grupos
▬ Levetiracetam (N = 145).

▬ Fosfenitoína (N = 118).

▬ Valproato (N = 121).

Métodos

▌ **Número de pacientes:** 400 recrutamentos de 384 pacientes.

▌ **Desfecho primário de eficácia:** Ausência de sinais clínicos de crise convulsiva e responsividade em melhora até 60 minutos após o início da infusão da medicação.

▌ **Desfechos secundários de eficácia:** Tempo até término da crise convulsiva; internação em UTI; tempo de internação em UTI; tempo de internação hospitalar.

▌ **Desfecho primário de segurança:** Composto de: Hipotensão ameaçadora à vida até 60 minutos do início da infusão da medicação; arritmia cardíaca ameaçadora à vida até 60 minutos do início da infusão da medicação.

População

Característica	Levetiracetam	Fosfenitoína	Valproato
Idade (anos)	33,3	32,8	32,2
Sexo masculino (%)	53,1%	60,2%	53,7%
Grupo etário – (%) ▪ 0 a 5 anos ▪ 6 a 10 anos ▪ 11 a 20 anos ▪ 21 a 40 anos ▪ 41 a 60 anos ▪ ≥ 61 anos	 20,7% 11,7% 6,2% 21,4% 23,4% 16,6%	 20,3% 12,7% 8,5% 16,9% 22,0% 19,5%	 23,1% 5,8% 14,9% 15,7% 21,5% 19,0%
História de epilepsia – (%)	66,9%	67,8%	68,6%
Diagnóstico final – (%) ▪ Convulsão ▪ Evento não-epiléptico ▪ Não foi possível determinar	 88,3% 9,0% 2,8%	 88,1% 9,3% 2,5%	 84,3% 10,7% 5,0%
Mediana de duração do evento na randomização (IQR) (min)	62,0 (43,0 a 85,0)	59,0 (43,0 a 94,0)	61,5 (38,5 a 86,5)

Resultados

Desfecho primário

Desfecho primário na população intenção de tratar Cessação da convulsão e melhora da consciência até 60 min	Levetiracetam	Fosfenitoína	Valproato
N com o desfecho	68	53	56
Porcentagem	47 (39 a 55)	45 (36 a 54)	46 (38 a 55)
Probabilidade de o tratamento ser o mais efetivo	0,41	0,24	0,35
Probabilidade de o tratamento ser o menos efetivo	0,24	0,45	0,31

Desfechos de segurança

Não houve diferença significativa entre os grupos.

Conclusões

As três medicações tiveram eficácia em torno de 50% e não diferiram de forma significativa entre si, tanto para eficácia quanto para segurança.

Perspectivas

O estado de mal epiléptico é um problema médico frequentemente encontrado. O tratamento inicial consiste no uso de benzodiazepínicos na maior parte dos casos (uma das exceções possíveis é o uso de salina hipertônica nos pacientes em que se sabe que a etiologia da crise é hiponatremia). Além do uso de benzodiazepínicos como medicação para abortar a crise convulsiva, também está indicado o uso de medicações antiepilépticas com o objetivo de reduzir a probabilidade de recorrência. Entretanto, até o estudo ESETT não se sabia se, dentre as medicações mais utilizadas, alguma teria mais eficácia ou apresentaria mais riscos aos pacientes.

A mudança relevante que esse estudo trouxe foi determinar que, dentre valproato, fosfenitoína e levetiracetam não há diferença em desfechos de eficácia ou segurança. Ou seja, pode-se utilizar a medicação que estiver disponível no serviço ou de acordo com a preferência do médico. Até este ponto, a evidência que existia antes sugeria que levetiracetam e valproato tinham eficácia maior que a fosfenitoína e acima dos 50% que foi encontrado no ESETT. O resultado parece ser robusto, mesmo que o *trial* tenha alguns problemas, como abertura frequente do cegamento e inclusão de uma porcentagem razoável (em torno de 10%) de pacientes com crise não-epiléptica psicogênica.

O estudo valida o uso de diferentes drogas como valproato, fosfenitoína e levetiracetam como alternativas de segunda linha (após o uso dos benzodiazepínicos). Outras alternativas aceitáveis incluem a lacosamida e o fenobarbital.

Referências

- Kapur J, Elm J, Chamberlain JM, et al. Randomized Trial of Three Anticonvulsant Medications for Status Epilepticus. N Engl J Med. 2019;381(22):2103-2113.

Seção VIII

Doença pulmonar obstrutiva crônica, asma, pneumonia, insuficiência respiratória, síndrome do desconforto respiratório do adulto, entre outras, são entidades frequentes no pronto-socorro. O manejo do paciente com emergências respiratórias é complexo e muitas vezes desafiador. Ele exige conhecimento da medicina baseada em evidência, da fisiologia respiratória e, diversas vezes, de equipamentos que permitem a suplementação de oxigênio, como o cateter nasal de alto fluxo, a ventilação não-invasiva e a ventilação mecânica. Tal premissa ficou nítida durante a pandemia de COVID-19 e alertou as sociedades médicas quanto à necessidade de médicos na emergência e na unidade intensiva bem treinados para o manejo das doenças pulmonares. Neste capítulo, abordaremos os principais estudos que modificaram o tratamento dessas doenças e que tiveram impacto em *guidelines*.

EMERGÊNCIAS RESPIRATÓRIAS

CRONOLOGIA DOS *TRIALS* DO PACIENTE PNEUMOLÓGICO

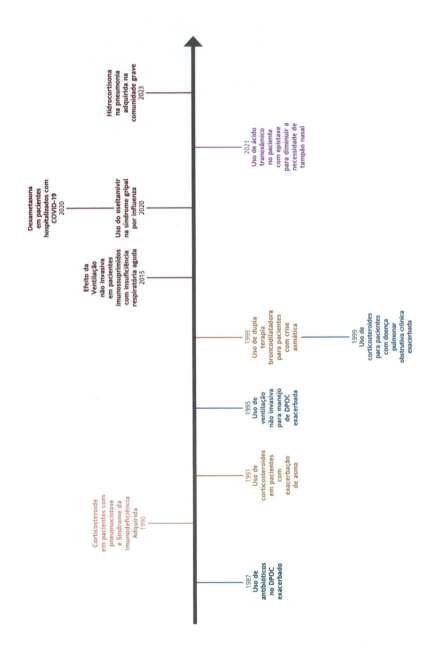

ANO	ESTUDO	TEMA
1987	Uso de antibióticos no DPOC exacerbado	Doença pulmonar obstrutiva crônica
1990	Corticosteroide em pacientes com pneumocistose e Síndrome da Imunodeficiência Adquirida	Pneumonia
1991	Uso de corticosteroides em pacientes com exacerbação de asma	Asma
1995	Uso de ventilação não invasiva para manejo de DPOC exacerbada	Doença pulmonar obstrutiva crônica
1999	Uso de dupla terapia broncodilatadora para pacientes com crise asmática	Asma
1999	Uso de corticosteroides para pacientes com doença pulmonar obstrutiva crônica exacerbada	Doença pulmonar obstrutiva crônica
2015	Efeito da Ventilação não invasiva em pacientes imunossuprimidos com insuficiência respiratória aguda	Pneumonia
2020	Uso do oseltamivir na síndrome gripal por influenza	Pneumonia
2020	Dexametasona em pacientes hospitalizados com COVID-19	Pneumonia
2021	Uso de ácido tranexâmico no paciente com epistaxe para diminuir a necessidade de tampão nasal	Epistaxe
2023	Hidrocortisona na pneumonia adquirida na comunidade grave	Pneumonia

Estudo
Uso de antibióticos no DPOC exacerbado

Título	*Antibiotic therapy in exacerbations of chronic obstructive pulmonary disease.*

Revista: *Annals of Internal Medicine* (1987).

Autores: Anthonisen NR, Manfreda J, Warren CPW, Hershfield ES, Harding GKM, Nelson NA.

Desenho do estudo

Ensaio clínico, randomizado, placebo controlado, duplo-cego, unicêntrico. O estudo avaliou o efeito do uso de antibióticos versus placebo em pacientes com DPOC exacerbado.

Critérios de inclusão
▌ Pacientes com diagnóstico clínico de DPOC exacerbado, ter idade > 35 anos e e viver próximo a clinica onde foi realizado o estudo e ser aderente o suficiente para ter retorno.

Critérios de exclusão
▌ VEF1 > 70% ou com resposta ao broncodilatador (VEF1 > 80%), capacidade pulmonar total < 80%, comorbidade séria o suficiente para influenciar a qualidade de vida ou curso clínico da doença, outra doença com necessidade do uso de antibiótico.

Cálculo da amostra

O estudo não cita como a amostra foi calculada. No entanto, o estudo cita que após a primeira exacerbação o paciente poderia ser reincluído no estudo múltiplas vezes.

Grupos

■ Antibiótico por 10 dias (bactrim 800/160 mg 12/12 horas, amoxicilina 250 mg 6/6 horas, doxiciclina 100 mg uma vez ao dia).

■ Placebo por 10 dias (a posologia do placebo era similar à dos antibióticos descritos no item anterior).

Métodos

▌ **Desfecho primário:** Resolução da exacerbação em 21 dias (dada por persistência dos sintomas ou necessidade escalonamento de terapia) – caso o paciente piorasse nos 3 primeiros dias e necessitasse de escalonamento, isso não era considerado piora.

▌ **Desfechos secundários:** O estudo não cita os desfechos secundários, mas avalia sintomas das exacerbações.

- **Número de pacientes:** 173 pacientes com 362 exacerbações incluídas.
- **Seguimento:** 3 semanas para cada exacerbação, mas acompanharam o paciente por até 35 semanas (média de 23,7 semanas).

População

O estudo não compara todas características, mas afirma que, no total da amostra, 79,8% de homens, idade média de 67,3 ± 9, história de tabagismo de 93,6%, média de 39,9 ± 28,9 maços.ano, 21,4% de tabagistas no momento do estudo.

	Placebo	Antibiótico
Número de critérios cardinais (%)		
1 critério	39,7	38,5
2 critérios	41,9	42,3
3 critérios	18,4	19,2
Achados clínicos (%)		
■ IVAS recente	54,7	48,9
■ Dispneia	87,2	92,3
■ Aumento da produção de catarro	71,7	67,6
■ Mudança na cor do catarro	60,6	58,8
■ Aumento da sibilância	67,2	79,1
■ Tosse	82,2	82,4
■ Febre	29,4	29,1
■ Taquicardia	21,6	21,7
■ Taquipneia	44,1	40,7

Resultados

	Placebo	Antibiótico	Valor de p
Análise de todas exacerbações	N = 180	N = 182	
Sucesso	55%	68,1%	$p < 0,01$
Sem resolução	23,3%	18,7%	$p > 0,05$
Piora	18,9%	9,9%	$p < 0,05$
Outro	2,9%	3,2%	$p > 0,05$
Análise apenas da exacerbação da inclusão no estudo	N = 59	N = 57	
Sucesso	52,3%	66,8%	$p = 0,06$
Sem resolução	27,1%	17,5%	$p > 0,05$
Piora	17%	12,3%	$p > 0,05$
Outro	3,4%	3,4%	$p > 0,05$

Análise de subgrupo mostrou que a maior evidência de antibiótico estava nos pacientes com 1 ou 2 sintomas cardinais, não tendo benefício para pacientes com 3 sintomas.

Conclusão

O uso de antibióticos para DPOC exacerbado aumentou o número de sucesso no tratamento de exacerbações em 21 dias e diminuição do número de deterioração no mesmo período.

Perspectivas

Embora comum hoje em dia, o uso de antibióticos ainda não é um tema totalmente elucidado no paciente com DPOC exacerbado. Antes de 1975, prescrevia-se antibiótico por 7 a 10 dias, sem muito embasamento científico. Em 1968, um estudo sugeriu benefício com estreptomicina, mas um segundo estudo publicado por Tager e Speizer mostrou ausência de benefício da antibioticoterapia nesses pacientes e muitas sociedades deixaram de sugerir o uso de antibióticos. O estudo aqui discutido mudou essa balança usando uma metodologia simples para acessar quem seriam os candidatos ideais para o tratamento, visto que nem sempre uma alta carga bacteriana estaria envolvida no processo de exacerbação. Os critérios usados no estudo (mais catarro, mudança na coloração do catarro e dispneia) ficaram conhecidos com critérios de Anthonisen ou critérios cardinais. Um estudo publicado no mesmo ano por Allegra et al. apresentou resultados semelhantes em 369 exacerbações.

Algumas limitações devem ser citadas a respeito desse estudo. Apesar de relatarem no estudo que não houve diferença em outras terapias, como beta-agonistas, corticosteroide e teofilina, eles não apresentaram os dados a respeito disso. Outra limitação é o fato de não apresentarem as características da população, comparando entre os dois grupos. Dessa forma, não é possível saber se a randomização foi adequada. Além disso, uma taxa significativa de *drop-out* foi documentada, em um total de 59 pacientes. Vale ressaltar que apesar da análise de exacerbação na inclusão de estudo (Tabela 2) ter tido p = 0,06, provavelmente isso se deve à falta de poder do estudo, uma vez que o *p* se torna < 0,001 quando o número de casos aumenta (ao considerar o número de exacerbações).

Múltiplos estudos foram publicados posteriormente, no entanto, poucos estudos com alta qualidade. Três estudos mais recentes devem ser citados, pois são os estudos com melhor qualidade metodológica. O primeiro deles, publicado em 2009 no *Blue Journal* por Daniels et al., incluiu 223 pacientes com 265 exacerbações e comparou o uso de doxiciclina 200 mg/dia por 7 dias *versus* placebo. A análise por intenção de tratar não revelou benefício em 30 dias, mas os pacientes no grupo de antibióticos tiveram resolução mais rápida em 10 dias. Em 2017, publicado no Lancet Respiratory por van Valzen et al., outro ensaio clínico randomizado comparou o uso da doxiciclina. O estudo incluiu 305 pacientes com DPOC exacerbado e não mostrou diferença no tempo para próxima exacerbação comparado ao placebo. Fundamentado nesses dois artigos, o uso de doxiciclina não faz mais parte de alguns *guidelines*. Em 2012, novamente no *Blue Journal*, foi publicado por Llor et al. um estudo em que 208 pacientes com DPOC exacerbado leve a moderado foram randomizados para amoxicilina-clavulanato *versus* placebo. O tratamento mostrou benefício em prolongar o tempo até a próxima exacerbação. De forma geral, metanálises apontam para benefício do uso de antibióticos.

Muitos especialistas acreditam que o uso de antibiótico talvez seja mais benéfico em pacientes que tenham de fato forte colonização/infecção bacteriana. Uma das principais críticas aos estudos (inclusive diversos que não foram citados neste capítulo) é que os pacientes não são apropriadamente selecionados. A grande revolução no trabalho de Anthonisen et al. é o uso dos critérios cardinais, no entanto, talvez eles não sejam a melhor ferramenta para diferenciar um paciente com maior carga bacteriana. Com base nessa ideia, em 2019, foi publicado no *The New England Journal of Medicine* um ensaio clínico com 653 pacientes randomizados comparando os critérios de Anthonisen com terapia guiada por proteína C reativa (PCR). O uso de antibiótico estava indicado caso a PCR fosse > 40, deveria ser considerado se fosse entre 20 e 40, e contraindicado se < 20. O grupo que usou a terapia guiada por PCR necessitou, em números absolutos, 20,6% a menos de antibiótico, sem diferença em desfechos clínicos. Infelizmente, algumas limitações como subtratamento ou uso de antibióticos com cobertura inapropriada ocorreu no grupo controle e, portanto, mais estudos são necessários para avaliar o uso de PCR em pacientes com DPOC exacerbado.

Concluindo, baseado em múltiplos ensaios clínicos, geralmente de qualidade moderada, o uso de antibióticos para DPOC exacerbado é, de forma geral, indicado, com o intuito de redução de duração de sintomas, readmissão e tempo até a próxima exacerbação. Pacientes em suporte ventilatório são o único subgrupo que se obtêve benefício em relação a mortalidade com o uso da ofloxacina. A maioria das diretrizes recomenda o uso dos critérios de Anthonisen para guiar a terapia ou, então, o uso de antibióticos em pacientes com exacerbação de DPOC em suporte ventilatório.

Comparação dos principais estudos que avaliaram o uso de antibiótico no DPOC exacerbado

	Número de pacientes	Intervenção	Desfecho	Resultado
Anthonisen et al. (1987)	173	Antibiótico por 10 dias *versus* placebo	Falha de tratamento	Positivo $p < 0,01$
Nouira et al. (2001)	93	Oxofloxacina *versus* placebo	Mortalidade	Positivo
Daniels et al. (2009)	223	Doxiciclina *versus* placebo	Resolução de sintomas	Positivo em 10 dias Negativo em 30 dias
van Velzen et al. (2017)	305	Doxiciclina *versus* placebo	Tempo para nova exacerbação	Negativo
Llor et al. (2012)	208	Amoxicilina-clavulanato *versus* placebo	Tempo para nova exacerbação	Positivo

Referências

- Anthonisen NR, Manfreda J, Warren CP, Hershfield ES, Harding GK, Nelson NA. Antibiotic therapy in exacerbations of chronic obstructive pulmonary disease. Ann Intern Med. 1987;106(2):196-204.
- Daniels JM, Snijders D, de Graaff CS, Vlaspolder F, Jansen HM, Boersma WG. Antibiotics in addition to systemic corticosteroids for acute exacerbations of chronic obstructive pulmonary disease. Am J Respir Crit Care Med. 2010;181(2):150-157.

- van Velzen P, Ter Riet G, Bresser P, et al. Doxycycline for outpatient-treated acute exacerbations of COPD: a randomised double-blind placebo-controlled trial. Lancet Respir Med. 2017;5(6):492-499.

- Llor C, Moragas A, Hernández S, Bayona C, Miravitlles M. Efficacy of antibiotic therapy for acute exacerbations of mild to moderate chronic obstructive pulmonary disease. Am J Respir Crit Care Med. 2012;186(8):716-723.

- Nouira S, Marghli S, Belghith M, Besbes L, Elatrous S, Abroug F. Once daily oral ofloxacin in chronic obstructive pulmonary disease exacerbation requiring mechanical ventilation: a randomised placebo-controlled trial. Lancet. 2001;358(9298):2020-2025.

- Butler CC, Gillespie D, White P, et al. C-Reactive Protein Testing to Guide Antibiotic Prescribing for COPD Exacerbations. N Engl J Med. 2019;381(2):111-120.

Estudo

Corticosteroide em pacientes com pneumocistose e Síndrome da Imunodeficiência Adquirida

| Título | A controlled trial of early adjunctive treatment with corticosteroids for pneumocystis carinii pneumonia in the acquired immunodeficiency syndrome |

Revista: *The New England Journal of Medicine* (1990).

Autores: Bozzette SA, Sattler FR, Chiu J, Wu AW, Gluckstein D, Kemper C et al.

Desenho do estudo

Ensaio clínico randomizado, não cegado, sem placebo e multicêntrico. O estudo avaliou o uso de corticosteroide em pacientes com penumocistose e AIDS.

Critério de inclusão
- Pacientes com HIV e com infecção por *Pneumocystis jirovecci* com menos de 36 horas de início de tratamento.

Critério de exclusão
- Paciente < 18 anos, ou documentação prévia de intolerância a corticosteroides, ventilação mecânica, relação P/F < 75.

Cálculo da amostra

Consideraram que 240 pacientes com o pneumonia por pneumocistose confirmada, seriam capazes de detectar uma redução no risco de desfecho não favorável de 30% para 15%, com um poder de 80% e um alfa bicaudado de 5%. Como nem todos pacientes têm pneumocistose confirmada, foi optado que 340 pacientes seriam suficientes.

Grupos
- Os grupos eram tratados com terapia padrão escolhida pelos próprios médicos atendendo os pacientes. Tratamento padrão era considerado trimetropim-sulfamethoxazole (15 a 20 mg/kg de trimetropim por dia) ou pentamidina (2 a 4 mg/kg por dia).
- **Intervenção:** Prednisona 40 mg 2 vezes/dia por 5 dias, seguido de 40 mg por 5 dias seguido por 20 mg até o fim da terapia padrão (11 dias).
- **Controle:** Terapia padrão apenas.

Métodos

▌ **Desfecho primário:** desfecho composto denominado "falência respiratória", que continha os seguintes desfechos: morte, ventilação mecânica ou relação P/F < 75.

▌ **Desfechos secundários:** morte e toxicidade da terapia para pneumocistose suficiente ao ponto de suspender tratamento.

▌ **Seguimento:** 84 dias.

População

	Corticosteroide	Placebo
Idade (anos)	36	36
Sexo masculino (%)	97	98
Gravidade (%) ■ P/F > 350 ■ P/F 250 a 350 ■ P/F 75 a 250	23 49 28	26 48 26
Relação P/F	295	308
Pneumonia por pneumocistose prévia (%)	20	23
Terapia inicial (%) ■ Trimetropim-sulfamethxazol ■ Pentamidina ■ Trimetropim-dapsona	80 18 2	80 18 2

Resultados

	Controle	Corticosteroide	RR (IC 95%) e valor de p
Todos os pacientes ■ Morte em 31 dias (%)	20	10	RR 1,9 (1,1 a 3,4) – p = 0,026
■ Morte em 84 dias (%)	25	17	RR 1,6 (1,0 a 2,7) – p = 0,039
Doença confirmada ■ Morte em 31 dias (%)	19	8	RR 2,6 (1,2 a 5,7) – p = 0,010
■ Morte em 84 dias (%)	23	12	RR 2,2 (1,1 a 4,2) – p = 0,015
Efeitos adversos ■ Candidíase oral (%) ■ Lesão herpética (%) ■ Infecção oportunista (%)	41 15 21	53 26 23	p < 0,1 p < 0,1

Conclusão

O tratamento precoce da pneumocistose com corticosteroide diminui o risco de falência respiratória e morte em pacientes com AIDS.

Perspectivas

No final da década de 1980, acreditava-se que o uso de corticosteroides em pacientes com Síndrome da Imunodeficiência Adquirida (SIDA) e pneumocistose poderia ter algum benefício. A ideia de usar corticosteroide nesses pacientes é diminuir a inflamação pulmonar e, consequentemente, o dano causado pelo próprio sistema imune no parênquima pulmonar. Por conta de pacientes com SIDA já serem imunossuprimidos, havia muito medo de que imunossupressão adicional poderia levar a mais infecção secundária e piores desfechos em pacientes com SIDA.

Naquela época, estudos fisiológicos já mostravam que o uso de corticosteroides diminui sintomas, leva a melhora da função pulmonar e melhora a tolerância à terapia para pneumocistose. Faltava, então, um ensaio clínico randomizado para avaliar se o balanço final do uso de corticosteroides seria positivo, neutro ou negativo.

Com esse intuito, acabaram sendo publicados três ensaios clínicos randomizados no mesmo ano sobre o uso de corticosteroides em pacientes com SIDA e pneumocistose, e outros posteriormente. O maior e talvez mais importante é o mostrado neste capítulo. Obviamente, diversas limitações se apresentam e as mais importantes são ausência de cegamento e de placebo.

Em 2015, uma metanálise da *Cochrane* foi publicada. Nela, seis ensaios clínicos randomizados foram incluídos. O resultado da metanálise mostrou ótimos resultados com corticosteroides, tanto para pacientes em terapia antiretroviral (TARV) como sem. O NNT para pacientes em TARV é de 23, enquanto, sem a TARV, o NNT é de 9 pacientes para mortalidade. Em relação à ventilação mecânica, esse número cai para 3. Hoje em dia, é unanimidade que pacientes com SIDA e pneumocistose com PaO_2 < 70 ou gradiente alvéolo-arterial > 35 devem receber corticosteroides.

Tabela adaptada do Forest-plot da metanálise da *Cochrane*: morte em 3 a 4 meses adultos. Apenas 5 dos 6 estudos puderam ser incluídos.

	Corticosteroide	Controle	Risco relativo e IC 95%
Bozzete et al. (1990)	20/123	33/128	0,63 [0,38 a 1,04]
Gagnon et al. (1990)	5/12	9/11	0,51 [0,25 a 1,05]
Montaner et al. (1990)	2/18	1/19	2,11 [0,21 a 21,32]
Nielsen et al. (1992)	4/30	9/29	0,42 [0,15 a 1,24]
Walmsley et al. (1995)	4/40	6/38	0,63 [0,19 a 2,07]
Total	35/223	58/225	0,59 [0,41 a 0,85]

Referências

- Bozzette SA, Sattler FR, Chiu J, et al. A controlled trial of early adjunctive treatment with corticosteroids for Pneumocystis carinii pneumonia in the acquired immunodeficiency syndrome. California Collaborative Treatment Group. N Engl J Med. 1990;323(21):1451-1457.

- Gagnon S, Boota AM, Fischl MA, Baier H, Kirksey OW, La Voie L. Corticosteroids as adjunctive therapy for severe Pneumocystis carinii pneumonia in the acquired immunodeficiency syndrome. A double--blind, placebo-controlled trial. N Engl J Med. 1990;323(21):1444-1450.

- Montaner JS, Lawson LM, Levitt N, Belzberg A, Schechter MT, Ruedy J. Corticosteroids prevent early deterioration in patients with moderately severe Pneumocystis carinii pneumonia and the acquired immunodeficiency syndrome (AIDS). Ann Intern Med. 1990;113(1):14-20.

- Nielsen TL, Eeftinck Schattenkerk JK, Jensen BN, et al. Adjunctive corticosteroid therapy for Pneumocystis carinii pneumonia in AIDS: a randomized European multicenter open label study. J Acquir Immune Defic Syndr (1988). 1992;5(7):726-731.

- Walmsley S, Levinton C, Brunton J, et al. A multicenter randomized double-blind placebo-controlled trial of adjunctive corticosteroids in the treatment of Pneumocystis carinii pneumonia complicating the acquired immune deficiency syndrome. J Acquir Immune Defic Syndr Hum Retrovirol. 1995;8(4):348-357.

- Ewald H, Raatz H, Boscacci R, Furrer H, Bucher HC, Briel M. Adjunctive corticosteroids for Pneumocystis jiroveci pneumonia in patients with HIV infection. Cochrane Database Syst Rev. 2015;2015(4):CD006150. Published 2015 Apr 2.

EMERGÊNCIAS RESPIRATÓRIAS

Estudo

Uso de corticosteroides em pacientes com exacerbação de asma

| Título | *Effect of a short course of prednisone in the prevention of early relapse after the emergency room treatment of acute asthma* |

Revista: *The New England Journal of Medicine* (1991).

Autores: Chapman KR, Verbeek PR, White JG, Rebuck AS.

Desenho do estudo

Ensaio clínico randomizado, duplo-cego, placebo-controlado e análise por intenção de tratar. O estudo avaliou o efeito de corticoide versus placebo na recorrência de exacerbação em pacientes com asma exacerbada.

Critérios de inclusão
■ Pacientes de 16 anos de idade ou mais que receberam alta para casa para finalizar o tratamento.

Critérios de exclusão
■ Comorbidades, ausência de uso de corticosteroides nas últimas 4 semanas, ausência de contraindicações para corticosteroides, ausência de gestação ou aleitamento materno, pacientes admitidos ou que receberam corticosteroide endovenoso no pronto-socorro.

Grupos
■ Ambos os grupos de pacientes eram tratados na emergência com beta-2-agonistas com a possibilidade do uso de ipratrópio inalatório ou aminofilina endovenosa.

■ **Grupo controle**: placebo oral por 8 dias, com diminuição de 5 mg por dia.

■ **Grupo intervenção**: corticosteroide oral por 8 dias na dose de 40 mg, com diminuição de 5 mg por dia.

Para cegar o placebo e o grupo intervenção, foi dado 8 pílulas de 5 mg para ambos os grupos (uma com placebo e outra com corticosteroide), e o paciente tomava 8 pílulas no primeiro dia, 7 no segundo, 6 no terceiro e assim por diante.

Métodos
■ **Seguimento:** Até 21 dias da randomização.

■ **Número de pacientes:** 93.

População

	Prednisona	Placebo
Idade (anos)	27,8	31,4
Sexo masculino	43%	47%
Duração mediana da asma	13,3	13,9
Tabagismo atual Ex-tabagista	50% 11,9%	31% 14,3%
Uso de corticosteroide em exacerbações prévias	36,6%	32,5%
Hospitalizações prévias por asma ■ Nenhuma ■ 1 a 3 ■ ≥4	66,7% 14,3% 19,1%	56% 22% 22%
Terapias prévias à randomização ■ B2-agonista ■ Teofilina ■ Corticosteroide inalatório ■ Cromolin ■ Ipratrópio	74,5% 40,4% 19,2% 4,3% 2,1%	79,6% 43,2% 20,5% 2,3% 2,2%
VEF1 na espirometria	1,84	1,59

Resultados

	Prednisona	Placebo	Valor de p
Recorrência de exacerbação ■ Em 10 dias ■ Em 21 dias	10,4% 20,8%	28,9% 44,4%	$p < 0,05$ $p < 0,05$
Dispneia* ■ Em 7 dias ■ Em 14 dias	1,4 1,7	2,5 2,8	$p < 0,01$ $p = 0,06$
Uso de beta-2-agonista de resgate	5,2	6,9	$p < 0,05$

Nenhuma morte foi documentada no estudo.
*Escala com base em questionário.

Financiamento

Pesquisa financiada pela PSI Fundation.

Perspectivas

O uso de corticosteroides sistêmicos na exacerbação de asma já havia sido experimentado antes deste estudo. Um estudo, publicado no *American Journal of Medicine* por Fiel et al. em 1983, mostrou que em 76 pacientes, sendo 34 no grupo Corticosteroide e 42 no grupo placebo, houve uma diminuição absoluta de 16% (5,9% *versus* 21%) para necessidade de reavaliação no Departamento de Emergência, além de melhora de sintomas (15,6% *versus* 36,4%). No entanto, no estudo, ambos os valores de *p* foram iguais a 0,05. Após esse estudo inicial, o corticosteroide passou a ser utilizado por muitos médicos no Departamento de Emergência, mas ainda não havia evidências muito robustas sobre o assunto.

Em 1991, quase 10 anos depois, foi publicado este estudo. Os resultados foram significativamente mais robustos e o poder, maior. Vale a pena ressaltar que teofilina era dado com prednisona, e mais pacientes no grupo Placebo receberam teofilina. Algumas diferenças se notam entre os dois estudos. O estudo de Chapman et al. se aproxima mais do tratamento que realizamos hoje em dia do que o estudo realizado por Fiel et al. Enquanto no do Chapman se utilizava beta-2-agonistas inalatórios, ipratrópio e teofilina, o estudo de Fiel et al. utilizava-se adrenalina e inalação com isopretonerol e isoetrane, tratamentos que não se utilizam mais hoje em dia. Com base nisso, o estudo apresentado neste capítulo serviu como a cartada final para estabelecer o uso de corticosteroides na crise asmática.

Em relação à dose, não há diferença de readmissão entre terapias curtas de 5 a 7 dias quando comparado a terapias longas de mais de 7 dias. Além disso, não há diferença em relação ao desmame de corticosteroide ou não, assim, só se recomenda terapia de desmame com uso de corticosteroide por mais de 3 semanas, o que não é recomendado nesses pacientes. Tais resultados são embasados na última metanálise da *Cochrane* em 2016. Como os corticosteroides têm alta biodisponibilidade por via oral, os estudos que compararam vias parenterais com vias orais também não mostraram nenhuma diferença, sendo que a via endovenosa fica reservada para pacientes que não conseguem ingerir por via oral.

Comparação dos estudos que mostram eficácia de corticoide na crise asmática

	Desfecho	Corticosteroides	Placebo	Valor de *p*
Fiel et al. (1983)	Recorrência de exacerbação	5,9%	21%	p = 0,05
Chapman et al. (1993)	Recorrência de exacerbação em 21 dias	16%	37,8%	p < 0,05

Referências

- Fiel SB, Swartz MA, Glanz K, Francis ME. Efficacy of short-term corticosteroid therapy in outpatient treatment of acute bronchial asthma. Am J Med. 1983;75(2):259-262.
- Chapman KR, Verbeek PR, White JG, Rebuck AS. Effect of a short course of prednisone in the prevention of early relapse after the emergency room treatment of acute asthma. N Engl J Med. 1991;324(12):788-794.
- Normansell R, Kew KM, Mansour G. Different oral corticosteroid regimens for acute asthma. Cochrane Database Syst Rev. 2016;2016(5):CD011801. Published 2016 May 13.

Estudo

Uso de ventilação não invasiva para manejo de DPOC exacerbada

| Título | *Noninvasive ventilation for acute exacerbations of chronic obstructive pulmonary disease* |

Revista: *The New England Journal of Medicine – NEJM* (1995).

Autores: Brochard L, Mancebo J, Wysocki M, Lofaso F, Conti G, Rauss A et al.

Desenho do estudo

Ensaio clínico multicêntrico randomizado 1:1, não-cegado, dividindo os pacientes em dois grupos, um grupo sendo submetido ao tratamento padrão para o manejo de exacerbações de doença pulmonar obstrutiva crônica (DPOC) para a época e o outro receberia o tratamento padrão associada à ventilação não invasiva (VNI).

Critérios de inclusão

▮ Pacientes portadores de DPOC ou com alta probabilidade (com base na anamnese, exame físico e radiografia de tórax), que tivessem evoluído com acidose respiratória com bicarbonato elevado. Ainda era critério de inclusão a presença de piora da dispneia nas últimas 2 semanas associada a pelo menos 2 dos seguintes critérios: frequência respiratória (FR) > 30 lpm, pressão parcial de oxigênio arterial (PaO_2) < 45 mmHg e pH < 7,35 em ar ambiente por pelo menos 10 minutos.

Critérios de exclusão

▮ Pacientes com FR menor que 12 ipm; ou necessidade de intubação orotraqueal (IOT) imediata; ou IOT já realizada antes da admissão na unidade; uso de drogas sedativas nas últimas 12 horas; disfunção neurológica, exceto encefalopatia induzida por hipercapnia e hipoxemia; parada cardiorrespiratória nos últimos 5 dias; edema pulmonar de origem cardiogênica; distúrbios neuromusculares ou deformidades da parede torácica como causa da falência respiratória; obstrução de via aérea superior ou asma; etiologias da descompensação de origem clara e com indicações específicas de tratamento (peritonite, choque séptico; tromboembolia pulmonar; pneumotórax;, hemoptise; infarto agudo do miocárdio (IAM); trauma; pneumonia importante etc.; deformidades faciais; inclusão em outros protocolos de pesquisa; e, por fim, qualquer paciente que tenha recusado IOT.

Cálculo da amostra

O cálculo da amostra não é disponibilizado pelo estudo.

Grupos

- **Intervenção:** pacientes do grupo Intervenção receberam as mesmas medidas do grupo controle associado a períodos de VNI intermitente, usando a mesma interface em todos os centros (ARM 25, Taema, Antony, France), o aparelho era setado em modo assistido com duas pressões uma inspiratória e outra expiratória (BiPAP) cujo gatilho era fluxo aéreo. Seu fluxo de suporte era ajustado entre 10 e 35 L/min de acordo com possíveis vazamentos. Além disso, a pressão de suporte era estabelecida em 20 cmH_2O, níveis menores poderiam ser utilizados conforme vazamentos, fração inspirada de oxigênio era adaptada para manter um alvo > 90% de SaO_2. Por fim, o aparelho era programado para enviar ventilações de resgate caso o paciente entrasse em apneia. Os pacientes eram mantidos em VNI por pelo menos 6 horas por dia e esse período pode ser estendido caso tolerado pelo paciente, porém, pelo menos 2 horas de ventilação espontânea associada à oxigenioterapia suplementar eram realizadas.

- **Controle:** pacientes recebiam tratamento padrão para DPOC, incluindo oxigênio suplementar em uma vazão máxima de 5 L/min, por cânula nasal, com alvo de saturação arterial de oxigênio (SaO_2) > 90%, assim como medicações, incluindo heparina subcutânea, antibioticoterapia, broncodilatadores (terbutalina subcutânea, fenoterol intravenoso ou inalatório, corticosteroides e/ou imunofilinas intravenosas), além de correção de possíveis distúrbios eletrolíticos.

Em ambos os grupos, critérios bem estabelecidos eram descritos para indicar IOT. Entre os critérios maiores: paradas respiratórias, pausas respiratórias com perda de consciência, *gasping*, agitação psicomotora necessitando de sedação, frequência cardíaca < 50 bpm com perda de consciência e PAS < 70 mmHg. Entre os critérios menores, eram incluídos FR > 35 ipm e piores que os valores admissionais, PaO2 < 45 mmHg apesar de oxigênio suplementar e piora do grau de encefalopatia. Na presença de um critério maior ou dois critérios menores após 1 hora da admissão, IOT era indicada. Especificamente no grupo Intervenção (VNI), caso os critérios persistam após retirado o suporte ventilatório, nova tentativa com VNI poderia ser realizada; na sua falha, IOT era indicada.

Métodos

- **Desfecho primário:** Necessidade de IOT e ventilação mecânica em qualquer momento durante a internação.

- **Desfechos secundários:** Tempo de internação hospitalar; Complicações não presentes à admissão (pneumonia, barotrauma, hemorragia digestiva, insuficiência renal, eventos neurológicos e tromboembolia pulmonar); Tempo de suporte ventilatório; Mortalidade enquanto hospitalizado.

- **Desfechos exploratórios:** Tempo de internação hospitalar até necessidade de IOT; IOT indicada devido critérios maiores.

Seguimento: O paciente foi reavaliado após 1 hora, 3 horas e 12 horas do início do tratamento. Era avaliada sua frequência respiratória, escore de encefalopatia e gasometria arterial. Em 24 horas, o Escore Simplificado Fisiológico era calculado e, após o primeiro dia, enquanto ainda na UTI, os pacientes recebiam as mesmas avaliações diariamente. Por fim, antes da alta ou nos primeiros 3 meses todos os pacientes incluídos no estudo receberam uma prova de função pulmonar.

População

	Controle		Intervenção	
	Admissão (N = 42)	1 hora após (N = 39)	Admissão (N = 43)	1 hora após (N = 42)
Idade (anos)	69		71	
SAPS	13		12	
PAS (mmHg)	145		143	
FC (bpm)	107		105	
Escore de encefalopatia	1,6	1,9	1,8	1,5
Frequência respiratória	33	33	35	25
PaO_2 (mmHg)	39	58	41	66
$PaCO_2$ (mmHg)	67	72	70	68
pH arterial	7,28	7,26	7,27	7,31
Bicarbonato (mmol/L)	32		33	
Hemoglobina (g/dL)	13,8		14,5	

Resultados

	Controle		Intervenção		Valor de p
Desfecho primário: ■ Necessidade de Intubação Orotraqueal durante a Internação	71%		26%		< 0,001
	Não IOT	IOT	Não IOT	IOT	
Desfechos secundários: ■ SAPS	10	14	12	15	0,02
Desfechos secundários: ■ Escore de Encefalopatia	0,7	1,9	1,6	2,5	0,007

	Controle		Intervenção		Valor de p
■ Tempo de internação hospitalar (dias)	20	41	17	40	< 0,001
Desfechos secundários: ■ Complicações intra-hospitalares	48%		16%		0,001
Desfecho secundário: ■ Mortalidade por subgrupo	18%	32%	3%	27%	Não calculado
Desfecho secundário: ■ Mortalidade por grupo	29%		9%		0,02
Desfecho exploratório: Tempo até IOT ■ 12 horas ■ IOT por conta de critérios maiores	74% 32%		82% 73%		

Conclusões

A partir deste ensaio clínico, podemos concluir que o uso de VNI associado às medidas padrões para o manejo de DPOC exacerbada é eficaz em reduzir a necessidade de intubação orotraqueal, reduzindo secundariamente o tempo de internação hospitalar e mortalidade em pacientes bem selecionados que não tenham indicação de IOT na admissão hospitalar.

Perspectivas

O ensaio descrito faz parte dos grandes artigos que descrevem o manejo padrão-ouro indicado para os casos de exacerbação de DPOC, com o uso de antibióticos, broncodilatadores e corticosteróides. O estudo também marca um dos poucos trabalhos, até então, envolvendo ventilação não-invasiva que demonstrou grande benefício clínico.

Entre os principais achados, a redução de necessidade de IOT se mostra como o mais significativo. Isso se demonstra especialmente na redução de mortalidade dos pacientes, já que, em análises secundárias, os autores descrevem que a principal razão para a redução de mortalidade no grupo VNI foi a redução da necessidade de ventilação invasiva o que é esperado levando em conta todas as complicações envolvendo o procedimento de IOT e a ventilação mecânica descritas em literatura, especialmente por tempo prolongado, como costuma ocorrer em pacientes com DPOC.

Um ponto muito positivo do estudo descrito é a sua metodologia, já que os autores escolheram ser muito seletivos em relação aos pacientes que seriam incluídos no estudo. Dessa forma, diversas variáveis de confusão, como presença de pneumotórax e doenças neurológicas associadas, foram excluídas, tornando os dados mais confiáveis, porém, ao mesmo tempo, tornando muito específica a população que ativamente se beneficiaria dos resultados encontrados.

Um segundo estudo, também multicêntrico randomizado, foi publicado logo após esse por Plant et al., em 2000, usando critérios muito parecidos de inclusão, porém menos excludentes. A principal diferença no método do estudo se encontrou na forma de uso da VNI, que nesse estudo foi realizada com uma média diária mais longa, máximo possível no primeiro dia, 16 horas no segundo, 12 horas no terceiro e suspensa no quarto dia. Neste estudo, uma amostra maior foi obtida dando maior poder ao trabalho, 118 foram incluídos no grupo controle e 118 no grupo VNI. Destes, 32/118 no grupo Controle necessitaram de IOT (27,1%) e 18/118 no grupo Intervenção (15,3%), dando um valor de $p < 0,02$. A mortalidade hospitalar também reduziu com 24/118 (20,3%) no grupo Controle e 12/118 (10,2%) no grupo Intervenção com um $p = 0,05$. Estes achados são compatíveis com o estudo inicialmente apresentado e potencializam a indicação do uso de VNI como método inicial de manejo ao paciente com DPOC exacerbada e acidose respiratória.

Por fim, é válido descrevermos a revisão sistemática publicada pela *Cochrane* em 2003, que incluiu diversos ensaios clínicos randomizados que compararam o uso de VNI associada ao tratamento padrão para DPOC exacerbada. Dentre os resultados mais significativos, podemos citar o risco de falha de tratamento que, com o uso da VNI, tornou-se 0,48 vez menor quando comparado ao tratamento padrão, e a mortalidade geral também foi reduzida em cerca de 52% com o uso da VNI. Esta revisão, com os artigos previamente descritos, demonstraram de maneira importante a conclusão de que o uso de VNI associada à técnica padrão é benéfico em pacientes com DPOC exacerbada, em particular em pacientes com acidose respiratória com benefício em diminuição de IOT, posteriormente benefício em diminuição de mortalidade foi demonstrado.

Referências

- Brochard L, Mancebo J, Wysocki M, et al. Noninvasive ventilation for acute exacerbations of chronic obstructive pulmonary disease. N Engl J Med. 1995;333(13):817-822.

- Plant PK, Owen JL, Elliott MW. Early use of non-invasive ventilation for acute exacerbations of chronic obstructive pulmonary disease on general respiratory wards: a multicentre randomised controlled trial. Lancet. 2000;355(9219):1931-1935.

- Lightowler JV, Wedzicha JA, Elliott MW, Ram FS. Non-invasive positive pressure ventilation to treat respiratory failure resulting from exacerbations of chronic obstructive pulmonary disease: Cochrane systematic review and meta-analysis. BMJ. 2003;326(7382):185.

Estudo
Uso de dupla terapia broncodilatadora para pacientes com crise asmática

Título	First-line therapy for adult patients with acute asthma receiving a multiple-dose protocol of ipratropium bromide plus albuterol in the emergency department

Revista: American Journal of Respiratory and Critical Care Medicine (1999).

Autores: Rodrigo GJ, Rodrigo C.

Desenho do estudo

Ensaio unicêntrico, duplo-cego, randomizado, análise por intenção de tratar. O estudo avaliou o efeito da dupla terapia broncodilatadora na taxa de readmissão hospitalar em pacientes com asma exacerbada.

Critérios de inclusão
∎ Idade entre 18 e 50 anos, VEF1 e *peak-flow* < 50% do valor predito.

Critérios de exclusão
∎ Febre com temperatura maior que 38°C ou história de tosse crônica, doença cardíaca, hepática ou renal, glaucoma, disfunção vesical, prostatismo, outras comorbidades, gestação.

Cálculo da amostra

Foi calculado que 180 pacientes seriam suficientes para detectar uma diferença de 38 L/min no *peak-flow* ou 0,25 L de diferença no VEF1 e 17% de diferença em admissões hospitalares com um alfa de 5% e poder de 80%. Isso foi com base em estudos prévios que o VEF1 após 3 horas seria de 1,52 ± 0,5.

Grupos
∎ O grupo intervenção recebeu albuterol (120 µg) com ipratrópio, entregue por um *spray* aerossol com espaçador, enquanto o segundo grupo recebeu um aerossol idêntico, mas apenas com albuterol (480 µg).
∎ Não havia placebo, mas a mesma quantidade de uso do aerossol era dada ao paciente. Os pacientes não podiam receber aminofilina ou corticosteroides.
∎ **Intervenção:** Albuterol 120 µg e ipratrópio 21 µg.
∎ **Controle:** Albuterol 480 µg.

Métodos

▌ **Desfecho primário:** Melhora da VEF1, melhora do *peak-flow* e taxa de readmissão hospitalar.

▌ **Desfechos secundários:** Necessidade de medidas clínicas adicionais, frequência respiratória, SpO_2, efeitos colaterais e taxa de alta em 3 horas.

▌ **Número de pacientes:** 180.

População

	Controle	Dupla-terapia
Idade (anos)	34,8	33,9
Sexo masculino (%)	63	66
Tabagismo (%) ▪ Atual ▪ Ex-tabagista ▪ Nunca fumou	 37,6 18,1 44,4	 39 16,6 44,4
Sinais vitais ▪ Frequência respiratória (ipm) ▪ Frequência cardíaca (bpm) ▪ SaO_2 (%)	 21,6 102,4 96	 22,3 98,5 96,3
Uso de corticosteroide inalatório nos últimos 7 dias (%)	23,9	18,1
Uso de corticosteroide sistêmico nos últimos 7 dias (%)	6,5	5,7
Peak-flow ▪ Absoluto ▪ % do predito	 166,5 L/min 32,3%	 170,2 L/min 32,8%
VEF1 ▪ Absoluto ▪ % do predito	 0,8 L 26,8%	 0,8 L 26%

Resultados

	Controle	Dupla-terapia	Valor de *p*
Melhora no *Peak-flow*	81,5%	102%	p < 0,001 Melhora de 20,5% (IC 95% 2,6 a 38,4%)
Melhora no VEF1	105,6%	153,7%	p = 0,001 Melhora de 48,1% (IC 95% 19,8 a 76,4%)
Admissão hospitalar	39%	20%	p = 0,01 RR 0,51 (IC 95% 0,31 a 0,83)
Frequência cardíaca	102,8 bpm	100 bpm	p = 0,4

O único efeito adverso com diferença significativa entre os grupos foi o de boca seca, mais comum no grupo da dupla-terapia.

Conclusão

O uso de dupla-terapia broncodilatadora se mostrou benéfica em aumento do VEF1 e diminuição de hospitalizações.

Perspectivas

O primeiro estudo com ipratrópio no Departamento de Emergência foi realizado pelo mesmo autor, mas em 1995. Mas o principal estudo, que embasa o uso de terapias antimuscarínicas inalatórias de curta duração no pronto-socorro, foi o ensaio clínico realizado pelo mesmo autor e publicado em 1999 no *Blue Journal*, discutido neste capítulo. O estudo tem poucas limitações, mas se pode afirmar que o principal risco é de que os critérios de internação não foram bem definidos e, por ser um desfecho definido pelo médico, o risco de *ascertainment bias* seria relativamente grande (apesar do que ambos médicos e pacientes eram cegados). Além disso, o estudo não foi previamente registrado no clinicaltrials.org, o que pode levar a algum viés de seleção de dados e o estudo foi unicêntrico.

Posteriormente, outros estudos foram publicados, no entanto, o estudo aqui apresentado é o mais robusto sobre o assunto, tanto em relação à qualidade metodológica quanto ao tamanho da amostra. Uma posterior metanálise da *Cochrane* em 2017, com 23 estudos, comparou o uso de beta-2-agonistas associados a antimuscarínicos no contexto de emergência. Na análise de risco de internação, analisando 16 estudos, o uso de dupla-terapia em pacientes com exacerbação severa se mostrou superior à monoterapia com beta-2-agonista (RR 0,72, 95% CI 0,59 a 0,87) com moderado nível de qualidade de evidência. Foi estimado que, com o uso da dupla-terapia, menos 65 pacientes a cada 1.000 necessitariam de internação com a dupla-terapia (231 a cada 1.000 com monoterapia *versus* 166 a cada 1.000 com dupla-terapia). Além disso, o uso associado do ipratrópio também aumentaria o VEF1 em 0,25 L e o *peak-flow* em 36,58 L/min.

Dessa forma, o uso de dupla-terapia em pacientes com asma exacerbada severa é indicado por diretrizes como o Global Initiative for Asthma (GINA) ou as diretrizes da American Thoracic Society (ATS). Os pacientes com maior benefício apresentam VEF 1 < 60%.

Referências

- Rodrigo GJ, Rodrigo C. First-line therapy for adult patients with acute asthma receiving a multiple-dose protocol of ipratropium bromide plus albuterol in the emergency department. Am J Respir Crit Care Med. 2000;161(6):1862-1868.

- Kirkland SW, Vandenberghe C, Voaklander B, Nikel T, Campbell S, Rowe BH. Combined inhaled beta-agonist and anticholinergic agents for emergency management in adults with asthma. Cochrane Database Syst Rev. 2017;1(1):CD001284. Published 2017 Jan 11.

Estudo

Uso de corticosteroides para pacientes com doença pulmonar obstrutiva crônica exacerbada

| Título | *Effect of Systemic Glucocorticoids on Exacerbations of Chronic Obstructive Pulmonary Disease* |

Autores: Niewoehner DE, Erbland ML, Deupree RH, Collins D, Gross NJ, Light RW et al. for the Department of Veterans Affairs Cooperative Study Group.

Revista: *The New England Journal of Medicine* (1999).

Desenho do estudo

Ensaio clínico randomizado, fatorial, duplo-cego, multicêntrico, análise por intenção de tratar. O estudo avaliou o uso de corticoide versus placebo na falha de tratamento em pacientes com DPOC exacerbado.

Critérios de inclusão

▮ Diagnóstico clínico de DPOC exacerbado, ≥ 50 anos, história de ≥ 30 maços/ano, VEF1 < 50% ou inabilidade de realizar espirometria por falta de ar.

Critérios de exclusão

▮ Diagnóstico de asma, uso de corticosteroides nos últimos 30 dias, condições que causariam sobrevida menor de 1 ano, não poder providenciar consentimento.

Cálculo da amostra

Era esperada a inclusão de 1.100 pacientes baseado no cálculo da amostra. Foi considerada que a diferença do desfecho primário no grupo placebo versus corticoide não ultrapassaria 7,5%. Também foi considerado que a diferença entra o grupo de corticoide de curta duração (8 semanas) e o de longa duração (2 meses) não ultrapassaria 7,5%.

Grupos

▮ Metilprednisolona 125 mg 6/6 horas por 3 dias, seguido de prednisona 60 mg por 4 dias, 40 mg por 4 dias, 20 mg por 32 dias, 10 mg por 7 dias e 5 mg por 7 dias (8 semanas).

▮ Metilprednisolona 125 mg 6/6 horas por 3 dias, seguido de prednisona 60 mg por 4 dias, 40 mg por 4 dias e 20 mg por 4 dias (2 semanas).

▮ Placebo endovenoso por 3 dias, placebo por 54 dias (8 semanas).

Todos os pacientes ficaram internados por pelo menos 3 dias e receberam antibióticos por 7 dias.

Métodos

❚ **Desfecho primário:** Diminuição de falha de tratamento (novo ciclo de corticoesteroides – seja oral, endovenoso ou inalatório, uso de teofilina, morte, necessidade de intubação ou readmissão por conta de DPOC exacerbado eram considerados falha de tratamento).

❚ **Desfechos secundários:** Mudança no VEF1, duração de admissão hospitalar, morte por qualquer causa.

❚ **Desfecho de segurança:** Hiperglicemias, hipertensão, infecção secundária, sangramento de trato gastrointestinal, doença psiquiátrica com necessidade de consulta, necessidade de procedimento invasivo, terapia específica para complicações.

Um detalhe no cálculo dos desfechos é que caso os grupos de diferentes doses dos corticosteroides fossem considerados sem diferença, eles seriam utilizados como um grupo apenas e seriam comparados com placebo; caso contrário, as análises seriam feitas entre os três grupos.

❚ **Seguimento:** 6 meses.

População

	Placebo	2 semanas de corticosteroide	8 semanas de corticosteroide
Idade (anos)	67,8	67,1	68,1
Sexo masculino (%)	100	100	96
Tabagismo (maços/ano)	77	67,3	80,9
O$_2$ domiciliar (%)	18	15	19
Hospitalização por DPOC exacerbado nos últimos 2 anos (%)	66	64	75
VEF1	750	772	785

Resultados

	Placebo	2 semanas de corticosteroide	8 semanas de corticosteroide	Valor de p*
Falha terapêutica em 30 dias	33%	24%	22%	0,04
Falha terapêutica em 60 dias	48%	38%	36%	0,04
Falha terapêutica em 90 dias	54%	49%	52%	0,58
Hospitalização (duração dias)	9,7	8,5		0,03
Efeitos adversos				
❚ Hiperglicemia	4%	18%	12%	0,002
❚ Sangramento gastrointestinal	5%	0%	4%	0,21
❚ Infecção secundária	17%	15%	22%	0,73
❚ Doença psiquiátrica	3%	6%	2%	0,47
❚ Outros	14%	22%	26%	0,04

*Como os grupos de corticosteroide tiveram desfechos não estatisticamente significativos, o grupo de corticosteroide foi comparado ao grupo placebo como um só.

Conclusão

Uso de corticoesteroides em pacientes com DPOC mostra benefício em relação ao placebo. Além disso, o benefício é máximo é obtido nas 2 primeiras semanas.

Perspectivas

Antes da publicação deste estudo, o tratamento com corticosteroides já era realizado para pacientes com asma. Muitos médicos, embasados na plausibilidade biológica e nos estudos de pacientes com asma, também administravam corticosteroides para pacientes com doença pulmonar obstrutiva crônica. No entanto, não havia nenhuma evidência científica de benefício e/ou malefício. Alguns estudos já evidenciavam algum benefício em desfechos não clínicos, como melhora de valores espirométricos com o uso de corticosteroides em pacientes em exacerbação. O próprio estudo relata que o uso de corticosteroides de forma *off-label* levou a recrutamento lento, uma vez que o uso de corticosteroide era critério de exclusão.

Neste estudo, apesar das limitações como tempo prolongado de recrutamento, menor número de pacientes do que inicialmente previsto, desfecho primário extremamente composto, foi mostrado que o uso de corticosteroides para pacientes com DPOC preveniu falha de tratamento nos primeiros 3 meses, além de diminuir o número de dias de hospitalização aos custos de aumento da chance de hiperglicemia e outros efeitos adversos. Além disso, o uso de apenas 2 semanas se mostrou similar ao de 8 semanas.

Quatro anos depois, em 2003, publicado no NEJM, outro ensaio clínico randomizado mostrou benefício com uso de corticosteroides nos pacientes com DPOC exacerbado. Nele, não foi utilizado a dose endovenosa como em 1999, e foi destinado a pacientes que recebiam alta do pronto-socorro. Em 30 dias, pacientes com prednisona tinham menor recorrência da doença (volta ao pronto-socorro ou visita ambulatorial devido à DPOC exacerbado), com redução absoluta de 16%, de 43% para 27% com p = 0,05 (apenas uma tendência) e melhora no tempo de recorrência de exacerbação (p = 0,04).

Até 2013, a terapia de corticosteroide era fundamentada em 10 ou 14 dias, com base nos dois *trials* já citados e alguns outros menores. O estudo REDUCE, publicado no *JAMA*, foi um ensaio clínico randomizado europeu que concluiu que 5 dias de corticosteroide oral não tinha diferença em relação à terapia de 14 dias. Nele, foram incluídos 314 pacientes. A dose foi 40 mg de metilprednisolona no PS, seguida de prednisona oral do dia 2 ao 5, seguido de placebo do dia 6 ao 14. Já o grupo controle, recebeu 40 mg e continuou o tratamento ao invés de placebo. Não houve diferença entre os dois tratamentos. A taxa de novas exacerbações foi de 36,8% no grupo do tratamento prolongado *versus* 35,9% no tratamento curto (p = 0,006 para não superioridade). Em relação aos desfechos de segurança, não houve também nenhuma diferença. Em 2014, uma metanálise mostrou que não há diferença em corticosteroides orais e intravenosos nos pacientes com DPOC exacerbado, com base em evidência de alta qualidade e, mostrou também, que o uso de corticoesteroides reduz falência do tratamento em 50%, no entanto, sem afetar mortalidade.

Hoje, a conduta é indicar glicocorticoides para a maioria das internações hospitalares por DPOC, mas o tempo de uso que já era menor de 2 semanas após o estudo que comentamos, hoje se limita a 5 a 7 dias após o estudo REDUCE. A dose ideal de glicocorticoides ainda permanece em debate, mas é improvável que sejam necessárias as doses altas utilizadas nos primeiros dias do estudo descrito e a prática é o uso de doses de 40 a 60 mg de prednisona ao dia.

Tabela comparando os diversos estudos sobre corticoide em DPOC exacerbado

Estudo	N do estudo	Desfecho – grupos	Tempo de tratamento	Resultado
Veteran's Affair Study – Niewoehner (1999)	277	Falha terapêutica para pacientes admitidos – corticosteroide *versus* placebo	2 ou 8 semanas	Diminui taxa de falha terapêutica (p = 0,04)
Aaron (2003)	147	Falha terapêutica para pacientes no PS – corticosteroide *versus* placebo	10 dias	Tendência a diminuir falha terapêutica (p = 0,05) e diminuição de recorrência (p = 0,04)
REDUCE *trial* – Leuppi (2013)	314	Falha terapêutica, comparando 5 dias *versus* 14 dias	5 dias *versus* 14 dias	Sem diferença nos dois tratamentos
Metanálise Cochrane – Walters (2014)	917	Falha terapêutica – corticosteroide *versus* placebo	Variado	OR 0,48 (0,35 a 0,67)
Metanálise Cochrane – Walters (2018)	457	Falha terapêutica – < 7 dias *versus* > 7 dias	< 7 dias *versus* > 7 dias	Sem diferença nos dois tratamentos

Referências

- Niewoehner DE, Erbland ML, Deupree RH, et al. Effect of systemic glucocorticoids on exacerbations of chronic obstructive pulmonary disease. Department of Veterans Affairs Cooperative Study Group. N Engl J Med. 1999;340(25):1941-1947.

- Aaron SD, Vandemheen KL, Hebert P, et al. Outpatient oral prednisone after emergency treatment of chronic obstructive pulmonary disease. N Engl J Med. 2003;348(26):2618-2625.

- Leuppi JD, Schuetz P, Bingisser R, et al. Short-term vs conventional glucocorticoid therapy in acute exacerbations of chronic obstructive pulmonary disease: the REDUCE randomized clinical trial. JAMA. 2013;309(21):2223-2231.

- Walters JA, Tan DJ, White CJ, Gibson PG, Wood-Baker R, Walters EH. Systemic corticosteroids for acute exacerbations of chronic obstructive pulmonary disease. Cochrane Database Syst Rev. 2014;(9):CD001288. Published 2014 Sep 1.

- Walters JA, Tan DJ, White CJ, Wood-Baker R. Different durations of corticosteroid therapy for exacerbations of chronic obstructive pulmonary disease. Cochrane Database Syst Rev. 2018;3(3):CD006897. Published 2018 Mar 19.

Estudo

Efeito da Ventilação não invasiva em pacientes imunossuprimidos com insuficiência respiratória aguda

Título	*Effect of noninvasive ventilation versus oxygen therapy on mortality among immunocompromised patients with acute respiratory failure*

Revista: *The Journal of the American Medical Association – JAMA* (2015).

Autores: Lemiale V, Mokart D, Resche-Rigon M, Pène F, Mayaux J, Faucher E *et al.*

Resumo

Ensaio clínico multicêntrico, não-cego, conduzido em 28 hospitais da França e Bélgica. O estudo avaliou o efeito do uso de ventilação não invasiva na mortalidade de pacientes imunossuprimidos com pneumonia.

Critérios de inclusão

▌ Pacientes com ≥ 18 anos, insuficiência respiratória aguda hipoxêmica (PaO_2 < 60 mmHg ou FR > 30 ipm ou esforço respiratório ou dispneia), sintomas há menos de 72 horas, imunodeficiência: tumor hematológico ou sólido (ativo ou em remissão há menos de 5 anos), transplante orgânico, uso de glicocorticoides por mais de 30 dias ou em uma dose > 1 mg/kg/d, uso de droga imunossupressora em dose alta ou por mais de 30 dias.

Critérios de exclusão mais relevantes

▌ Contraindicações a VNI (pneumotórax, vômitos, incapacidade de proteger a via aérea, grande quantidade de secreções respiratórias), hipercapnia ($PaCO_2$ > 50 mmHg), necessidade imediata de ventilação mecânica invasiva, edema pulmonar cardiogênico, necessidade de noradrenalina ou adrenalina em dose > 0,3 ug/kg/min, síndrome coronariana aguda, GCS < 13, decisão por não-intubação (DNI), uso de longo prazo de oxigênio, insuficiência respiratória pós-operatória, recusa do paciente ou sua família em participar do estudo, gravidez ou amamentação.

Cálculo da amostra

Considerando uma taxa de eventos de 35% no grupo controle e redução absoluta de 15% no grupo intervenção, com poder de 90% e alfa de 5%, seria necessária uma amostra de 187 pacientes por grupo. Foi programada uma análise interina com 50% do recrutamento.

Grupos

- **Ventilação não invasiva (191 pacientes):** pressão de suporte para fazer volume 7 a 10 mL/kg, com PEEP inicial de 2 a 10 cmH$_2$O. FiO$_2$ ajustada para manter SpO$_2$ ≥ 92%. Sessões de 60 minutos a cada 4 horas por pelo menos 2 dias.

  7,3% receberam uma sessão única.

  31,4% dos pacientes receberam cateter nasal de alto fluxo (CNAF).

- **Oxigênio (183 pacientes):**

  44,3% dos pacientes receberam CNAF.

Métodos

▌ **Número de pacientes:** 374.

▌ **Desfecho primário:** Mortalidade por qualquer causa em até 28 dias.

▌ **Desfechos secundários:** Intubação orotraqueal, SOFA no dia 3, infecções adquiridas na UTI, duração da VM, duração da internação na UTI.

População

Característica	Oxigênio (N = 183)	VNI (N = 191)
Idade (anos)	64 (53 a 72)	61 (52 a 70)
Sexo masculino (%)	105 (57,4)	117 (61,3)
Condições de base ■ Neoplasia hematológica ■ Tumor sólido ■ Medicação imunossupressora não relacionada a transplante ■ Medicação imunossupressora após transplante	61,7% 23% 9,3% 6%	65,4% 19,4% 8,4% 6,8%
Comorbidades ■ Insuficiência respiratória crônica ■ Doença renal crônica ■ Insuficiência cardíaca	6,6% 10,9% 5,5%	9,4% 9,9% 8,4%
Fluxo de oxigênio na admissão (L/min)	9 (6 a 15)	8 (6 a 15)
Tempo desde início dos sintomas respiratórios (dias)	1 (0 a 2)	1 (0 a 2)
Tratamentos antes de chegar na UTI ■ VNI ■ Diuréticos ■ Nebulização ■ Antimicrobianos	16 (8,7) 47 (25,8) 26 (14,3) 138 (75,4)	10 (5,2) 31 (16,2) 19 (9,9) 123 (64,4)
Parâmetros respiratórios na randomização ■ FR (irpm) ■ SpO$_2$ (%) ■ Fluxo de oxigênio (L/min) ■ PaO$_2$/FiO$_2$ (mmHg)	25 (21 a 30) 96 (94 a 98) 9 (6 a 15) 130 (86 a 205)	27 (21 a 31) 96 (94 a 98) 9 (5 a 15) 156 (95 a 248)
SOFA na randomização	5 (3 a 7)	5 (3 a 7)

Observações

▪ **Causas mais comuns de imunossupressão:** leucemia aguda e linfoma agressivo foram as neoplasias hematológicas mais comuns; câncer de pulmão foi o tumor sólido mais comum; rim foi o transplante orgânico mais comum; transplante e imunossupressão relacionada a medicamentos corresponderam a 15,2% dos casos.

▪ **Causas mais comuns da insuficiência respiratória:** pneumonia bacteriana – 45%, pneumocistose – 11,5%, pneumonia viral – 8 a 9%, envolvimento pulmonar pela doença de base – 10%.

Resultados

Desfecho primário	Ventilação não-invasiva	Oxigênio	Redução absoluta de risco (IC)
Mortalidade em até 28 dias	24,1%	27,3%	-3,2% (-12,1 a 5,6)

Desfechos secundários

▪ **Intubação orotraqueal:** 38,2% no grupo VNI e 44,8% no grupo oxigênio, com redução absoluta de risco de 6,6% (-16,6 a 3,4).

▪ Sem diferença em tempo até intubação e em qualquer outro desfecho secundário.

▪ Sem diferença de acordo com subgrupos pré-definidos: condições de base e fluxo de oxigênio.

Conclusões

O uso de ventilação não-invasiva, quando comparado apenas com oxigênio, não se associou com menor mortalidade em 28 dias em uma população de imunossuprimidos, principalmente por neoplasia.

Perspectivas

Insuficiência respiratória aguda é um problema comum em pacientes imunossuprimidos, principalmente relacionada a infecções pulmonares. Classicamente, o tratamento envolvia oxigenioterapia e, se necessário, ventilação mecânica invasiva. No final da década de 1990 e começo dos anos 2000, surgiram trabalhos científicos iniciais abordando o uso de ventilação não-invasiva nessa população. O primeiro ensaio clínico foi publicado no *JAMA* por Antonelli et al. O estudo de Hilbert G et al. (*NEJM*, 2001) foi o segundo ensaio clínico a sugerir que essa estratégia poderia reduzir as taxas de intubação orotraqueal. Entretanto, trata-se de um estudo pequeno, com cerca de 50 pacientes, cujo resultado está associado a um grande grau de incerteza. Ao longo das últimas duas décadas, surgiram outros estudos, a maioria com predominância de pacientes com neoplasias hematológicas, mas também envolvendo pacientes submetidos a transplantes orgânicos e imunossuprimidos por medicações. Todos eles foram estudos menores, com poucas dezenas de pacientes, alguns sugerindo certo grau de benefício em desfechos relevantes, como taxa de intubação orotraqueal. A população com HIV foi pouco representada em todos os trabalhos. Há estudos não-randomizados sugerindo benefício nessa população, principalmente em pacientes com pneumocistose, mas se trata de uma hipótese que deveria ser testada em um ensaio clínico bem desenhado.

Em 2015, foi publicado o ensaio clínico iVNIctus, o maior trabalho que já abordou o tema até o momento. Foram mais de 300 pacientes randomizados para receber ventilação não-invasiva ou tratamento usual com apenas oxigenioterapia. A população, em sua maioria, foi de pacientes com neoplasia hematológica ou tumores sólidos, com insuficiência respiratória secundária à infecção pulmonar, seja pneumonia bacteriana, viral ou pneumocistose. O estudo não demonstrou redução do desfecho primário, de mortalidade por qualquer causa em até 28 dias, ou de qualquer dos seus desfechos secundários. A taxa de eventos no grupo controle foi de 27,3% e não os 35% previstos, o que certamente comprometeu o poder estatístico do estudo. Além disso, a diferença entre as duas taxas provavelmente reflete a melhora dos cuidados clínicos usuais em pacientes críticos ao longo dos anos, já que a estimativa de 35% de mortalidade foi feita com base nos desfechos observados em ensaios clínicos do final da década de 1990. Outro aspecto relevante é a taxa de uso de cateter nasal de alto fluxo: houve 13% a mais de uso nos pacientes randomizados para o grupo Oxigênio. Isso pode ter diluído uma eventual vantagem do uso de VNI, já que o cateter de alto fluxo não é exatamente a mesma terapia que simplesmente oferecer oxigênio em baixo fluxo. É uma terapia que consegue, por exemplo, oferecer algum grau de PEEP dependente de fluxo.

Dois anos depois do estudo iVNIctus, foi publicada uma metanálise de Huang *et al.* na revista *Critical Care*, agregando o resultado de cinco ensaios clínicos realizados desde o início do século XXI. O resultado mostrou uma redução da taxa de ventilação mecânica invasiva e mortalidade no curto prazo. Há que se ter o cuidado de notar a alta heterogeneidade entre os ensaios clínicos incluídos, além da incerteza representada por um intervalo de confiança largo da magnitude de efeito dos desfechos. Os trabalhos eram diferentes em si principalmente nas condições de base das populações e nas definições de insuficiência respiratória aguda. Isso torna a comparação entre eles um pouco problemática e não permite uma conclusão final sobre o assunto. Até que tenhamos mais ensaios clínicos grandes e bem desenhados, a questão permanece em aberto. Não se pode excluir a possibilidade de algum grau de benefício, portanto, cabe ao julgamento do médico de cada paciente como proceder. A ventilação não-invasiva pode ser uma tentativa inicial em pacientes selecionados. Caso opte-se por utilizá-la, é bastante importante checarmos a tolerância, se há melhora significativa na oxigenação e no padrão respiratório e ter cuidado, principalmente, para não insistirmos em uma terapia que esteja se mostrando ineficaz, o que pode levar o paciente a ser intubado em uma condição clínica pior, colocando-o em risco.

Tabela comparando os principais estudos em ventilação não invasiva em pacientes imunossuprimidos

Estudo	População	Desfecho	Resultado
Antonelli et al. (2000)	40 pacientes Transplante de órgão	Necessidade de IOT	Menor IOT e tendência a menor mortalidade
Hilbert et al. (2001)	52 pacientes Imunocomprometidos em geral	Necessidade de IOT	Menor IOT e menor mortalidade
Squadrone et al. (2010)	40 pacientes Neoplasia hematológica	Necessidade de IOT	Menor IOT e menor mortalidade
IVNICTUS (2015)	374 pacientes Imunocomprometidos em geral	Mortalidade	Sem diferença
Metanálise Huang et al. (2017)	592 pacientes	Mortalidade e IOT	Diminuição de mortalidade e IOT

Referências

- Lemiale V, Mokart D, Resche-Rigon M, et al. Effect of Noninvasive Ventilation vs Oxygen Therapy on Mortality Among Immunocompromised Patients With Acute Respiratory Failure: A Randomized Clinical Trial. JAMA. 2015;314(16):1711-1719.

- Hilbert G, Gruson D, Vargas F, et al. Noninvasive ventilation in immunosuppressed patients with pulmonary infiltrates, fever, and acute respiratory failure. N Engl J Med. 2001;344(7):481-487.

- Antonelli M, Conti G, Bufi M, et al. Noninvasive ventilation for treatment of acute respiratory failure in patients undergoing solid organ transplantation: a randomized trial. JAMA. 2000;283(2):235-241.

- Squadrone V, Massaia M, Bruno B, et al. Early CPAP prevents evolution of acute lung injury in patients with hematologic malignancy. Intensive Care Med. 2010;36(10):1666-1674.

- Huang HB, Xu B, Liu GY, Lin JD, Du B. Use of noninvasive ventilation in immunocompromised patients with acute respiratory failure: a systematic review and meta-analysis. Crit Care. 2017;21(1):4. Published 2017 Jan 7.

EMERGÊNCIAS RESPIRATÓRIAS

Estudo
Uso do oseltamivir na síndrome gripal por influenza

Título	*Oseltamivir plus usual care versus usual care for influenza-like illness in primary care: an open-label, pragmatic, randomised controlled trial*

Revista: *The Lancet* (2020).

Autores: Butler CC, van der Velden AW, Bongard E, Saville BR, Holmes J, Coenen S et al.

Desenho do estudo

Ensaio clínico randomizado, multicêntrico, *open-label*, sem placebo, pragmático e adaptativo. O estudo avaliou o efeito do oseltamivir no tempo de recuperação dos sintomas em pacientes com síndrome gripal.

Critérios de inclusão
■ Pacientes > 1 ano de idade, que se apresentam ao médico generalista com sintomas gripais definidos como ao menos um sintoma respiratório (tosse, dor de garganta, rinorreia e congestão nasal) e um sintoma sistêmico (cefaleia, mialgia, sudorese, calafrios, cansaço).

Critérios de exclusão
■ Doença renal crônica, imunodeficiência significativa, pacientes que necessitem de tratamento antiviral imediato ou hospitalização, alergia a oseltamivir, cirurgia eletiva agendada, necessidade de anestesia em 2 semanas, expectativa de vida < 6 meses, insuficiência hepática severa, impossibilidade de randomização em 72 horas, necessidade de vacinação em 7 dias, gestantes e lactentes.

Cálculo da amostra

Não foi realizado o cálculo da amostra, uma vez que o estudo tinha como objetivo incluir o maior número possível de pacientes em 3 anos (alvo entre 2.500 e 4.500 pacientes).

Grupos
■ Cuidados Usuais
■ Oseltamivir (dose por peso) e cuidados usuais

Métodos

▌ **Desfecho primário:** Tempo de recuperação dos sintomas de relatado pelo paciente ou retorno às atividades usuais.

▌ **Desfechos secundários:** Custo-efetividade, admissão hospitalar, complicações da síndrome gripal, retorno ao médico generalista, tempo até início da recuperação do quadro, uso de sintomáticos e outras medicações adicionais, transmissão intradomiciliar, efeitos adversos.

▌ **Número de pacientes:** 3.266.

▌ **Seguimento:** 28 dias.

População

	Tratamento usual	Tratamento usual + oseltamivir
Sexo masculino (%)	45	44
Idade (%) ▪ < 12 anos ▪ 12 a 65 anos ▪ > 65 anos	14 80 6	14 80 6
Comorbidades (%)	15	15
Gravidade (%) ▪ Leve ▪ Moderada ▪ Grave	22 60 18	21 61 19
Tempo até início de tratamento (%) ▪ < 24 horas ▪ 24 a 48 horas ▪ 48 a 72 horas	28 39 34	28 38 34
Temperatura (°C)	37,5	37,6
Frequência cardíaca	87,4 bpm	87,7 bpm
Tabagismo (%)	20	20
Vacinação (%) ▪ Influenza ▪ Pneumococo	10 5	9 5
PCR *influenza* (%) Influenza A (%) Influenza B (%)	50 28 23	52 31 22

Resultados

	Tratamento usual (N = 1.529)	Tratamento usual + Oseltamivir (N = 1.535)	Diferença (IC 95%)
Tempo recuperação (dias)	6,73	5,71	1,02 (0,74 a 1,31)
Semana 1 e 2 ■ Visita a hospital (%) ■ Diária no hospital (%) ■ Pneumonia (%)	52 14 12	43 8 7	0,6% (-0,7 a 2,0) 8,4% (-10,8 a 27,6) 10,5% (-28,2 a 49,1)
Semana 3 e 4 ■ Visita a hospital ■ Diária no hospital ■ Pneumonia*	22 4 3	19 4 0	0,2% (-0,7 a 1,2) -5,3% (-36,4 a 25,7)
Visita a outros serviços de saúde (não hospital)	53%	52%	0,8% (-2,8 a 4,4)
Outros sintomáticos	82%	82%	0,6% (-2,2 a 3,4)
Uso de antibióticos Tempo de antibiótico	13% 7 (5 a 8)	9% 5 (3 a 7)	4% (1,7 a 6,3)
Novas infecções em moradores da casa	45%	39%	6% (2,1 a 10)

*Confirmada por raio-x

Houve benefício do tempo de recuperação em pacientes com PCR positivo para *influenza* e PCR negativo também. O benefício foi maior em idosos > 65 anos, com diferença de 2 a 3 dias. Náusea e vômitos foram maiores no grupo Oseltamivir (21% *versus* 16%).

Conclusão

O estudo conclui que a adição de oseltamivir parece acelerar a recuperação dos pacientes em 1 dia.

Perspectivas

Muita controvérsia existe em torno do uso do oseltamivir. A maioria dos estudos é financiado pela Roche, indústria farmacêutica produtora do oseltamivir, inclusive com a participação dela nos estudos. Curiosamente, muitos estudos financiados pela Roche não foram publicados. Além disso, os estudos são heterogêneos entre si, alguns incluindo apenas pacientes com PCR positivo e outros sem necessidade de PCR. Um grupo de pesquisadores publicou uma série de metanálises desde 2009, sendo a última em 2014, incluindo estudos não publicados, financiados e não financiados pela indústria farmacêutica. Essas metanálises foram publicadas pela *Cochrane*. Nela, não houve resultados significativos quanto à admissão hospitalar, nem a pneumonia secundária (quando apenas foram incluídos estudos com diagnóstico bem estabelecido), otite, rinossinusite e bronquite. A metanálise mostrou uma diferença de 16,8 horas apenas na resolução de sintomas.

Em 2015, outra metanálise incluindo estudos não publicados e publicados, com análise individual de pacientes, com financiamento irrestrito pela Roche, trouxe mais "lenha" para o debate. Nele, houve redução de 25,2 horas de sintomas, além de redução de infecção do trato respiratório inferior (4,9% *versus* 8,7%) e menos admissão hospitalar (0,6% *versus* 1,7%). Deve-se deixar claro que os resultados foram apenas positivos para os pacientes confirmados com PCR para *influenza* e que não havia critério formal para o diagnóstico de pneumonia nos estudos. Quando se analisou os dados para pacientes com sintomas gripais com ou sem PCR positivo, os resultados não foram significativos.

Este estudo é o maior estudo com pacientes com síndrome gripal até agora publicado. Apesar de todas suas limitações, ele aponta no sentido da metanálise realizada pela *Cochrane* em 2014. Como limitações severas, devemos citar: o fato do desfecho ser extremamente subjetivo e o estudo não ser cegado nem ter placebo; 5.500 pacientes foram triados e apenas 3.266 incluídos, sendo 953 excluídos por que não queriam tomar antivirais, provavelmente levando a um viés de seleção; ausência de um protocolo equalizando o cuidado usual; ausência de critérios objetivos para classificar os pacientes em leve, moderado e grave; baixa prevalência de vacinação, em torno de 10% (dados brasileiros revelam que 90% dos idosos são vacinados no Brasil, e não sabemos a efetividade do oseltamivir em indivíduos já com anticorpos). Mesmo com as limitações, o estudo mostra diminuição de 1 dia de sintoma com o uso do oseltamivir e ausência de diferença entre hospitalizações e pneumonias, mas com 6% absoluto em mais de efeitos adversos (efeitos gastrointestinais). Os achados foram compatíveis com outros estudos em que o oseltamivir foi associado à diminuição de 0,4 dia de febre.

Pode-se realizar uma comparação breve do oseltamivir com a vacina da *influenza*. O preço do oseltamivir é de mais de R$ 200,00 e o preço de uma dose da vacina na rede privada e em torno de R$ 130,00. No entanto, a vacina tem eficácia de prevenção da doença em torno de 50% e com redução de hospitalização e pneumonia em mais de 50%.

Referências

- Jefferson T, Jones MA, Doshi P, et al. Neuraminidase inhibitors for preventing and treating influenza in adults and children. Cochrane Database Syst Rev. 2014;2014(4):CD008965. Published 2014 Apr 10.
- Dobson J, Whitley RJ, Pocock S, Monto AS. Oseltamivir treatment for influenza in adults: a meta-analysis of randomised controlled trials [published correction appears in Lancet. 2015 May 2;385(9979):1728]
- Butler CC, van der Velden AW, Bongard E, et al. Oseltamivir plus usual care versus usual care for influenza-like illness in primary care: an open-label, pragmatic, randomised controlled trial. Lancet. 2020;395(10217):42-52.

Estudo
Dexametasona em pacientes hospitalizados com COVID-19

Título | *Dexamethasone in hospitalized patients with COVID-19*

Revista: *The New England Journal of Medicine* (2020).

Autores: Horby P, Lim WS, Emberson JR, Mafham M, Bell JL, Linsell L et al.

Desenho do estudo

Ensaio clínico randomizado, aberto, sem placebo e multicêntrico. O estudo avaliou efeito da dexametasona na mortalidade em pacientes com COVID-19.

Critérios de inclusão
▌ Paciente > 18 anos (posteriormente, o limite de idade foi desconsiderado), suspeita de infecção por Covid-19 ou confirmada laboratorialmente, ausência de dados na história que colocassem o paciente em risco ao participar do estudo, conforme julgamento clínico.

Critérios de exclusão
▌ Incapacidade de preencher termo de consentimento do estudo.

Cálculo da amostra

Não foi possível calcular o tamanho da amostra no início do estudo por conta da escassez de dados referentes à pandemia da Covid-19. Conforme foram surgindo mais dados sobre a doença, um comitê específico, que não tinha conhecimento sobre os resultados parciais do estudo, estimou uma mortalidade de 20% em 28 dias, calculando uma amostra de 2.000 pacientes no grupo da dexametasona e 4.000 pacientes no grupo controle, capaz de garantir um poder de 90% para detectar uma diferença de 20% entre os grupos, com um erro alfa de apenas 1%. Todas as análises foram feitas de acordo com o princípio de intenção de tratar.

Grupos
■ Tratamento usual (N = 4.321).
■ Dexametasona (N = 2.104), 6mg EV ou VO por 10 dias ou até alta hospitalar.

Métodos
▌ **Número de pacientes:** 6.425.

▌ **Seguimento:** 4 meses.

▌ **Desfecho primário:** Mortalidade em 28 dias.

▌ **Desfechos secundários:** Alta hospitalar em 28 dias, evolução para necessidade de ventilação mecânica ou morte.

População do estudo

	Dexametasona	Tratamento usual
Idade (anos)	66,9	65,8
Homens (%)	64	64
Etnia caucasiana (%)	74	73
Média de dias do início dos sintomas	8	9
Necessidade de suporte de oxigênio (%)	76	76
Ventilação mecânica (%)	15	16
Antecedente de doença cardiovascular (%)	28	27
Antecedente de doença pulmonar (%)	20	22
Teste para Covid-19 positivo (%)	89	90

Resultados

	Dexametasona	Tratamento usual	Razão de risco (IC 95%)
Mortalidade em 28 dias	22,9%	5,7%	0,83 (0,75 a 0,93)
Desfechos secundários			
Alta hospitalar em 28 dias	67,3%	63,6%	1,1 (1,03 a 1,17)
Necessidade de ventilação mecânica ou morte*	462/1.780 (26%)	1.003/3.638 (27,6%)	0,93 (0,85 a 1,01)

*Excluídos pacientes que já estavam em ventilação mecânica no momento da randomização.

Análise de subgrupos (mortalidade em 28 dias)

	Dexametasona	Tratamento usual	Razão de risco (IC 95%)
Pacientes em ventilação mecânica	29,3%	41,4%	0,64 (0,51 a 0,81)
Pacientes com necessidade de O_2 suplementar	23,3%	26,2%	0,82 (0,72 a 0,94)
Pacientes sem necessidade de O_2 suplementar	17,8%	14%	1,19 (0,91 a 1,55)

Conclusão

O tratamento com dexametasona 6 mg/dia por 10 dias reduziu a mortalidade em 28 dias de pacientes com COVID-19 que necessitaram de suporte respiratório, não demonstrando benefício e com potencial malefício em pacientes que não necessitaram de oxigênio suplementar.

Perspectivas

No começo da pandemia de COVID-19 em 2020, era muito grande a frustração em relação a como tratar de forma efetiva a doença. Nesse contexto, surgiram várias especulações de fármacos com ação antiviral *in vitro*, mas que não foram testadas em grandes ensaios clínicos. Com o passar do tempo e o surgimento de mais estudos, essas terapias foram se mostrando ineficazes tanto para o tratamento quanto para profilaxia da doença, a exemplo do que ocorreu com hidroxicloroquina, azitromicina, lopinavir, entre outros. A observação de que, nos pacientes com pneumonia viral por COVID-19 em sua forma grave, os danos causados pelo estado inflamatório exacerbado eram até mais prejudiciais do que o próprio vírus, levou a hipótese de que corticosteroides poderiam mudar o curso da doença.

O estudo RECOVERY surgiu neste cenário, trazendo uma nova visão sobre ensaios clínicos em épocas em que há uma demanda muito grande por respostas para questões complexas. Por exemplo, o fato de o estudo ter começado sem que houvesse clareza sobre o tamanho da amostra a ser analisada seria um ponto extremamente criticado em qualquer outro ensaio clínico, mas que neste caso foi desconsiderado devido a ausência de dados epidemiológicos robustos sobre a nova doença. Além disso, é inegável o esforço dos pesquisadores em incluir mais de 6.000 pacientes em um período extremamente curto, tendo como preocupação deixar a amostra o menos restrita possível a fim de obter conclusões aplicáveis a maior parte dos pacientes.

Apesar disso, vale a pena apontarmos algumas críticas, sendo a principal delas o fato de o estudo não ter sido cegado, pois sabemos que isso pode levar ao surgimento de vieses importantes. O fato de um médico saber que determinado paciente está no grupo Intervenção, por exemplo, pode fazer com que, mesmo inconscientemente, ele modifique o tratamento desse paciente. Os pesquisadores deste estudo não nos forneceram muitos dados de como esses pacientes foram tratados, se receberam ou não antibióticos, por quanto tempo etc. Além disso, o tempo para análise do desfecho (28 dias) é considerado muito curto para pacientes que estão em unidades de terapia intensiva, com a maioria dos estudos nessa área descrevendo desfechos em 90 dias. É possível, por exemplo, que no acompanhamento a longo prazo desses pacientes a taxa de mortalidade se iguale entre os grupos. Outro ponto importante é o fato de haver quase 10% de indivíduos em cada grupo cujo diagnóstico de COVID-19 era incerto, um número razoavelmente alto e que poderia funcionar como variável de confusão.

Outro ponto importante a ser ressaltado é que a análise de subgrupos mostrando um maior benefício do tratamento em pacientes sob ventilação mecânica, e uma tendência em aumento da mortalidade nos pacientes com quadros leves, serve apenas para geração de hipóteses, pois esse dado não foi escolhido como desfecho primário do estudo. Apesar disso, essa clara diferença nos ajuda a selecionar melhor quais paciente se beneficiam do corticosteroide.

A comprovação da redução de mortalidade em 28 dias no grupo que recebeu dexametasona, com um número necessário para tratar (NNT) de 36, mudou completamente a forma como tratávamos esses pacientes, sendo logo incorporado nas principais diretrizes de tratamento e abrindo portas para mais pesquisas na área. Limitações à parte, o estudo RECOVERY foi muito bem desenhado, comprovando que é possível fazermos ensaios clínicos de qualidade, mesmo em épocas de pandemia, não sendo necessário recorrer a terapias com baixo nível de evidência e alto risco de efeitos colaterais. A seguir são apresentados os principais estudos que foram publicados após o RECOVERY.

Comparação dos diversos estudos que utilizaram dexametasona para o tratamento de COVID-19

Estudo	População	Corticosteroide	Desfecho
RECOVERY (2020)	6.425	Dexametasona	Diminuição de mortalidade
CODEX (2020)	299	Dexametasona	Melhora dos dias livres de ventilação mecânica
REMAP CAP (2020)	384	Hidrocortisona	Melhora dos dias livres de suporte orgânico
CAPE COVID (2020)	149	Hidrocortisona	Sem diferença em desfechos
METCOVID (2020)	416	Metilprednisolona	Sem diferenças em desfechos

Referências

- RECOVERY Collaborative Group, Horby P, Lim WS, et al. Dexamethasone in Hospitalized Patients with Covid-19. N Engl J Med. 2021;384(8):693-704.

- Tomazini BM, Maia IS, Cavalcanti AB, et al. Effect of Dexamethasone on Days Alive and Ventilator--Free in Patients With Moderate or Severe Acute Respiratory Distress Syndrome and COVID-19: The CoDEX Randomized Clinical Trial. JAMA. 2020;324(13):1307-1316.

- Angus DC, Derde L, Al-Beidh F, et al. Effect of Hydrocortisone on Mortality and Organ Support in Patients With Severe COVID-19: The REMAP-CAP COVID-19 Corticosteroid Domain Randomized Clinical Trial. JAMA. 2020;324(13):1317-1329.

- Dequin PF, Heming N, Meziani F, et al. Effect of Hydrocortisone on 21-Day Mortality or Respiratory Support Among Critically Ill Patients With COVID-19: A Randomized Clinical Trial. JAMA. 2020;324(13):1298-1306.

- Jeronimo CMP, Farias MEL, Val FFA, et al. Methylprednisolone as Adjunctive Therapy for Patients Hospitalized With Coronavirus Disease 2019 (COVID-19; Metcovid): A Randomized, Double-blind, Phase IIb, Placebo-controlled Trial. Clin Infect Dis. 2021;72(9):e373-e381.

Estudo

Uso de ácido tranexâmico no paciente com epistaxe para diminuir a necessidade de tampão nasal

Título	*The use of tranexamic acid to reduce the need for nasal packing in epistaxis (NoPAC): randomized controlled trial*

Revista: *Annals of Emergency Medicine* (2021).

Autores: Reuben A, Appelboam A, Stevens KN, Vickery J, Ewings P, Ingram W et al.

Desenho do estudo

Estudo pragmático, randomizado, duplo-cego, placebo-controlado, multicêntrico e análise por intenção de tratamento. O ensaio clínico comparou o uso de ácido tranexâmico tópico versus placebo em pacientes com epistaxe.

Critérios de inclusão

■ Pacientes > 18 anos com epistaxe refratária a 10 minutos do manejo inicial com realização de primeiros socorros (pressão nasal e/ou gelo local), seguido de terapia vasoconstritora.

Critérios de exclusão

■ Instabilidade hemodinâmica, epistaxe como resultado de trauma, tampão realizado fora do hospital, alergia a ácido tranexâmico, suspeita de malignidade nasofaríngea, inclusão prévia no estudo, gestação, hemofilia.

Cálculo da amostra

Foi antecipado que 95% dos pacientes necessitariam de tampão anterior. O estudo considerou uma redução absoluta de 10% na taxa de aplicação do tampão anterior. Com isso, foram demandados 207 pacientes em cada grupo para um poder de 90% com um alfa de 5%. Considerando perdas por seguimento, 450 pacientes foram considerados.

Grupos

■ **Intervenção:** aplicação tópica de ácido tranexâmico.
■ **Placebo:** aplicação tópica de placebo.

Métodos

■ **Desfecho primário:** Uso de tampão nasal de qualquer tipo e a qualquer momento na visita ao Departamento de Emergência.

- **Desfechos secundários:** Necessidade de admissão hospitalar, necessidade de transfusão sanguínea, epistaxe recorrente, qualquer evento trombótico com necessidade de retorno ao hospital em 1 semana, tratamento adicionais.

- **Número de pacientes:** 496.

- **Seguimento:** 1 semana.

População

	Placebo	Ácido tranexâmico
Idade (anos)	72,3	70,1
Pressão arterial (PAS x PAD, mmHg)	150 × 87	150 × 85
Frequência cardíaca (bpm)	82,2	82,6
Sexo masculino (%)	58,7	50,4
Anticoagulação (%)	68,6	61
Hipertensão (%)	61,6	60,2
Cardiomiopatia isquêmica (%)	24,4	19,3
Diabetes *mellitus* (%)	15,7	13
Antecedente de trombose (%)	6,6	10,2
Cirrose por etanol (%)	0,4	0,8
Coagulopatias (%)	3,3	2

Resultados

	Placebo	Ácido tranexâmico	OR (IC 95%)
Tampão nasal no PS			
Intenção de tratar	41,3%	43,7%	1,11 (0,77 a 1,59)
Por protocolo	39,6%	42,9%	1,16 (0,79 a 1,68)
Tampão nasal em 7 dias	48,3%	52,8%	1,20 (0,82 a 1,75)
Necessidade de qualquer tratamento	69%	72,4%	1,04 (0,70 a 1,56)
Admissão hospitalar	45,5%	43,3%	0,92 (0,64 a 1,32)
Transfusão de sangue	2,5%	2,8%	1,11 (0,37 a 3,37)
Recorrência de epistaxe	16,1%	19,4%	1,26 (0,79 a 2,00)

Conclusão

Em pacientes com epistaxe não controlada com medidas iniciais, não houve superioridade do uso de ácido tranexâmico em relação a placebo em evitar o uso de tampão anterior.

Perspectivas

O NoPAC *trial* é o maior estudo sobre uso de ácido tranexâmico em pacientes com epistaxe já realizado. Até a publicação do artigo, alguns outros ensaios clínicos randomizados haviam sido publicados, no entanto, em conjunto, não chegam ao número de participantes deste estudo. Além disso, os estudos previamente publicados não tinham protocolos bem estabelecidos em relação ao que era feito antes do uso do ácido tranexâmico.

Um estudo publicado no *Academic Emergency Medicine*, em 2018, por Zahed et al. com 124 pacientes, mostrou benefício do ácido tranexâmico em diminuir tempo de permanência no pronto-socorro, tempo para alta no pronto-socorro e ressangramento em 7 dias. Vale a pena ressaltar que o ácido tranexâmico foi comparado com tampão anterior e o estudo não foi cegado. Outro estudo, pelo mesmo autor, publicado em 2013 no *American Journal of Emergency Medicine*, comparou a mesma abordagem, mas com 216 pacientes. Os mesmos desfechos foram analisados e os mesmos benefícios foram obtidos.

Ambos os estudos foram bem elaborados, mas apresentam mais limitações que o NoPAC *trial*. Podemos citar o fato de terem um menor número de pacientes, serem unicêntricos, não cegos, não controlados por placebo e a ausência de protocolo específico para o manejo da epistaxe. O NoPAC *trial* não é isento de limitações e isso será discutido em detalhes. Primeiramente, o estudo não teve amostra suficiente, uma vez que foi estimado que 95% dos pacientes necessitariam de tampão anterior e apenas metade deles necessitaram. No entanto, o estudo favoreceu o uso de placebo mesmo com um grupo com mais comorbidades, maior uso de anticoagulantes e coagulopatias. Além disso, podemos citar que amostra de conveniência é um possível viés do estudo, uma vez que 2.622 pacientes foram triados e só 496 incluídos.

Dessa forma, provavelmente as próximas diretrizes do manejo da epistaxe devem mudar as recomendações em relação ao uso de ácido tranexâmico em pacientes com epistaxe. É possível que o uso da medicação se torne mais restrito e o paciente candidato seja selecionado caso a caso.

Referências

- Reuben A, Appelboam A, Stevens KN, et al. The Use of Tranexamic Acid to Reduce the Need for Nasal Packing in Epistaxis (NoPAC): Randomized Controlled Trial. Ann Emerg Med. 2021;77(6):631-640.
- Zahed R, Mousavi Jazayeri MH, Naderi A, Naderpour Z, Saeedi M. Topical Tranexamic Acid Compared With Anterior Nasal Packing for Treatment of Epistaxis in Patients Taking Antiplatelet Drugs: Randomized Controlled Trial. Acad Emerg Med. 2018;25(3):261-266.
- Zahed R, Moharamzadeh P, Alizadeharasi S, Ghasemi A, Saeedi M. A new and rapid method for epistaxis treatment using injectable form of tranexamic acid topically: a randomized controlled trial. Am J Emerg Med. 2013;31(9):1389-1392.

Estudo

Hidrocortisona na pneumonia adquirida na comunidade grave

Título	*Hydrocortisone in Severe Community-Acquired Pneumonia (CAPE-COD trial)*

Revista: The New England Journal of Medicine - NEJM (2023)

Autores: P.-F. Dequin, F. Meziani, J.-P. Quenot, et al. for the CRICS-TriGGERSep Network.

Desenho do estudo

Ensaio clínico randomizado, controlado, fase 3, duplo-cego, multicêntrico em 31 centros na França, com o objetivo de comparar o uso de hidrocortisona versus placebo em pacientes com pneumonia adquirida na comunidade (PAC) grave.

Critérios de inclusão
▌ Adultos críticos com mais de 18 anos; admitidos em UTI por PAC grave (diagnóstico clínico-radiológico da pneumonia e pelo menos 1 critério de gravidade, como Pneumonia Severity Index (PSI)>130, ventilação mecânica com PEEP≥5, cateter nasal de alto fluxo ou máscara não reinalante com critérios específicos); pelo menos 1 dose de antibiótico já realizada antes da inclusão.

Critérios de exclusão
▌ Necessidade de vasopressores por choque séptico; pneumonia por Influenza; pneumonia aspirativa; ventilação mecânica nos últimos 14 dias; necessidade de corticoides por outros motivos; uso de prednisona>15 mg/dia por mais de 30 dias.

Cálculo de amostra

Estimou-se a inclusão de 1146 pacientes, que proporcionaria um poder estatístico de 80 % para detectar uma redução relativa da mortalidade em 25% até o dia 28, a qual foi calculada com base em uma mortalidade estimada de 27,0% no grupo do placebo e 20,25% no grupo hidrocortisona. Com duas análises interinas planejadas após a inclusão de um terço e dois terços dos pacientes, a aplicação da regra de Peto exigiu a inclusão de 1165 pacientes, que foi arredondada para 1200, considerando a possibilidade de abandono.

Grupos

▬ Intervenção: hidrocortisona 200mg por dia, em infusão endovenosa contínua, por 4 dias. No quarto dia, a equipe médica decidia se o tratamento continuaria pelo total de 8 a 14 dias, dependendo da melhora clínica do paciente. Após o tempo estabelecido de tratamento, a dose de hidrocortisona era reduzida gradualmente até desmame completa, conforme protocolo pré-estabelecido.

■ Placebo: os pacientes deste grupo recebiam solução salina, infundida da mesma maneira que no grupo intervenção.

Métodos

❚ **Número de pacientes:** 800 incluídos

❚ **Desfecho primário:** morte por qualquer causa aos 28 dias.

❚ **Desfecho secundário:** morte por qualquer causa aos 90 dias; duração da internação em UTI; ventilação não invasiva ou intubação orotraqueal em pacientes sem nenhum suporte ventilatório inicial; intubação orotraqueal em pacientes em ventilação não invasiva inicial; necessidade de vasopressores em 28 dias; número de dias livres de ventilação e de vasopressores aos 28 dias; mudança da PaO2/FiO2 no dia 7; mudança no Sequential Organ Failure Assessment (SOFA) escore em 90 dias.

❚ **Desfechos de segurança:** infecções secundárias ou sangramento do trato gastrointestinal em 28 dias; quantidade diária de insulina administrada em 7 dias; ganho de peso em 7 dias.

❚ **Seguimento:** 90 dias.

População

	Intervenção (n=400)	Placebo (n=395)
Idade (anos)	67 (58–77)	67 (58–78)
Sexo masculino (%)	70,2	68,6
Comorbidades (%)		
■ DPOC	21,5	26,6
■ Asma	5,5	4,3
■ Diabetes	23,8	21,8
■ Imunossupressão	6,0	6,8
Tipo de suporte respiratório (%)		
■ Ventilação mecânica invasiva	23,0	21,5
■ Ventilação não invasiva (VNI)	21,5	22,8
■ Cateter nasal de alto fluxo (CNAF)	42,2	41
■ Máscara não reinalante	13,2	14,7
PSI mediano	127	130
SAPS II escore mediano	37	38
SOFA escore mediano	4	4
Tratamento com vasopressores (%)	10,2	12,9
Tempo médio entre a admissão na UTI e o início da hidrocortisona ou placebo (horas)	15,3	14,6

Resultados

	Intervenção	Placebo	Efeito do tratamento (IC 95%)	p
Morte por qualquer causa em 28 dias (%)	6,2	11.9	Diferença de -5,6	0,006
Morte por qualquer causa em 90 dias (%)	9,3	14.7	Diferença de -5.4	-
Incidência cumulativa de intubação orotraqueal em 28 dias (%)	19,5	27.7	HR, 0,69 (0,50 to 0,94)	-
Incidência cumulativa de uso de vasopressores em 28 dias (%)	15,3	25	HR, 0,59 (0,43 to 0,82)	-
Incidência cumulativa de infecções hospitalares em 28 dias (%)	9,8	11,1	HR, 0,87 (0,57 to 1,34)	0,54
Incidência cumulativa de sangramento gastrointestinal em 28 dias (%)	2,2	3,3	HR, 0,68 (0,29 to 1,59)	0,38

Conclusão

Entre os pacientes com pneumonia adquirida na comunidade grave admitidos em UTI, aqueles que receberam hidrocortisona tiveram um menor risco de morte até o dia 28 em comparação com aqueles que receberam placebo.

Perspectivas

A pneumonia pode levar a um estado inflamatório sistêmico intenso, que pode acometer o pulmão, com comprometimento das trocas gasosas, além de outros órgãos, agregando diversas disfunções orgânicas e aumentando o risco de morte. Neste contexto, vem o racional do uso dos glicocorticóides, que possuem potentes atividades anti-inflamatórias e imunomoduladoras que atenuam as consequências da pneumonia.

Essa hipótese já foi testada previamente em diversos estudos, sendo 7 ensaios clínicos randomizados e controlados, mostrando efeitos positivos dos glicocorticóides na PAC de diversas gravidades. No entanto, com exceção de um ensaio, nenhum dos outros demonstrou diferença significativa em relação à mortalidade. A tabela a seguir apresenta uma análise comparativa entre esses principais estudos.

Uma meta-análise de seis desses ensaios clínicos, incluindo àquele que evidenciou diferença em mortalidade, demonstrou que os glicocorticóides reduziram o tempo até a estabilização clínica e o tempo de internação, sem melhorar a sobrevida. Outra meta-análise que incluiu ensaios abertos ou com maiores riscos de vieses sugeriu que os glicocorticóides diminuíram a mortalidade entre os pacientes com pneumonia adquirida na comunidade grave, com uma qualidade de evidência moderada.

O estudo CAPE-COD, discutido neste capítulo, foi o maior estudo randomizado e com o maior tempo de seguimento, avaliando o uso de glicocorticoides na PAC grave. Foi o único que inclui mortalidade como desfecho primário e evidenciou menor taxa no grupo que utilizou hidrocortisona. No entanto, seguem algumas críticas ao estudo: um número menor de pacientes foi incluído do que o previsto no cálculo amostral inicial; houve menor número de eventos (mortes) do que o predito; a investigação microbiológica não foi padronizada e em 44,9% dos pacientes, nenhum patógeno foi identificado.

Tabela comparativa entre os trials envolvendo o uso de corticoide na PAC, previamente ao CAPE-COD.

Estudo clínico randomizado	Hydrocortisone Infusion for Severe Community Acquired Pneumonia	Efficacy of Corticosteroids in Community Acquired Pneumonia	Dexamethasone and length of hospital stay in patients with Community Acquired Pneumonia	Effect of corticosteroids on the clinical course of Community Acquired Pneumonia	Adjunct prednisone therapy for patients with Community Acquired Pneumonia	Effect of Corticosteroids on Treatment Failure Among Hospitalized Patients With Severe Community Acquired Pneumonia and High Inflammatory Response	Adjunctive treatment with oral dexamethasone in non-ICU patients hospitalised with Community Acquired Pneumonia
Ano de publicação	2005	2010	2011	2011	2015	2015	2021
Número de pacientes	46	213	304	56	785	120	401
Seguimento	60 dias	30 dias	30 dias	30 dias	30 dias	7 dias	30 dias
População	PAC grave	PAC de diferentes gravidades	PAC de diferentes gravidades	PAC grave	PAC de diferentes gravidades	PAC grave e PCR>150mg/L na admissão	PAC de diferentes gravidades
Corticóide utilizado	Hidrocortisona 200mg EV ataque, seguido por infusão contínua de 10mg/hora por 7 dias	Prednisolona 40mg 1x por dia por 7 dias	Dexametasona 5mg EV por dia por 3 dias	Metilprednisolona 200mg EV em bôlus, seguido por infusão contínua de 20mg/6h por 3 dias, seguido por 20mg/12h por 3 dias, seguido por 20mg/dia por 3 dias	Prednisona 50mg 1x por dia por 7 dias	Metilprednisolona 0,5mg/kg EV 12/12 horas por 5 dias	Dexametasona 6mg VO 1x por dia por 4 dias
Desfecho primário	Melhora da PaO2/FiO2, do MODS escore e redução de choque séptico tardio	Cura clínica no 7° dia	Tempo de internação hospitalar	Necessidade de ventilação mecânica, admissão em UTI, mortalidade, tempo de internação, tempo de resolução da doença	Tempo para estabilidade clínica	Falência terapêutica	Tempo de internação hospitalar
Resultados	Melhores desfechos primários no grupo hidrocortisona. Mortalidade e hospitalização (secundários) foram menores no grupo corticoide.	Não houve benefício com a prednisolona, exceto por melhora mais rápida da febre e do PCR. Além disso, o grupo corticoide apresentou maior taxa de falência terapêutica tardia (>72h)	Menor tempo de internação hospitalar no grupo dexametasona, porém sem diferenças em mortalidade (desfecho secundário)	Melhora mais rápida no grupo no grupo corticoide, porém sem diferença nos demais desfechos	Melhora mais rápida no grupo no grupo corticoide, porém sem aumento de complicações, sem diferenças em tempo de internação e mortalidade	Menor falência terapêutica no grupo corticoide, porém sem diferenças em mortalidade.	Menor tempo de internação hospitalar no grupo corticoide, porém sem diferenças em mortalidade. Maiores taxas de readmissão hospitalar e de hiperglicemia no grupo corticoide.

Referências

- Dequin PF, Meziani F, Quenot JP, et al. Hydrocortisone in Severe Community-Acquired Pneumonia. N Engl J Med. 2023;388(21):1931-1941.

- Confalonieri M, Urbino R, Potena A, et al. Hydrocortisone infusion for severe community-acquired pneumonia: a preliminary randomized study. Am J Respir Crit Care Med 2005;171:242-8.

- Snijders D, Daniels JMA, de Graaff CS, van der Werf TS, Boersma WG. Efficacy of corticosteroids in community acquired pneumonia: a randomized double-blinded clinical trial. Am J Respir Crit Care Med 2010;181:975-82.

- Meijvis SCA, Hardeman H, Remmelts HHF, et al. Dexamethasone and length of hospital stay in patients with community acquired pneumonia: a randomised, double-blind, placebo-controlled trial. Lancet 2011;377:2023-30.

- Fernández-Serrano S, Dorca J, GarciaVidal C, et al. Effect of corticosteroids on the clinical course of community acquired pneumonia: a randomized controlled trial. Crit Care 2011;15(2):R96.

- Blum CA, Nigro N, Briel M, et al. Adjunct prednisone therapy for patients with community-acquired pneumonia: a multicentre, double-blind, randomised, placebo controlled trial. Lancet 2015;385:1511-8.

- Torres A, Sibila O, Ferrer M, et al. Effect of corticosteroids on treatment failure among hospitalized patients with severe community-acquired pneumonia and high inflammatory response: a randomized clinical trial. JAMA 2015;313:677-86.

- Wittermans E, Vestjens SMT, Spoorenberg SMC, et al. Adjunctive treatment with oral dexamethasone in non-ICU patients hospitalised with community acquired pneumonia: a randomised clinical trial. Eur Respir J 2021;58:2002535.

- Briel M, Spoorenberg SMC, Snijders D, et al. Corticosteroids in patients hospitalized with community-acquired pneumonia: systematic review and individual patient data metaanalysis. Clin Infect Dis 2018;66:346-54.

- Stern A, Skalsky K, Avni T, Carrara E, Leibovici L, Paul M. Corticosteroids for pneumonia. Cochrane Database Syst Rev2017;12(12):CD007720.

Seção IX

"Causas externas". A causa mais comum de morte de pacientes adultos jovens no mundo é classificada como "causas externas". Comportamento de risco é um dos fatores que levam os jovens a se exporem a acidentes de trânsito e à violência. Infelizmente, o prejuízo social por morte por causas externas é enorme, uma vez que essa é a fase mais produtiva da fase adulta. Do ponto de vista subjetivo e filosófico, é a fase em que, teoricamente, mais aproveitamos a vida. Portanto, entender os detalhes do manejo do paciente politraumatizado é essencial para o médico de emergência. Desde a criação do *Advanced Trauma Life Support* (ATLS), o cuidado do paciente politraumatizado melhorou. Inúmeras pesquisas foram realizadas com intuito de melhorar as sequelas, as comorbidades e a sobrevida desse tipo de paciente. Neste capítulo, trazemos os ensaios clínicos mais importantes sobre o assunto, que mudaram condutas que realizamos até hoje.

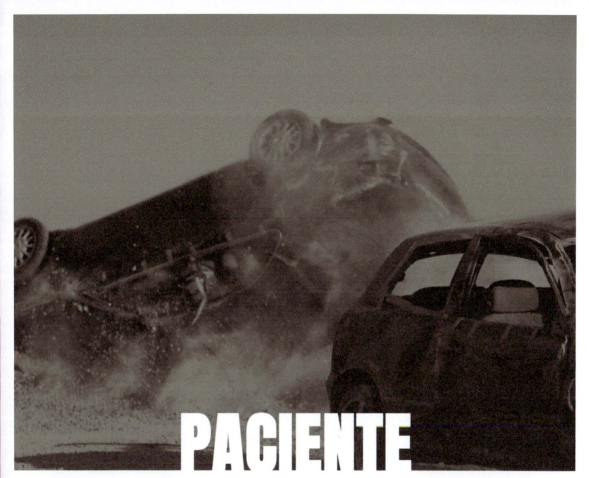

PACIENTE POLITRAUMATIZADO

CRONOLOGIA DOS *TRIALS* DO PACIENTE POLITRAUMATIZADO

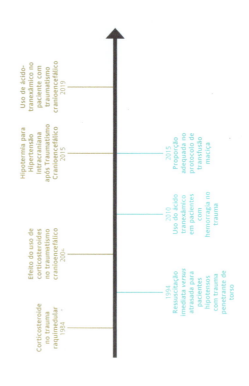

ANO	ESTUDO	TEMA
1984	Corticosteroide no trauma raquimedular	Traumatismo cranioencefálico
1994	Ressuscitação imediata *versus* atrasada para pacientes hipotensos com trauma penetrante de torso	Politrauma
2004	Efeito do uso de corticosteroides no traumatismo cranioencefálico	Traumatismo cranioencefálico
2010	Uso do ácido tranexâmico em pacientes com hemorragia no trauma	Politrauma
2015	Hipotermia para Hipertensão Intracraniana após Traumatismo Cranioencefálico	Traumatismo cranioencefálico
2015	Proporção adequada no protocolo de transfusão maciça	Politrauma
2019	Uso de ácido-tranexâmico no paciente com Traumatismo Cranioencefálico	Traumatismo cranioencefálico

Estudo
Corticosteroide no trauma raquimedular

| Título | *Efficacy of Methylprednisolone in Acute Spinal Cord Injury.* |

Revista: *The Journal of the American Medical Association* (1984).

Autores: Bracken MB, Collins WF, Freeman DF, Shepard MJ, Wagner FW, Silten RM et al.

Desenho do estudo

Ensaio clínico randomizado, multicêntrico, duplo-cego. O estudo avaliou o efeito de corticoide na disfunção neurológica em pacientes com trauma raquimedular.

Critérios de inclusão

▌ Pacientes vítimas de trauma com qualquer perda sensitiva ou motora abaixo do nível de lesão.

Critérios de exclusão

▌ Síndrome de cauda equina isolada ou envolvimento apenas de raízes nervosas, admissão > 48 horas após trauma, administração de > 100 mg de corticosteroide antes da admissão, comorbidade severa (como traumatismo cranioencefálico) que indicasse a necessidade de corticoterapia, idade < 13 anos, impossibilidade de fornecer consentimento escrito, exclusão por critérios específicos de acordo com a equipe assistente (como infecção concomitante, diabetes ou vasculopatia grave).

Cálculo da amostra

Foram estimados 50 pacientes para detectar diferença de 7,8 pontos e 180 pacientes para detectar diferença de 4,25 pontos, com poder de 80% para um alfa de 0,05.

Grupos

▬ **Alta dose:** 1.000 mg 1 × seguido de 250 mg de 6/6 horas.
▬ **Baixa dose:** 100 mg 1 × seguido de 25 mg por dia.

Métodos

▌ **Desfechos**

   ▬ Foram considerados três parâmetros neurológicos: (1) função motora com avaliação de 14 músculus e classificação da força; (2) resposta ao estímulo motor por pressão leve; (3) classificação do déficit neurológico; (4) diferença de escores neurológicos

▌ **Número de pacientes:** 206.

▌ **Seguimento:** 6 meses.

População

	Alta dose (N = 152)	Baixa dose (N = 154)
Sexo masculino (%)	88,2	86,4
Idade entre 13 e 19 anos (%)	61,2	60,4
Mecanismo de lesão (%) ■ Acidente automobilístico ■ Queda ■ Projétil	 32,2 21,7 15,8	 27,3 21,4 22,1
Trauma contuso (%)	82,2	77,3
Nível de consciência normal à admissão (%)	86,8	87,7
PA sistólica média	123,6	118,8
Frequência cardíaca média	83,9	80,6
Tempo em horas entre trauma e admissão (%) ■ ≤ 6 h ■ 6 a 12 h ■ > 12 h	 65,6 23,2 11,2	 62,7 22 15,3
Status neurológico à admissão (%) ■ Tetraplégico com perda sensitiva total ■ Paraplégico com perda sensitiva total ■ Tetraplégico com perda sensitiva parcial ■ Paraplégico com perda sensitiva parcial ■ Parético com perda sensitiva variável	 27 24,3 4 11,8 32,9	 33,1 27,9 5,8 9,1 24

Desfechos

■ **Desfecho primário:** Não houve diferença em alterações motoras e de sensibilidade.

	Alta dose (N = 152)	Baixa dose (N = 154)
Mortalidade ≤ 14 dias (%)	5,9	1,9
Mortalidade 15 a 28 dias (%)	3,9	3,2
Mortalidade 29 a 210 dias (%)	2,6	3,2
Sobrevivência > 210 dias (%)	87,5	91,6

(Diferenças não estatisticamente significativas).

	Alta dose (N = 151)	Baixa dose (N = 153)	Risco relativo (IC 95%)
Infecção de trato urinário (%)	35,4	30,1	1,18 (0,86 a 1,63)
Pneumonia (%)	17,9	19	0,94 (0,63 a 1,42)
Hemorragia digestiva (%)	9,9	8,5	1,17 (0,58 a 2,38)
Infecção de ferida (%)	9,3	2,6	3,55 (1,20 a 10,59)
Sepse (%)	8,6	5,2	1,65 (0,71 a 3,86)
Arritmia	7,3	7,8	0,983 (0,64 a 1,39)

Conclusão

Não houve diferença estatisticamente significativa entre os dois regimes de tratamento (baixa e alta dose) em 6 semanas e 6 meses após o trauma. Houve aumento de mortalidade (não estatisticamente significativa) em até 28 dias do trauma no grupo recebendo alta dose, e aumento (estatisticamente significativo) nas taxas de infecção de ferida neste grupo.

Perspectivas

O papel anti-inflamatório da corticoterapia é bem conhecido. Até a realização do NAS-CIS-I, em 1984, seu uso era corriqueiro no trauma raquimedular com base principalmente em modelos animais que evidenciavam menor edema e recuperação neurológica, porém com ausência de grandes estudos sobre seu uso em humanos.

O estudo em questão trata-se do primeiro de uma série de três (até o momento) desenvolvidos por Bracken et al., sobre o papel da corticoterapia em humanos após trauma raquimedular. Chama a atenção que o estudo não comparou a utilização dessa terapia em relação à placebo e, sim, protocolos de baixa ou alta dose de metilprednisolona.

O trabalho aqui apresentado não evidenciou melhora prognóstica nos pacientes submetidos ao regime de alta dose, e a única complicação clinicamente relevante e significativamente estatística foi o aumento das taxas de infecção de ferida. Chama a atenção, porém, uma tendência (apesar de sua ausência de significância estatística) ao aumento da mortalidade, principalmente nos primeiros 28 dias. Uma das hipóteses dos pesquisadores, porém, que a dose de corticosteroide aplicada (mesmo no grupo de alta dose) poderia ser subterapêutica (sendo a dose terapêutica 30 mg/kg). O estudo NASCIS-II, publicado em 1990, procurou resolver essa dúvida randomizando os pacientes em três braços: metilprednisolona (30 mg/kg + dose de manutenção), naloxona e placebo. Apesar do desfecho primário (benefício neurológico global) ser negativo, os autores enfatizaram uma melhora em um subgrupo analisado – aqueles que receberam metilprednisolona em até 8 horas do trauma. Tal dado foi visto com muita crítica uma vez que foi uma análise post-hoc dos dados. Confirmando uma tendência do estudo de 1984, houve também aumento das taxas de infecção de ferida operatória.

O terceiro estudo da série, publicado em 1997, comparou metilprednisolona administrada por 48 horas, 24 horas ou mesilato de tirilazad (inibidores da peroxidação lipídica). Os resultados mostraram como benefício apenas a melhora motora (mas não sensitiva) dos pacientes que receberam metilprednisolona quando comparados os subgrupos que receberam as intervenções com < 3 horas do trauma. Houve aumento das taxas de sepse e pneumonia grave no grupo com tratamento mais extenso, apesar da mortalidade igual nos dois grupos.

Os trabalhos analisados até aqui mostram que o único benefício clínica e estatisticamente relevantes da administração de corticosteroides (quando comparado ao placebo) são derivados de uma análise post-hoc de subgrupo. No entanto, outras análises post-hoc realizadas nos anos seguintes à publicação, com revisão de dados dos estudos realizados, foram inconclusivas em evidenciar benefício da administração de corticoide no trauma raquimedular. De maneira semelhante, há grande preocupação dos efeitos deletérios da administração de corticoides, particularmente infecções e sepse, com potencial contribuidor para a mortalidade.

Devemos lembrar também a forte associação entre trauma raquimedular e TCE: 25% dos traumas de coluna apresentam TCE moderado ou grave associado. Frente à análise do *CRASH trial* (analisado também neste volume), estudo respeitado metodologicamente e com amostra significativa, que evidenciou aumento da mortalidade no traumatismo cranioencefálico, a corticoterapia no trauma raquimedular encontra espaço ainda mais restrito. Dessa forma, o uso de corticosteroide no trauma raquimedular não é indicado de rotina, sendo seu uso restrito a protocolos institucionais e de pesquisa específicos.

Referências

- Bracken MB, Shepard MJ, Holford TR, et al. Administration of methylprednisolone for 24 or 48 hours or tirilazad mesylate for 48 hours in the treatment of acute spinal cord injury. Results of the Third National Acute Spinal Cord Injury Randomized Controlled Trial. National Acute Spinal Cord Injury Study. JAMA. 1997;277(20):1597-1604.

- Bracken MB, Collins WF, Freeman DF, et al. Efficacy of methylprednisolone in acute spinal cord injury. JAMA. 1984;251(1):45-52.

- Bracken MB, Shepard MJ, Collins WF, et al. A randomized, controlled trial of methylprednisolone or naloxone in the treatment of acute spinal-cord injury. Results of the Second National Acute Spinal Cord Injury Study. N Engl J Med. 1990;322(20):1405-1411.

Estudo

Ressuscitação imediata *versus* atrasada para pacientes hipotensos com trauma penetrante de torso

Título	*Immediate versus Delayed Fluid Resuscitation for Hypotensive Patients with Penetrating Torso Injuries.*

Revista: New England Journal of Medicine – NEJM 1994.

Autores: William H. Bickell, Matthew J. Wall, Jr., Paul E. Pepe, R. Russell Martin, Victoria F. Ginger, Mary K. Allen, and Kenneth L. Mattox

Desenho do estudo:

Ensaio clínico randomizado, aberto, unicêntrico que avaliou o efeito de hipotensão permissiva versus tratamento convencional em pacientes com trauma penetrante de torso.

Critérios de inclusão

▍ Pacientes maiores de 16 anos, com trauma penetrante de torso (ferimento por arma de fogo ou arma branca), hipotensos (PAS < 90 mmHg) na avaliação inicial pelo serviço de ambulância.

Critérios de exclusão

▍ Pacientes em parada cardíaca, gestantes, traumas não penetrantes ou penetrantes em qualquer outra parte do corpo que não o torso (delimitado como do pescoço distal até os ligamentos inguinais e a sínfise púbica).

Cálculo de amostra

Foi considerado que morte ocorreria em 35% dos pacientes no grupo controle. Baseado em dados prévios, foi estipulado 10 a 15% na melhora de sobrevida com hipotensão permissiva. Considerando um valor alfa de 0,05 e um beta de 0,2, foi determinado que 600 pacientes deveriam ser incluídos no estudo.

Grupos:

▍ **Hipotensão permissiva:** pacientes não deveriam receber fluidos até o momento do controle do sangramento.

▍ **Controle:** pacientes poderiam recember fluidos para manutenção de uma PAS alvo antes e depois do controle do sangramento.

Métodos

▌ **Número de pacientes:** 598 incluídos

▌ **Desfecho primário:** sobrevida até alta hospitalar

▌ **Desfecho secundário:** perda sanguínea intraoperatória, tempo de estadia hospitalar e tempo de estadia em UTI

▌ **Desfecho de segurança:** SARA, sepse, insuficiêcia renal aguda, coagulopatia, infecção de ferida, pneumonia e pancreatite

▌ **Seguimento:** até alta

População:

	Controle	Hipotensão Permissiva
Idade (anos)	31	31
Sexo masculino (%)	88	91
PA sistólica (mmHg)	58	59
Mecanismo de trauma (%) ■ Arma de fogo não shotgun ■ Arma de fogo shotgun ■ Arma branca	65 6 29	67 3 30
Local da lesão (%) ■ Pescoço ■ Tórax ■ Abdomen	5 33 63	3 35 62
Revised Trauma Score	5,4	5,6

Resultados

	Controle	Hipotensão permissiva	Valor de p
Desfecho Primário ■ Sobrevida na alta (%)	62	70	0,04
Desfechos Secundários ■ Perda intraoperatória de sangue(mL)	3127 ± 4937	2555 ± 3546	0,11
Tempo de internação (dias)	14 ± 24	11 ± 19	0,006
Tempo de UTI (dias)	8 ± 16	7 ± 11	0,30

Não houve aumento estatístico significativo em SARA, sepse, IRA, coagulopatia, infeccao de ferida e pneumonia. No entanto, houve uma tendência não estatisticamente significativa em melhores desfechos no grupo da hipotensão permissiva em SARA, IRA, coagulopatia e pneumonia.

Conclusões

Hipotensão permissiva até a abordagem cirúrgica para controle do sangramento diminui mortalidade em pacientes com trauma penetrante de torso.

Perspectivas

Hipotensão permissiva é um conceito relativamente novo no trauma e, muitas vezes extrapolado para pacientes com outros tipos de choque hemorrágico. O estudo de Bickell et al., aqui discutido, foi o primeiro ensaio clínico randomizado sobre o assunto e mudou a história do manejo do choque hemorrágico. O ATLS daquela época recomedava o que era chamado de "dogma 3 pra 1". Para cada litro de sangue perdido, o paciente deveria receber 3 vezes o volume com cristaloides. No entanto, se analisarmos os guidelines mais recentes, não devemos dar mais de 1L a 1,5L de cristaloide em paciente com choque hemorrágico no trauma. Essa mudança se deu basicamente devido ao estudo aqui discutido. A ideia fisiológica é de que cristalóides podem piorar a hemorragia seja por diluir fatores de coagulação, por causarem hipotermia e acidose. Além disso, o aumento da pressão arterial e venosa pode levar ao destamponamento do sangramento e, portanto, ao ressangramento.

Posteriormente outros 4 ensaios clínicos sobre o assunto foram públicados. Todos foram menores do que o estudo de Bickell et al., mas mostraram uma tendência a melhor mortalidade nos pacientes com hipotensão permissiva. Vale a pena reforçar que alguns estudos usaram alvos de PAS bem baixos como 70 mmHg. Uma meta-análise publicada no *J Trauma Acute Care Surg* em 2018 agregou esses estudos e mostrou um RR de morte de 0,70 (IC 95% 0.53-0.92), ou seja, uma redução do risco em 30%. Vale a pena ressaltar que a meta-análise teve alguns problemas metodológicos. Um dos estudos adicionados foi uma análise interina de um estudo maior também incluído, logo houve o que chamamos de dados duplicados (alguns pacientes foram computados 2 vezes na meta-análise). No entanto, quando realizamos a meta-análise sem o estudo duplicado, o resultado é praticamente o mesmo. Isso se dá porque a análise interina foi um estudo pequeno com um peso na meta-análise menor do que 10%.

Baseado no estudo inovador de dr. Bickell e nos estudos posteriorermente publicados, a hipotensão permissiva no paciente com choque hemorrágico, principalmente traumático, é uma recomendação da maioria dos guidelines. Nesses pacientes, cada vez menos estamos utilizando cristaloides e cada vez mais estamos focando na cirurgia de controle de danos e na reposição de sangue após a hemostasia.

Referências

- Bickell WH, Wall MJ Jr, Pepe PE, et al. Immediate versus delayed fluid resuscitation for hypotensive patients with penetrating torso injuries. N Engl J Med. 1994;331(17):1105-1109.

- Tran A, Yates J, Lau A, Lampron J, Matar M. Permissive hypotension versus conventional resuscitation strategies in adult trauma patients with hemorrhagic shock: A systematic review and meta-analysis of randomized controlled trials. J Trauma Acute Care Surg. 2018;84(5):802-808

- Carrick MM, Morrison CA, Tapia NM, et al. Intraoperative hypotensive resuscitation for patients undergoing laparotomy or thoracotomy for trauma: Early termination of a randomized prospective clinical trial. J Trauma Acute Care Surg. 2016;80(6):886-896.

- Morrison CA, Carrick MM, Norman MA, et al. Hypotensive resuscitation strategy reduces transfusion requirements and severe postoperative coagulopathy in trauma patients with hemorrhagic shock: preliminary results of a randomized controlled trial. J Trauma. 2011;70(3):652-663.

Estudo

Efeito do uso de corticosteroides no traumatismo cranioencefálico

| Título | Effect of intravenous corticosteroids on death within 14 days in 10008 adults with clinically significant head injury (MRC CRASH trial): randomized placebo-controlled trial. |

Revista: *The Lancet* (2004).

Autores: *The* CRASH *trial collaborators.*

Desenho do estudo

Ensaio clínico randomizado, multicêntrico, placebo-controlado, análise por intenção de tratar. Originalmente duplo-cego, porém, com 5 anos de estudo foi aberto o mascaramento devido à mortalidade aumentada nos pacientes do grupo intervenção. O estudo avaliou o efeito do corticoide na mortalidade em pacientes vítimas de traumatismo cranioencefálico.

Critérios de inclusão
▌ Pacientes > 16 anos vítimas de traumatismo cranioencefálico com Escala de Coma de Glasgow de 14 ou menos, com menos de 8 horas do trauma. Os pacientes eram incluídos caso a equipe tivesse dúvida quanto ao benefício de administração de corticosteroides.

Critérios de exclusão
▌ Pacientes para os quais a equipe assistente julgasse haver clara indicação ou contraindicação da administração de corticosteroides.

Cálculo da amostra

Inicialmente, planejava-se uma amostra de 20.000 pacientes, para que se alcançasse a diferença de sobrevivência de 2% (clinicamente significativa), com poder de mais de 90% para atingir $p < 0,01$. O recrutamento foi interrompido com 10.008 pacientes.

Grupos
▬ **Metilprednisolona:** dose de ataque de 2 g (em 100 mL) em 1 hora + dose de manutenção de 0,4 mg/h por 48 horas.
▬ **Soro fisiológico**.

Métodos
▌ **Desfecho primário:** Óbito em até 4 semanas do trauma e morte ou sequelas em 6 meses.
▌ **Número de pacientes:**10.008.
▌ **Seguimento:** 6 meses.

População

	Metilprednisolona (N = 5.007)	Placebo (N = 5.001)
Sexo masculino (%)	81	81
Idade (%)		
■ < 25	30%	29%
■ 25 a 34	23%	24%
■ 35 a 54	31%	30%
■ ≥ 55	16%	17%
Escala de Coma de Glasgow (%)		
■ 3 a 8	40%	39%
■ 9 a 12	31%	30%
■ 13 a 14	29%	31%
Horas desde o trauma		
■ ≤ 1	27%	27%
■ 1 a 3	31%	31%
■ 3 a 8	42%	42%
Tomografia realizada (%)	78%	78%
Achados tomográficos anormais (%)	77	88
Fotorreatividade pupilar bilateral (%)	86%	85%

Observação e desfechos

O centro de monitorização de dados e o comitê de ética haviam determinado que o mascaramento seria aberto em duas situações:

■ Evidência além de dúvida razoável de uma diferença no desfecho entre os dois grupos.

■ Evidência que pudesse alterar substancialmente a escolha de tratamento dos pacientes.

■ O recrutamento foi iniciado em 1999; em 2004, uma análise interina de dados revelou mortalidade aumentada para pacientes submetidos à terapia com metilprednisolona, conforme apresentado a seguir.

	Metilprednisolona (N = 5.007)	Placebo (N = 5.001)	Risco relativo	IC 95%	p
Mortalidade em 2 semanas	21%	18%	1,18	1,09 – 1,27	0,0001

Conclusão

A administração de metilprednisolona em pacientes com traumatismo cranioencefálico aumentou a mortalidade em até 2 semanas do trauma.

Perspectivas

Todos os esforços no atendimento inicial e intensivo ao paciente com traumatismo cranioencefálico são para reduzir a chamada lesão secundária – aquela instalada por isquemia, hipóxia, distúrbios hidroeletrolíticos, baixa perfusão cerebral, edema cerebral e outros insultos celulares que levam ao óbito ou à piora do prognóstico neurológico. A compreensão do componente inflamatório dessa lesão secundária, bem como o conhecimento das propriedades anti-inflamatórias e a redução dos danos celulares causados pelos glicocorticoides, fez com que a terapia com essa medicação fosse instituída no manejo inicial empírico e em protocolos de pesquisa nos últimos 30 anos antes da realização deste estudo.

A realização de um estudo multicêntrico, randomizado e duplo-cego é um desafio no cenário de emergência e terapia intensiva; a grande amostra e o desenho do estudo em questão ganham destaque importante – mais de 10.000 pacientes randomizados. Até então, as evidências na literatura se baseavam em estudos de menor qualidade e amostra menor. Uma revisão sistemática e metanálise publicadas no *British Medical Journal,* em 1997, apontava para um potencial benefício (risco relativo de 0,96) da terapia com corticosteroides. Após inclusão dos resultados do *CRASH trial* na metanálise, houve mudança importante no sentido de aumento da mortalidade com o uso dessa terapia.

Os resultados deste estudo sedimentaram a contraindicação à administração de glicocorticoides nos pacientes com traumatismo cranioencefálico. A Brain Trauma Foundation, entidade que divulga periodicamente o resultado de revisões de literatura com diretrizes para o manejo dos pacientes com TCE, apresentou suas diretrizes mais recentes em 2017, na qual consta a contraindicação aos corticosteroides como a única recomendação grau I. Seus efeitos podem ser vistos também no manejo dos pacientes com trauma raquimedular: historicamente utilizados principalmente com base nos estudos da série NASCIS (*National Acute Spinal Cord Injury*), a forte associação dos TRMs com TCEs levou a uma nova abordagem, com a utilização mais restritiva e criteriosa de corticosteroides nos pacientes com trauma raquimedular.

Referências

- Alderson P, Roberts I. Corticosteroids in acute traumatic brain injury: systematic review of randomised controlled trials. BMJ. 1997;314(7098):1855-1859.
- Edwards P, Arango M, Balica L, et al. Final results of MRC CRASH, a randomised placebo-controlled trial of intravenous corticosteroid in adults with head injury-outcomes at 6 months. Lancet. 2005;365(9475):1957-1959.

Estudo

Uso do ácido tranexâmico em pacientes com hemorragia no trauma

| Título | *Effects of tranexamic acid on death, vascular occlusive events, and blood transfusion in trauma patients with significant hemorrhage (CRASH-2): a randomized, placebo-controlled trial* |

Revista: *The Lancet* (2010).

Autores: *The* CRASH-2 *trial collaborators.*

Desenho do estudo

Ensaio clínico randomizado, multicêntrico, placebo-controlado, duplo-cego, análise por intenção de tratamento. O estudo avaliou o efeito do ácido tranexâmico na mortalidade em pacientes com hemorragia no trauma.

Critérios de inclusão

■ Pacientes adultos vítimas de trauma com sangramento significativo (definido como pressão arterial sistólica < 90 mmHg e/ou frequência cardíaca > 110 bpm) ou considerados com risco para tal, com até 8 horas do trauma. Caso a equipe ficasse na dúvida em relação a inclusão, o paciente também era incluído.

Critérios de exclusão

■ Pacientes para os quais a equipe assistente julgasse haver clara indicação ou contraindicação da administração de ácido tranexâmico.

Cálculo da amostra

Inicialmente, planejava-se uma amostra de 20.000 pacientes, com 85% de chance para obter um alfa bicaudado de p < 0,01 – e 90% de chance de p < 0,05.

Grupos

■ **Intervenção:** 1 g de ácido tranexâmico infundida em 10 minutos, seguida de outra dose de 1 g em 8 horas.
■ **Controle:** cloreto de sódio.

Métodos

▌ **Desfecho primário:** Morte intra-hospitalar em até 4 semanas do trauma.

▌ **Desfechos secundários:** Eventos vaso-oclusivos (infarto agudo do miocárdio [IAM], acidente vascular cerebral, tromboembolismo venoso), intervenção cirúrgica, necessidade e quantidade de transfusão de hemocomponentes.

▌ **Número de pacientes:** 20.211 pacientes.

▌ **Seguimento:** 28 dias após o trauma.

Financiamento

UK NIHR Health Technology Assessment program, Pfizer, BUPA Foundation e JP Moulton Charitable Foundation.

População

	Ácido tranexâmico (N = 10.093)	Placebo (N = 10.114)
Sexo masculino (%)	83,6	84
Idade (anos)	34,6 (14,1)	34,5 (14,4)
Horas desde o trauma		
▪ Média	2,2%	2,6%
▪ ≤ 1	37,2%	36,8%
▪ 1 a 3	30,2%	29,7%
▪ > 3	32,6%	33,4%
▪ Desconhecido	0,05%	0,06%
Trauma contuso × penetrante	6.812 (67,5%) × 3.281 (32,5%)	6.843 (67,7%) × 3.271 (32,3%)
Pressão arterial sistólica (mmHg)		
▪ ≤ 75	15,5%	15,9%
▪ 76 a 89	16%	16,8%
▪ ≥ 90	68,4%	67,1%
▪ Desconhecida	0,11%	0,18%
Frequência cardíaca (bpm)		
▪ < 77	8,7%	8,6%
▪ 77 a 91	17,1%	17,5%
▪ 92 a 107	25,3%	25,2%
▪ > 107	48,3%	48,0%
▪ Desconhecida	0,62%	0,73%
Escala de Coma de Glasgow		
▪ Grave (3 a 8)	17,8%	18,2%
▪ Moderado (9 a 12)	13,4%	13,4%
▪ Leve (13 a 15)	68,7%	68,3%
▪ Desconhecida	0,07%	0,16%

Desfechos

	Ácido tranexâmico (N = 10.093)	Placebo (N = 10.114)	RR (95% IC)	p
Mortalidade	14,5%	16%	0,91 (0,85 a 0,97)	0,0035
Eventos vaso oclusivos	1,7%	2%	0,84 (0,68 a 1,02)	0,084
Hemocomponentes transfundidos	50,4%	51,4%	0,98 (0,86 a 1,01)	0,21
Cirurgias	47,9%	48%	1,00 (0,97 a 1,03)	0,79

Conclusão

A administração de ácido tranexâmico reduziu o risco de mortalidade em pacientes com sangramento vítima de trauma, além de se mostrar segura.

Perspectivas

A hemorragia é a principal causa de mortalidade em pacientes vítimas de trauma, além de ser responsável por disfunções orgânicas significativas – frequentemente permanentes. Parte da resposta fisiológica ao sangramento envolve a fibrinólise.

A coagulopatia induzida pelo trauma ainda hoje é alvo de grande discussão e publicações, fugindo ao escopo deste artigo. Sabemos, porém, que a resposta a agressões traumáticas (inclusive ao trauma cirúrgico) envolve um mecanismo de hiperfibrinólise. A utilização de um agente antifibrinolítico reduz essa atividade de quebra de coágulos, sendo, portanto, o ácido tranaxêmico (antifibrinolítico sintético) utilizado em diversas situações para sangramento.

Até a data de realização do CRASH-2, porém, não havia nenhum grande estudo randomizado sobre os benefícios e a segurança de sua administração para pacientes vítimas de politrauma. Esse estudo é, até hoje, um dos mais importantes para qualquer profissional envolvido no atendimento ao paciente politraumatizado, tratando-se de um estudo multicêntrico, randomizado e duplo-cego. Tem enorme força não apenas pelo desenho, mas também pelo número de pacientes envolvidos (mais de 20.000). Considerando-se o desfecho primário (mortalidade), houve redução absoluta de risco de 1,5%, e um número necessário para tratar (NNT) de 67 pacientes.

Entre suas fraquezas, destaca-se a grande heterogeneidade dos pacientes; a análise de que apenas cerca de 50% dos pacientes necessitaram de transfusão de hemocomponentes, ou que a maioria dos pacientes encontrava-se com sinais vitais dentro ou próximos da normalidade. Isso serviu como questionamento da gravidade dos pacientes avaliados. Devemos lembrar, porém, que a grande amostra de pacientes garantiu um N significativo mesmo no subgrupo de pacientes considerados mais graves.

Desde 2010, com a publicação do CRASH-2, a utilização do ácido tranexâmico tornou-se rotineira em serviços de trauma. Seus benefícios, perfil de segurança, baixo custo e alta disponibilidade levaram à gradual introdução nos atendimentos aos pacientes vítimas de trauma. Atualmente, é droga administrada inclusive no atendimento pré-hospitalar em muitos protocolos.

Referência

- CRASH-2 trial collaborators, Shakur H, Roberts I, et al. Effects of tranexamic acid on death, vascular occlusive events, and blood transfusion in trauma patients with significant haemorrhage (CRASH-2): a randomised, placebo-controlled trial. Lancet. 2010;376(9734):23-32.

PACIENTE POLITRAUMATIZADO

Estudo

Hipotermia para Hipertensão Intracraniana após Traumatismo Cranioencefálico

| **Título** | *Hypothermia for Intracranial Hypertension after Traumatic Brain Injury (Eurotherm 3235 trial)* |

Revista: *The New England Journal of Medicine* (2015).

Autores: Peter JD, Andrews MD, Sinclair HL, Rodriguez A, Harris BA, Battison CG et al.

Desenho do estudo

Estudo prospectivo multicêntrico randomizado duplo-cego, analisado por intenção de tratamento. O estudo avaliou o efeito da hipotermia em pacientes pós traumatismo craniano com hipertensão intracraniana.

Critérios de inclusão

- Adultos (inicialmente com limite até 65 anos; foi revisto protocolo durante a realização do estudo e retirado limite); traumatismo cranioencefálico primário, fechado, nos últimos 10 dias (inicialmente nas primeiras 72 horas; revisto protocolo durante a realização e ampliado limite para 10 dias); internados em leito de terapia intensiva, com pressão intracraniana > 20 mmHg por no mínimo 5 minutos a despeito de medidas de primeira linha (sedação, ventilação mecânica, analgesia, elevação de cabeceira, PAM ≥ 80 mmHg), sem causa reversível identificável, disponibilidade de equipamento de indução e manutenção de hipotermia – temperatura pelo menos de 36°C – por mais de 48 horas e tomografia de crânio alterada.

Critérios de exclusão

- Pacientes já em uso de hipotermia terapêutica, sobrevivência improvável em menos de 24 horas, administração de barbitúricos antes da randomização, temperatura ≤ 34°C à admissão hospitalar, gestação.

Cálculo da amostra

Inicialmente calculada para 1.800 pacientes, porém, após a fase piloto a amostra foi reduzida para 600 pacientes, com força estatística de 80% para detectar 9% de desfecho pior (caracterizado como GOS-E de 1 a 4) com um alfa bicaudado de 5%.

Grupos

■ **Hipotermia:**

Administração em bólus de soro fisiológico (20 a 30 mL/kg) frio.

Manutenção com técnicas de resfriamento habituais. A temperatura era reduzida (em um limite entre 32 a 35°C) para manter uma pressão intracraniana ≤

20 mmHg, por um período mínimo de 48 horas.

Instalação de medidas de segunda linha (soluções hipertônicas, inotrópicos para manter pressão de perfusão cerebral ≥ 60 mmHg) no caso de falha de hipotermia.

Instalação de medidas de terceira linha na falha de hipotermia e medidas de segunda linha (craniectomia descompressiva, coma barbitúrico e resgate cirúrgico se necessário).

Reaquecimento controlado de 0,25°C/hora após controle de PIC.

■ **Controle:**

Instalação de medidas de segunda linha (soluções hipertônicas, inotrópicos para manter pressão de perfusão cerebral ≥ 60 mmHg).

Instalação de medidas de terceira linha na falha de medidas de segunda linha (craniectomia descompressiva, coma barbitúrico e resgate cirúrgico se necessário).

Métodos

- **Desfecho primário:** Escala de sequela *Extended Glasgow Outcome Scale* (GOS-E).
- **Desfechos secundários:** Mortalidade em 6 meses, falha de todas as medidas de segunda linha para controle de pressão intracraniana, incidência de pneumonia nos dias 1 a 7 após randomização, tempo de permanência em unidade de terapia intensiva, graduação na *Modified Oxford Handicap Scale* – variando de 1 (mínimos sintomas) a 5 (óbito).
- **Número de pacientes:** 387 pacientes.
- **Seguimento:** 6 meses.

Financiamento

National Institute for Health Research Health Technology Assessment Program.

População

	Hipotermia (N = 195)	Controle (N = 192)
Idade (anos)	37,4	36,7
GCS motor ■ 1 a 2 ■ 3 a 6	28,7% 71,3%	26,6% 73,4%
Resposta pupilar bilateral	73,8%	74,5%

Tempo de horas da lesão		
▪ < 12 h	9,7%	7,8%
▪ ≥ 12 h	90,3%	92,2%
	Hipotermia (N = 195)	**Controle (N = 192)**
Pressão intracraniana no momento da randomização	25,2	25,5
Temperatura no momento da randomização	37	37,1
Classificação de Marshall		
▪ LAD I-III	36,9%	40,6%
▪ LAD IV	10,8%	7,8%
▪ Lesão removida cirurgicamente	23,6%	27,1%
▪ Lesão de alta densidade ou densidade mista	28,7%	24,5%

Observação e resultados

	Intervalo de confiança 95%	**p**
GOS-E em 6 meses (OR ajustada)	1,53 (1,02 a 2,30)	0,04
Desfecho desfavorável (OR ajustada)	1,69 (1,06 a 2,80)	0,03
Pneumonia nos D3-7 (OR ajustada)	1,04 (0,69 a 1,58)	0,84
Mohs em 28 dias (OR ajustada)	1,65 (0,91 a 3,02)	0,10
Mortalidade em 6 meses (razão de risco)	1,45 (1,01 a 2,10)	0,047

Para os cálculos do estado neurológico em 6 meses, a classificação de GOS-E (originalmente com base em oito pontos) foi reduzida em 6 categorias por fusão das pontuações 1 (óbito), 2 (estado vegetativo) e 3 (sequela severa inferior).

Para os cálculos de desfecho desfavorável, foram considerados os escores de 1 (óbito), 2 (estado vegetativo), 3 (sequela grave inferior) e 4 (sequela grave superior).

O recrutamento foi interrompido precocemente com 5 anos de estudo, por conta das preocupações com segurança dos pacientes – análises preliminares evidenciaram os resultados expostos anteriormente, com piora neurológica e maior mortalidade nos pacientes submetidos ao protocolo de hipotermia.

Conclusão

Em pacientes com pressão intracraniana > 20 mmHg após traumatismo cranioencefálico, a hipotermia terapêutica não apresentou benefícios como medida de segunda linha.

Perspectivas

No tratamento do TCE moderado ou grave, a indução da hipotermia fazia parte de diversos protocolos assistenciais. Com algum grau de segurança, pode-se afirmar que a hipotermia reduz a pressão intracraniana, justamente um dos objetivos das medidas de neuroproteção ao paciente neurocrítico.

Até a realização do ensaio clínico em questão, as recomendações da literatura eram de baixa qualidade. Diversas metanálises e revisões sistemáticas apontaram efeitos limítrofes para óbito e desfecho neurológico, porém com efeitos adversos importantes – como o aumento da incidência de pneumonia. Em 2001, Clifton et al. publicaram estudo importante com amostra semelhante ao estudo abordado neste capítulo, sem atingir resultados clinicamente significativos.

Em 2009, foi iniciado o *European Study of Therapeutic Hypothermia (32°C a 35°C) for Intracranial Pressure Reduction after Traumatic Brain Injury* – o *Eurotherm3235 trial*. Entre os pontos positivos desse estudo – além de seu desenho multicêntrico, duplo-cego e randomizado –, devemos destacar que todos os pacientes incluídos apresentavam não apenas tomografia de crânio alterada, mas também confirmação de pressão intracraniana elevada. Além disso, o principal desfecho avaliado era um parâmetro de importância clínica – o nível de sequela neurológica de cada paciente – e não um valor fisiológico, como a pressão intracraniana.

Apesar de suas vantagens, o estudo recebeu algumas críticas de importância na comunidade científica, destacando-se: a alteração de dois critérios de inclusão – tempo de lesão e idade máxima dos pacientes – durante a realização do estudo; e o término precoce do protocolo provavelmente superestimou a magnitude do efeito negativo.

Neste estudo, a hipotermia foi instituída como medida de segunda linha, ou seja, para pacientes com pressão intracraniana elevada apesar das medidas de primeira linha (que devem ser instituídas para todos os pacientes com traumatismo cranioencefálico com hipertensão intracraniana). Devemos diferenciar aqui a instituição *profilática* da hipotermia, avaliada em alguns estudos, dentre os quais se destaca, como um dos mais recentes, o *POLAR trial*. Os dados desse estudo não apontam para benefício da hipotermia; ao contrário, houve piora de mortalidade e prognóstico neurológico em 6 meses. Recente revisão sistemática de 37 estudos (incluindo o *Eurotherm 3235*) da iniciativa Cochrane concluiu a inexistência de estudos de alta qualidade sobre benefício de hipotermia após TCE. Uma observação importante é a heterogeneidade entre os estudos e protocolos, limitando conclusões definitivas sobre a terapêutica.

No momento atual, as evidências na literatura apontam que a hipotermia não deve ser realizada de maneira profilática nem como medida de segunda linha nos pacientes com traumatismo cranioencefálico; sua utilização pode ser discutida como medida de terceira linha (hipertensão intracraniana refratária às medidas de segunda linha) em casos individualizados ou em protocolos de estudo.

Referências

- Clifton GL, Miller ER, Choi SC, et al. Lack of effect of induction of hypothermia after acute brain injury. N Engl J Med. 2001;344(8):556-563.

- Andrews PJ, Sinclair HL, Rodriguez A, et al. Hypothermia for Intracranial Hypertension after Traumatic Brain Injury. N Engl J Med. 2015;373(25):2403-2412.

- Cooper DJ, Nichol AD, Bailey M, et al. Effect of Early Sustained Prophylactic Hypothermia on Neurologic Outcomes Among Patients With Severe Traumatic Brain Injury: The POLAR Randomized Clinical Trial. JAMA. 2018;320(21):2211-2220.

- Lewis SR, Evans DJ, Butler AR, Schofield-Robinson OJ, Alderson P. Hypothermia for traumatic brain injury. Cochrane Database Syst Rev. 2017;9(9):CD001048. Published 2017 Sep 21.

Estudo
Proporção adequada no protocolo de transfusão maciça

Título	Transfusion of Plasma, Platelets, and Red Blood Cells in a 1:1:1 vs a 1:1:2 Ratio and Mortality in Patients with Severe Trauma: The PROPPR Randomized Clinical Trial.

Revista: *Journal of the American Medical Association – JAMA* (2015).

Autores: Holcomb JB, Tilley BC, Baraniuk S, Fox EE, Wade CE, Podbielski JM et al.; for the PROPPR Study Group.

Desenho do estudo

Ensaio clínico pragmático, adaptativo, randomizado, multicêntrico e análise por intenção de tratamento. O estudo avaliou o efeito da proporção 1:1:1 versus 1:1:2 na mortalidade em pacientes com trauma severo.

Critérios de inclusão

▌ Pacientes de 15 anos ou mais com necessidade de ativação de nível de trauma 1 (critério de gravidade utilizado nos Estados Unidos e Canadá com base na frequência cardíaca, pressão arterial, frequência respiratória, mecanismo de injúria) associado a sangramento severo com necessidade de receber 1 unidade de sangue no extra-hospitalar ou com 1 hora da admissão e com *Assessment of Blood Consumption Score* maior ou igual a 2. Outro critério de inclusão era o julgamento clínico do médico de que o paciente se beneficiaria com o protocolo de transfusão maciça.

Critérios de exclusão

▌ Pacientes provenientes de outros hospitais, expectativa de vida de 1 hora, toracotomia antes da chegada no departamento de emergência, gestação, queimadura > 20% da superfície corpórea, injúria por inalação, mais de 5 minutos de reanimação cardiopulmonar, cuidados proporcionais, mais de 3 unidades de sangue antes da randomização.

Cálculo da amostra

Cálculo inicial da amostra considerou 580 pacientes para detectar uma diferença absoluta clínica significativa de 10% em mortalidade nas primeiras 24 horas, considerando uma mortalidade de 11% *versus* 21%. Além disso, considerou-se uma diferença absoluta de 12% na mortalidade em 30 dias, obtendo uma mortalidade de 23% *versus* 35%, com base em estudos prévios. A amostra foi aumentada para 680 por conta do *design* adaptativo. Foi considerado um poder de 95% para mortalidade nas primeiras 24 horas e 92% nos 30 dias.

Grupos

- **Intervenção:** proporção de 1:1:1, ou seja, 1 plasma fresco congelado, 1 concentrado de plaquetas, 1 concentrado de hemácias.
- **Placebo:** proporção de 1:1:2, ou seja, 1 plasma fresco congelado, 1 concentrado de plaquetas, 2 concentrado de hemácias.

Métodos

- **Desfecho primário:** Mortalidade em 24 horas e 30 dias.

- **Desfechos secundários:** Tempo para hemostasia (controle de sangramento), número e tipo de produtos sanguíneos até hemostasia, número e tipo de produtos sanguíneos até 24 horas após a hemostasia, complicações, dias de hospitalização, ventilação mecânica e de UTI, número de cirurgias maiores, funcionalidade em 30 dias.

- **Número de pacientes:** 680.

- **Seguimento:** 30 dias.

População

	Grupo 1:1:1	Grupo 1:1:2
Idade (anos)	34,5	34
Sexo masculino (%)	78	82,7
Revised Trauma Score	6,8	6,4
Injury Severity Score	26,5	26
Mecanismo de trauma (%) ■ Trauma penetrante ■ Trauma fechado	 46,4 54,7	 50,6 50,6
Exame físico ■ Escala de Coma de Glasgow ■ Pressão arterial sistólica ≤ 90 mmHg ■ Taquicardia ≥ 120 bmp	 14 38,5% 44%	 14 39% 44,6%
Laboratório Inicial (%) ■ Hemoglobina ≤ 11 g/dL ■ INR > 1,5 ■ Plaquetas < 150.000/mm³	 37 26,1 17	 38,8 27,1 18,9

Resultados

	Grupo 1:1:1	Grupo 1:1:2	RR (IC 95%) e valor de p
Desfecho primário			
■ Mortalidade em 24 horas	12,7%	17%	0,75 (0,52 a 1,08) $p = 0,12$
■ Mortalidade em 30 dias	22,4%	26,1%	0,86 (0,65 a 1,12) $p = 0,26$
Controle hemostático	86,1%	78,1%	$p = 0,006$
Dias livres de ventilação mecânica	8 (0 a 16)	7 (0 a 14)	$p = 0,14$
Necessidade de cirurgia primária	85,8%	83%	–
Desfecho com base na *Glasgow Outcome Scale Score*	30	28	$p = 0,11$

Conclusão

Em pacientes com trauma severo e sangramento importante, administração de produtos de sangue na proporção 1:1:1 não foi superior em relação à diminuição de mortalidade em 24 horas ou 30 dias em relação à proporção 1:1:2. Por outro lado, os pacientes no grupo 1:1:1 tiveram mais chance de obter hemostasia em relação ao grupo 1:1:2.

Perspectivas

Hoje em dia, sabemos que pacientes com choque hemorrágico devem receber produtos de sangue majoritariamente em relação a soluções cristalóides. O *Advanced Trauma Life Support* (ATLS, 10ª edição) recomenda apenas 1 litro de cristaloides, se possível, no paciente com choque hemorrágico. Acidose e diluição dos fatores de coagulação promovido por cristaloides em excesso, associado à coagulopatia por consumo e hipotermia são fatores que compõem a tríade letal e devem ser evitados no contexto do paciente traumatizado. O uso de proporções de produtos de sangue ao invés do uso isolado de concentrado de hemácias entra nesse contexto, no sentido do manejo da coagulopatia por diluição e por consumo. Até o estudo PROPPR, a decisão da proporção de plasma fresco congelado, concentrado de plaquetas e de sangue era fundamentada em parâmetros fisiológicos e a critério do médico assistente.

Em 2013, foi publicado no *JAMA Surgery* um estudo prospectivo observacional pelo mesmo autor do PROPPR. Foram analisados 1.245 pacientes admitidos em centros de trauma nível I. Este estudo mostrou que pacientes que recebiam proporções maiores de plasma e plaquetas em relação a concentrado de hemácia tinham mortalidade menor. Apesar de observacional, foi um estudo prospectivo que conseguiu obter inúmeros dados e serviu de base para o ensaio clínico randomizado aqui descrito.

O estudo PROPPR foi o primeiro e único estudo a comparar diferentes proporções no protocolo de transfusão maciça. O estudo não demonstrou diferença de mortalidade em 24 horas e em 30 dias quando comparou 1:1:1 com 1:1:2. No entanto, a hemostasia foi atingida mais frequentemente no grupo 1:1:1. Vale ressaltar que o estudo apresentou diferença de mortalidade levemente inferior do que prevista além de que pacientes no grupo 1:1:2 acabaram recebendo bolsas de plaquetas e plasma fresco congelado fora da relação pré--estabelecida, fundamentado nos resultados de coagulograma e hemograma (o que estava previsto no protocolo do estudo). Isso explicaria o motivo pelo qual o estudo não teria poder para detectar uma diferença significativa. Outras limitações que poderiam ter afetado o resultado é que não houve cegamento, e a ordem de administração dos produtos de sangue foi diferente entre os grupos. Outro resultado menos importante inclui morte por exsanguinação, que foi menos comum no grupo 1:1:1 com valor de p significativo. Deve-se deixar claro que não houve diferença de efeitos adversos entre os dois grupos, apesar do estudo não ter poder suficiente para isso.

Na prática, é fundamental a implantação de protocolos de transfusões maciças nos hospitais e que estes sejam seguidos de forma adequada. A proporção exata de hemocomponentes ainda é um assunto a ser discutido e estudado, no entanto, a proporção 1:1:1 aparenta ser melhor.

Referências

- Holcomb JB, Tilley BC, Baraniuk S, et al. Transfusion of plasma, platelets, and red blood cells in a 1:1:1 vs a 1:1:2 ratio and mortality in patients with severe trauma: the PROPPR randomized clinical trial. JAMA. 2015;313(5):471-482.

Estudo

Uso de ácido tranexâmico no paciente com Traumatismo Cranioencefálico

| Título | Effects of tranexamic acid on death, disability, vascular occlusive events, and other morbidities in patients with acute traumatic brain injury (CRASH-3): a randomised, placebo-controlled trial. |

Revista: *The Lancet* (2019).

Autores: *The* CRASH-3 *trial collaborators.*

Desenho do estudo

Ensaio clínico randomizado, multicêntrico, placebo-controlado, duplo-cego, análise por intenção de tratar. O estudo avaliou o efeito do ácido tranexâmico versus placebo na mortalidade em pacientes com traumatismo cranioencefálico.

Critérios de inclusão

▮ Pacientes com traumatismo cranioencefálico com Escala de Coma de Glasgow (GCS, do inglês *Glasgow Coma Scale*) de 12 ou menos com qualquer tipo de sangramento na tomografia de crânio.

Critérios de exclusão

▮ Sangramento externo de qualquer fonte (pois seria antiético não receber o ácido tranexâmico nesses casos), pacientes com mais de 3 horas do trauma (inicialmente, o protocolo incluía até 8 horas, mas foi mudado para 3 horas).

Cálculo da amostra

Foram estimados, inicialmente, 10.000 pacientes com poder de 90% e erro alfa bicaudado de 1% para detectar redução relativa de 15%. Foi estimado uma mortalidade de 20%. No entanto, após mudança da inclusão de 8 horas para 3 horas, foi optado por aumentar a amostra para 13.000 pacientes (para que pelo menos 10.000 pacientes tenham sido incluídos com menos de 3 horas).

Grupos

▮ **Intervenção:** 1 g de ácido tranexâmico em 10 minutos seguidos de mais 1 g em 8 horas.

▮ **Controle:** 100 mL de cloreto de sódio 0,9% em 10 minutos, seguidos de mais 100 mL de cloreto de sódio 0,9% em 8 horas.

Métodos

▌ **Desfecho primário:** Morte relacionada ao traumatismo craniano em 28 dias (incluindo uma análise sensitiva, excluindo pacientes com GCS 3 ou pupilas não reativas*).

*Eles justificam essa análise devido à alta mortalidade desses pacientes que tenderiam a enviesar qualquer tratamento em direção à nulidade.

▌ **Desfechos secundários:** Morte relacionada ao traumatismo craniano em 24 horas, mortalidade por todas causas, mortalidade por causa específica, déficits neurológicos, eventos vaso-oclusivos, convulsões, neurocirurgia, dias de UTI e eventos adversos em até 28 dias da randomização.

▌ **Número de pacientes:** 12.737 pacientes.

▌ **Seguimento:** 28 dias após randomização.

Financiamento

National Institute for Health Research Health Technology Assessment, JP Moulton Charitable Trust, Department of Health and Social Care, Department for International Development, Global Challenges Research Fund, Medical Research Council e Wellcome Trust (Joint Global Health Trials scheme).

População

	Ácido tranexâmico	Placebo
Sexo masculino (%)	80%	80%
Idade	41,7 ± 19	41,9 ± 19
Tempo (em horas) até randomização (%)		
▪ < 1	19	19
▪ 1 a 2 h	43	41
▪ > 2 h	38	39
GCS (%)		
▪ 3	11	11
▪ 4	5	5
▪ 5	4	4
▪ 6	5	5
▪ 7	7	6
▪ 8	8	7
▪ 9	7	6
▪ 10	8	8
▪ 11	8	9
▪ 12	10	10
▪ 13	6	7
▪ 14	11	10
▪ 15	10	11
Pupilas (%)		
▪ Não reativas	9	10
▪ Uma reativa	8	8
▪ Duas reativas	80	80

Resultados

	Ácido tranexâmico	Placebo	RR e IC 95%
Morte decorrente de TCE	18,5%	19,8%	0,94 (0,86 a 1,02)
Excluindo pacientes com GCS de 3 ou pupilas não reativas bilaterais	12,5%	14%	0,89 (0,80 a 1,00)
Morte decorrente de TCE com GCS 9 a 15	5,8%	7,5%	0,78 (0,64 a 0,95)
Morte decorrente de TCE com GCS 3 a 8	39,6%	40,1%	0,99 (0,91 a 1,07)
Morte decorrente de TCE com ambas as pupilas reativas	11,5%	13,2%	0,87 (0,77 a 0,98)
Morte decorrente de TCE com anormalidade na reação pupilar	52,3%	50,8%	1,03 (0,94 a 1,13)
Deficiências (considerando apenas pacientes incluídos com < 3 h) ■ Confinado a cama ■ Inabilidade para se lavar ou vestir	 12,6% 12,6%	 12,2% 12,9%	 1,03 (0,93 a 1,15) 0,97 (0,87 a 1,08)
Efeitos adversos tromboembólicos	1,5%	1,3%	1,13 (0,80 a 1,59)

Conclusão

De acordo com os autores do estudo, o uso do ácido tranexâmico é seguro em pacientes com TCE administrados nas 3 primeiras horas e diminui mortalidade relacionada ao TCE.

Perspectivas

O estudo CRASH-2, discutido neste livro, mostrou benefício do uso de ácido tranexâmico no paciente politraumatizado e mudou a história da Medicina. No entanto, no CRASH-2, os pacientes com traumatismo cranioencefálico (TCE) foram excluídos. O CRASH-3 foi realizado com o objetivo de avaliar exatamente esses pacientes. Até 2019, apenas dois ensaios clínicos estavam disponíveis e a união dos resultados mostrava benefício no uso do ácido tranexâmico.

O primeiro estudo, publicado em 2012, era um braço do CRASH-2, com inclusão de 270 pacientes que tiveram TCE com GCS menor que 14 e TC de crânio realizada. De acordo com o estudo, houve uma tendência a menor mortalidade com um *odds ratio* de 0,59 (IC 95% 0,22 a 1,06). O segundo estudo foi publicado em 2013, por Yutthakasemsunt *et al.* Foram randomizados 238 pacientes e o ácido tranexâmico mostrou tendência a benefício com RR de 0,66 (IC 95% 0,4 a 1,05). No entanto, até o CRASH-3, não havia fortes evidências de benefício com o uso do ácido tranexâmico.

Com a publicação do CRASH-3, todos os *guidelines* mudaram e passaram a recomendar o uso da medicação em pacientes com GCS entre 9 e 12. Pacientes com GCS de 8 ou menos ou com pupilas não reativas bilaterais não tiveram benefício talvez devido à gravidade do trauma e à alta mortalidade desses pacientes, ou seja, esses pacientes têm péssimo prognóstico e há poucas coisas que podemos fazer. O uso do ácido tranexâmico em pacientes com GCS de 13 ou maior é incerto, assim como aqueles pacientes com GCS de 8 ou menos e com pupilas reativas bilaterais. Além disso, o CRASH-3 mostrou que é seguro o uso de ácido tranexâmico nesse contexto.

Teoricamente, o CRASH-3 é um estudo neutro, e sabemos das limitações de análise de subgrupo. No entanto, algumas considerações devem ser esclarecidas para podermos usar essa análise de subgrupo com maior nível de certeza: o número de pacientes em subgrupos é enorme (maior que muitos ensaios clínicos randomizados); existem múltiplos sinais apontando na mesma direção do benefício no subgrupo (como a melhor resposta quanto ao menor tempo de aplicação em pacientes com TCE moderado e leve, enquanto pacientes com TCE grave não tiveram diferença em relação ao tempo); e o uso do transamin se demonstrou seguro em ambos CRASH-2 e CRASH-3.

Referências

- CRASH-3 trial collaborators. Effects of tranexamic acid on death, disability, vascular occlusive events and other morbidities in patients with acute traumatic brain injury (CRASH-3): a randomised, placebo-controlled trial [published correction appears in Lancet. 2019 Nov 9;394(10210):1712]. Lancet. 2019;394(10210):1713-1723.
- CRASH-2 trial collaborators, Shakur H, Roberts I, et al. Effects of tranexamic acid on death, vascular occlusive events, and blood transfusion in trauma patients with significant haemorrhage (CRASH-2): a randomised, placebo-controlled trial. Lancet. 2010;376(9734):23-32.